本草纲目全本图典

【第八册】

典藏版

原　　著　李时珍
顾　　问　肖培根
主　　编　陈士林
分册主编　裴　华　谢　宇　刘新桥
副 主 编　谢军成　马泽峰　张　鹏　王　庆　张　鹤

人民卫生出版社

图书在版编目（CIP）数据

《本草纲目》全本图典. 第八册 / 陈士林主编. —— 北京：人民卫生出版社，2018

ISBN 978-7-117-26557-7

Ⅰ. ①本… Ⅱ. ①陈… Ⅲ. ①《本草纲目》－图解 Ⅳ. ①R281.3-64

中国版本图书馆 CIP 数据核字（2018）第 097685 号

《本草纲目》全本图典（第八册）

主　　编：陈士林
出版发行：人民卫生出版社（中继线 010-59780011）
地　　址：北京市朝阳区潘家园南里 19 号
邮　　编：100021
E - mail：pmph @ pmph.com
购书热线：010-59787592　010-59787584　010-65264830
印　　刷：北京盛通印刷股份有限公司
经　　销：新华书店
开　　本：889 × 1194　1/16　　**印张**：21
字　　数：496 千字
版　　次：2018 年 8 月第 1 版　2018 年 8 月第 1 版第 1 次印刷
标准书号：ISBN 978-7-117-26557-7
定　　价：640.00 元
打击盗版举报电话：010-59787491　E-mail：WQ @ pmph.com
（凡属印装质量问题请与本社市场营销中心联系退换）

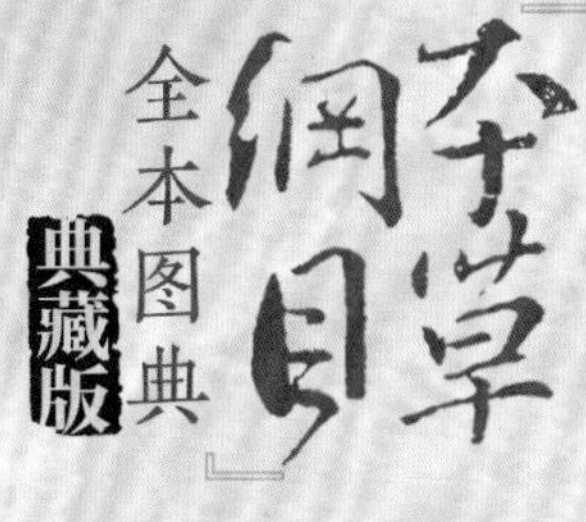

凡　例

一、本套书以明代李时珍著《本草纲目》（金陵版胡承龙刻本）为底本，以金陵版排印本（王育杰整理，人民卫生出版社，2016年）及金陵版美国国会图书馆藏全帙本为校本，按原著的分卷和排序进行内容编排，即按序列、主治、水部、火部、土部、金石部、草部、谷部、菜部、果部、木部、服器部、虫部、鳞部、介部、禽部、兽部、人部的顺序进行编排，共分20册。

二、本套书中“释名”“主治”“附方”等部分所引书名多为简称，如：《本草纲目》简称《纲目》，《名医别录》简称《别录》，《神农本草经》简称《本经》，《日华子诸家本草》简称《日华》，《肘后备急方》简称《肘后方》，等等。

三、人名书名相同的名称，如吴普之类，有时作人名，有时又作书名，情况较复杂，为统一起见，本次编写均按原著一律不加书名号。

四、原著《本草纲目》中的部分中草药名称，与中医药学名词审定委员会公布名称不一致的，为了保持原著风貌，均保留为原著形式，不另作修改。

五、本套书为保持原著风貌，对原著之服器部和人部的内容全文收录，但基本不配图。

六、本套书依托原著的原始记载，根据作者们多年野外工作经验和鉴定研究成果，结合现有考证文献，对《纲目》收载的药物进行了全面的本草考证，梳理了古今药物传承关系，并确定了各药物的基原和相应物种的拉丁学名；对于多基原的药物均进行了综合分析，对于部分尚未能准确确定物种者也有表述。同时，基于现代化、且普遍应用的DNA条形码鉴定体系，在介绍常用中药材之《药典》收载情况的同时附上其基原物种的通用基因碱基序列。由此古今结合、图文并茂，丰富阅读鉴赏感受，并提升其实用参考和珍藏价值。

七、本套书结合现实应用情况附有大量实地拍摄的原动植物（及矿物等）和药材（及饮片）原色图片，方便读者认药和用药。

八、部分药物尚未能解释科学内涵，或者疗效有待证实、原料及制作工艺失传，以及其他因素，故无考证内容及附图，但仍收载《纲目》原始内容，有待后来者研究、发现。

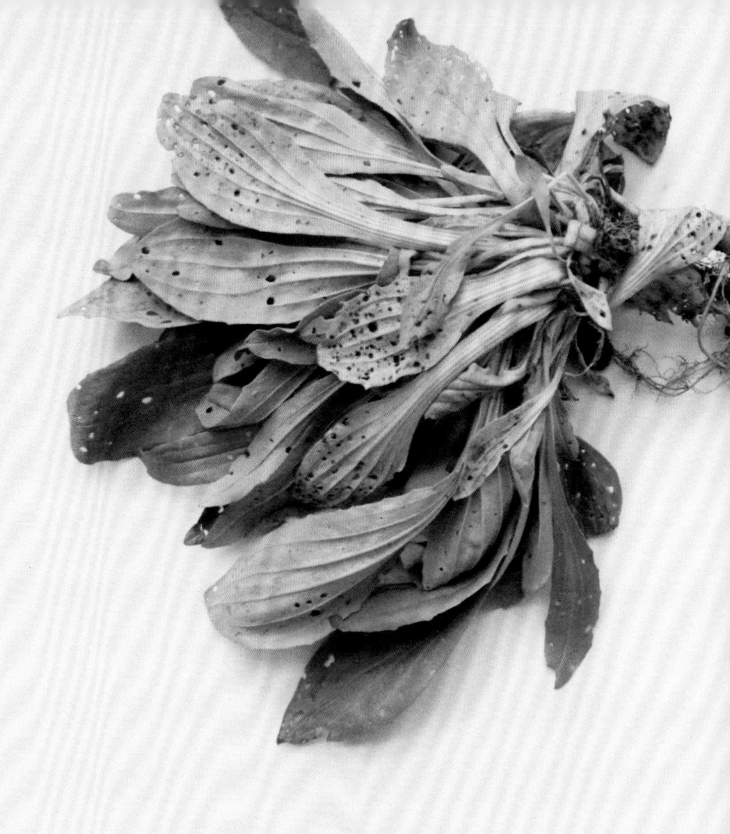

目录

本草纲目草部第十六卷

草之五 隰草类下七十三种

本草纲目

草部第十六卷

草之五隰草类下七十三种

‖ **基原** ‖

据《纲目彩图》《纲目图鉴》《中华本草》《药典图鉴》《中药图鉴》等综合分析考证，本品为玄参科植物地黄 *Rehmannia glutinosa* (Gaert.) Libosch. ex Fisch. et Mey.。我国大部分地区有分布，尤以河南温县、博爱、沁阳、武陡等产量最大。《药典》收载地黄药材为玄参科植物地黄的新鲜或干燥块根。秋季采挖，除去芦头、须根及泥沙，鲜用；或将地黄缓缓烘焙至约八成干。前者习称“鲜地黄”，后者习称“生地黄”。收载熟地黄药材为生地黄的炮制加工品。

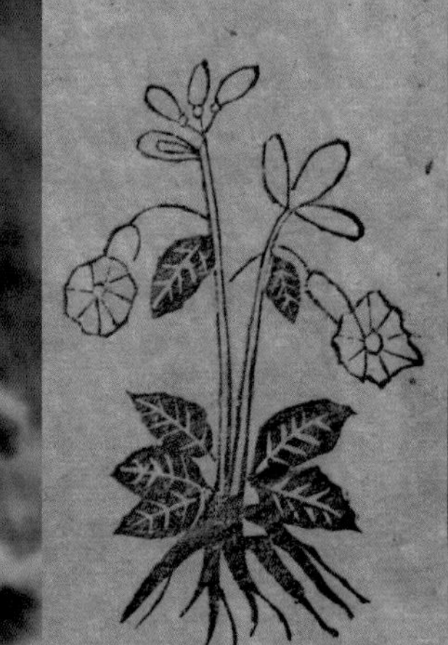

地黄

《本经》上品

△地黄（*Rehmannia glutinosa*）

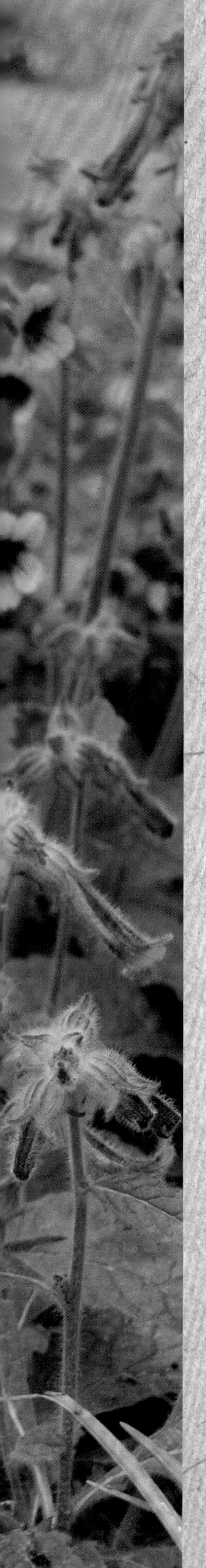

‖**释名**‖

苄音户。**芑**音起。**地髓**本经。[大明曰] 生者以水浸验之。浮者名天黄，半浮半沉者名人黄，沉者名地黄。入药沉者为佳，半沉者次之，浮者不堪。[时珍曰] 尔雅云：苄，地黄。郭璞云，江东呼为苄。罗愿云：苄以沉下者珍为贵，故字从下。

‖**集解**‖

[别录曰] 地黄生咸阳川泽黄土者佳，二月、八月采根阴干。[弘景曰] 咸阳即长安也。生渭城者乃有子实如小麦。今以彭城干地黄最好，次历阳，近用江宁板桥者为胜。作干者有法，捣汁和蒸，殊用工意；而此云阴干，恐以蒸作为失乎？人亦以牛膝、萎蕤作之，人不能别。[颂曰] 今处处有之，以同州者为上。二月生叶，布地便出似车前，叶上有皱文而不光。高者及尺余，低者三四寸。其花似油麻花而红紫色，亦有黄花者。其实作房如连翘，中子甚细而沙褐色。根如人手指，通黄色，粗细长短不常。种之甚易，根入土即生。一说：古称种地黄宜黄土。今不然，大宜肥壤虚地，则根大而多汁。其法以苇席围编如车轮，径丈余，以壤土实苇席中为坛。坛上又以苇席实土为一级，比下坛径减一尺。如此数级，如浮屠。乃以地黄根节多者寸断之，莳坛上，层层令满，逐日水灌，令茂盛。至春秋分时，自上层取之，根皆长大而不断折，不被斫伤故也。得根暴干。出同州者光润甘美。[宗奭曰] 地黄叶如甘露子，花如脂麻花，但有细斑点，北人谓之牛奶子花，茎有微细短白毛。[时珍曰] 今人惟以怀庆地黄为上，亦各处随时兴废不同尔。其苗初生塌地，叶如山白菜而毛涩，叶面深青色，又似小芥叶而颇厚，不叉丫。叶中撺茎，上有细毛。茎梢开小筒子花，红黄色。结实如小麦粒。根长四五寸，细如手指，皮赤黄色，如羊蹄根及胡萝卜根，曝干乃黑，生食作土气。俗呼其苗为婆婆奶。古人种子，今惟种根。王旻山居录云：地黄嫩苗，摘其旁叶作菜，甚益人。本草以二月、八月采根，殊未穷物性。八月残叶犹在，叶中精气，未尽归根。二月新苗已生，根中精气已滋于叶。不如正月、九月采者殊好，又与蒸曝相宜。礼记云：羊苄豕薇，则自古已食之矣。[嘉谟曰] 江浙壤地种者，受南方阳气，质虽光润而力微；怀庆山产者，禀北方纯阴，皮有疙瘩而力大。

干地黄

‖ **修治** ‖

[藏器曰] 干地黄，本经不言生干及蒸干。方家所用二物各别，蒸干即温补，生干即平宣，当依此法用。[时珍曰] 本经所谓干地黄者，即生地黄之干者也。其法取地黄一百斤，择肥者六十斤洗净，晒令微皱。以拣下者洗净，木臼中捣绞汁尽，投酒更捣，取汁拌前地黄，日中晒干，或火焙干用。

‖ **气味** ‖

甘，寒，无毒。[别录曰] 苦。[权曰]甘，平。[好古曰] 甘、苦，寒，气薄味厚，沉而降，阴也。入手足少阴厥阴及手太阳之经。酒浸，上行外行。日干者平，火干者温，功用相同。[元素曰] 生地黄大寒，胃弱者斟酌用之，恐损胃气。[之才曰] 得清酒、麦门冬良。恶贝母，畏芜荑。[权曰] 忌葱、蒜、萝卜、诸血，令人营卫涩，须发白。[敩曰] 忌铜铁器，令人肾消并发白，男损营，女损卫。[时珍曰] 姜汁浸则不泥膈，酒制则不妨胃。鲜用则寒，干用则凉。

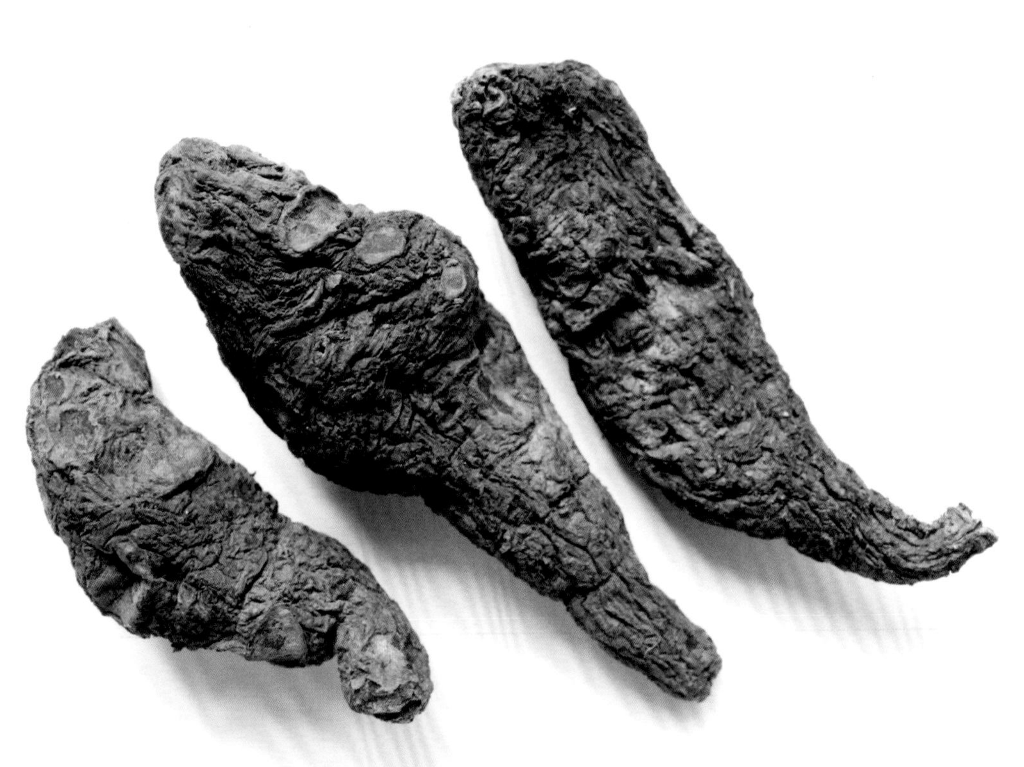

△地黄（块根）

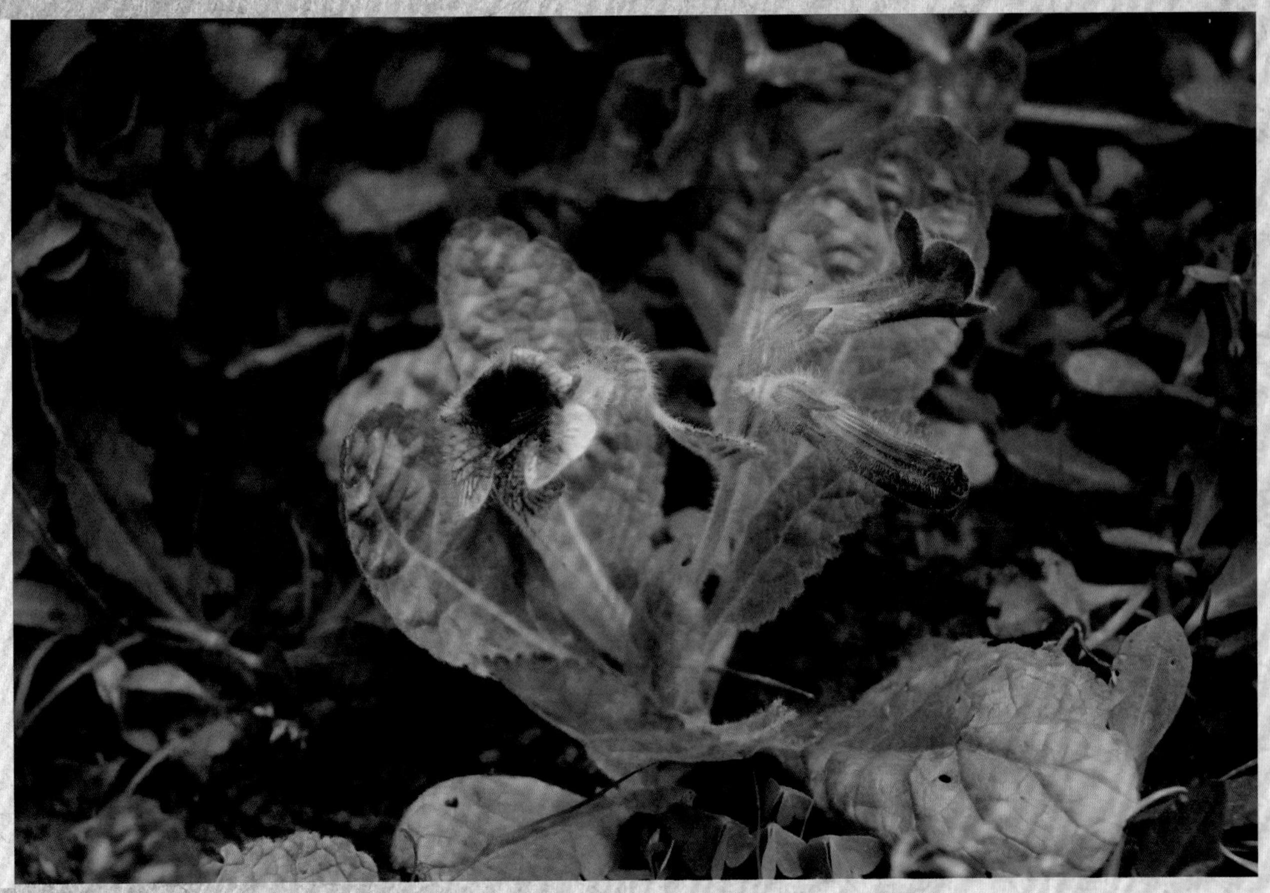

‖ **主治** ‖

伤中，逐血痹，填骨髓，长肌肉。作汤除寒热积聚，除痹，疗折跌绝筋。久服轻身不老，生者尤良。本经。主男子五劳七伤，女子伤中胞漏下血，破恶血，溺血，利大小肠，去胃中宿食，饱力断绝，补五脏内伤不足，通血脉，益气力，利耳目。别录。助心胆气，强筋骨长志，安魂定魄，治惊悸劳劣，心肺损，吐血鼻衄，妇人崩中血运。大明。产后腹痛。久服变白延年。甄权。凉血生血，补肾水真阴，除皮肤燥，去诸湿热。元素。主心病掌中热痛，脾气痿蹶嗜卧，足下热而痛。好古。治齿痛唾血。

生地黄

‖ **主治** ‖

大寒。妇人崩中血不止，及产后血上薄心闷绝。伤身胎动下血，胎不落，堕坠踠折，瘀血留血，鼻衄吐血，皆捣饮之。别录。**解诸热，通月水，利水道。捣贴心腹，能消瘀血。**甄权。

‖ **发明** ‖

[好古曰] 生地黄入手少阴，又为手太阳之剂，故钱仲阳泻丙火与木通同用以导赤也。诸经之血热，与他药相随，亦能治之。溺血、便血皆同。[权曰] 病人虚而多热者，宜加用之。[戴原礼曰] 阴微阳盛，相火炽

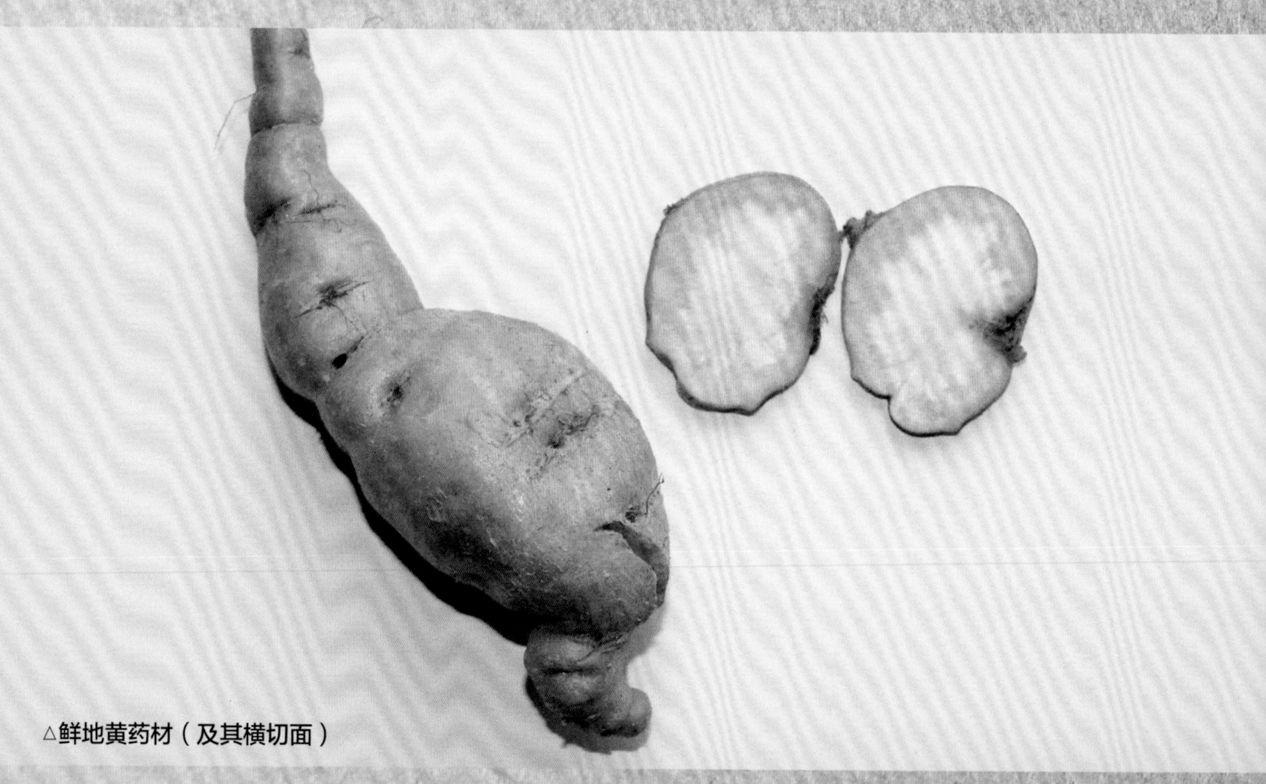

△鲜地黄药材（及其横切面）

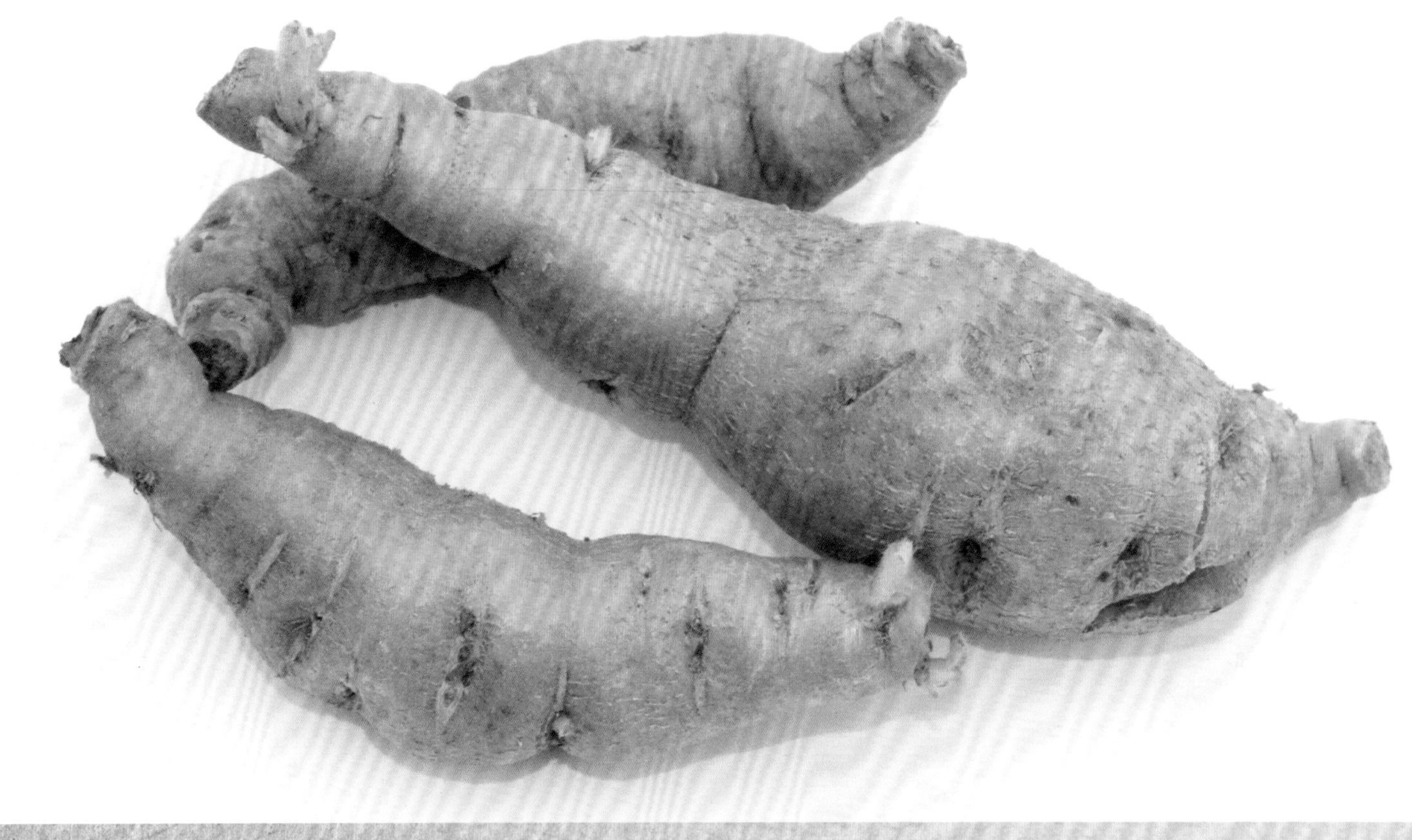

强，来乘阴位，日渐煎熬，为虚火之证者，宜地黄之属，以滋阴退阳。[宗奭曰] 本经只言干、生二种，不言熟者。如血虚劳热，产后虚热，老人中虚燥热者，若与生干，当虑太寒，故后世改用蒸曝熟者。生熟之功殊别，不可不详。[时珍曰] 本经所谓干地黄者，乃阴干、日干、火干者，故又云生者尤良。别录复云生地黄者，乃新掘鲜者，故其性大寒。其熟地黄乃后人复蒸晒者。诸家本草皆指干地黄为熟地黄，虽主治证同，而凉血补血之功稍异，故今别出熟地黄一条于下。

熟地黄

‖ **修治** ‖

[颂曰] 作熟地黄法：取肥地黄三二十斤净洗，别以拣下瘦短者三二十斤捣绞取汁，投石器中，浸漉令浃，甑上浸三四过。时时浸滤转蒸讫，又暴使汁尽。其地黄当光黑如漆，味甘如饴。须瓷器收之，以其脂柔喜润也。[敩曰] 采生地黄去皮，瓷锅上柳木甑蒸之，摊令气歇，拌酒再蒸，又出令干。勿犯铜铁器，令人肾消并发白，男损营，女损卫也。[时珍曰] 近时造法：拣取沉水肥大者，以好酒入缩砂仁末在内，拌匀，柳木甑于瓦锅内蒸令气透，晾干。再以砂仁酒拌蒸晾。如此九蒸九晾乃止。盖地黄性泥，得砂仁之香而窜，合和五脏冲和之气，归宿丹田故也。今市中惟以酒煮熟售者，不可用。

‖ **气味** ‖

甘、微苦，微温，无毒。[元素曰] 甘、微苦，寒。假酒力洒蒸，则微温而大补。味厚气

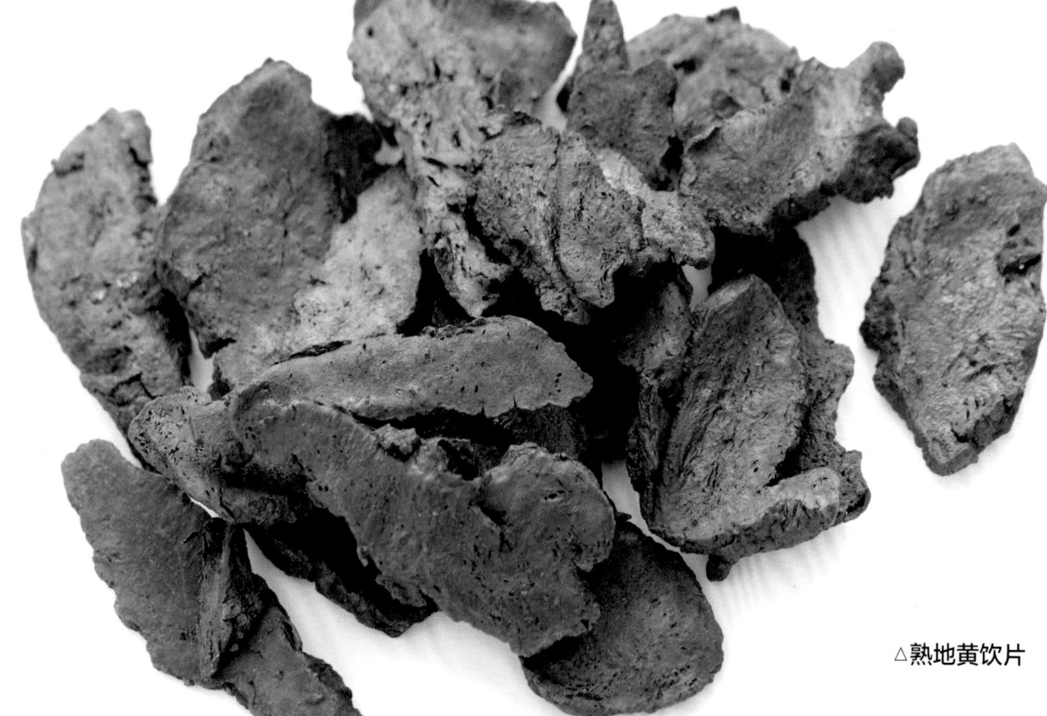

△熟地黄饮片

薄，阴中之阳，沉也。入手足少阴厥阴之经。治外治上，须酒制。忌萝卜、葱、蒜、诸血。得牡丹皮、当归，和血生血凉血，滋阴补髓。

‖ **主治** ‖

填骨髓，长肌肉，生精血，补五脏内伤不足，通血脉，利耳目，黑须发，男子五劳七伤，女子伤中胞漏，经候不调，胎产百病。时珍。**补血气，滋肾水，益真阴，去脐腹急痛，病后胫股酸痛。**元素。**坐而欲起，目䀮䀮无所见。**好古。

‖ **发明** ‖

[元素曰] 地黄生则大寒而凉血，血热者须用之；熟则微温而补肾，血衰者须用之。又脐下痛属肾经，非熟地黄不能除，乃通肾之药也。[好古曰] 生地黄治心热、手足心热，入手足少阴厥阴，能益肾水，凉心血，其脉洪实者宜之。若脉虚者，则宜熟地黄，假火力蒸九数，故能补肾中元气。仲景六味丸以之为诸药之首，天一所生之源也。汤液四物汤治藏血之脏，以之为君者，癸乙同归一治也。[时珍曰] 按王硕易简方云：男子多阴虚，宜用熟地黄；女子多血热，宜用生地黄。又云：生地黄能生精血，天门冬引入所生之处；熟地黄能补精血，用麦门冬引入所补之处。虞抟医学正传云：生地黄生血，而胃气弱者服之，恐妨食；熟地黄补血，而痰饮多者服之，恐泥膈。或云：生地黄酒炒则不妨胃，熟地黄姜汁炒则不泥膈。此皆得用地黄之精微者

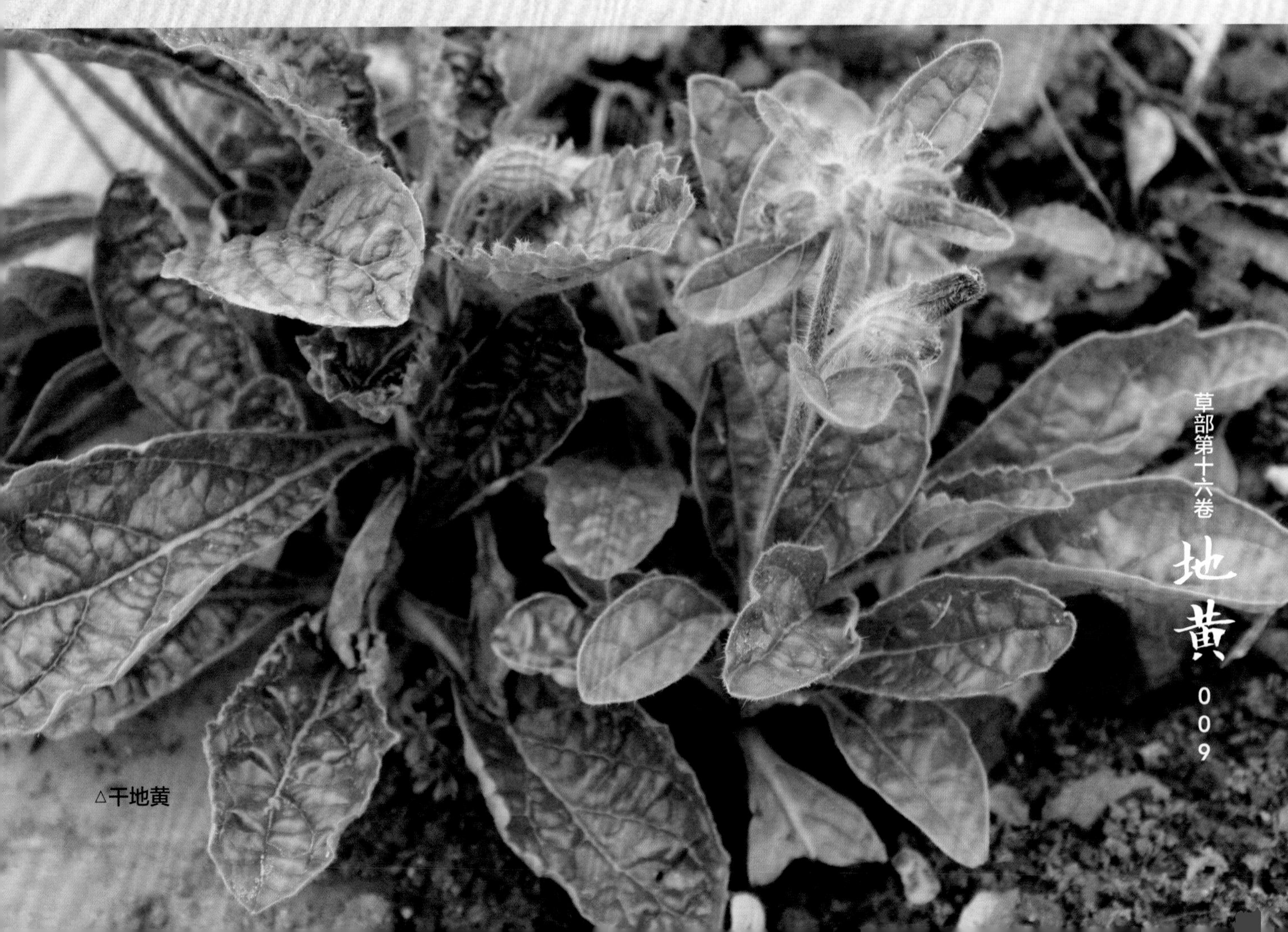
△干地黄

也。[颂曰] 崔元亮海上方：治一切心痛，无问新久。以生地黄一味，随人所食多少，捣绞取汁，搜面作馎饦或冷淘食，良久当利出虫，长一尺许，头似壁宫，后不复患矣。昔有人患此病二年，深以为恨。临终戒其家人，吾死后当剖去病本。从其言果得虫，置于竹节中，每所食皆饲之。因食地黄馎饦亦与之，随即坏烂。由此得方。刘禹锡传信方亦纪其事云：贞元十年，通事舍人崔抗女，患心痛垂绝，遂作地黄冷淘食，便吐一物，可方寸匕，状如蛤蟆，无足目，似有口，遂愈。冷淘勿着盐。

‖ **附方** ‖

旧十三，新五十一。**服食法**地黄根净洗，捣绞汁，煎令稠，入白蜜更煎，令可丸，丸如梧子大。每晨温酒送下三十丸，日三服。亦可以青州枣和丸。或别以干地黄末入膏，丸服亦可。百日面如桃花，三年身轻不老。抱朴子云：楚文子服地黄八年，夜视有光。神仙方。**地黄煎**补虚除热，治吐血唾血，取乳石，去痈疖等疾。生地黄不拘多少，三捣三压，取汁令尽，以瓦器盛之，密盖勿泄气，汤上煮减半，绞去滓，再煎如饧，丸弹子大。每温酒服一丸，日二服。千金方。**地髓煎**生地黄十斤，洗净，捣压取汁，鹿角胶一斤半，生姜半斤，绞取汁，蜜二升，酒四升。文武火煮地黄汁数沸，即以酒研紫苏子四两，取汁入煎一二十沸，下胶，胶化，下姜汁、蜜再煎，候稠，瓦器盛之。每空心酒化一匕服，大补益。同上。**地黄粥**大能利血生精。地黄切二合，与米同入罐中煮之。候熟，以酥二合，蜜一合，同炒香入内，再煮熟食。臞仙神隐。**地黄酒**见谷部酒下。**琼玉膏**常服开心益智，发白返黑，齿落更生，辟谷延年。治痈疽劳瘵，咳嗽唾血等病，乃铁瓮城申

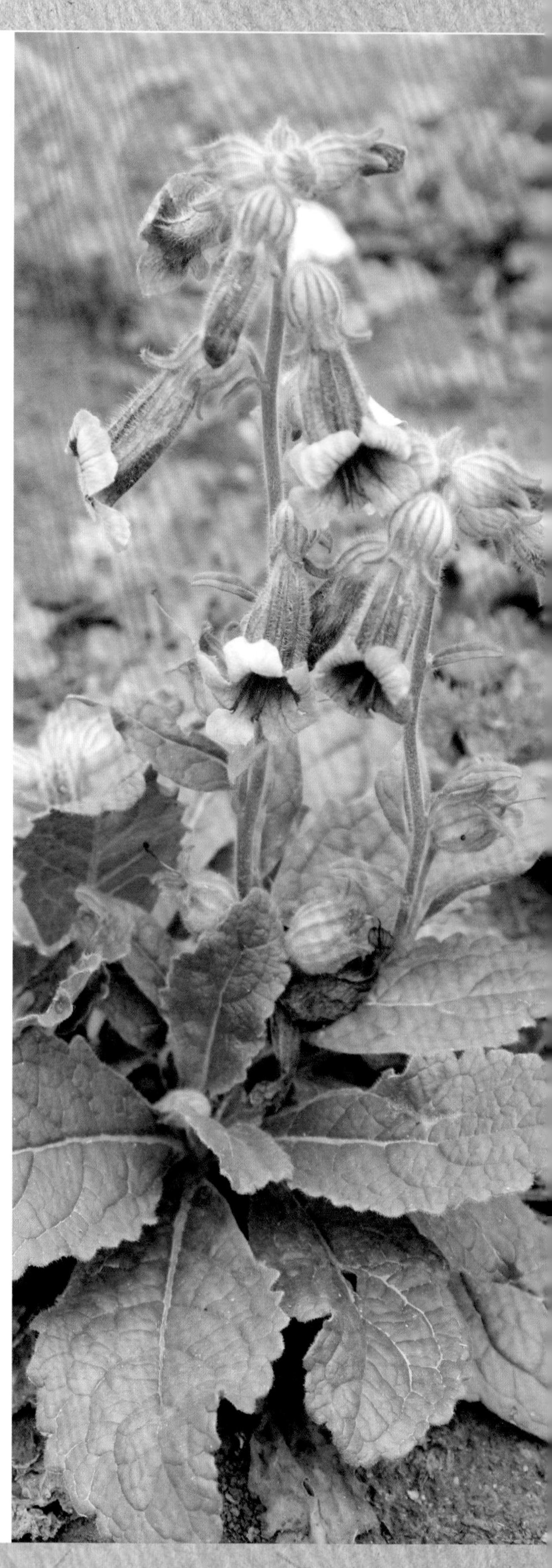

先生方也。生地黄汁十六斤取汁，人参末一斤半，白茯苓末三斤，白沙蜜十斤，滤净拌匀，入瓶内，箬封，安砂锅中，桑柴火煮三日夜。再换蜡纸重封，浸井底一夜，取起，再煮一伏时。每以白汤或酒点服一匙。丹溪云：好色虚人，咳嗽唾血者，服之甚捷。国朝太医院进御服食，议加天门冬、麦门冬、枸杞子末各一斤，赐名益寿永真。臞仙方：加琥珀、沉香半两。**明目补肾**生苄、熟苄各二两，川椒红一两，为末，蜜丸梧桐子大，每空心盐汤下三十丸。普济方。**固齿乌须**一治齿痛，二生津液，三变白须，其功极妙。地黄五斤，柳木甑内，以土盖上，蒸熟晒干。如此三次，捣为小饼。每噙咽一枚。御药院方。**男女虚损**或大病后，或积劳后，四体沉滞，骨肉酸痛，吸吸少气，或小腹拘急，腰背强痛，咽干唇燥。或饮食无味，多卧少起，久者积年，轻者百日，渐至瘦削。用生地黄二斤，面一斤，捣烂，炒干为末。每空心酒服方寸匕，日三服。忌如法。肘后方。**虚劳困乏**地黄一石，取汁，酒三斗，搅匀煎收。日服。必效方。**病后虚汗**口干心躁。熟地黄五两，水三盏，煎一盏半，分三服，一日尽。圣惠方。**骨蒸劳热**张文仲方：用生地黄一升，捣三度，绞取汁尽，分再服。若利即减之，以凉为度。外台秘要。**妇人发热**欲成劳病，肌瘦食减，经候不调。地髓煎：用干地黄一斤，为末，炼蜜丸梧子大，每酒服五十丸。保庆集。**妇人劳热**心忪。地黄煎：用生干地黄、熟干地黄等分，为末，生姜自然汁，入水相和，打糊丸梧子大。每服三十丸，用地黄汤下，或酒醋茶汤下亦可，日二服。觉脏腑虚冷，则晨服八味丸，地黄性冷坏脾。阴虚则发热，地黄补阴血故也。妇人良方。**咳嗽唾血**劳瘦骨蒸，日晚寒热。生地黄汁三合，煮白粥临熟入地黄汁搅匀，空心食之。食医心镜。**吐血咳嗽**熟地黄末，酒服一钱，日三。圣惠方。**吐血不止**生地黄汁一升二合，白胶香二两，以瓷器

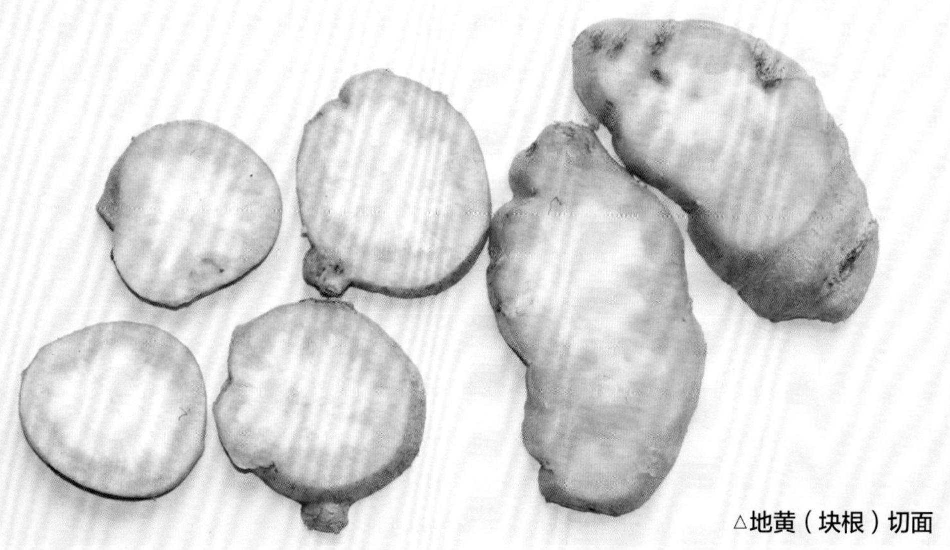

△地黄（块根）切面

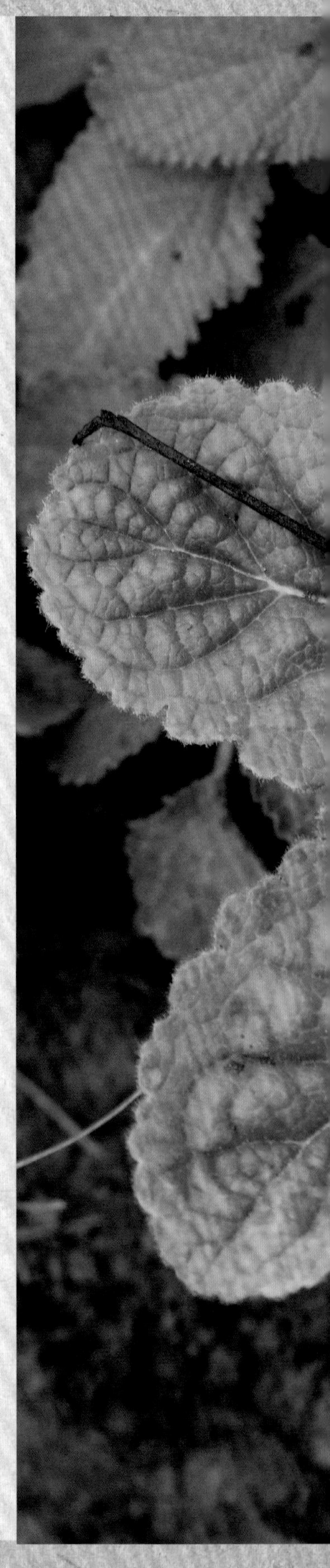

盛，入甑蒸，令胶消，服之。梅师。**肺损吐血**或舌上有孔出血。生地黄八两取汁，童便五合同煎热，入鹿角胶炒研一两，分三服。**心热吐衄**脉洪数者。生苄汁半升，熬至一合，入大黄末一两，待成膏，丸梧子大，每熟水下五丸至十丸。并圣惠方。**鼻出衄血**干地黄、地龙、薄荷等分，为末。冷水调下。孙兆秘宝方。**吐血便血**地黄汁六合，铜器煎沸，入牛皮胶一两，待化入姜汁半杯，分三服，便止。或微转一行，不妨。圣惠方。**肠风下血**生地黄、熟地黄并酒浸，五味子等分，为末，以炼蜜丸梧子大，每酒下七十丸。百一选方。**初生便血**小儿初生七八日，大小便血出，乃热传心肺。不可服凉药，只以生地黄汁五七匙，蜜半匙，和服之。全幼心鉴。**小便尿血**吐血，及耳鼻出血。生地黄汁半升，生姜汁半合，蜜一合，和服。圣惠方。**小便血淋**生地黄汁、车前叶汁各三合，和煎服。圣惠方。**小儿蛊痢**生苄汁一升二合，分三四服，立效。子母秘录。**月水不止**生地黄汁，每服一盏，酒一盏，煎服，日二次。千金方。**月经不调**久而无子，乃冲任伏热也。熟地黄半斤，当归二两，黄连一两，并酒浸一夜，焙研为末，炼蜜丸梧子大。每服七十丸，米饮温酒任下。禹讲师方。**妊娠漏胎**下血不止。百一方用生地黄汁一升，渍酒四合，煮三五沸服之。不止又服。崔氏方用生地黄为末，酒服方寸匕，日一夜一。经心录：加干姜为末。保命集二黄丸：用生地黄、熟地黄等分，为末。每服半两，白术、枳壳煎汤，空心调下，日二服。**妊娠胎痛**妊妇冲任脉虚，惟宜抑阳助阴。内补丸：用熟地黄二两，当归一两，微炒为末。蜜丸梧子大，每温酒下三十丸。许学士本事方。**妊娠胎动**生地黄捣汁，煎沸，入鸡子白一枚，搅服。圣惠方。**产后血痛**有块，并经脉行后，腹痛不调。黑神散：用熟地黄一斤，陈生姜半斤，同炒干为末。每服二钱，温酒调下。妇人良方。**产后恶血**不止。干地黄捣末，每食前热酒服一钱。连进三服。瑞竹堂方。**产后中风**胁不得转。交加散：用生地黄五两研汁，生姜五两取汁，交互相浸一夕，次日各炒黄，浸汁干，乃焙为末。每酒服一方寸匕。济生方。**产后烦闷**乃血气上冲。生地黄汁、清酒各一升，相和煎沸，分

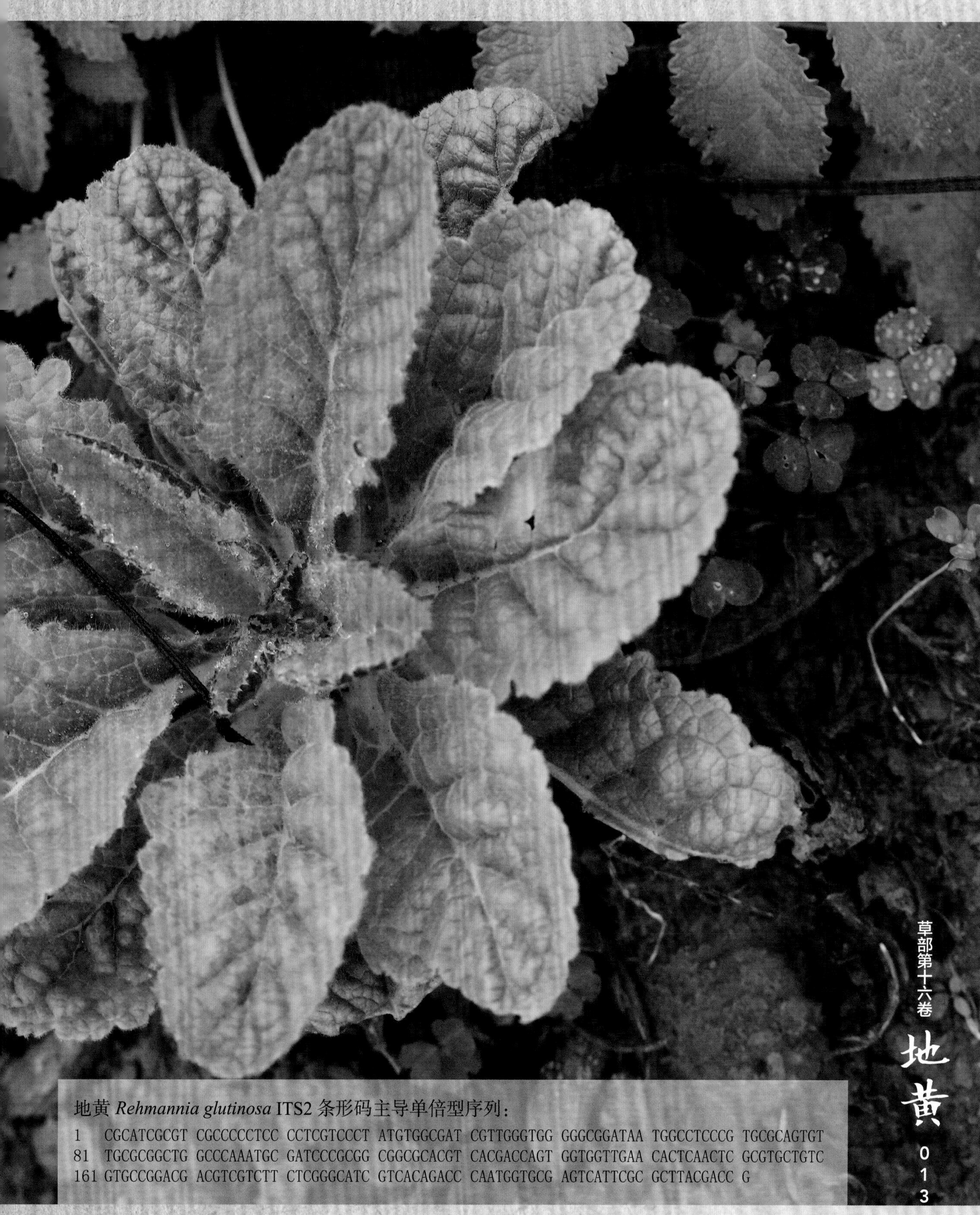

地黄 *Rehmannia glutinosa* ITS2 条形码主导单倍型序列：

1　CGCATCGCGT CGCCCCCTCC CCTCGTCCCT ATGTGGCGAT CGTTGGGTGG GGGCGGATAA TGGCCTCCCG TGCGCAGTGT
81　TGCGCGGCTG GCCCAAATGC GATCCCGCGG CGGCGCACGT CACGACCAGT GGTGGTTGAA CACTCAACTC GCGTGCTGTC
161 GTGCCGGACG ACGTCGTCTT CTCGGGCATC GTCACAGACC CAATGGTGCG AGTCATTCGC GCTTACGACC G

地黄

二服。*集验方*。**产后百病**地黄酒：用地黄汁渍曲二升，净秫米二斗，令发，如常酿之。至熟，封七日，取清，常服令相接。忌生冷酢滑、蒜鸡猪鱼肉一切毒物。未产先一月酿成。夏月不可造。*千金翼方*。**胞衣不出**生地黄汁一升，苦酒三合，相和暖服。*必效方*。**寒疝绞痛**来去。用乌鸡一只，治如常法。生地黄七斤，剉细，甑中同蒸，下以铜器承取汁。清旦服，至日晡令尽。其间当下诸寒澼讫，作白粥食之。久疝者作三剂。*肘后方*。**小儿阴肿**以葱椒汤暖处洗之。唾调地黄末傅之。外肾热者，鸡子清调，或加牡蛎少许。*危氏方*。**小儿热病**壮热烦渴，头痛。生地黄汁三合，蜜半合，和匀，时时与服。*普济方*。**热暍昏沉**地黄汁一盏服之。**热瘴昏迷**烦闷，饮水不止，至危者，一服见效。生地黄根、生薄荷叶等分，擂烂，取自然汁，入麝香少许，井华水调下，觉心下顿凉，勿再服。*普济方*。**温毒发斑**黑膏：治温毒发斑呕逆。生地黄二两六钱二字半，好豆豉一两六钱二字半，以猪膏十两合之，露一夜，煎减三分之一，绞去滓，入雄黄、麝香如豆大，搅匀，分作三服，毒从皮中出则愈。忌芜荑。*千金方*。**血热生癣**地黄汁频服之。*千金方*。**丁肿乳痈**地黄捣敷之，热即易。性凉消肿，无不效。*梅师方*。**痈疖恶肉**地黄三斤，水一斗，煮取三升，去滓煎稠，涂纸上贴之，日三易。*鬼遗方*。**一切痈疽**及打扑伤损，未破疼痛者。以生地黄杵如泥，摊在上，掺木香末于中，又摊地黄泥一重贴之，不过三五度即内消也。*王衮博济方*。**打扑损伤**骨碎及筋伤烂，用生地黄熬膏裹之。以竹简编夹急缚，勿令转动。一日一夕，可十易之，则瘥。类说云：许元公过桥堕马，右臂臼脱，左右急接入臼中，昏迷不知痛苦。急召田录事视之，曰：尚可救。乃以药封肿处，中夜方苏，达旦痛止，痛处已白。日日换

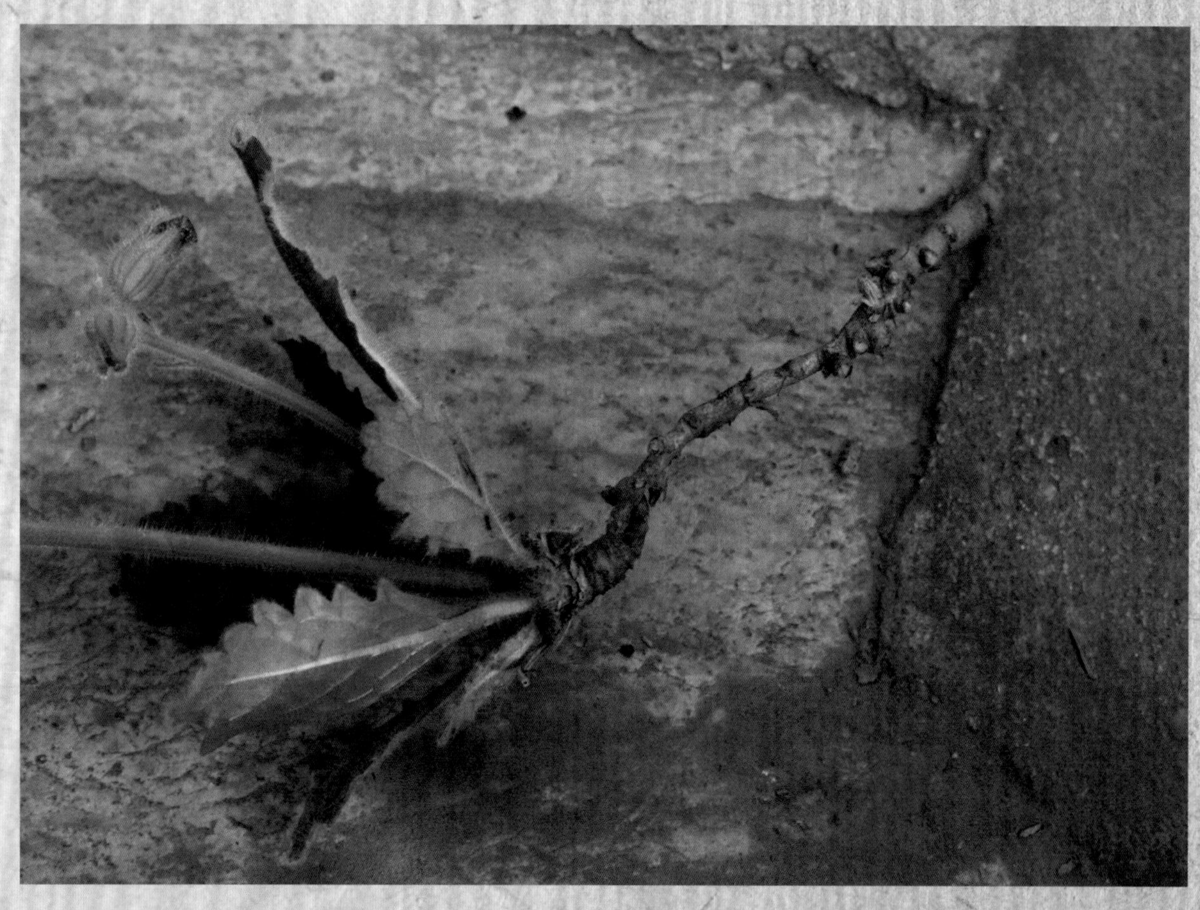

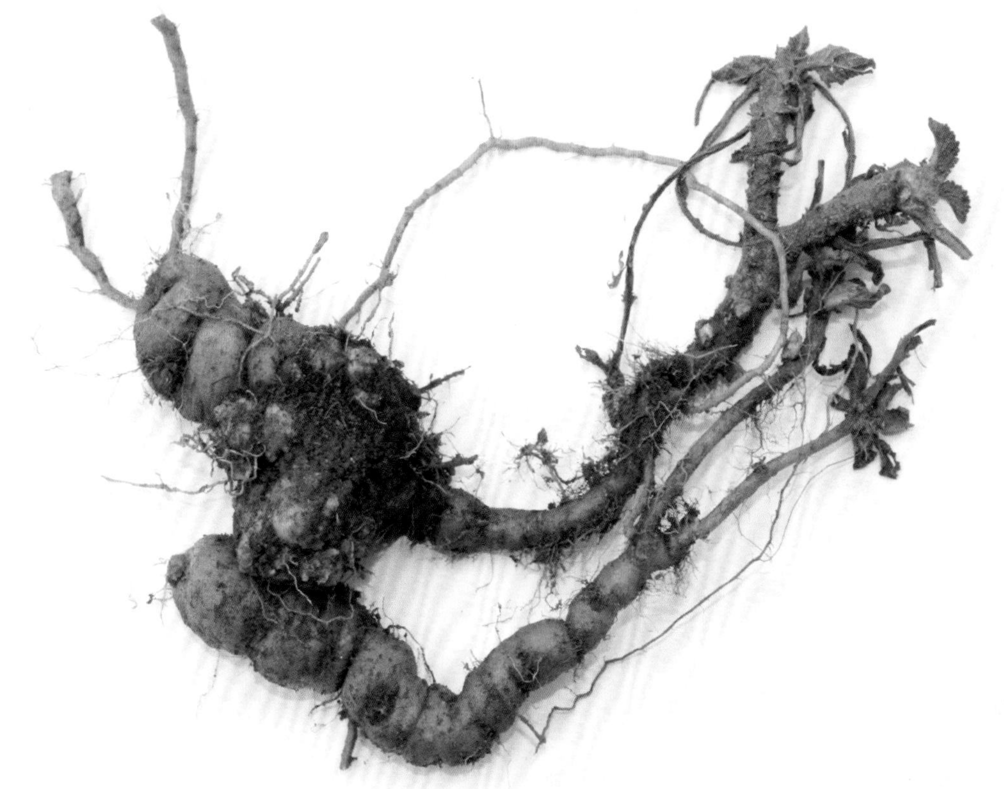

△地黄（地下部分）

贴，其瘀肿移至肩背，乃以药下去黑血三升而愈。即上方也。出肘后方中。损伤打扑瘀血在腹者，用生地黄汁三升，酒一升半，煮二升半，分三服。出千金方。**物伤睛突**轻者睑胞肿痛，重者目睛突出，但目系未断者，即纳入。急捣生地黄，绵裹傅之。仍以避风膏药，护其四边。圣济总录。**睡起目赤**肿起，良久如常者，血热也。卧则归于肝，故热则目赤肿。良久血散，故如常也。用生地黄汁，浸粳米半升，晒干，三浸三晒。每夜以米煮粥食一盏，数日即愈。有人病此，用之得效。医余。**眼暴赤痛**水洗生地黄、黑豆各二两，捣膏。卧时以盐汤洗目，闭目以药厚罨目上，至晓，水润取下。圣济总录。**蓐内赤目**生地黄薄切，温水浸贴。小品方。**牙疳宣露**脓血口气。生地黄一斤，盐二合，末，自捣和团，以面包煨令烟断，去面入麝一分，研匀，日夜贴之。圣济录。**牙齿挺长**出一分者，常咋生地黄，甚妙。张文仲备急方。**牙动欲脱**生地黄绵裹咂之。令汁渍根，并咽之，日五六次。千金方。**食蟹龈肿**肉弩出者。生地黄汁一碗，牙皂角数条火炙，蘸尽地黄汁，为末傅之。永类方。**耳中常鸣**生地黄截，塞耳中，日数易之。或煨熟，尤妙。肘后方。**须发黄赤**生地黄一斤，生姜半斤，各洗，研自然汁，留滓。用不蛀皂角十条，去皮弦，蘸汁，炙至汁尽为度。同滓入罐内泥固，煅存性，为末，用铁器盛。末三钱汤调，停二日，临卧刷染须发上，即黑。本事方。**竹木入肉**生地黄嚼烂罨之。救急方。**毒箭入肉**煎生地黄汁作丸服，至百日，箭出。千金方。**猘犬咬伤**地黄捣汁，饭饼涂之，百度愈。百一方。

叶

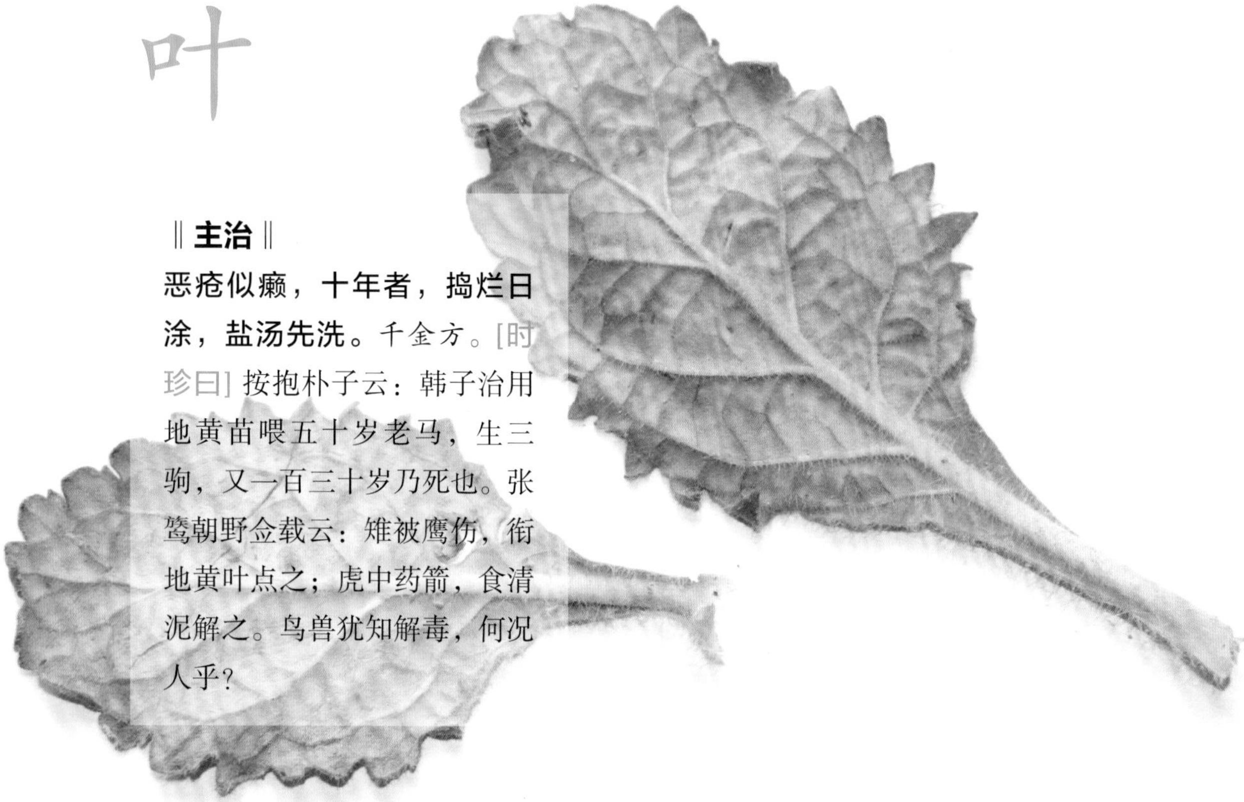

‖ **主治** ‖

恶疮似癞，十年者，捣烂日涂，盐汤先洗。千金方。[时珍曰] 按抱朴子云：韩子治用地黄苗喂五十岁老马，生三驹，又一百三十岁乃死也。张鹫朝野佥载云：雉被鹰伤，衔地黄叶点之；虎中药箭，食清泥解之。鸟兽犹知解毒，何况人乎？

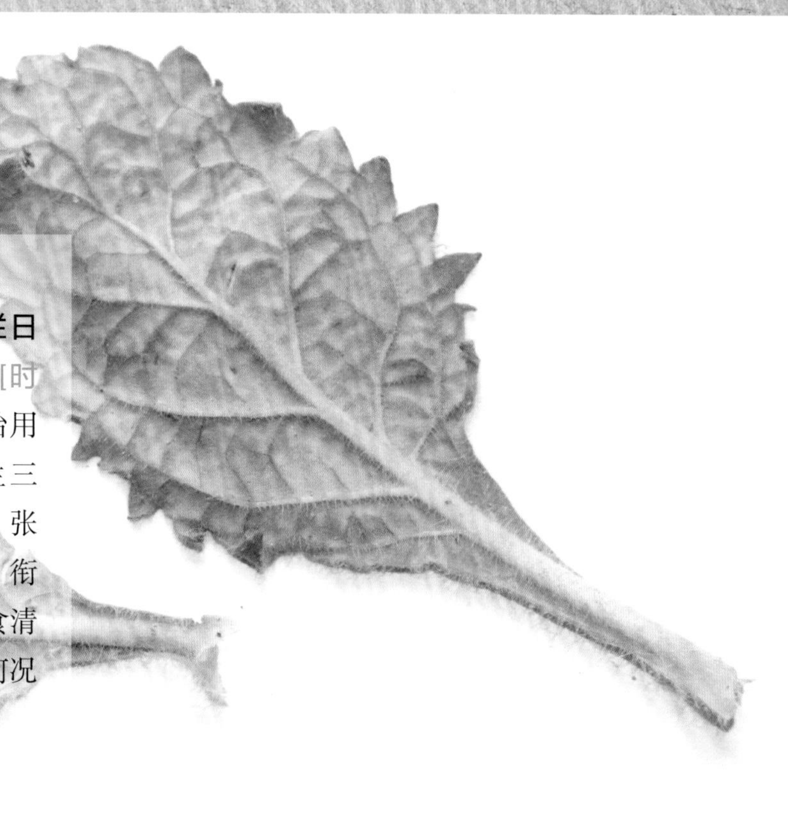

△地黄（叶）

实

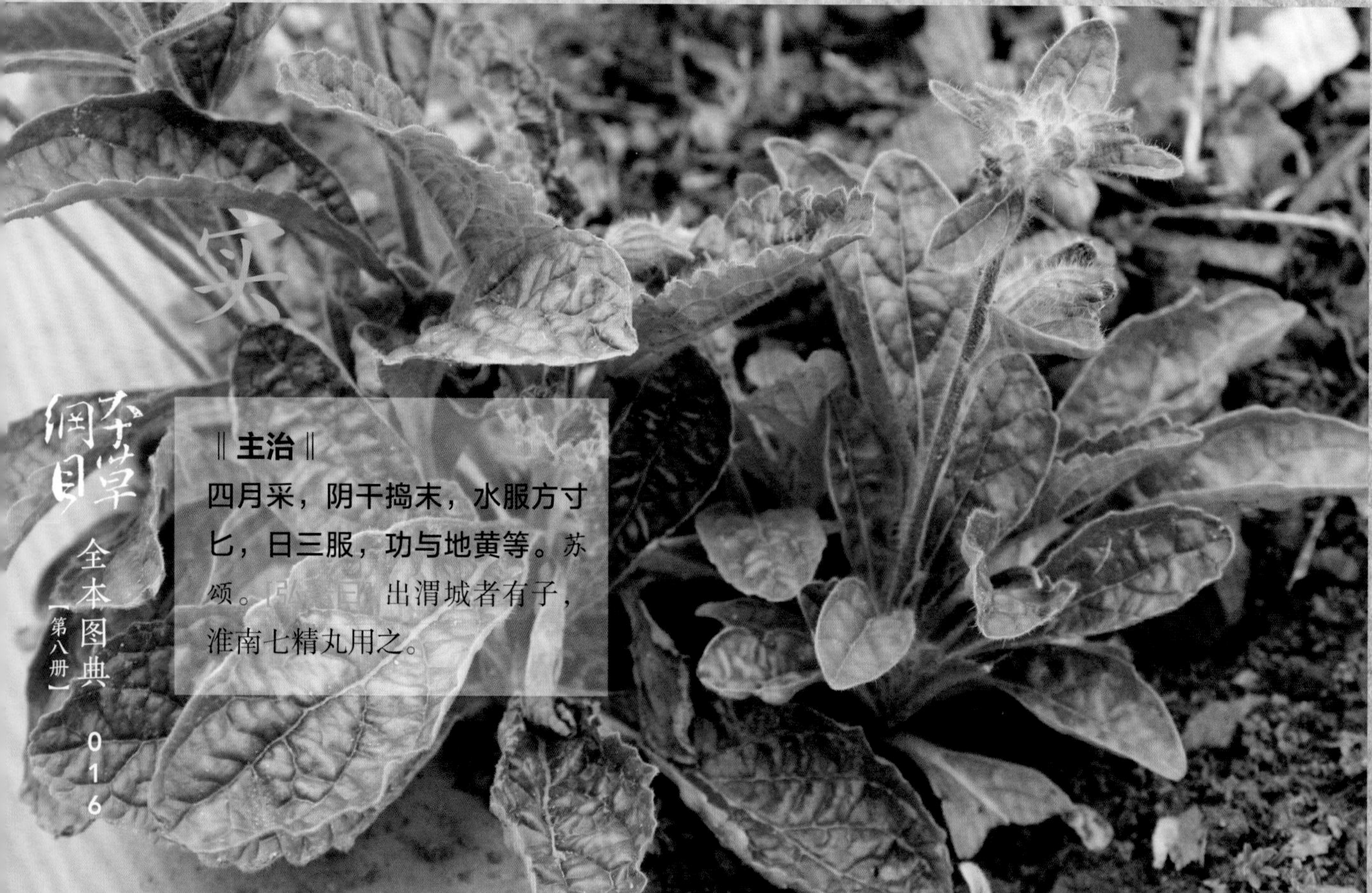

‖ **主治** ‖

四月采，阴干捣末，水服方寸匕，日三服，功与地黄等。苏颂。[弘景曰] 出渭城者有子，淮南七精丸用之。

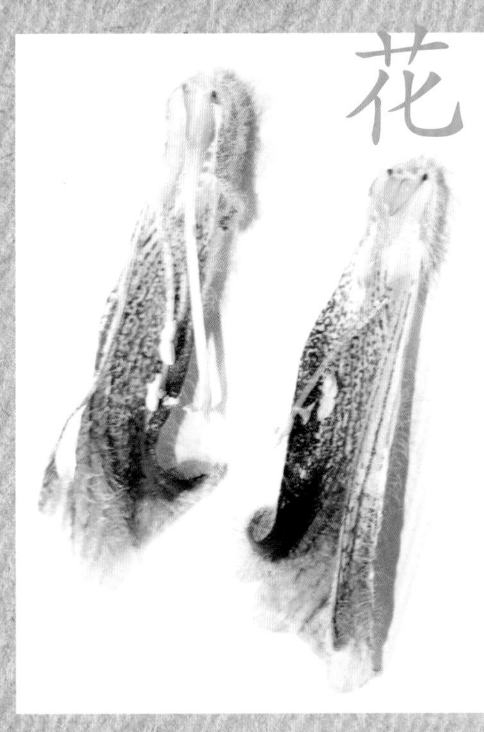

‖ **主治** ‖

为末服食，功同地黄。苏颂。**肾虚腰脊痛，为末，酒服方寸匕，日三。**时珍。

‖ **附方** ‖

新一。**内障青盲**风赤生翳，及坠眼日久，瞳损失明。地黄花晒、黑豆花晒、槐花晒各一两，为末。猪肝一具，同以水二斗，煮至上有凝脂，掠尽瓶收。每点少许，日三四次。圣惠方。

‖ **附录** ‖

胡面莽拾遗[藏器] 味甘，温，无毒。主去痃癖及冷气，止腹痛，煮服。生岭南，叶如地黄。

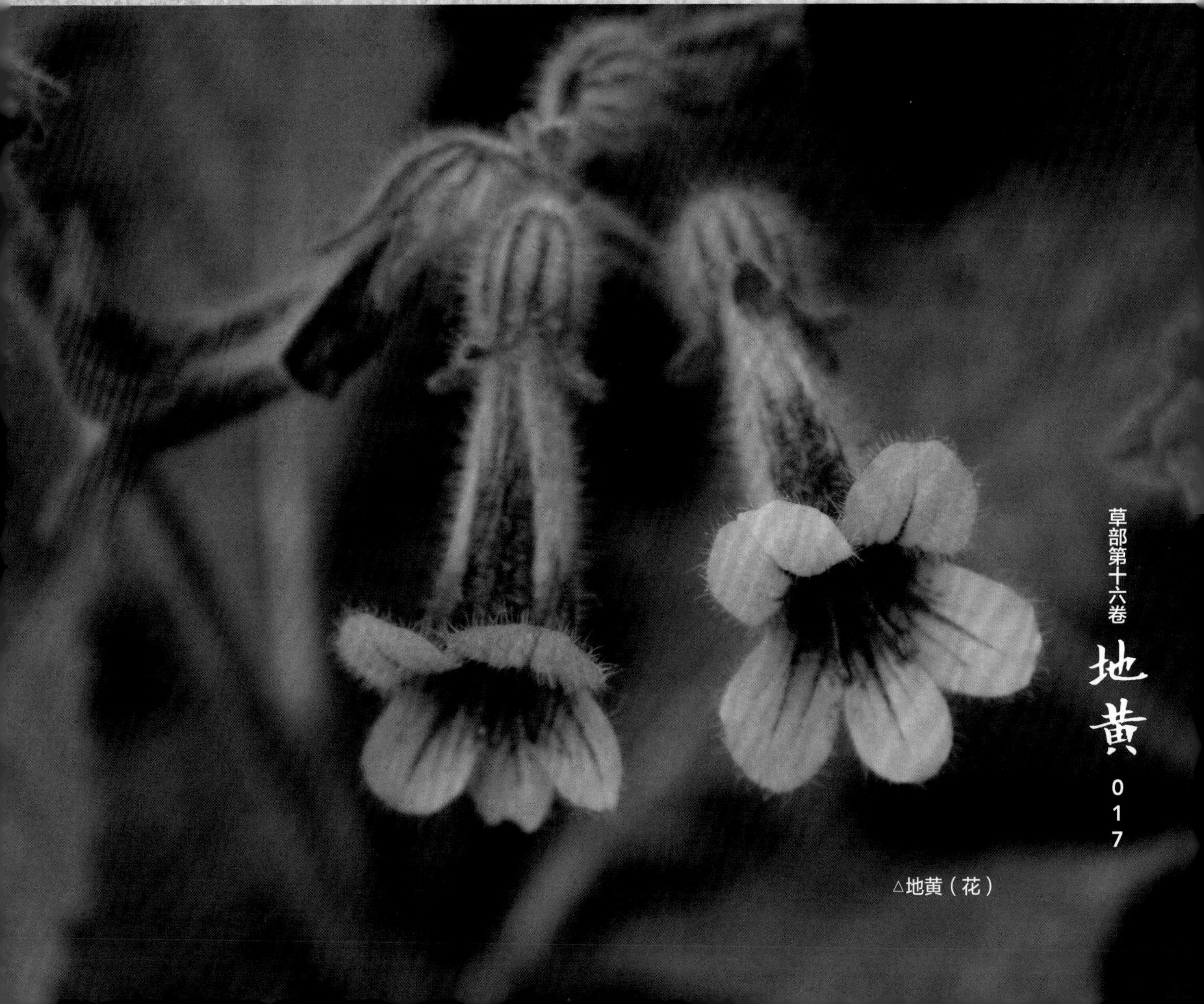

△地黄（花）

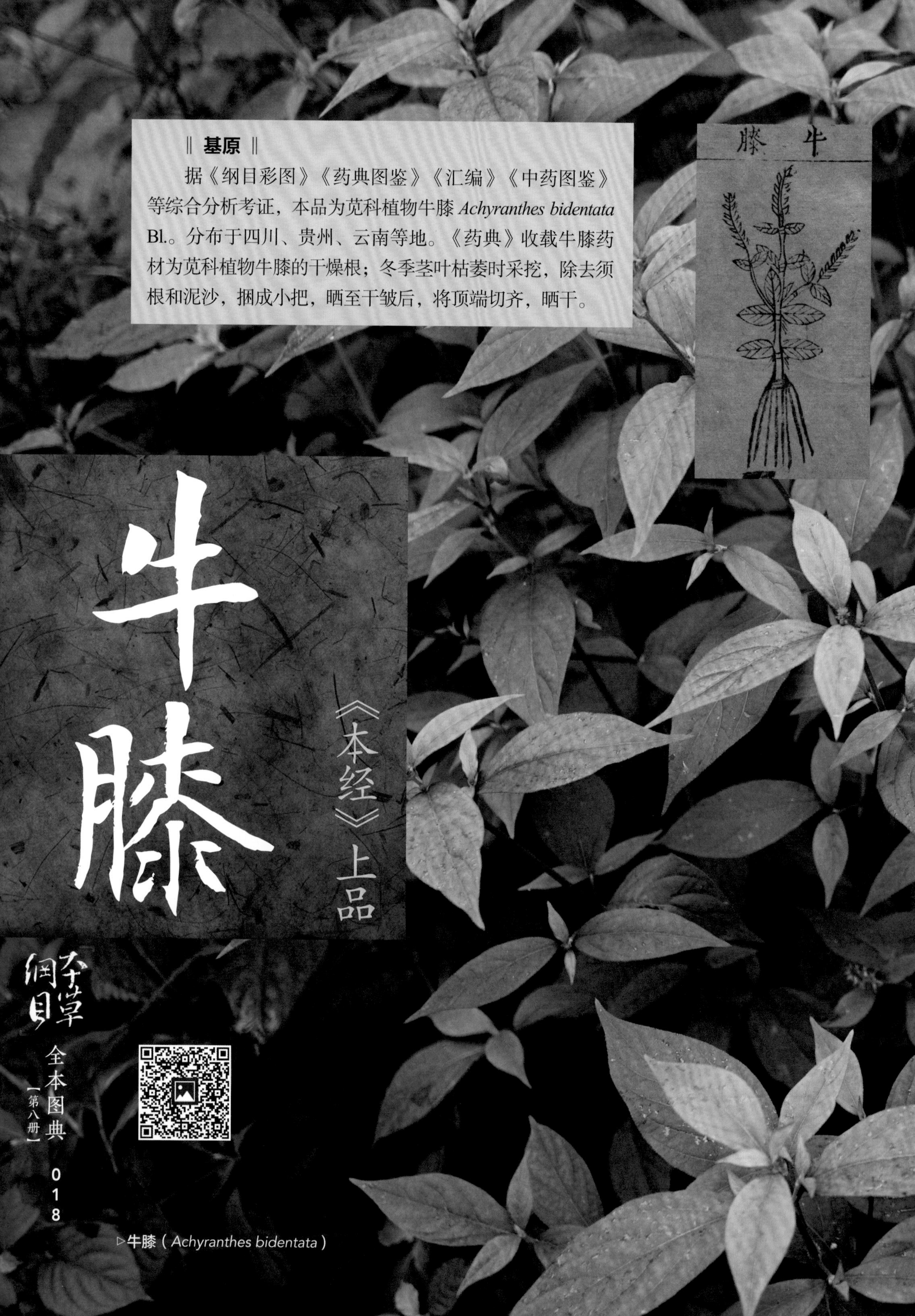

牛膝

《本经》上品

‖ **基原** ‖

据《纲目彩图》《药典图鉴》《汇编》《中药图鉴》等综合分析考证，本品为苋科植物牛膝 *Achyranthes bidentata* Bl.。分布于四川、贵州、云南等地。《药典》收载牛膝药材为苋科植物牛膝的干燥根；冬季茎叶枯萎时采挖，除去须根和泥沙，捆成小把，晒至干皱后，将顶端切齐，晒干。

▷牛膝（*Achyranthes bidentata*）

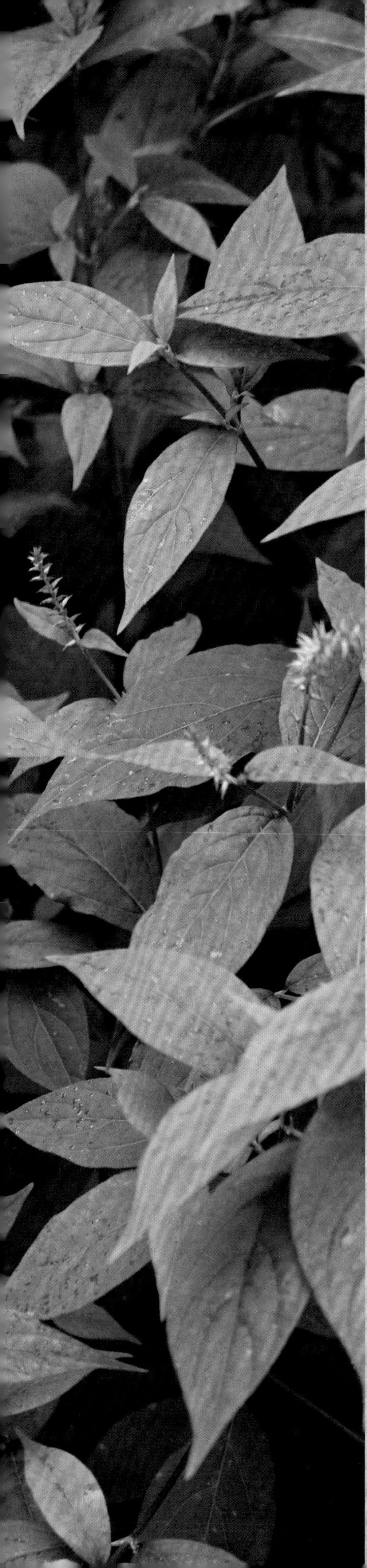

‖ **释名** ‖

牛茎广雅**百倍**本经**山苋菜**救荒**对节菜**。[弘景曰] 其茎有节，似牛膝，故以为名。[时珍曰] 本经又名百倍，隐语也，言其滋补之功，如牛之多力也。其叶似苋，其节对生，故俗有山苋、对节之称。

‖ **集解** ‖

[别录曰] 牛膝生河内川谷及临朐，二月、八月、十月采根，阴干。[普曰] 叶如夏蓝，茎本赤。[弘景曰] 今出近道蔡州者，最长大柔润。其茎有节，茎紫节大者为雄，青细者为雌，以雄为胜。[大明曰] 怀州者长白，苏州者色紫。[颂曰] 今江淮、闽粤、关中亦有之，然不及怀庆者为真。春生苗，茎高二三尺，青紫色，有节如鹤膝及牛膝头。叶尖圆如匙，两两相对。于节上生花作穗，秋结实甚细。以根极长大至三尺而柔润者为佳。茎叶亦可单用。[时珍曰] 牛膝处处有之，谓之土牛膝，不堪服食。惟北土及川中人家栽莳者为良。秋间收子，至春种之。其苗方茎暴节，叶皆对生，颇似苋叶而长且尖艄。秋月开花，作穗结子，状如小鼠负虫，有涩毛，皆贴茎倒生。九月采取根，水中浸两宿，挼去皮，裹扎暴干，虽白直可贵，而挼去白汁入药，不如留皮者力大也。嫩苗可作菜茹。

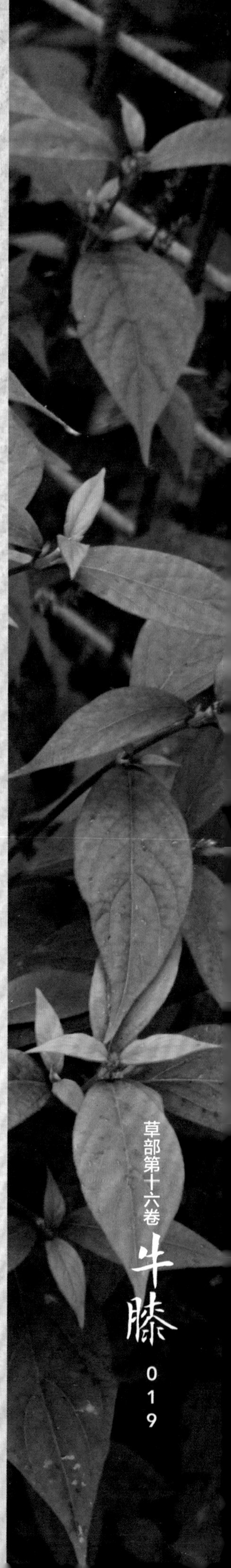

根

‖ **修治** ‖

[敩曰] 凡使去头芦，以黄精自然汁浸一宿，漉出，剉，焙干用。[时珍曰] 今惟以酒浸入药，欲下行则生用，滋补则焙用，或酒拌蒸过用。

‖ **气味** ‖

苦、酸，平，无毒。[普曰] 神农：甘。雷公：酸，无毒。[李当之] 温。[之才曰] 恶萤火、龟甲、陆英，畏白前，忌牛肉。

‖ **主治** ‖

寒湿痿痹，四肢拘挛，膝痛不可屈伸，逐血气，伤热火烂，堕胎。久服轻身耐老。本经。**疗伤中少气，男子阴消，老人失溺，补中续绝，益精利阴气，填骨髓，止发白，除脑中痛及腰脊痛，妇人月水不通，血结。**别录。**治阴痿，补肾，助十二经脉，逐恶血。**甄权。**治腰膝软怯冷弱，破癥结，排脓止**

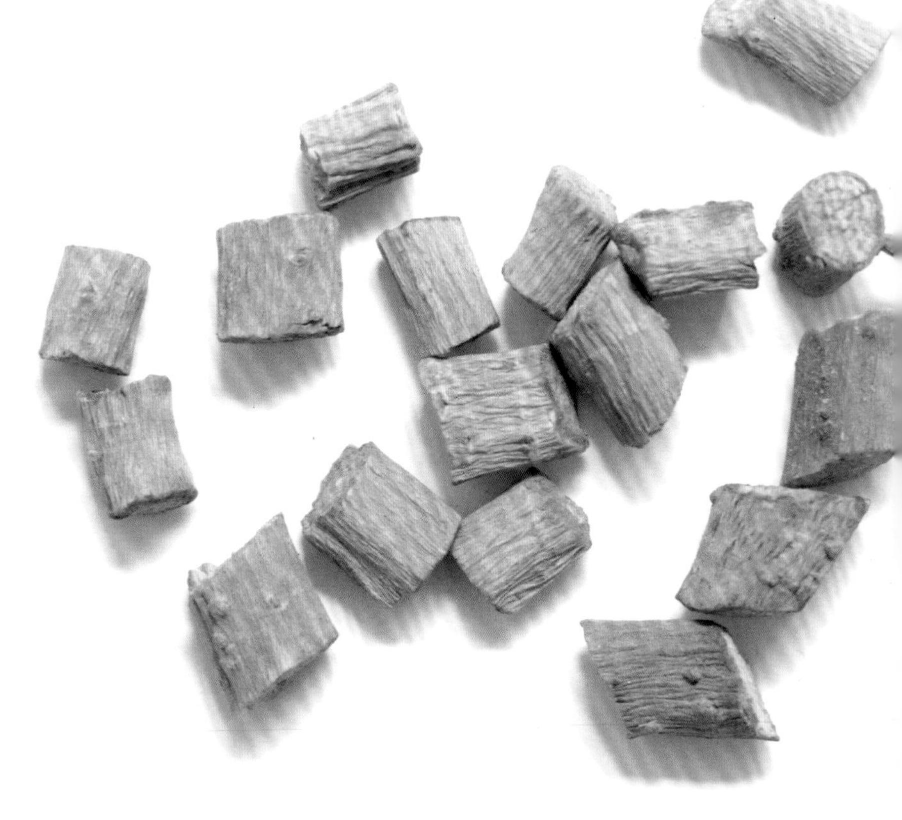

△牛膝饮片

痛，产后心腹痛并血运，落死胎。大明。**强筋，补肝脏风虚。**好古。**同苁蓉浸酒服，益肾。竹木刺入肉，嚼烂罨之，即出。**宗奭。**治久疟寒热，五淋尿血，茎中痛，下痢，喉痹口疮齿痛，痈肿恶疮伤折。**时珍。

‖ **发明** ‖

[权曰] 病人虚羸者，加而用之。[震亨曰] 牛膝能引诸药下行，筋骨痛风在下者，宜加用之。凡用土牛膝，春夏用叶，秋冬用根，惟叶汁效尤速。[时珍曰] 牛膝乃足厥阴、少阴之药。所主之病，大抵得酒则能补肝肾，生用则能去恶血，二者而已。其治腰膝骨痛、足痿阴消、失溺久疟、伤中少气诸病，非取其补肝肾之功欤？其癥瘕心腹诸痛、痈肿恶疮、金疮折伤喉齿、淋痛尿血、经候胎产诸病，非取其去恶血之功欤？按陈日华经验方云：方夷吾所编集

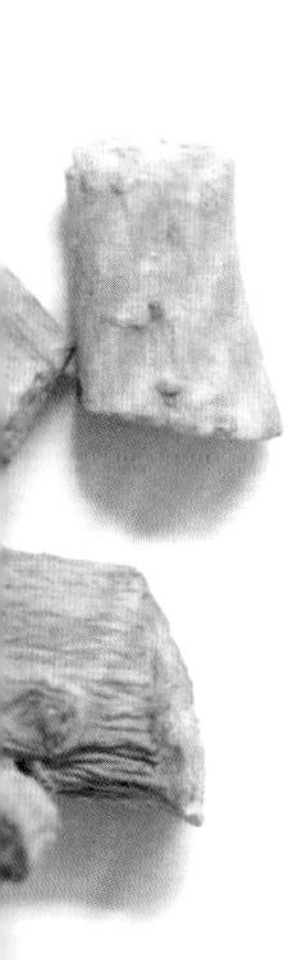

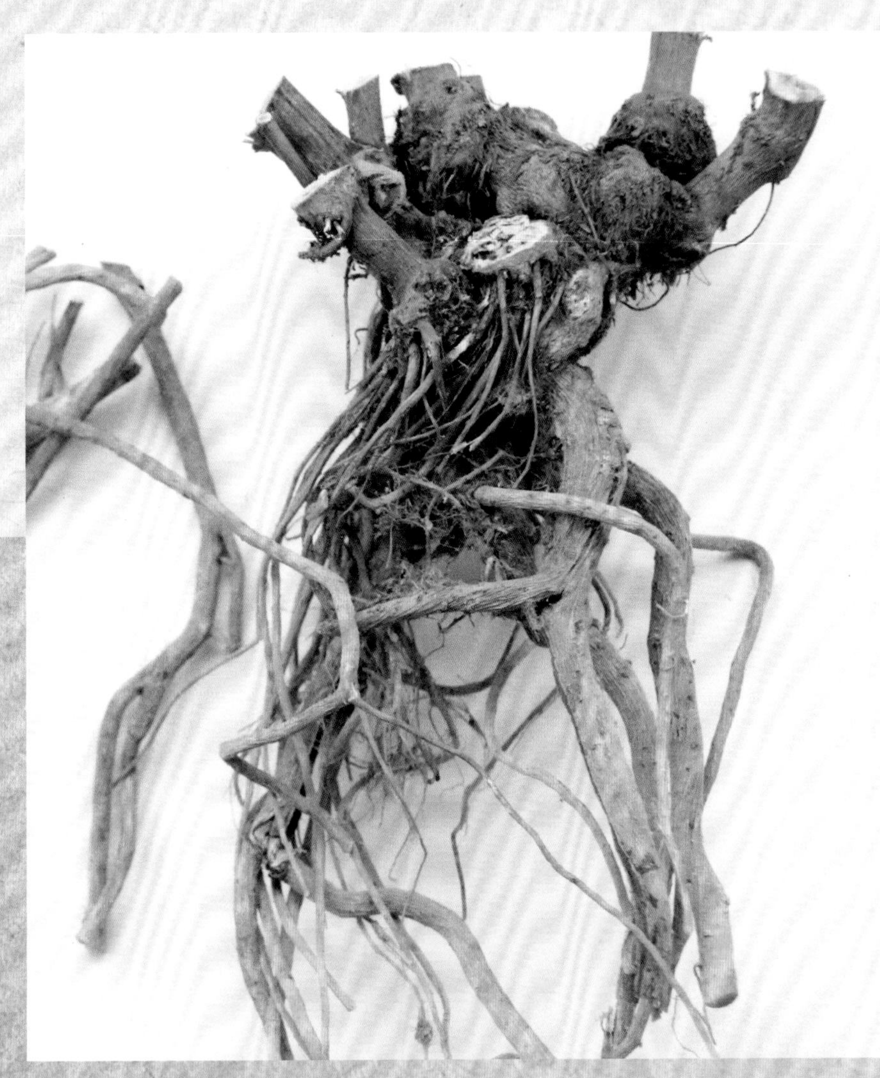

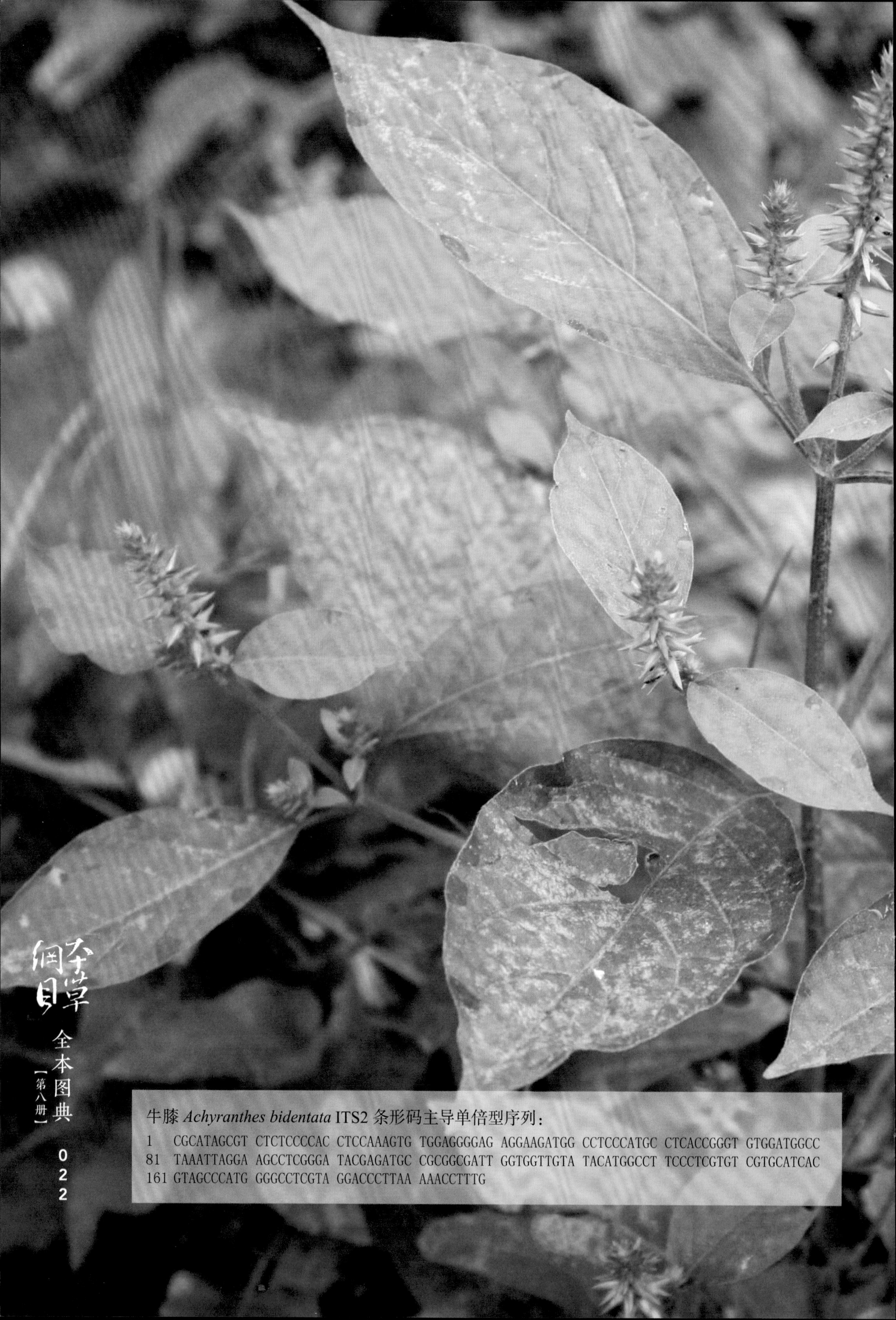

牛膝 *Achyranthes bidentata* ITS2 条形码主导单倍型序列：

1 CGCATAGCGT CTCTCCCCAC CTCCAAAGTG TGGAGGGGAG AGGAAGATGG CCTCCCATGC CTCACCGGGT GTGGATGGCC
81 TAAATTAGGA AGCCTCGGGA TACGAGATGC CGCGGCGATT GGTGGTTGTA TACATGGCCT TCCCTCGTGT CGTGCATCAC
161 GTAGCCCATG GGGCCTCGTA GGACCCTTAA AAACCTTTG

要方，予刻之临汀。后在鄂渚，得九江守王南强书云：老人久苦淋疾，百药不效。偶见临汀集要方中用牛膝者，服之而愈。又叶朝议亲人患血淋，流下小便在盆内凝如蒟蒻，久而有变如鼠形，但无足尔，百治不效。一村医用牛膝根煎浓汁，日饮五服，名地髓汤。虽未即愈，而血色渐淡，久乃复旧。后十年病又作，服之又瘥。因检本草，见肘后方治小便不利茎中痛欲死，用牛膝并叶，以酒煮服之。今再拈出，表其神功。又按杨士瀛直指方云：小便淋痛，或尿血，或沙石胀痛。用川牛膝一两，水二盏，煎一盏，温服。一妇患此十年，服之得效。杜牛膝亦可，或入麝香、乳香尤良。

‖ **附方** ‖

旧十三，新八。**劳疟积久**不止者。长牛膝一握，生切，以水六升，煮二升，分三服。清早一服，未发前一服，临发时一服。外台秘要。**消渴不止**下元虚损。牛膝五两为末，生地黄汁五升浸之，日曝夜浸，汁尽为度，蜜丸梧子大，每空心温酒下三十丸。久服壮筋骨，驻颜色，黑发，津液自生。经验方。**卒暴癥疾**腹中有如石刺，昼夜啼呼。牛膝二斤，以酒一斗渍之，密封，于灰火中温令味出。每服五合至一升，随量饮。肘后方。**痢下肠蛊**凡痢下应先白后赤，若先赤后白为肠蛊。牛膝二两捣碎，以酒一升渍经一宿。每服一两杯，日三服。肘后方。**妇人血块**土牛膝根洗切，焙捣为末，酒煎温服，极效。福州人单用之。图经本草。**女人血病**万病丸：治妇人月经淋闭，月信不来，绕脐寒疝痛，及产后血气不调，腹中结瘕癥不散诸病。牛膝酒浸一宿焙，干漆炒令烟尽，各一两，为末，生地黄汁一升，入石器内，慢火熬至可丸，丸如梧子大。每服二丸，空心米饮下。拔萃方。**妇人阴痛**牛膝五两，酒三升，煮取一升半，去滓，分三服。千金方。**生胎欲去**牛膝一握捣，以无灰酒一盏，煎七分，空心服。仍以独根土牛膝涂麝香，插入牝户中。妇人良方。**胞衣不出**牛膝八两，葵子三合，水九升，煎三升，分三服。延年方。**产后尿血**川牛膝水煎频服。熊氏补遗。**喉痹乳蛾**新鲜牛膝根一握，艾叶七片，捣和人乳，取汁灌入鼻内，须臾痰涎从口鼻出，即愈。无艾亦可。一方：牛膝捣汁，和陈酢灌之。**口舌疮烂**牛膝浸酒含漱，亦可煎饮。肘后方。**牙齿疼痛**牛膝研末含漱。亦可烧灰。千金方。**折伤闪朒**杜牛膝捣罨之。卫生易简方。**金疮作痛**生牛膝捣敷，立止。梅师方。**卒得恶疮**人不识者。牛膝根捣傅之。千金方。**痈疖已溃**用牛膝根略刮去皮，插入疮口中，留半寸在外，以嫩橘叶及地锦草各一握，捣其上。牛膝能去恶血，二草温凉止痛，随干随换，有十全之功也。陈日华经验方。**风瘙瘾疹**及痞瘟。牛膝末，酒服方寸匕，日三服。千金方。**骨疽癞病**方同上。

茎叶

‖气味‖

缺。

‖主治‖

寒湿痿痹，老疟淋秘，诸疮。功同根，春夏宜用之。时珍。

‖附方‖

旧三，新一。**气湿痹痛**腰膝痛。用牛膝叶一斤切，以米三合，于豉汁中煮粥，和盐酱空腹食之。圣惠方。**老疟不断**牛膝茎叶一把切，以酒三升渍服，令微有酒气。不即断，更作，不过三剂止。肘后方。**溪毒寒热**东间有溪毒中人，似射工，但无物。初病恶寒发热烦懊，骨节强痛。不急治，生虫食脏杀人。用雄牛膝茎紫色节大者一把，以酒、水各一杯同捣，绞汁温饮，日三服。肘后方。**眼生珠管**牛膝并叶捣汁，日点三四次。圣惠方。

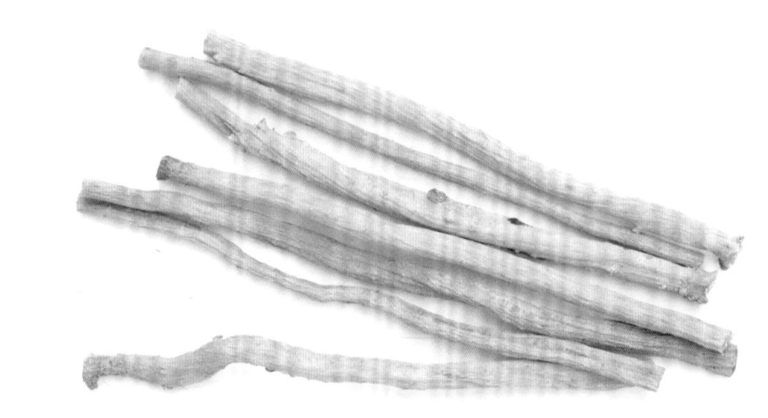

△牛膝药材

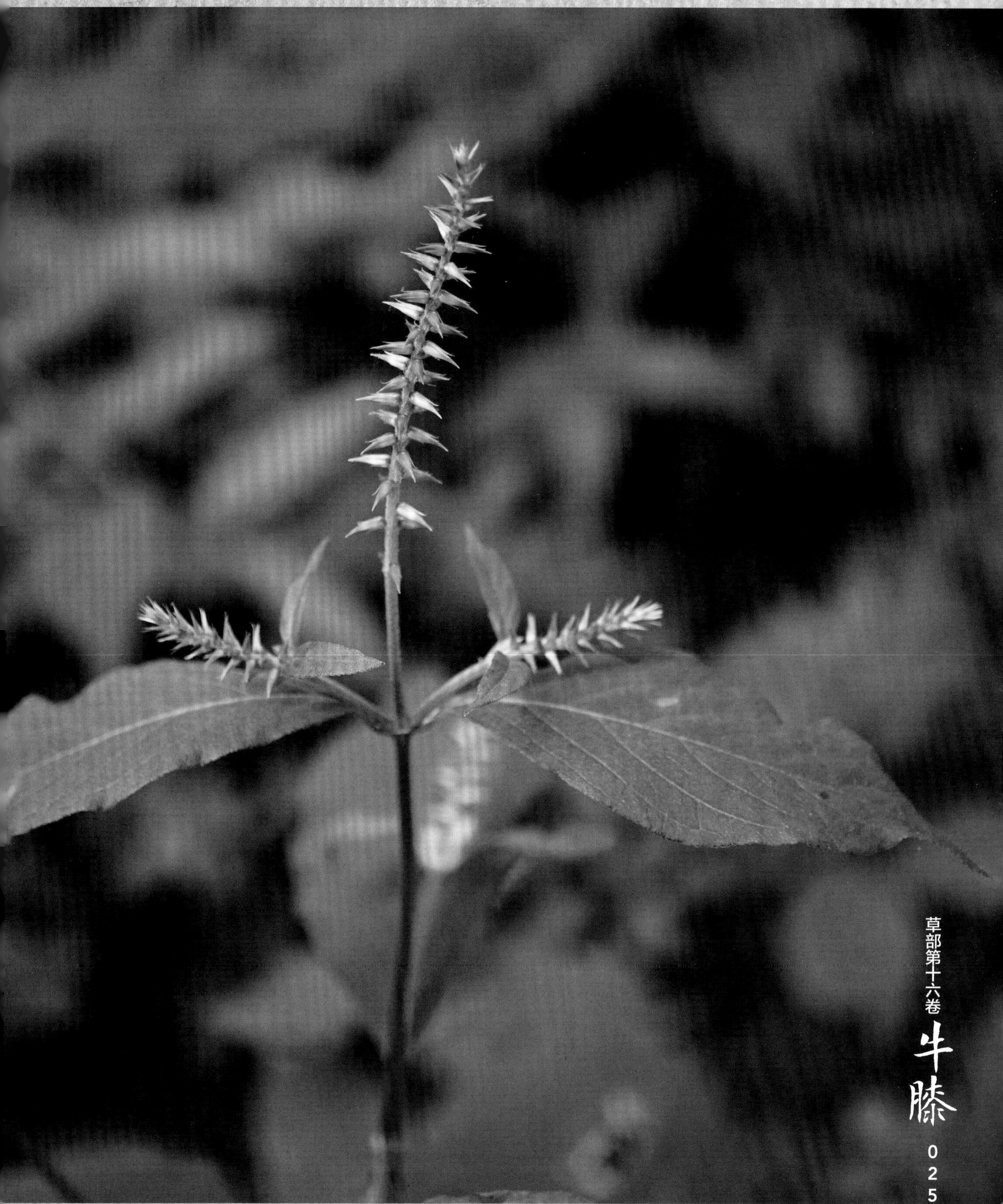

草部第十六卷

牛膝

‖ **基原** ‖

据《纲目彩图》《纲目图鉴》《药典图鉴》《汇编》等综合分析考证，本品为菊科植物紫菀 *Aster tataricus* L.f.。主要分布于东北及河北、内蒙古等地区，其他地方野生或栽培均有之。《药典》收载紫菀药材为菊科植物紫菀的干燥根和根茎；春、秋二季采挖，除去有节的根茎（习称“母根”）和泥沙，编成辫状晒干，或直接晒干。

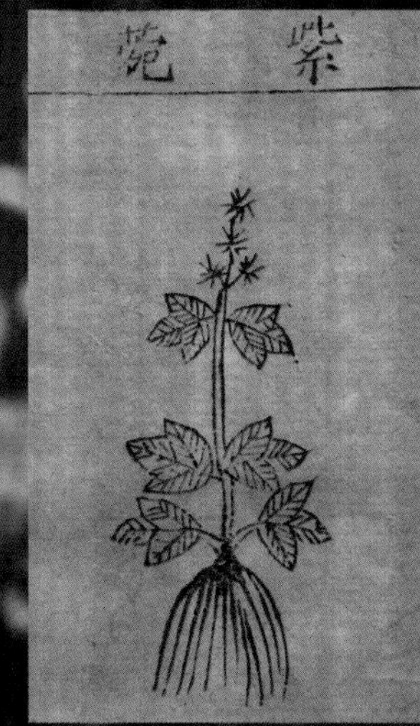

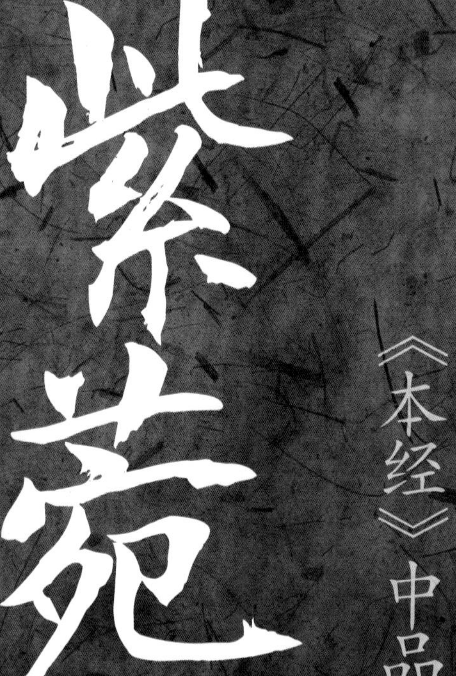

紫菀

《本经》中品

▷紫菀（*Aster tataricus*）

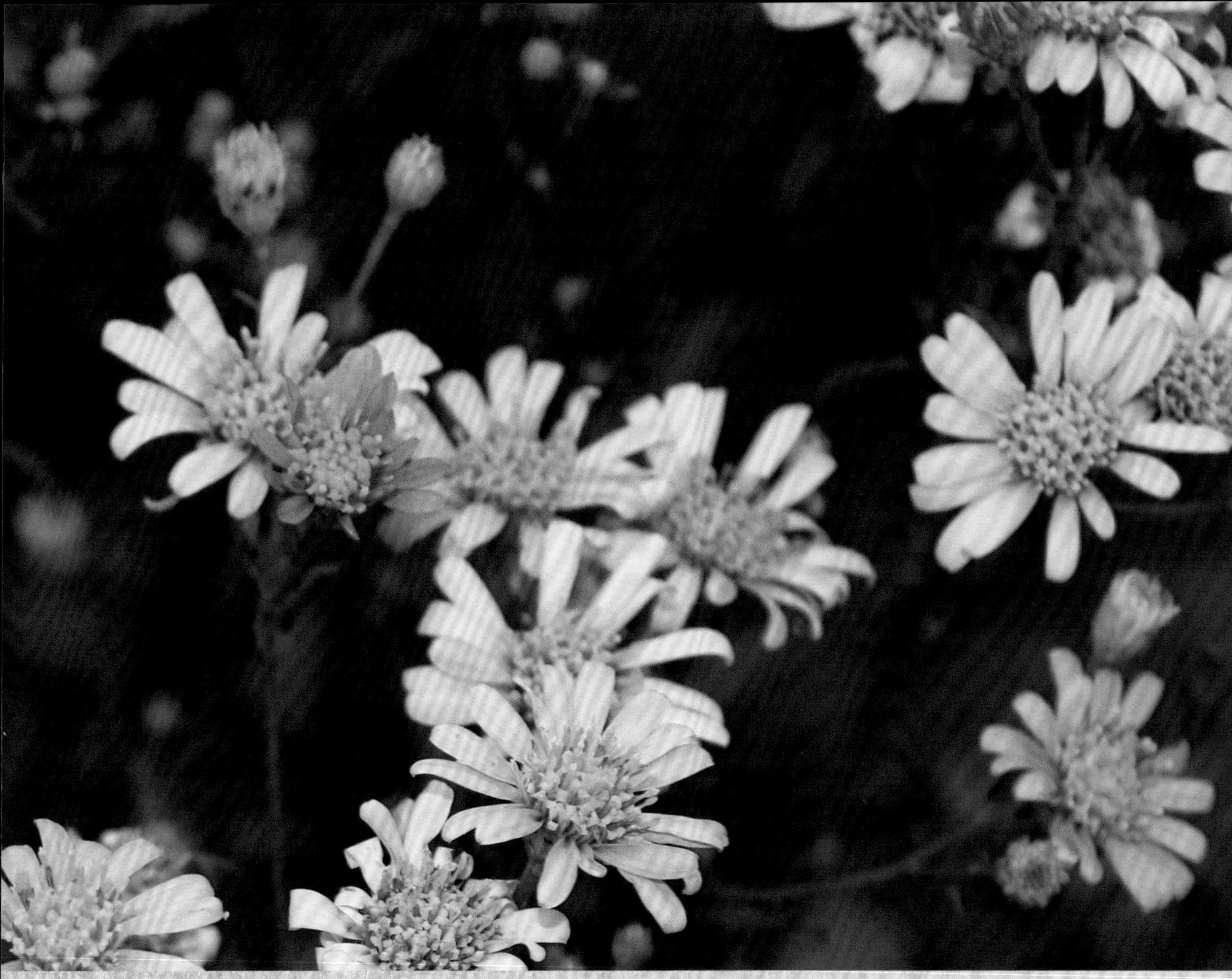

‖**释名**‖

青菀别录**紫蒨**别录**返魂草**纲目**夜牵牛。**[时珍曰] 其根色紫而柔宛，故名。许慎说文作茈菀。斗门方谓之返魂草。

‖**集解**‖

[别录曰] 紫菀生汉中、房陵山谷及真定、邯郸。二月、三月采根，阴干。[弘景曰] 近道处处有之。其生布地，花紫色，本有白毛，根甚柔细。有白者名白菀，不复用。[大明曰] 形似重台，根作节，紫色润软者佳。[颂曰] 今耀、成、泗、寿、台、孟、兴国诸州皆有之。三月内布地生苗，其叶二四相连，五月、六月内开黄白紫花，结黑子。余如陶说。[恭曰] 白菀，即女菀也。疗体与紫菀相同，无紫菀时亦用之。[颖曰] 紫菀连根叶采之，醋浸，入少盐收藏，作菜辛香，号名仙菜。盐不宜多，则腐也。[时珍曰] 按陈自明云：紫菀以牢山所出根如北细辛者为良，沂兖以东皆有之。今人多以车前、旋复根赤土染过伪之。紫菀肺病要药，肺本自亡津液，又服走津液药，为害滋甚，不可不慎。

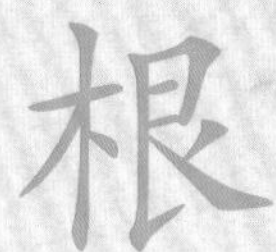

‖ **修治** ‖

[敩曰] 凡使先去须。有白如练色者，号曰羊须草，自然不同。去头及土，用东流水洗净，以蜜浸一宿，至明于火上焙干用。一两用蜜二分。

‖ **气味** ‖

苦，温，无毒。[别录曰] 辛。[权曰] 苦，平。[之才曰] 款冬为之使。恶天雄、瞿麦、藁本、雷丸、远志，畏茵陈。

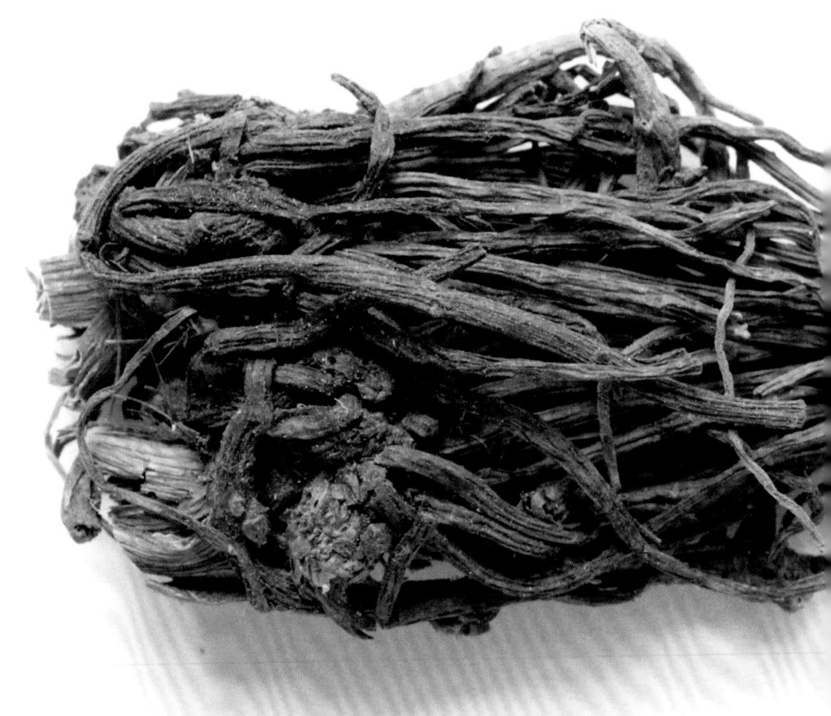

△紫菀药材

‖ **主治** ‖

咳逆上气，胸中寒热结气，去蛊毒痿蹷，安五脏。本经。疗咳唾脓血，止喘悸，五劳体虚，补不足，小儿惊痫。别录。治尸疰，补虚下气，劳气虚热，百邪鬼魅。甄权。调中，消痰止渴，润肌肤，添骨髓。大明。益肺气，主息贲。好古。

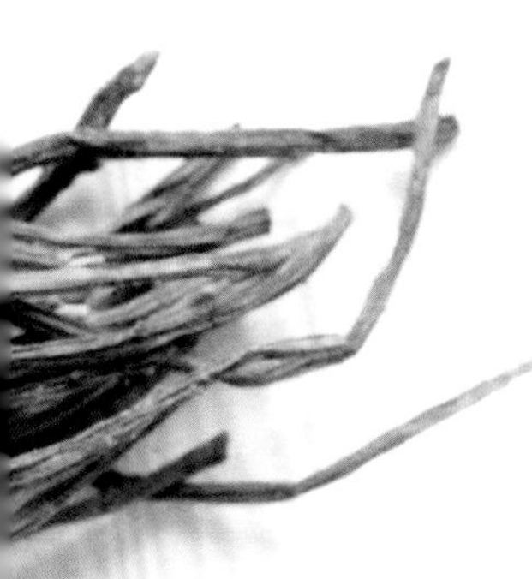

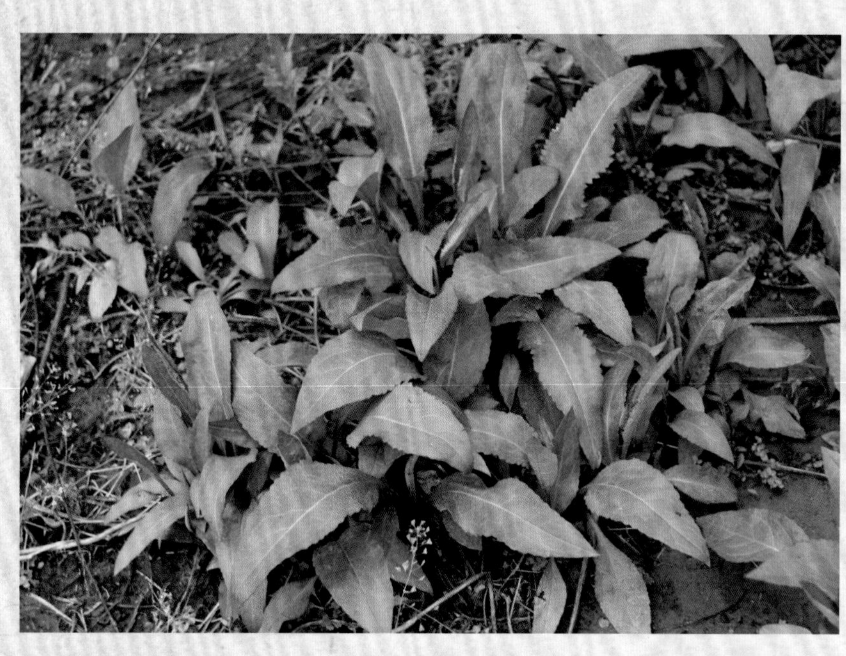

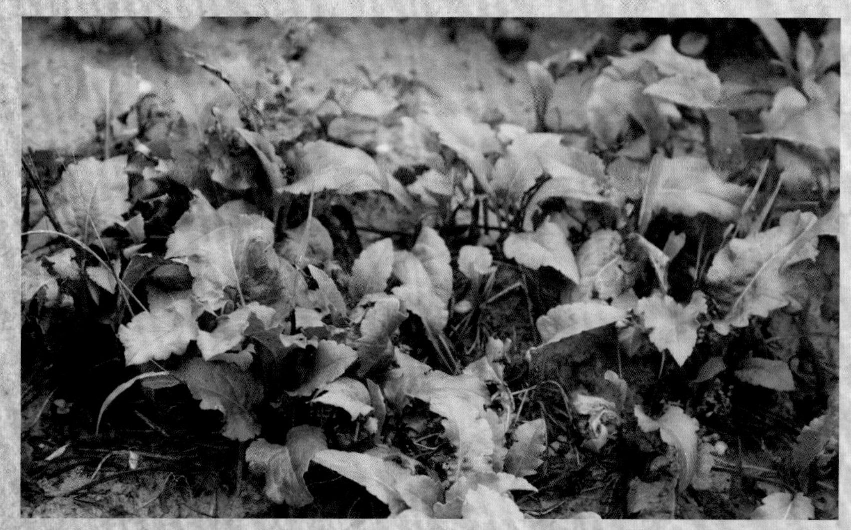

‖ **附方** ‖

旧三，新四。**肺伤咳嗽**紫菀五钱，水一盏，煎七分，温服。日三次。卫生易简方。**久嗽不瘥**紫菀、款冬花各一两，百部半两，捣罗为末。每服三钱，姜三片，乌梅一个，煎汤调下，日二，甚佳。图经本草。**小儿咳嗽**声不出者。紫菀末、杏仁等分，入蜜同研，丸芡子大。每服一丸，五味子汤化下。全幼心鉴。**吐血咳嗽**吐血后咳者。紫菀、五味炒为末，蜜丸芡子大，每含化一丸。指南方。**产后下血**紫菀末，水服五撮。圣惠方。**缠喉风痹**不通欲死者。用返魂草根一茎，洗净纳入喉中，待取恶涎出即瘥，神效。更以马牙消津咽之，即绝根本。一名紫菀，南人呼为夜牵牛。斗门方。**妇人小便**卒不得出者。紫菀为末，井华水服三撮，即通。小便血者，服五撮立止。千金方。

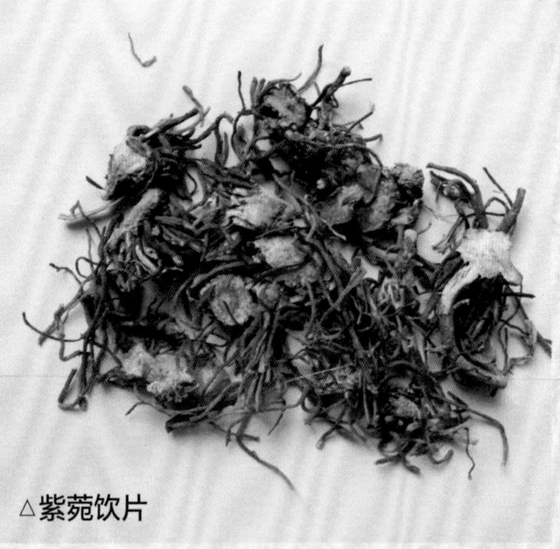

△紫菀饮片

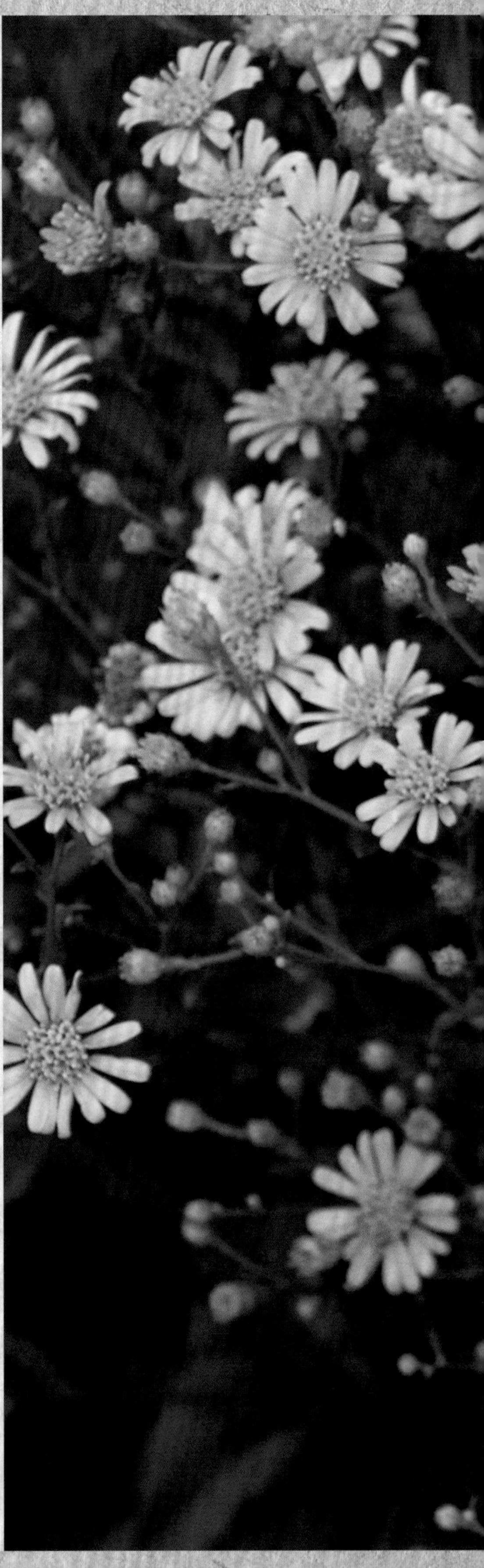

紫菀 *Aster tataricus* ITS2 条形码主导单倍型序列：

```
1   CGCATCGCGT CGCTCCCACC ATTCCTTCCT TCGGGATGCT TGGTTGGGGG CGGATAATGG CCTCCCGTTC CTCACCGAGC
81  GGTTGGCCAA AATAAAAGTC CCCTTTGATG GATGCACGAC TAGTGGTGGT TGACAAAACC CGGTATTGTG TCGTGTGTCA
161 TGTCGAAAGG GTGCATCTTA GTAGACCCAA CGCGTTGTCA CGAAGCAACG CATCGACCG
```

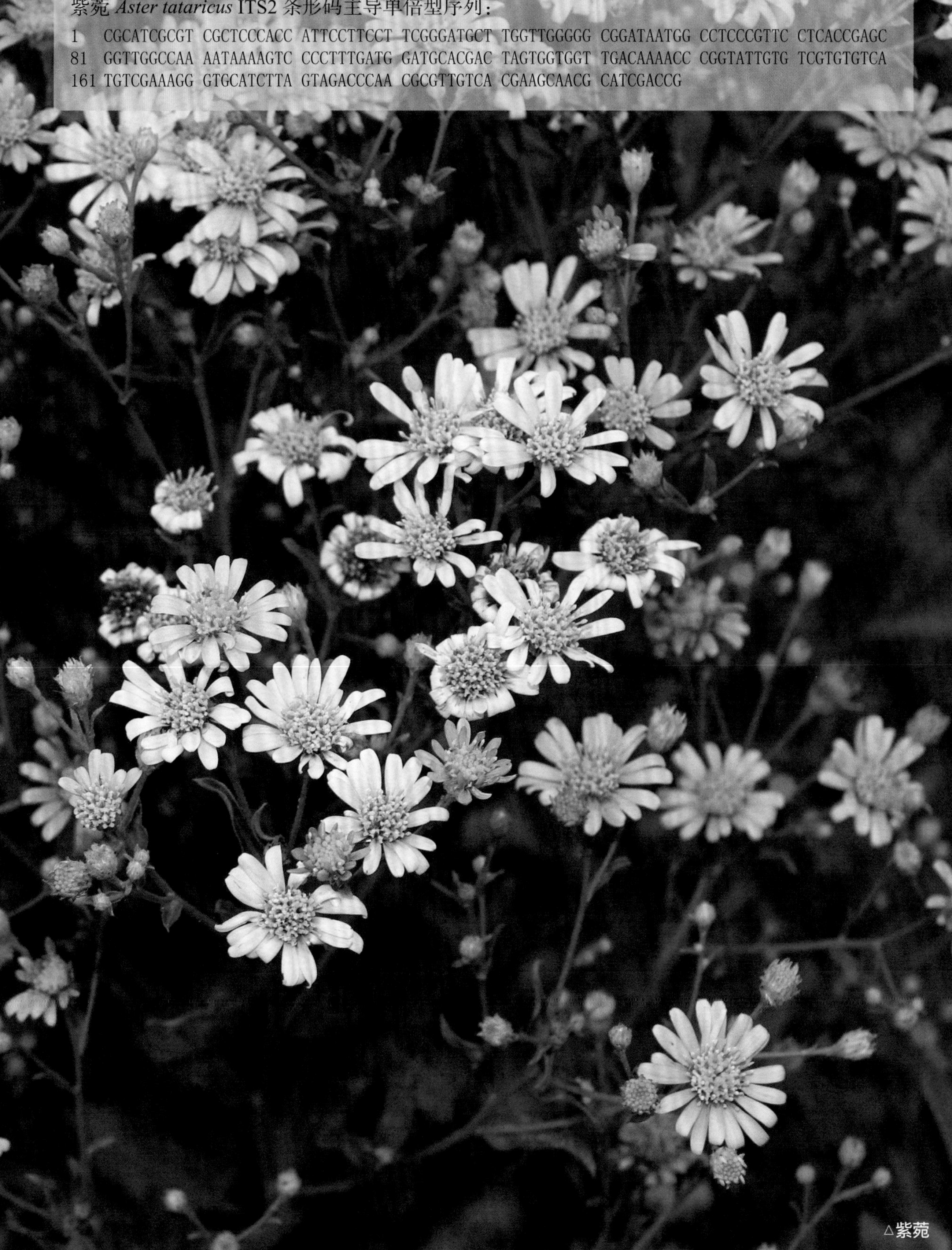

△紫菀

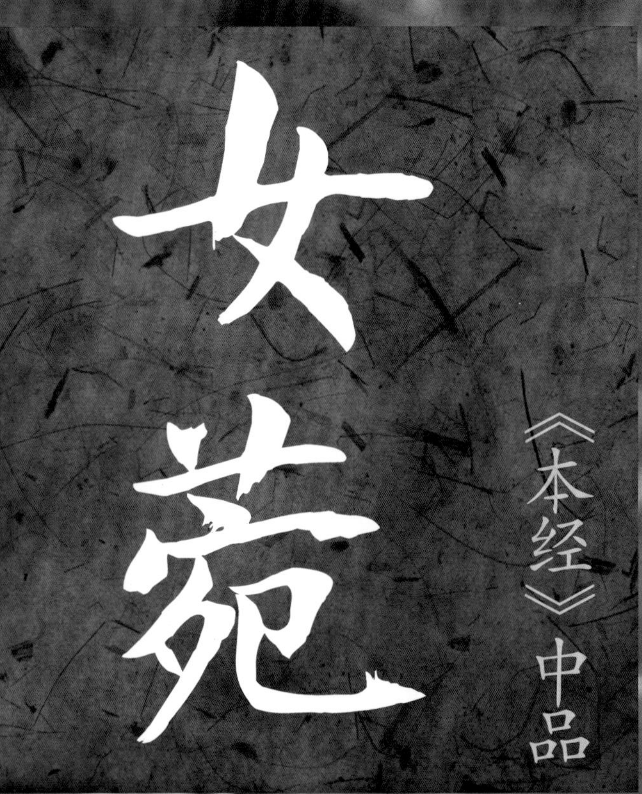

‖ **基原** ‖

据《纲目彩图》《中华本草》《大辞典》《植物志》和相关考证 * 等综合分析，本品为菊科植物女菀 *Turczaninowia fastigiata* (Fisch.) DC.。分布于东北及山东、江苏、浙江、安徽、湖北等地。

* 徐国兵等 . 紫菀、女菀、白菀、山紫菀的考证 [J]. 中药材，1995(12)：635.

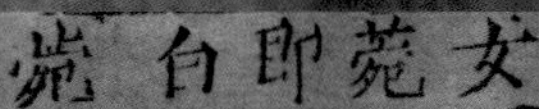

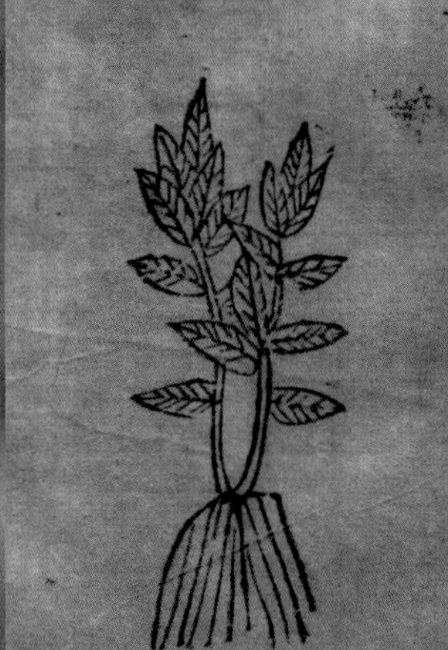

▷女菀（*Turczaninowia fastigiata*）

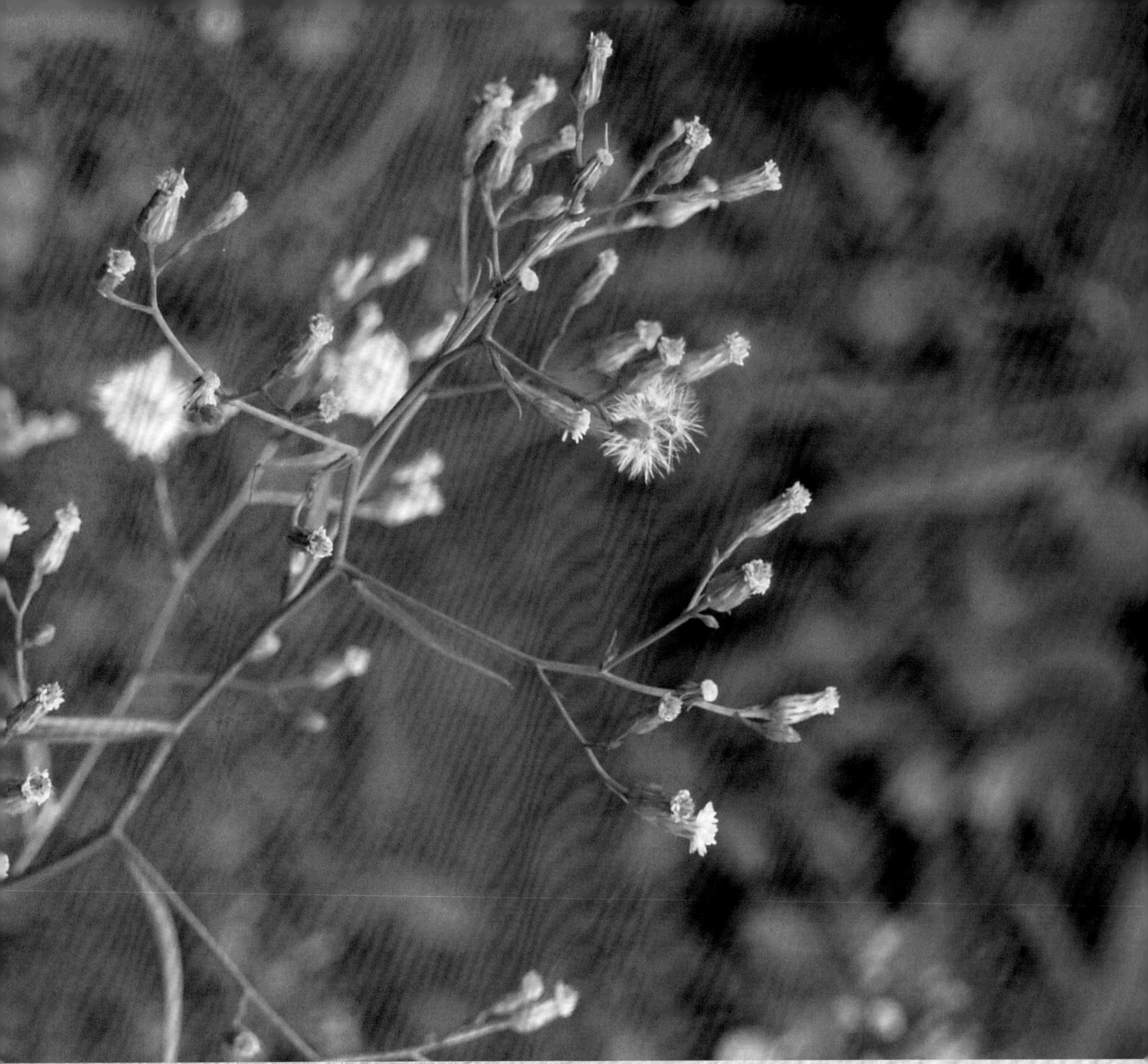

‖ **释名** ‖

白菀别录**织女菀**别录**女复**广雅**茆**音柳。[时珍曰] 其根似女体柔婉，故名。

‖ **集解** ‖

[别录曰] 女菀生汉中山谷或山阳。正月、二月采，阴干。[弘景曰] 比来医方无复用之。复有白菀似紫菀，恐非此也。[恭曰] 白菀即女菀，有名未用重出一条，故陶说疑之。功与紫菀相似。[宗奭曰] 女菀即白菀，非二物也。唐修本草删去白菀，甚合宜。[时珍曰] 白菀，即紫菀之色白者也。雷敩言，紫菀自如练色者，名羊须草，恐即此物也。

根

‖ **气味** ‖

辛，温，无毒。[之才曰] 畏卤碱。

‖ **主治** ‖

风寒洗洗，霍乱泄痢，肠鸣上下无常处，惊痫寒热百疾。本经。**疗肺伤咳逆出汗，久寒在膀胱支满，饮酒夜食发病。**别录。

‖ **发明** ‖

[时珍曰] 按葛洪肘后方载治人面黑令白方：用真女菀三分，铅丹一分，为末。醋浆服一刀圭，日三服。十日大便黑，十八日面如漆，二十一日全白便止，过此太白矣。年三十后不可服。忌五辛。孙思邈千金方用酒服，男十日，女二十日，黑色皆从大便出也。又名医录云：宋兴国时，有女任氏色美，聘进士王公辅，不遂意，郁久面色渐黑。母家求医。一道人用女真散，酒下二钱，一日二服。数日面貌微白，一月如故。恳求其方，则用黄丹、女菀二物等分尔。据此，则葛氏之方，已试有验者矣。然则紫菀治手太阴血分，白菀手太阴气分药也。肺热则面紫黑，肺清则面白。三十岁以后则肺气渐减，不可复泄，故云不可服之也。

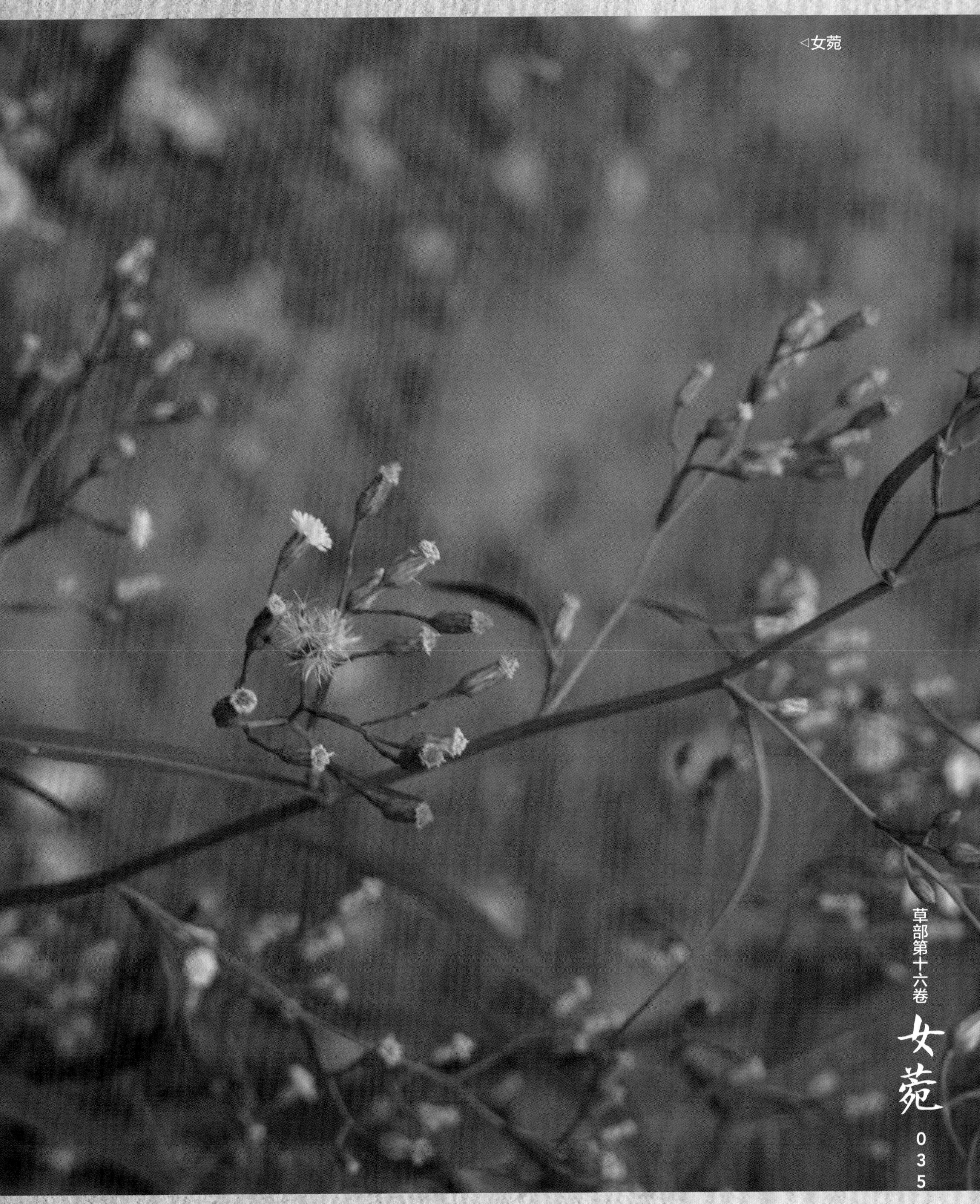

◁女菀

女菀

麦门冬

《本经》上品

‖ **基原** ‖

据《纲目彩图》《药典图鉴》《中药图鉴》等综合分析考证，本品为百合科植物麦冬 *Ophiopogon japonicus* (Linn. f.) Ker-Gawl.。分布于东北、内蒙古、新疆、青海等地。《大辞典》《中华本草》认为还包括同属植物沿阶草 *O. bodinieri* Levl.，分布于西南及江西、河南、湖北、陕西、甘肃等地。《药典》收载麦冬药材为百合科植物麦冬的干燥块根；夏季采挖，洗净，反复暴晒、堆置，至七八成干，除去须根，干燥。

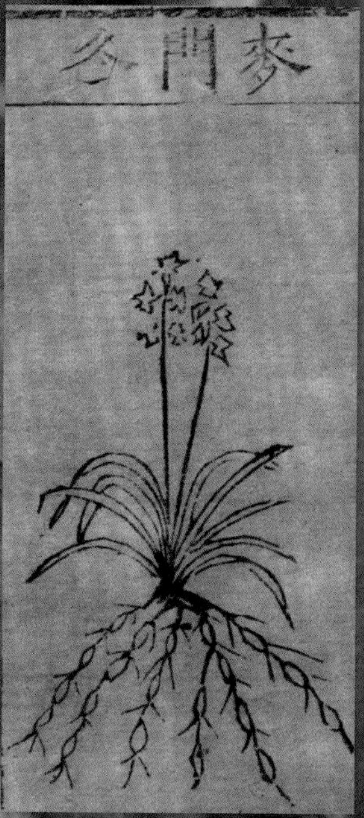

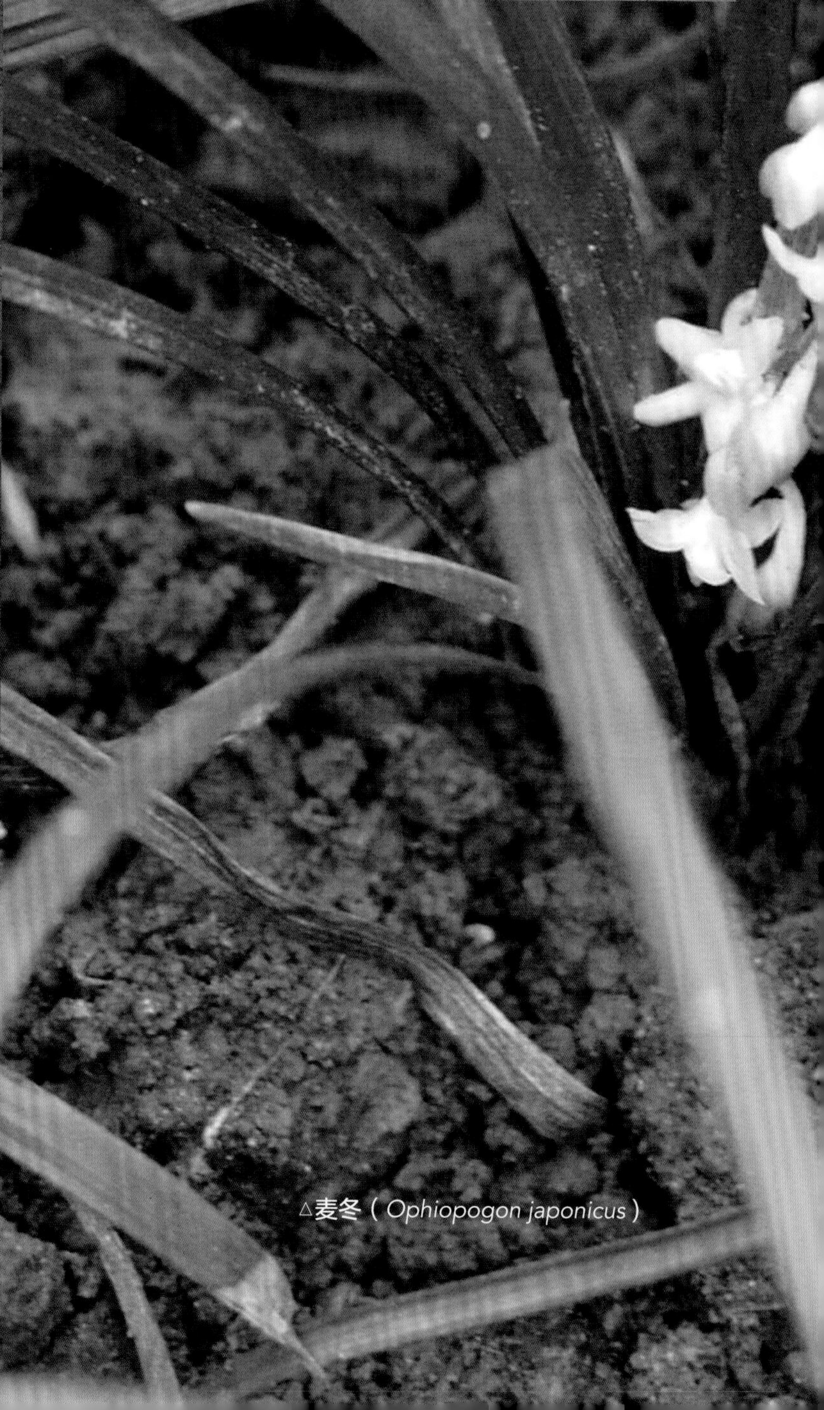

△麦冬（*Ophiopogon japonicus*）

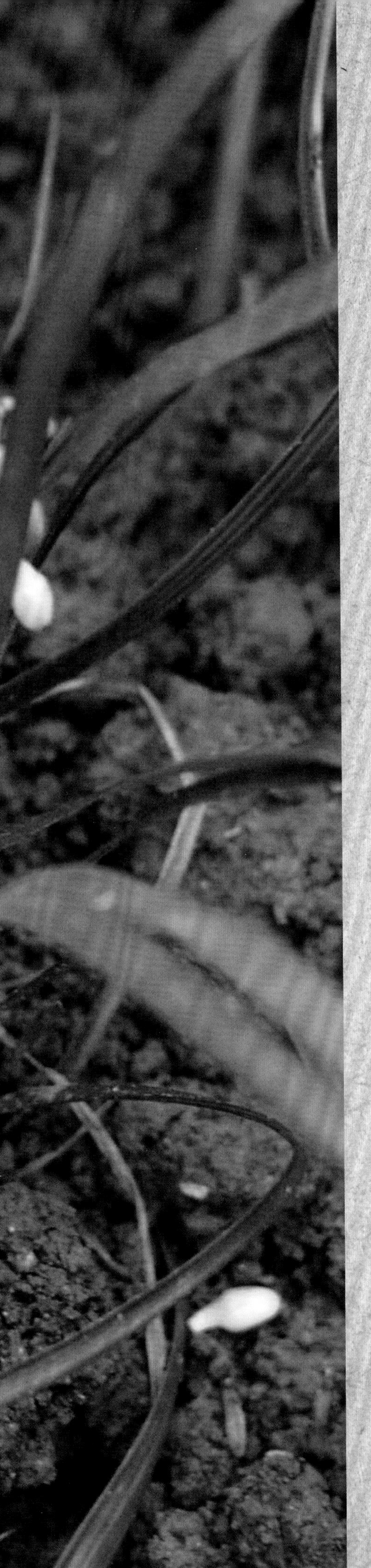

‖ **释名** ‖

虋冬音门。**秦名乌韭，齐名爱韭，楚名马韭，越名羊韭**并别录**禹韭**吴普**禹余粮**别录**忍冬**吴普**忍凌**吴普**不死草**吴普**阶前草。**[弘景曰]根似穬麦，故谓之麦门冬。[时珍曰]麦须曰虋，此草根似麦而有须，其叶如韭，凌冬不凋，故谓之麦虋冬，及有诸韭、忍冬诸名。俗作门冬，便于字也。可以服食断谷，故又有余粮、不死之称。吴普本草：一名仆垒，一名随脂。

‖ **集解** ‖

[别录曰]麦门冬叶如韭，冬夏长生。生函谷川谷及堤坂肥土石间久废处。二月、三月、八月、十月采根，阴干。[普曰]生山谷肥地，丛生，叶如韭，实青黄，采无时。[弘景曰]函谷即秦关。处处有之，冬月作实如青珠，以四月采根，肥大者为好。[藏器曰]出江宁者小润，出新安者大白。其苗大者如鹿葱，小者如韭叶，大小有三四种，功用相似，其子圆碧。[颂曰]所在有之。叶青似莎草，长及尺余，四季不凋。根黄白色有须在，根如连珠形。四月开淡红花，如红蓼花。实碧而圆如珠。江南出者叶大，或云吴地者尤胜。[时珍曰]古人惟用野生者。后世所用多是种莳而成。其法：四月初采根，于黑壤肥沙地栽之。每年六月、九月、十一月三次上粪及耘灌，夏至前一日取根，洗晒收之。其子亦可种，但成迟尔。浙中来者甚良，其叶似韭而多纵文且坚韧为异。

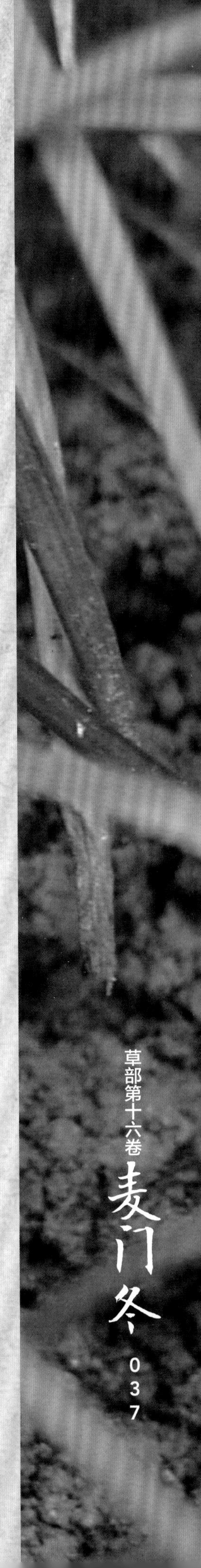

根

‖ **修治** ‖

[弘景曰] 凡用取肥大者，汤泽，抽去心，不尔令人烦。大抵一斤须减去四五两也。[时珍曰] 凡入汤液，以滚水润湿，少顷抽去心，或以瓦焙软，乘热去心。若入丸散，须瓦焙热，即于风中吹冷，如此三四次，即易燥，且不损药力。或以汤浸捣膏和药，亦可。滋补药，则以酒浸擂之。

‖ **气味** ‖

甘，平，无毒。[别录曰] 微寒。[普曰] 神农、岐伯：甘，平。黄帝、桐君、雷公：甘，无毒。李当之：甘、小温。[杲曰] 甘、微苦，微寒，阳中微阴，降也。入手太阴经气分。[之才曰] 地黄、车前为之使。恶款冬、苦瓠、苦芙。畏苦参、青蘘、木耳。伏石钟乳。

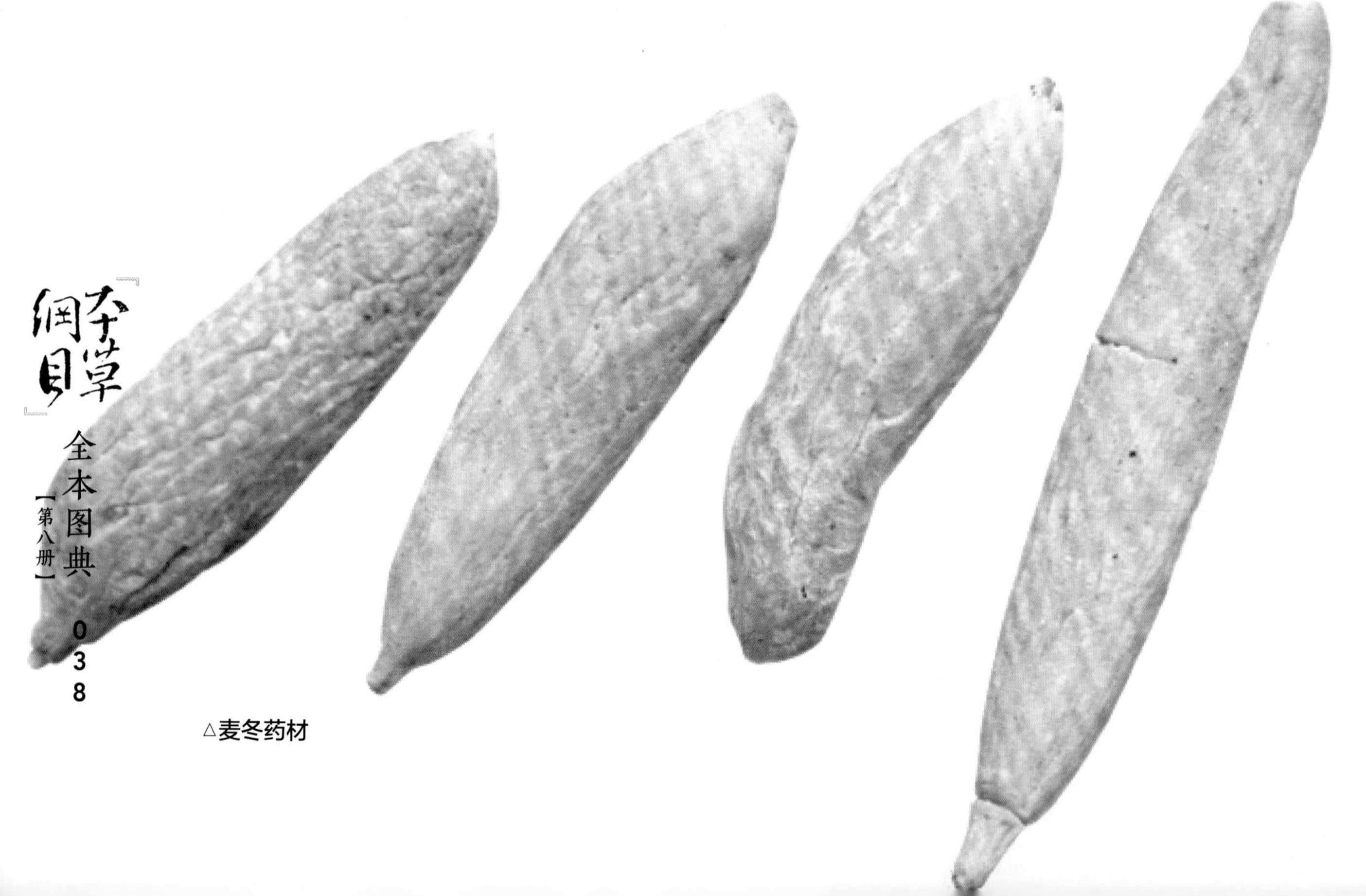

△麦冬药材

‖ **主治** ‖

心腹结气，伤中伤饱，胃络脉绝，羸瘦短气。久服轻身不老不饥。本经。**疗身重目黄，心下支满，虚劳客热，口干燥渴，止呕吐，愈痿蹶，强阴益精，消谷调中保神，定肺气，安五脏，令人肥健，美颜色，有子。**别录。**去心热，止烦热，寒热体劳，下痰饮。**藏器。**治五劳七伤，安魂定魄，止嗽，定肺痿吐脓，时疾热狂头痛。**大明。**治热毒大水，面目肢节浮肿，下水，主泄精。**甄权。**治肺中伏火，补心气不足，主血妄行，及经水枯，乳汁不下。**元素。**久服轻身明目。和车前、地黄丸服，去湿痹，变白，夜视有光。**藏器。**断谷为要药。**弘景。

‖ **发明** ‖

[宗奭曰] 麦门冬治肺热之功为多，其味苦，但专泄而不专收，寒多人禁服。治心肺虚热及虚劳。与地黄、阿胶、麻仁，同为润经益血、复脉通心之剂；与五味子、枸杞子，同为生脉之剂。[元素曰] 麦门冬治肺中伏火、脉气欲绝者，加五味子、人参二味为生脉散，补肺中元气不足。[杲曰] 六七月间湿热方旺，人病骨乏无力，身重气短，头旋眼黑，甚则痿软。故孙真人以生脉散补其天元真气。脉者，人之元气也。人参之甘寒，泻热火而益元气。麦门冬之苦寒，滋燥金而清水源。五味子之酸温，泻丙火而补庚金，兼益五脏之气也。[时珍曰] 按赵继宗儒医精要云：麦门冬以地黄为使，服之令人头不白，补髓，通肾气，定喘促，令人肌体滑泽，除身上一切恶气不洁之疾，盖有君而有使也。若有君无使，是独行无功矣。此方惟火盛气壮之人服之相宜。若气弱胃寒者，必不可饵也。

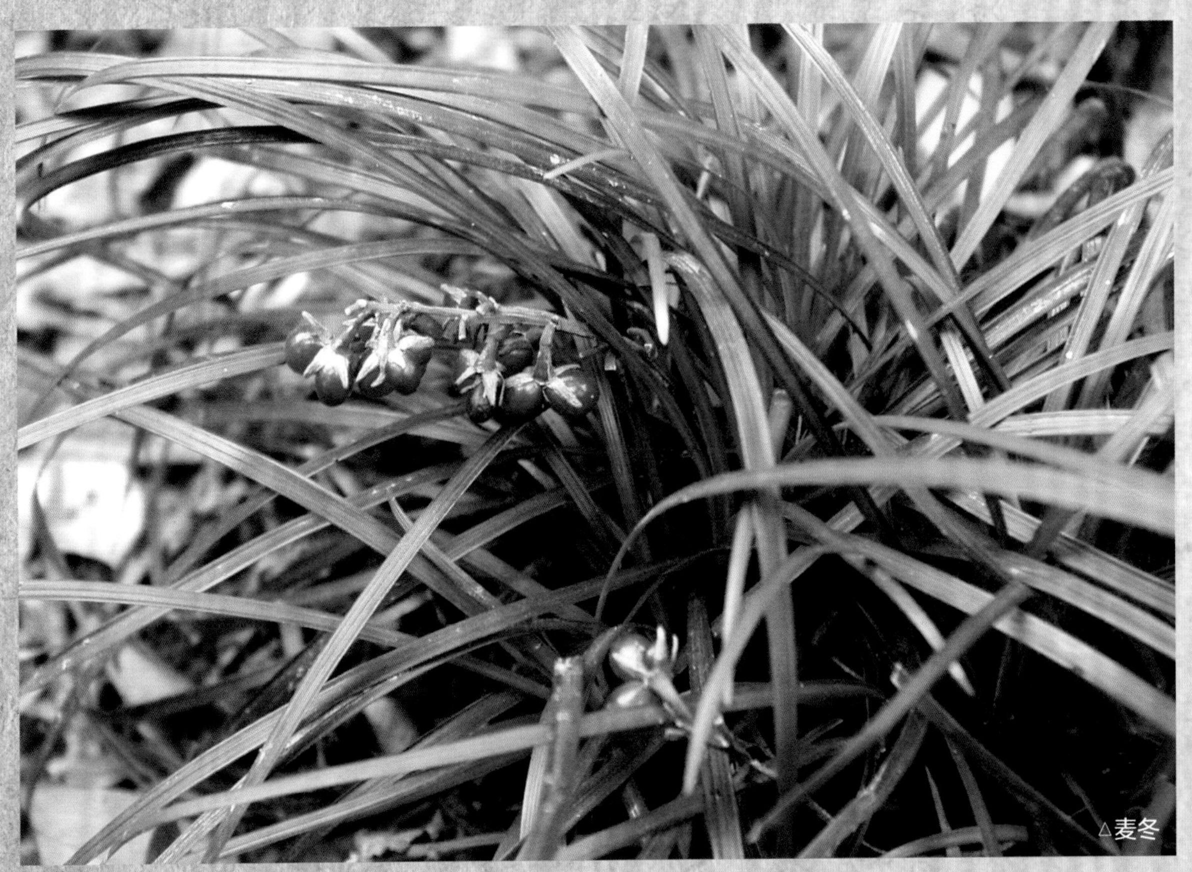

△麦冬

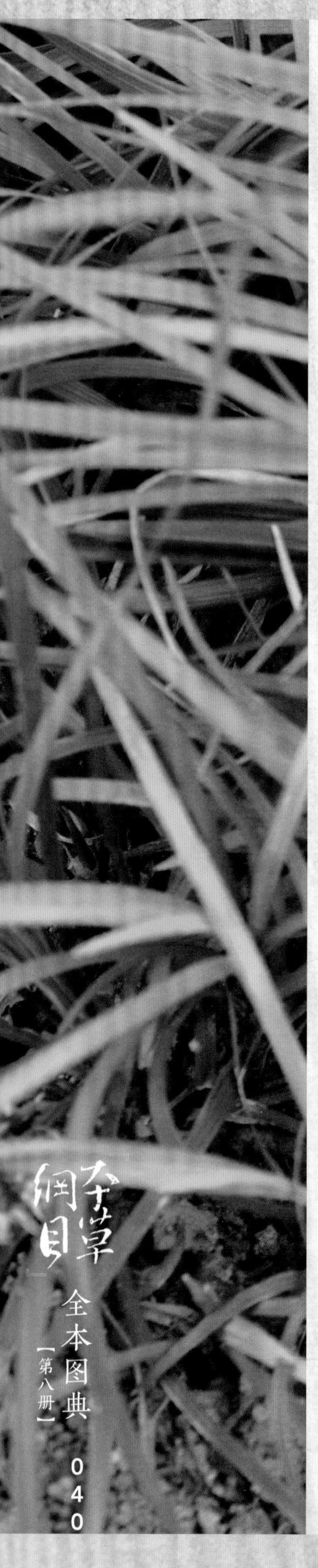

‖ 附方 ‖

旧三，新九。**麦门冬煎**补中益心，悦颜色，安神益气，令人肥健，其力甚快。取新麦门冬根去心，捣熟绞汁，和白蜜。银器中重汤煮，搅不停手，候如饴乃成。温酒日日化服之。图经本草。**消渴饮水**用上元板桥麦门冬鲜肥者二大两。宣州黄连九节者二大两，去两头尖三五节，小刀子调理去皮毛了，吹去尘，更以生布摩拭秤之，捣末。以肥大苦瓠汁浸麦门冬，经宿然后去心，即于臼中捣烂，纳黄连末和捣，并手丸如梧子大。食后饮下五十丸，日再。但服两日，其渴必定。若重者，即初服一百五十丸，二日服一百二十丸，三日一百丸，四日八十丸，五日五十丸。合药要天气晴明之夜，方浸药。须净处，禁妇人鸡犬见之。如觉可时，只服二十五丸。服讫觉虚，即取白羊头一枚治净，以水三大斗煮烂，取汁一斗以来，细细饮之。勿食肉，勿入盐。不过三剂平复也。崔元亮海上集验方。**劳气欲绝**麦门冬一两，甘草炙二两，粳米半合，枣二枚，竹叶十五片，水二升，煎一升，分三服。南阳活人书。**虚劳客热**麦门冬煎汤频饮。本草衍义。**吐血衄血**诸方不效者。麦门冬去心一斤，捣取自然汁，入蜜二合，分作二服，即止。活人心统。**衄血不止**麦门冬去心、生地黄各五钱，水煎服，立止。保命集。**齿缝出血**麦门冬煎汤漱之。兰室宝鉴。**咽喉生疮**脾肺虚热上攻也。麦门冬一两，黄连半两，为末。炼蜜丸梧子大。每服二十丸，麦门冬汤下。普济方。**乳汁不下**麦门冬去心，焙为末。每用三钱，酒磨犀角约一钱许，温热调下，不过二服便下。熊氏补遗。**下痢口渴**引饮无度。麦门冬去心三两，乌梅肉二十个，细剉，以水一升，煮取七合，细细呷之。必效。**金石药发**麦门冬六两，人参四两，甘草炙二两，为末，蜜丸梧子大。每服五十丸，饮下，日再服。本草图经。**男女血虚**麦门冬三斤，取汁熬成膏，生地黄三斤，取汁熬成膏，等分，一处滤过，入蜜四之一，再熬成，瓶收。每日白汤点服。忌铁器。医方摘要。

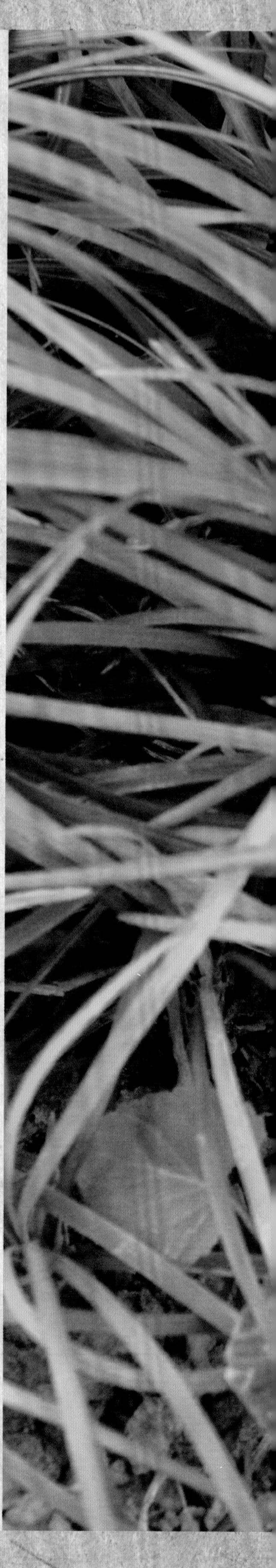

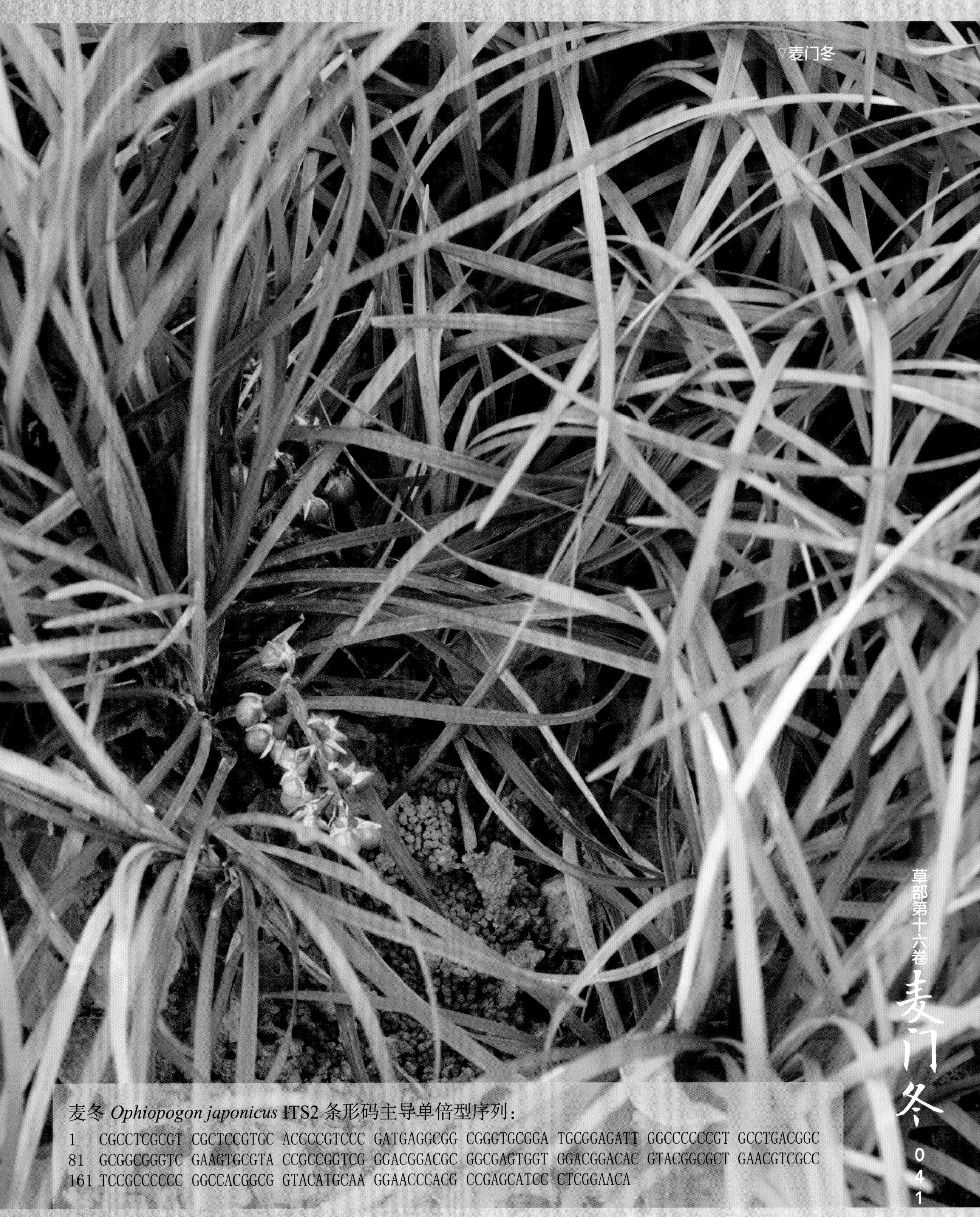
▽麦门冬

麦冬 *Ophiopogon japonicus* ITS2 条形码主导单倍型序列：

1 CGCCTCGCGT CGCTCCGTGC ACCCCGTCCC GATGAGGCGG CGGGTGCGGA TGCGGAGATT GGCCCCCCGT GCCTGACGGC
81 GCGGCGGGTC GAAGTGCGTA CCGCCGGTCG GGACGGACGC GGCGAGTGGT GGACGGACAC GTACGGCGCT GAACGTCGCC
161 TCCGCCCCCC GGCCACGGCG GTACATGCAA GGAACCCACG CCGAGCATCC CTCGGAACA

萱草

宋《嘉祐》

‖ **基原** ‖

据《纲目图鉴》《汇编》等综合分析考证，本品为百合科植物萱草 *Hemerocallis fulva* (Linn.) Linn.。全国各地均有分布。《纲目彩图》《大辞典》《中华本草》认为还包括同属植物北黄花菜 *H. lilio-asphodelus* Linn.、小黄花菜 *H. minor* Mill. 和黄花菜 *H. citrina* Baroni；北黄花菜分布于黑龙江、辽宁、河北、陕西、甘肃、山东等地，小黄花菜分布于东北及江苏、江西、陕西、山东等地，黄花菜分布于西北及湖南、湖北、河北、山东、四川等地。

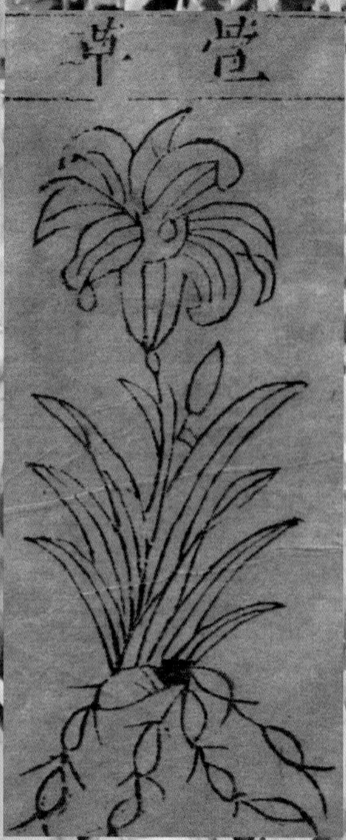

萱草

△萱草（*Hemerocallis fulva*）

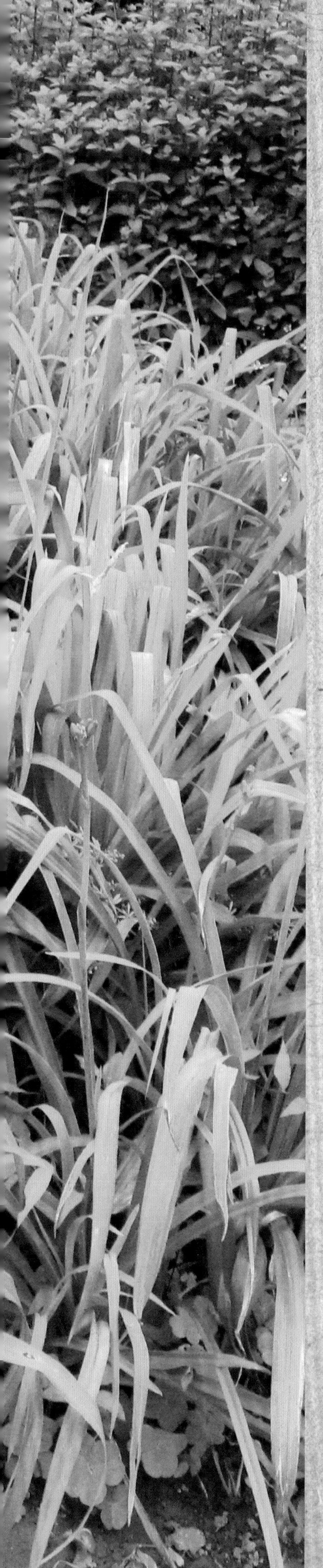

‖**释名**‖

忘忧说文**疗愁**纲目**丹棘**古今注**鹿葱**嘉祐**鹿剑**土宿**妓女**吴普**宜男。**[时珍曰] 萱本作谖。谖，忘也。诗云：焉得谖草？言树之背。谓忧思不能自遣，故欲树此草，玩味以忘忧也。吴人谓之疗愁。董子云：欲忘人之忧，则赠之丹棘，一名忘忧故也。其苗烹食，气味如葱，而鹿食九种解毒之草，萱乃其一，故又名鹿葱。周处风土记云：怀妊妇人佩其花，则生男。故名宜男。李九华延寿书云：嫩苗为蔬，食之动风，令人昏然如醉，因名忘忧。此亦一说也。嵇康养生论：神农经言中药养性，故合欢蠲忿，萱草忘忧。亦谓食之也。郑樵通志乃言萱草一名合欢者，误矣。合欢见木部。

‖**集解**‖

[颂曰] 萱草处处田野有之，俗名鹿葱。五月采花，八月采根。今人多采其嫩苗及花跗作菹食。[时珍曰] 萱宜下湿地，冬月丛生。叶如蒲、蒜辈而柔弱，新旧相代，四时青翠。五月抽茎开花，六出四垂，朝开暮蔫，至秋深乃尽，其花有红黄紫三色。结实三角，内有子大如梧子，黑而光泽。其根与麦门冬相似，最易繁衍。南方草木状言，广中一种水葱，状如鹿葱，其花或紫或黄，盖亦此类也。或言鹿葱花有斑文，与萱花不同时者，谬也。肥土所生，则花厚色深，有斑文，起重台，开有数月；瘠土所生，则花薄而色淡，开亦不久。嵇含宜男花序亦云，荆楚之土号为鹿葱，可以荐菹，尤可凭据。今东人采其花跗干而货之，名为黄花菜。

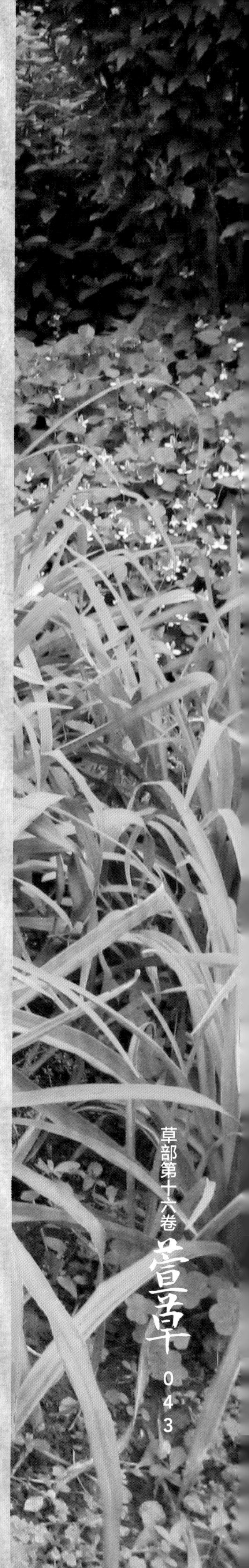

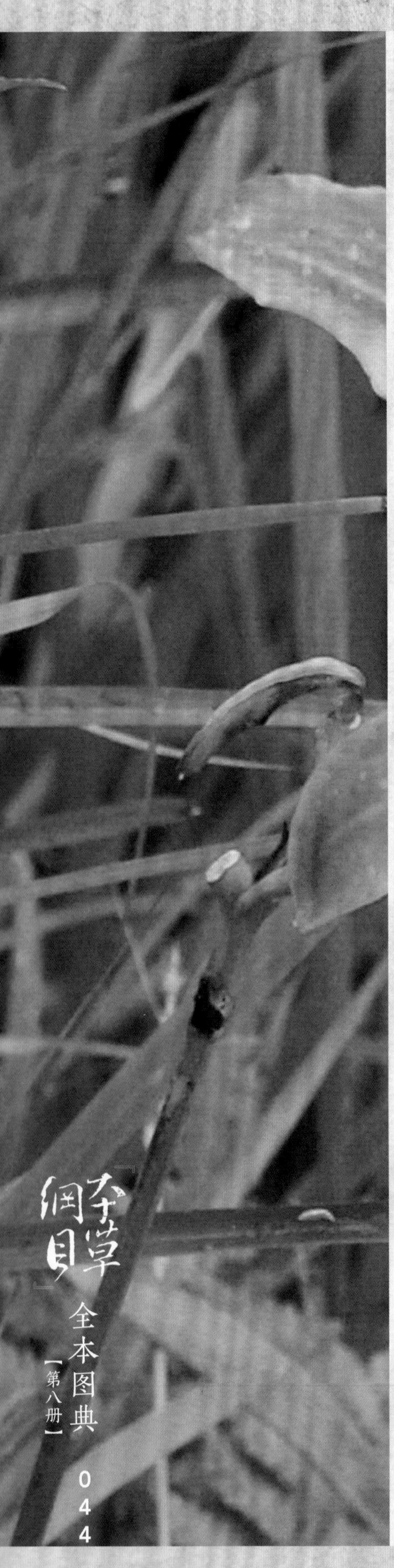

苗花

‖ **气味** ‖

甘，凉，无毒。

‖ **主治** ‖

煮食，治小便赤涩，身体烦热，除酒疸。大明。消食，利湿热。时珍。作菹，利胸膈，安五脏，令人好欢乐，无忧，轻身明目。苏颂。

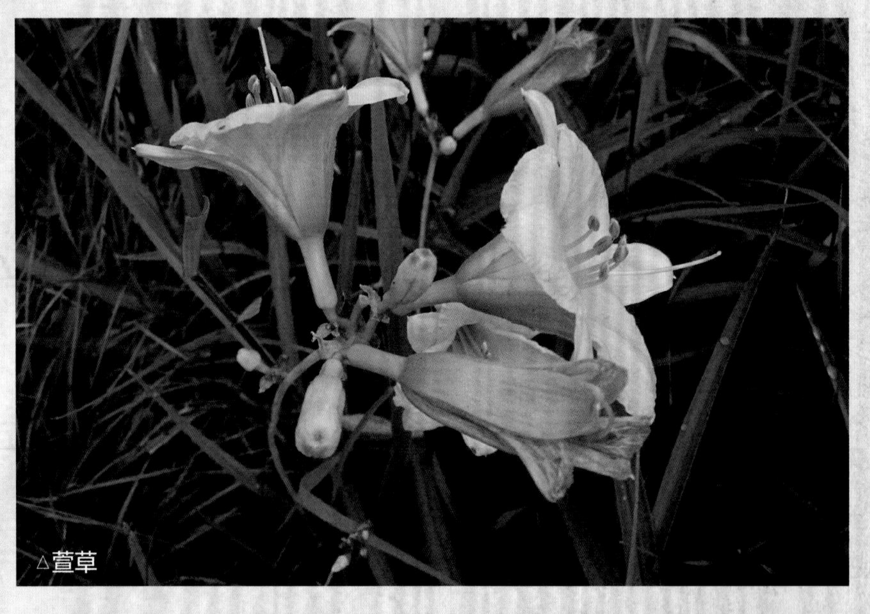

△萱草

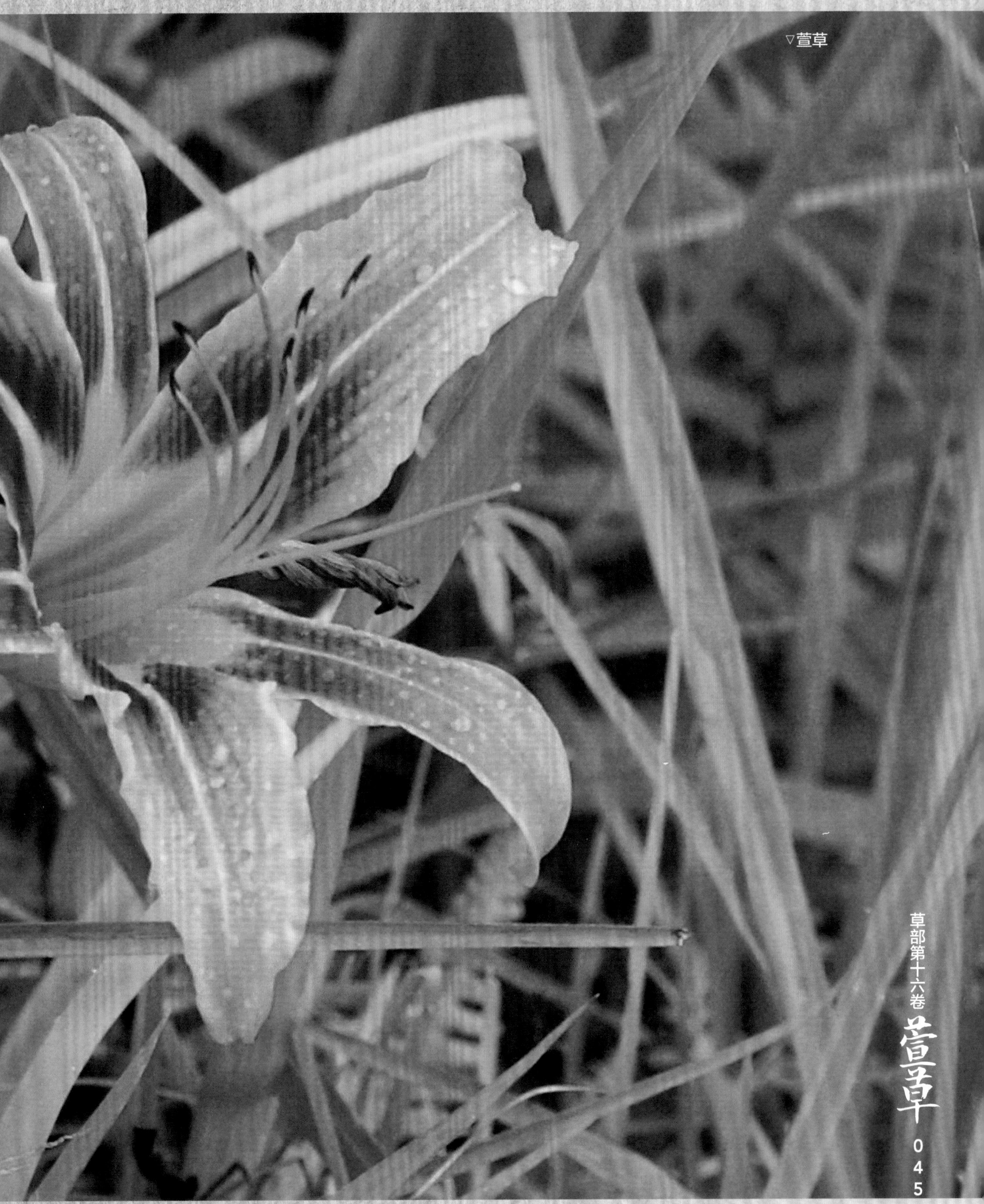

▽萱草

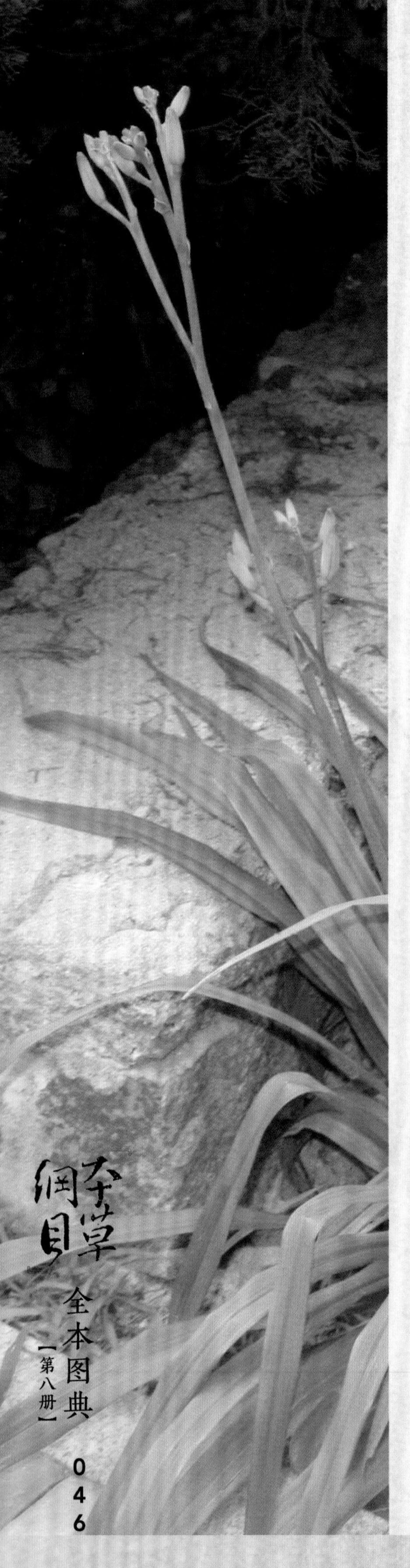

根

‖ **主治** ‖

沙淋，下水气。酒疸黄色遍身者，捣汁服。藏器。**大热衄血，研汁一大盏，和生姜汁半盏，细呷之。**宗奭。**吹乳、乳痈肿痛，擂酒服，以滓封之。**时珍。

‖ **发明** ‖

[震亨曰] 萱属木，性下走阴分，一名宜男，宁无微意存焉？

‖ **附方** ‖

新四。**通身水肿**鹿葱根叶，晒干为末。每服二钱，入席下尘半钱，食前米饮服。圣惠方。**小便不通**萱草根煎水频饮。杏林摘要。**大便后血**萱草根和生姜，油炒，酒冲服。圣济总录。**食丹药毒**萱草根研汁服之。事林广记。

▽萱草（根）药材

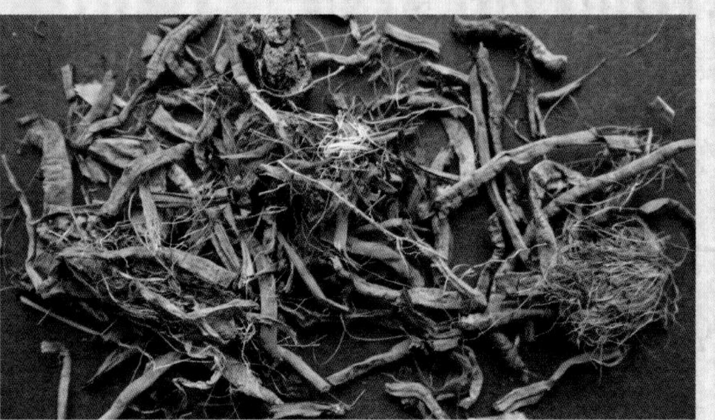

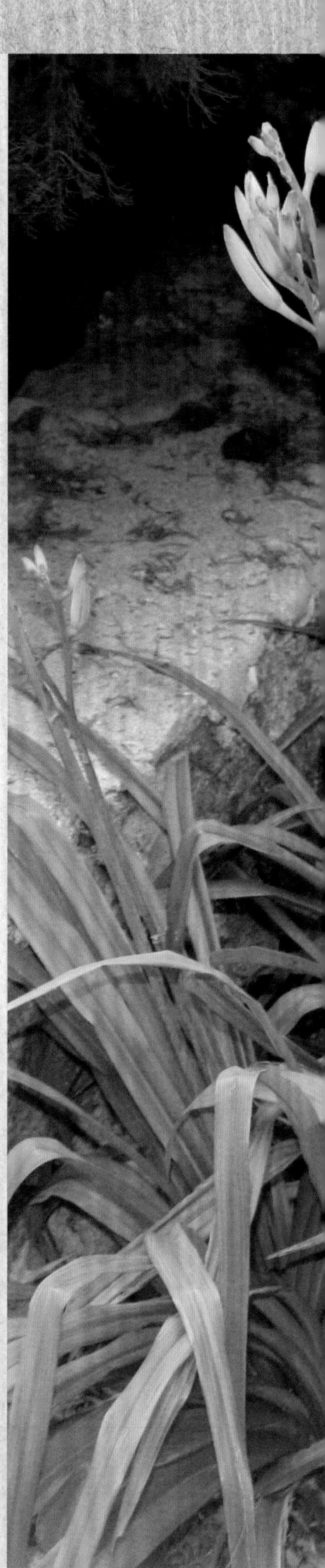

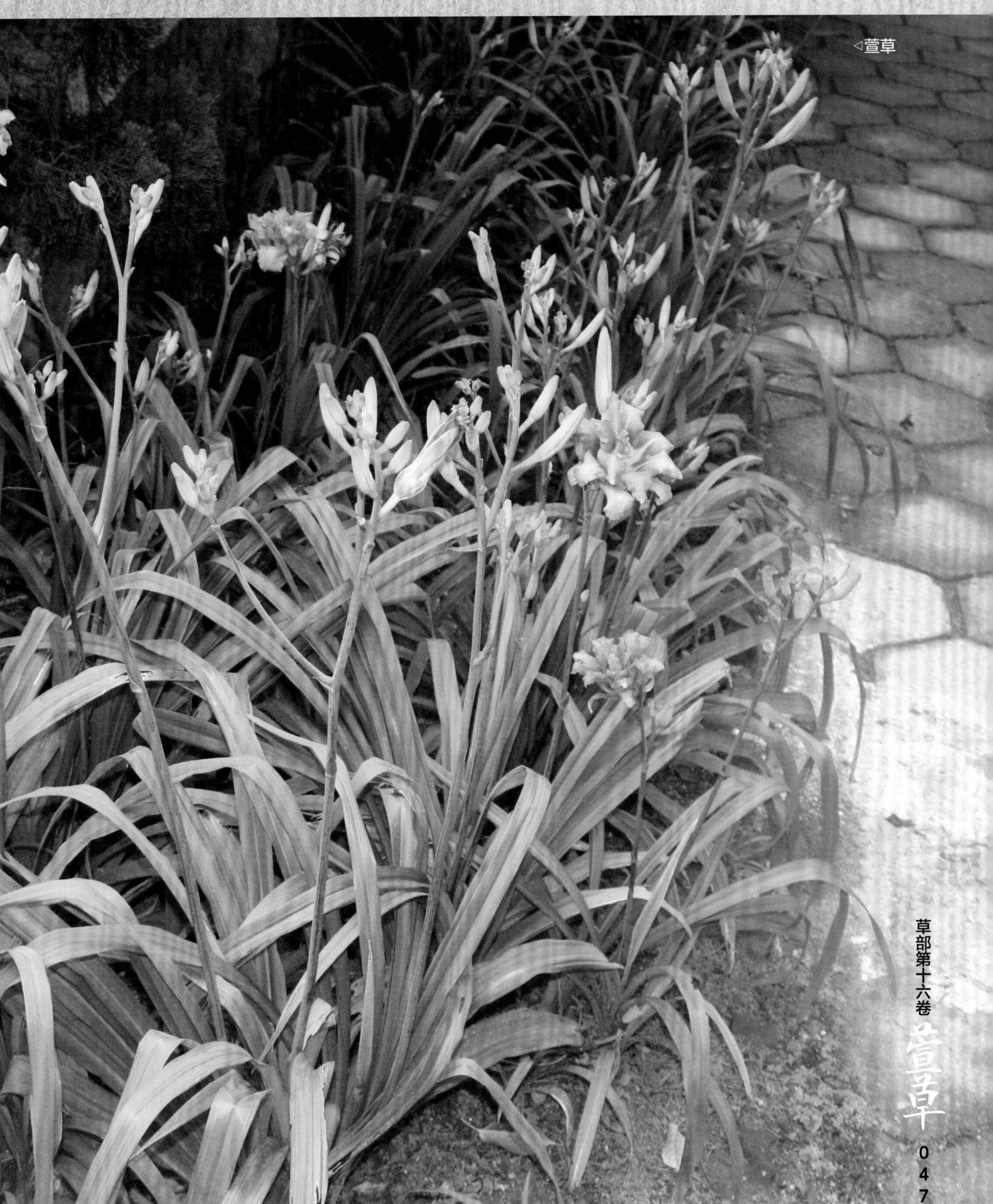
◁萱草

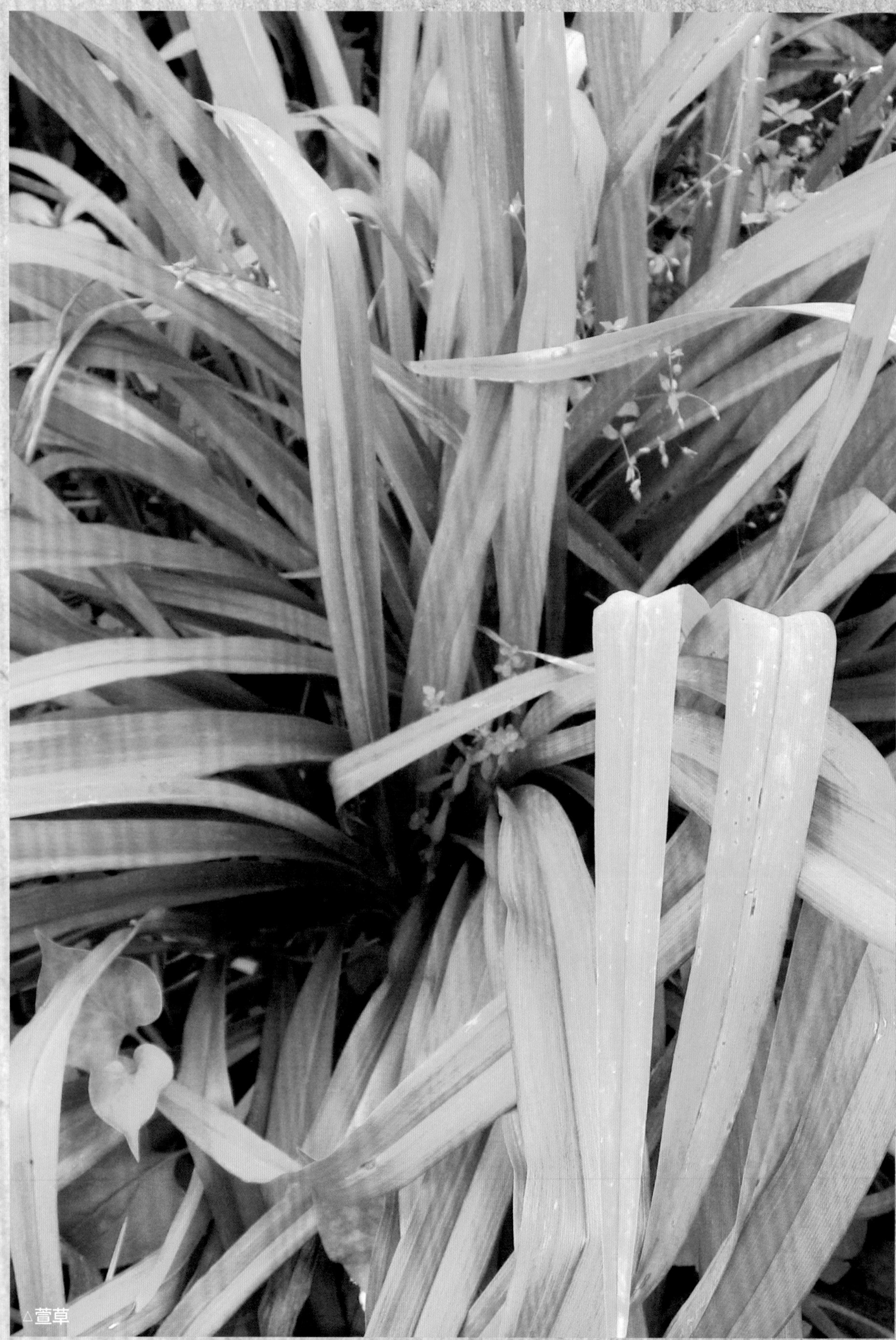

△萱草

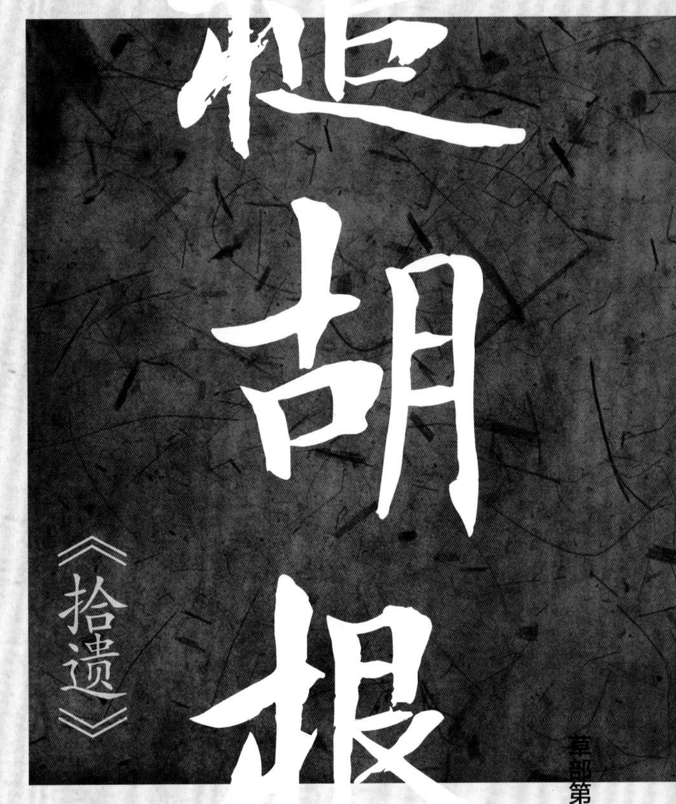

椬胡根

《拾遗》

‖**集解**‖

[藏器曰] 生江南川谷荫地，苗如萱草，其根似天门冬。凡用抽去心。

‖**气味**‖

甘，寒，无毒。

‖**主治**‖

润五脏，止消渴，除烦去热，明目，功如麦门冬。藏器。

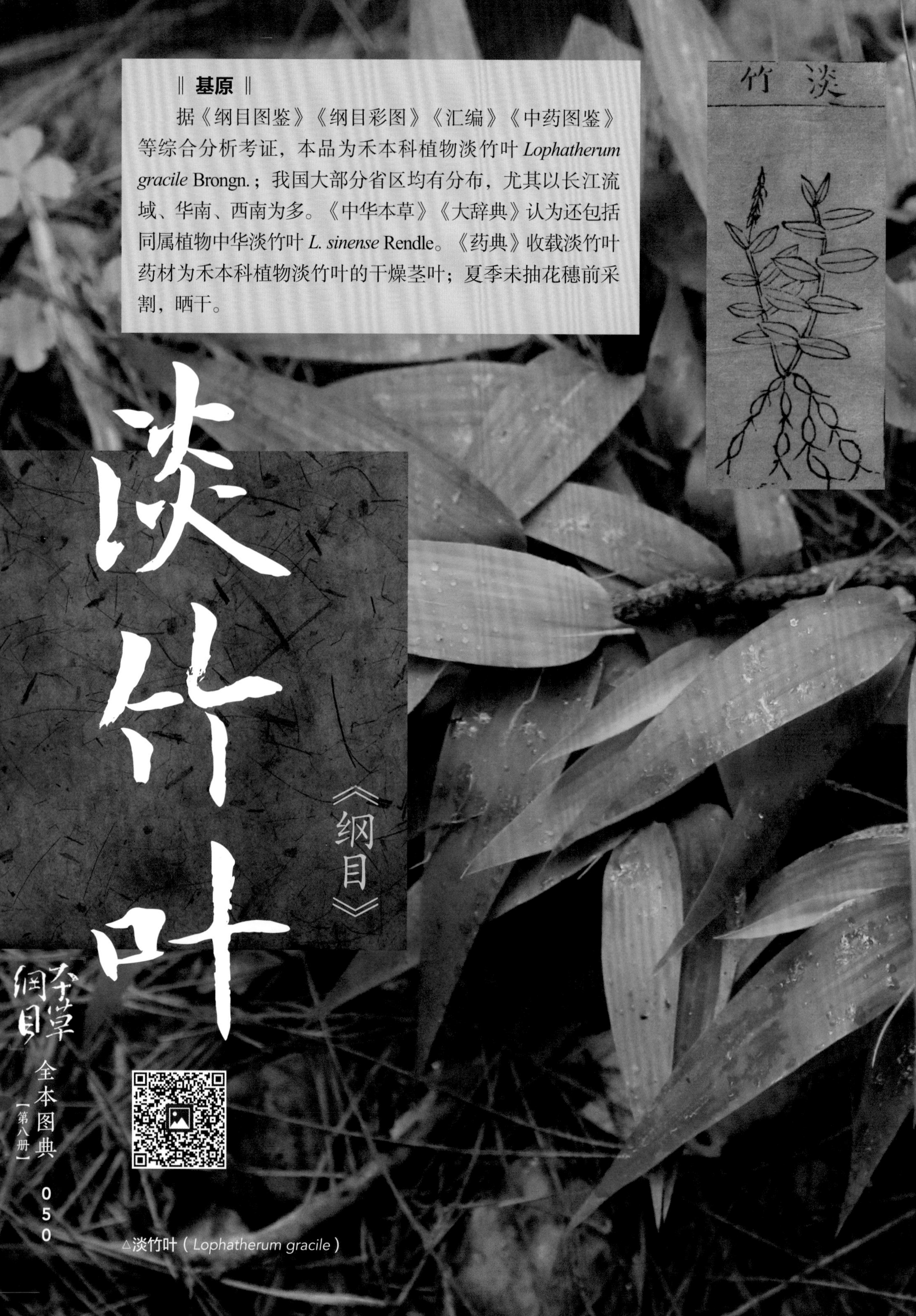

淡竹叶

《纲目》

‖ **基原** ‖

据《纲目图鉴》《纲目彩图》《汇编》《中药图鉴》等综合分析考证，本品为禾本科植物淡竹叶 *Lophatherum gracile* Brongn.；我国大部分省区均有分布，尤其以长江流域、华南、西南为多。《中华本草》《大辞典》认为还包括同属植物中华淡竹叶 *L. sinense* Rendle。《药典》收载淡竹叶药材为禾本科植物淡竹叶的干燥茎叶；夏季未抽花穗前采割，晒干。

△淡竹叶（*Lophatherum gracile*）

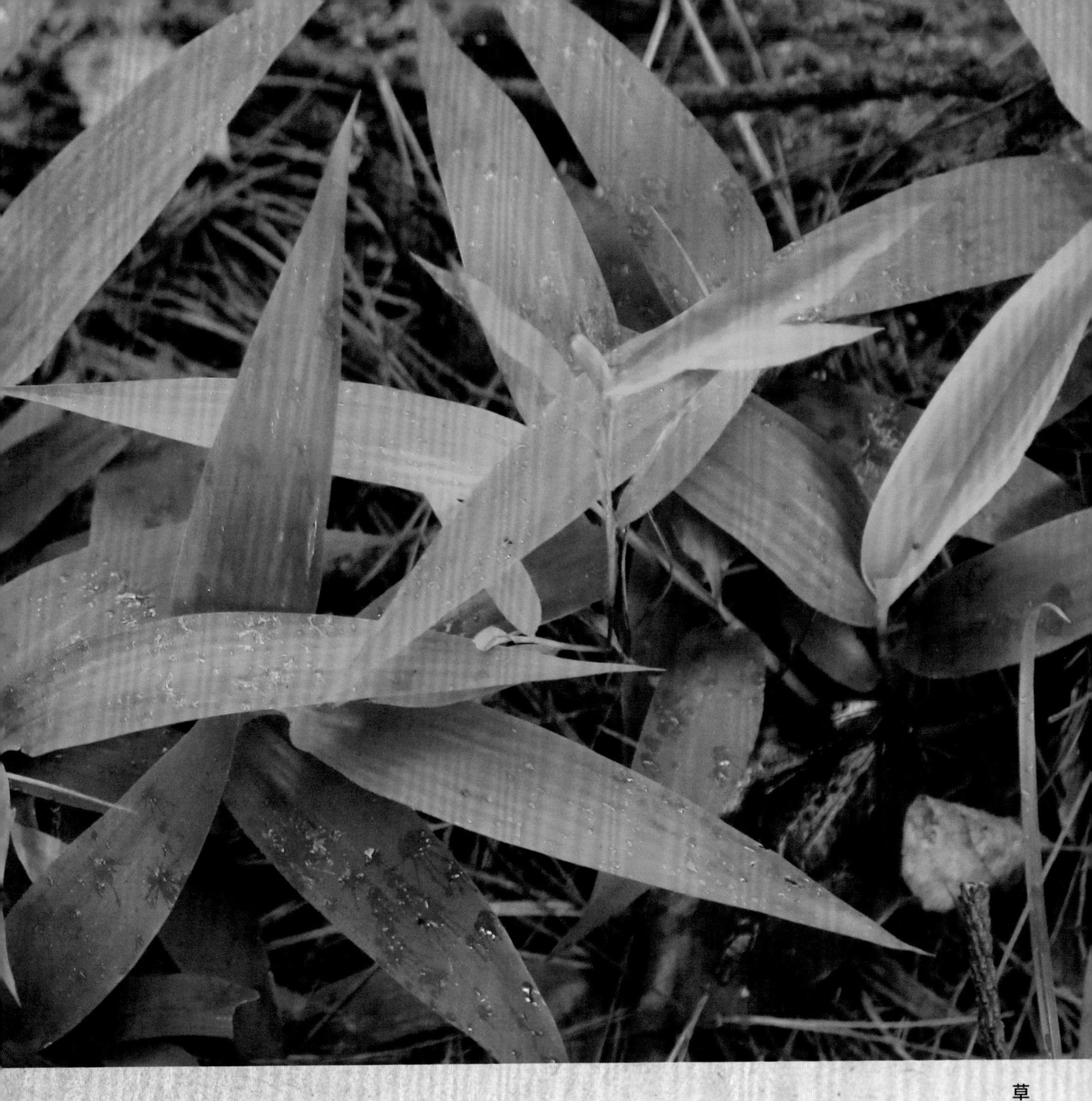

‖ **释名** ‖

根名碎骨子。[时珍曰] 竹叶象形。碎骨言其下胎也。

‖ **集解** ‖

[时珍曰] 处处原野有之。春生苗，高数寸，细茎绿叶，俨如竹米落地所生细竹之茎叶。其根一窠数十须，须上结子，与麦门冬一样，但坚硬尔，随时采之。八九月抽茎，结小长穗。俚人采其根苗，捣汁和米作酒曲，甚芳烈。

‖ **气味** ‖

甘，寒，无毒。

‖ **主治** ‖

叶：去烦热，利小便，清心。根：能堕胎催生。时珍。

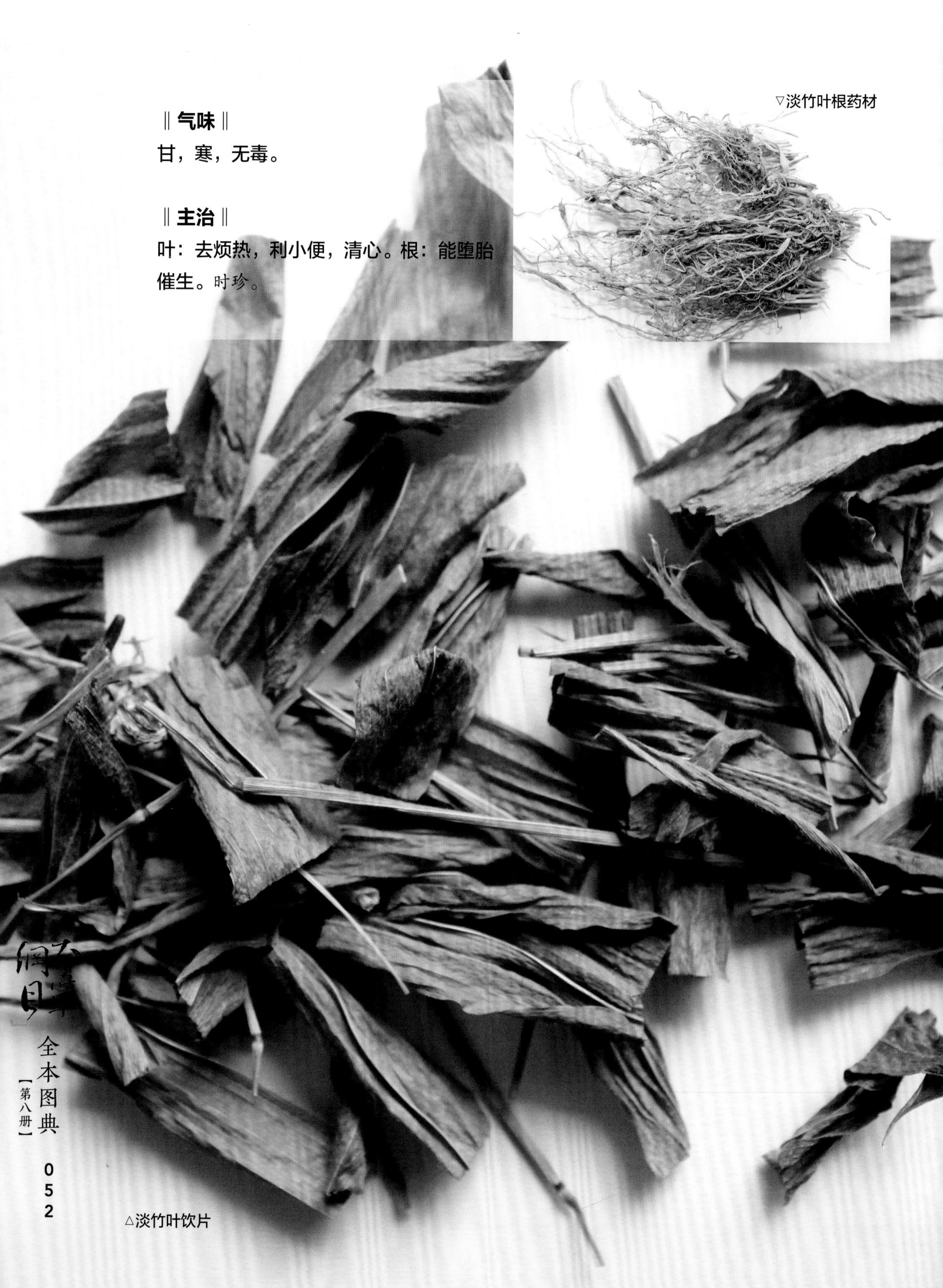

▽淡竹叶根药材

△淡竹叶饮片

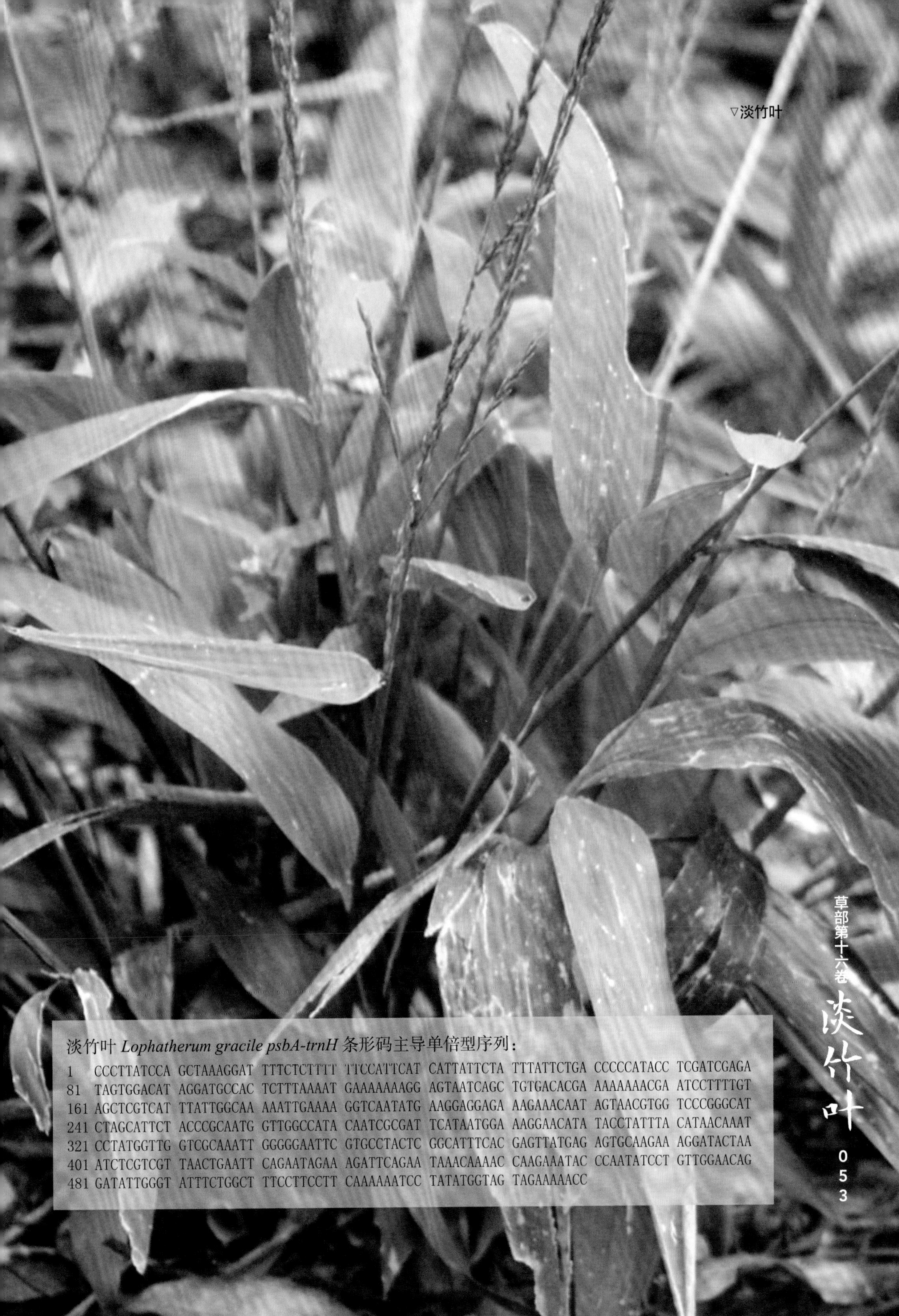

▽淡竹叶

淡竹叶 *Lophatherum gracile psbA-trnH* 条形码主导单倍型序列：

```
1   CCCTTATCCA GCTAAAGGAT TTTCTCTTTT TTCCATTCAT CATTATTCTA TTTATTCTGA CCCCCATACC TCGATCGAGA
81  TAGTGGACAT AGGATGCCAC TCTTTAAAAT GAAAAAAAGG AGTAATCAGC TGTGACACGA AAAAAAACGA ATCCTTTTGT
161 AGCTCGTCAT TTATTGGCAA AAATTGAAAA GGTCAATATG AAGGAGGAGA AAGAAACAAT AGTAACGTGG TCCCGGGCAT
241 CTAGCATTCT ACCCGCAATG GTTGGCCATA CAATCGCGAT TCATAATGGA AAGGAACATA TACCTATTTA CATAACAAAT
321 CCTATGGTTG GTCGCAAATT GGGGGAATTC GTGCCTACTC GGCATTTCAC GAGTTATGAG AGTGCAAGAA AGGATACTAA
401 ATCTCGTCGT TAACTGAATT CAGAATAGAA AGATTCAGAA TAAACAAAAC CAAGAAATAC CCAATATCCT GTTGGAACAG
481 GATATTGGGT ATTTCTGGCT TTCCTTCCTT CAAAAAATCC TATATGGTAG TAGAAAAACC
```

鸭跖草

跖音只。宋《嘉祐》补

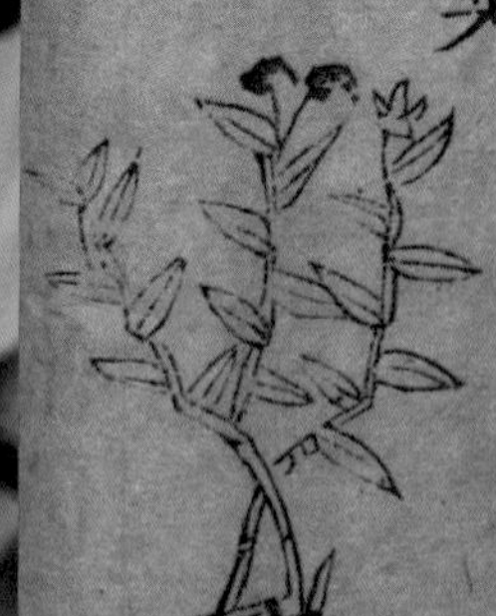

‖ **基原** ‖

据《纲目图鉴》《中华本草》《纲目彩图》《中药图鉴》等综合分析考证，本品为鸭跖草科植物鸭跖草 *Commelina communis* L.。分布于东北、华中、西北及江西、四川、贵州等地。《药典》收载鸭跖草药材为鸭跖草科植物鸭跖草的干燥地上部分；夏、秋二季采收，晒干。

▷鸭跖草（*Commelina communis*）

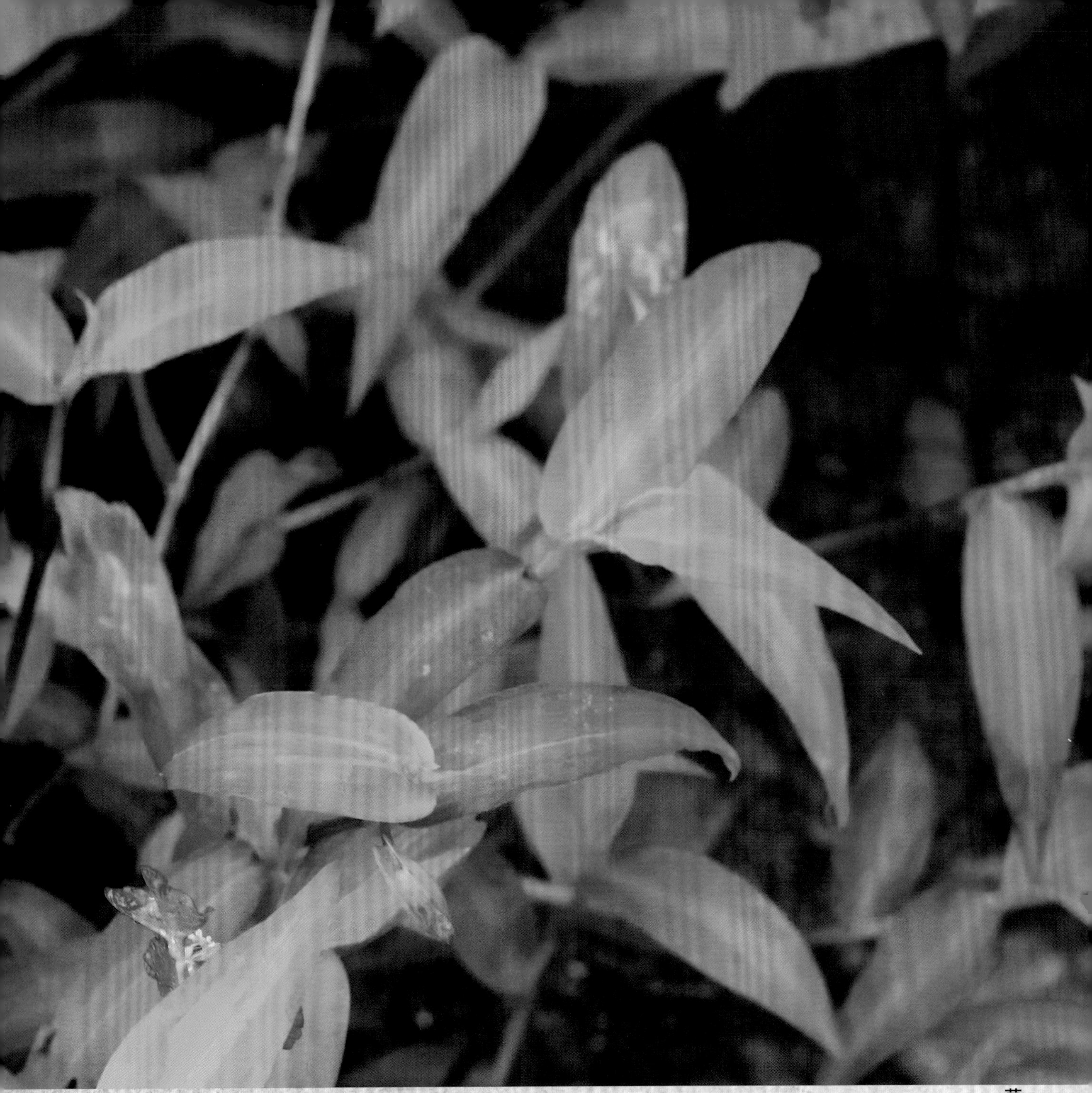

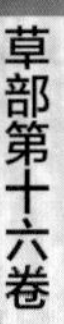

‖**释名**‖

鸡舌草拾遗**碧竹子**同上**竹鸡草**纲目**竹叶菜**同上**淡竹叶**同上**耳环草**同上**碧蝉花**同上**蓝姑草。**[藏器曰] 鸭跖生江东、淮南平地。叶如竹，高一二尺，花深碧，好为色，有角如鸟嘴。[时珍曰] 竹叶菜处处平地有之。三四月生苗，紫茎竹叶，嫩时可食。四五月开花，如蛾形，两叶如翅，碧色可爱。结角尖曲如鸟喙，实在角中，大如小豆。豆中有细子，灰黑而皱，状如蚕屎。巧匠采其花，取汁作画色及彩羊皮灯，青碧如黛也。

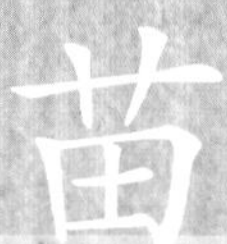

‖ 气味 ‖

苦，大寒，无毒。

‖ 主治 ‖

寒热瘴疟，痰饮丁肿，肉癥涩滞，小儿丹毒。发热狂痫，大腹痞满，身面气肿，热痢，蛇犬咬、痈疽等毒。藏器。和赤小豆煮食，下水气湿痹，利小便。大明。消喉痹。时珍。

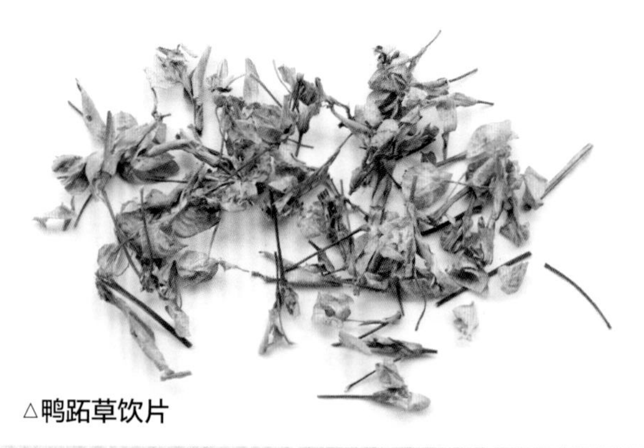

△鸭跖草饮片

‖ 附方 ‖

新四。**小便不通**竹鸡草一两，车前草一两，捣汁入蜜少许，空心服之。集简方。**下痢赤白**蓝姑草，即淡竹叶菜，煎汤日服之。活幼全书。**喉痹肿痛**鸭跖草汁点之。袖珍方。**五痔肿痛**耳环草一名碧蝉儿花，挼软纳患处，即效。危亦林得效方。

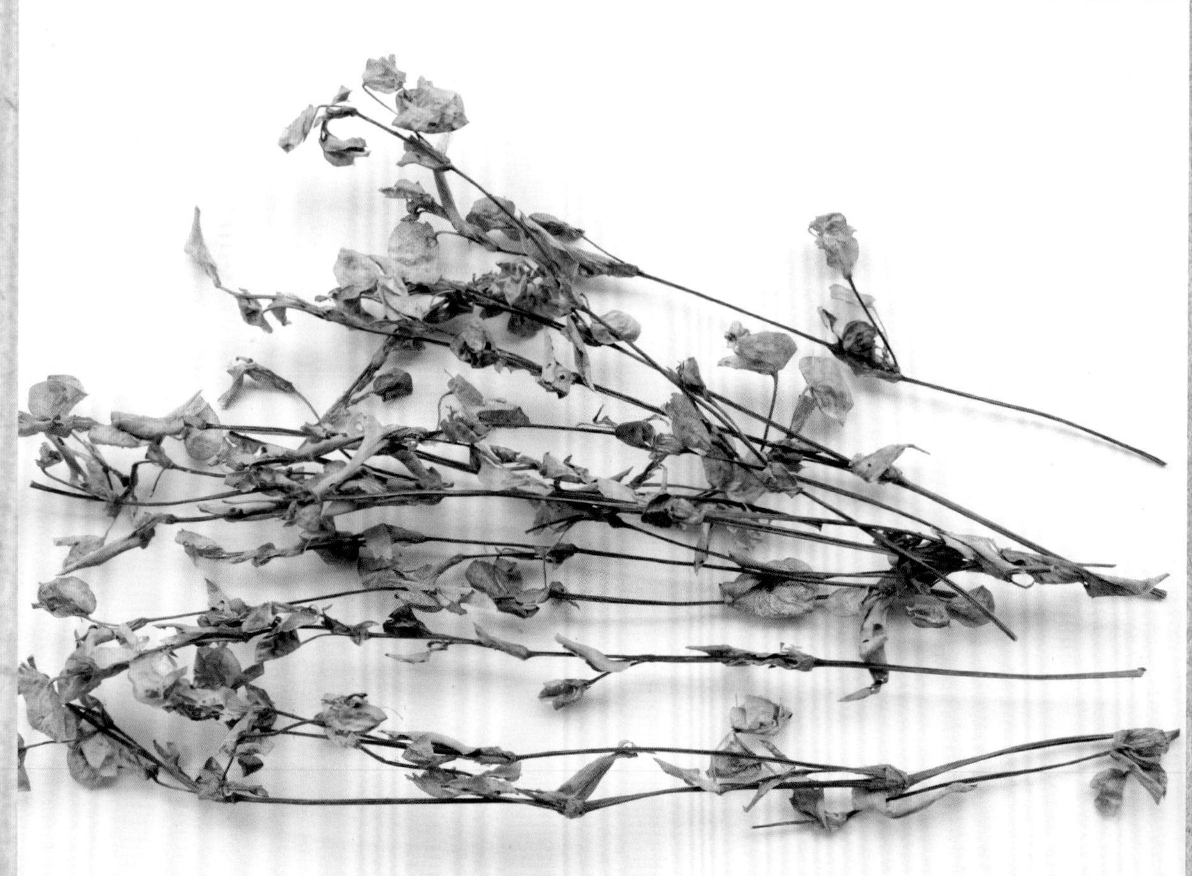

△鸭跖草药材

鸭跖草 *Commelina communis* ITS2 条形码主导单倍型序列：

1 CGCACCGCGA CGCTCCGCCC CACCTCCTCC CCCGACGGGA AGGACTCCGG GCGCGGACGC GGAGACTGGC CCCCCGTGCC
81 CCACCGGCGC GGCGGGCCGA AGCTTAGGGC CTGCCGGCGG GAGCCGGACG CGACGGGTGG TGGACTGCCC GTACGTCGCG
161 CCCCGGCCTC GTCGGCCAGA ACGGCCACGA CGGACCCCCA TCGCACCGAG ACGCGAGCCT CGGACCG

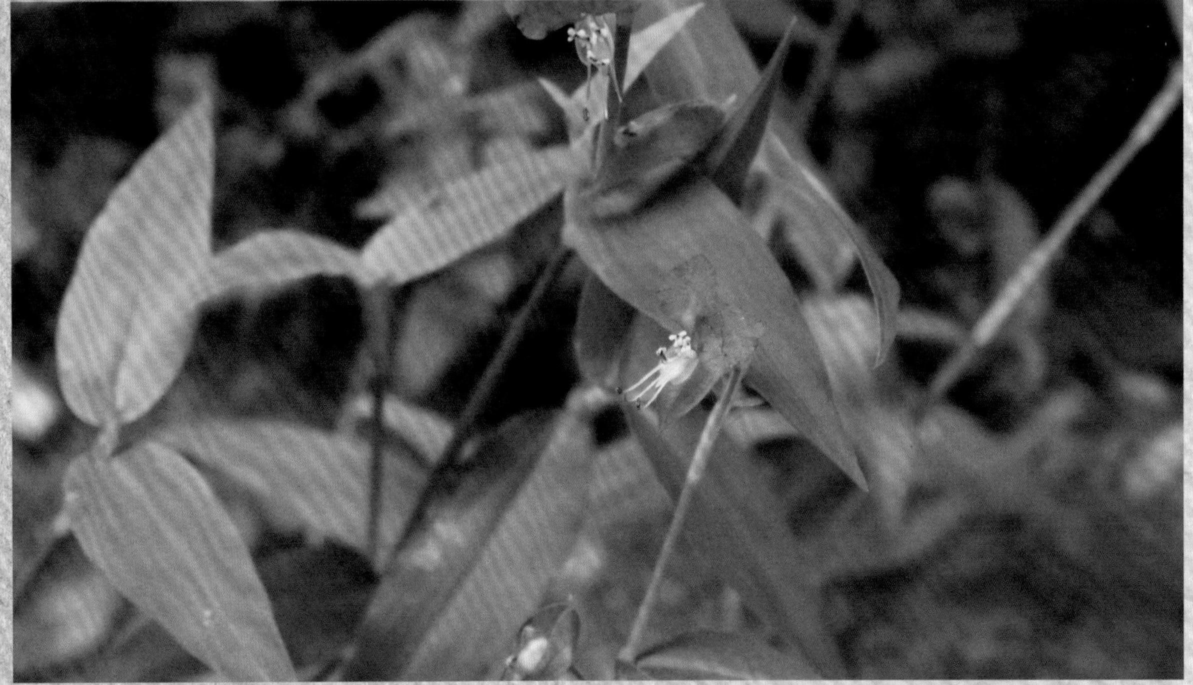

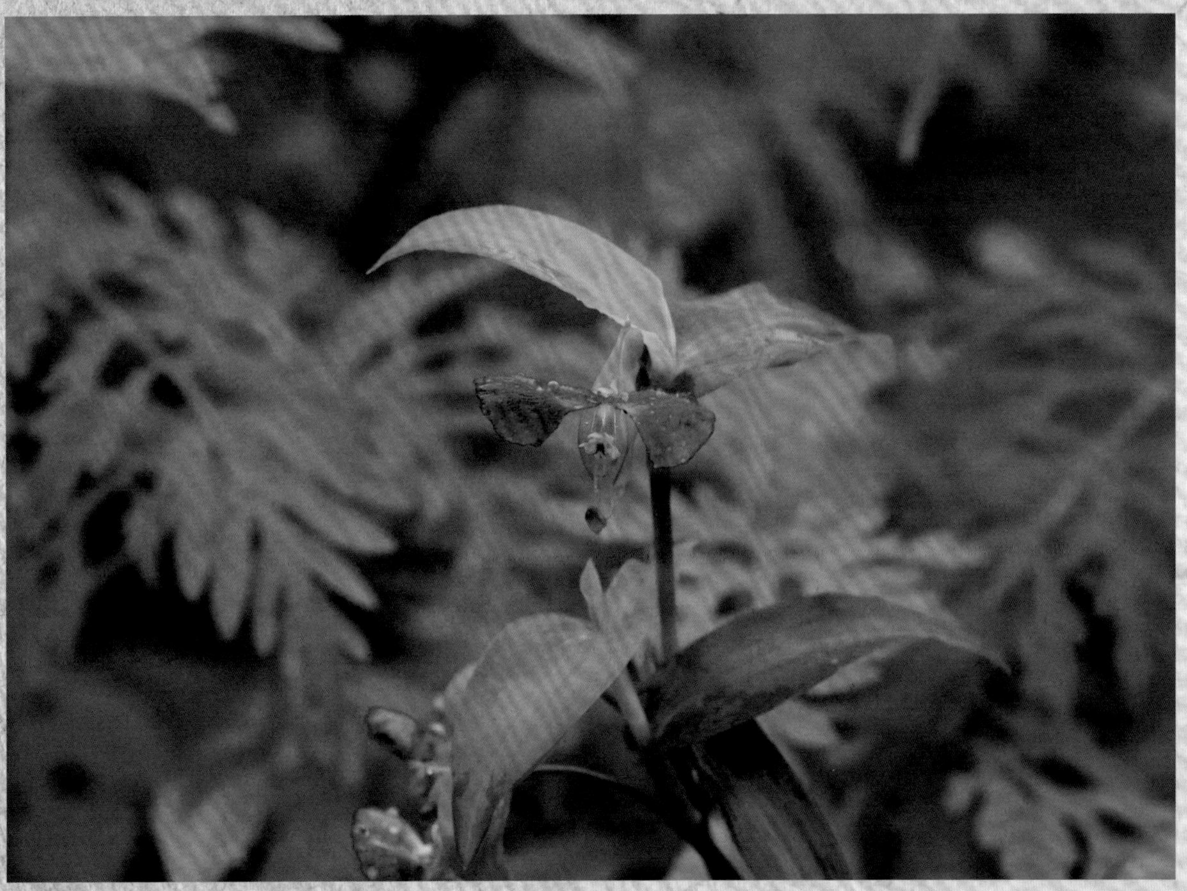

‖ **基原** ‖

据《纲目彩图》《药典图鉴》《大辞典》《汇编》等综合分析考证，本品为锦葵科植物冬葵 *Malva verticillata* L.。分布于我国大部分地区。《药典》收载冬葵果药材为锦葵科植物冬葵的干燥成熟果实，系蒙古族习用药材；夏、秋二季果实成熟时采收，除去杂质，阴干。

冬葵

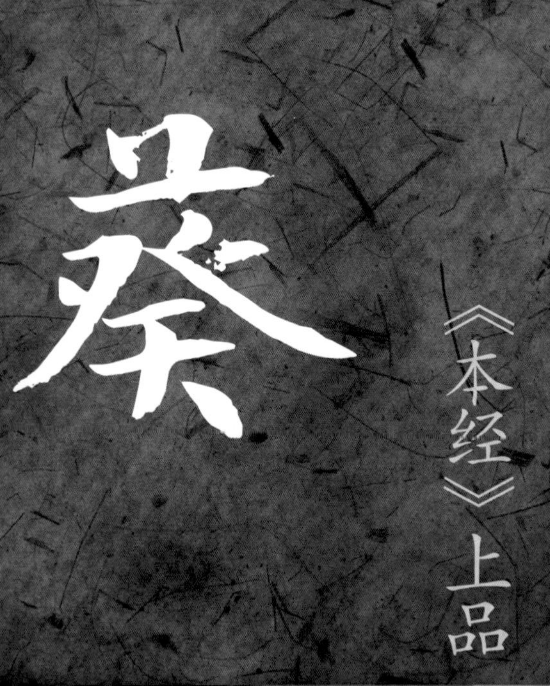

葵

《本经》上品

▷冬葵（*Malva verticillata*）

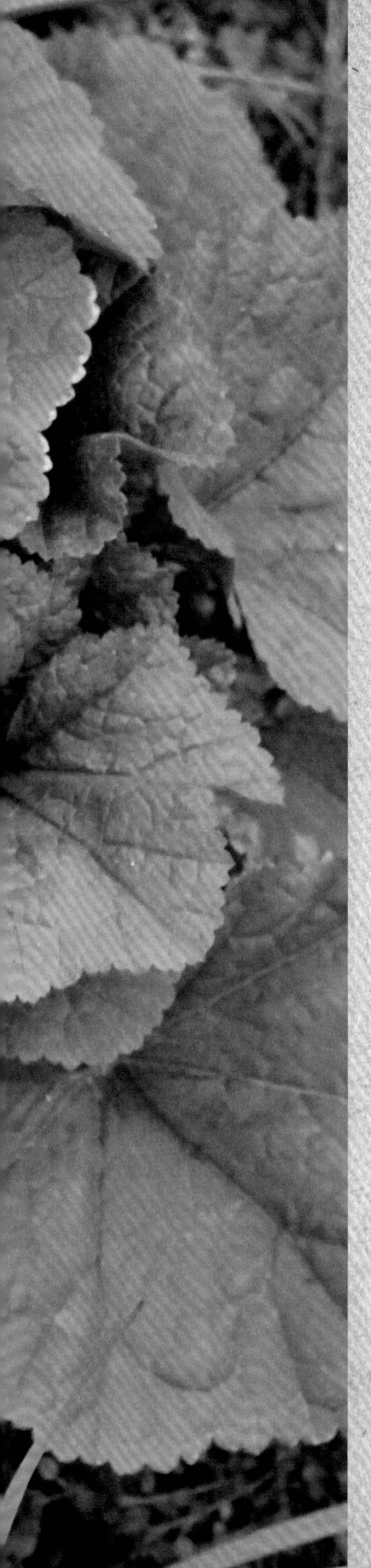

校正：自菜部移入此。

‖**释名**‖

露葵纲目 **滑菜。**[时珍曰] 按尔雅翼云：葵者，揆也。葵叶倾日，不使照其根，乃智以揆之也。古人采葵必待露解，故曰露葵。今人呼为滑菜，言其性也。古者葵为五菜之主，今不复食之，故移入此。

‖**集解**‖

[别录曰] 冬葵子生少室山。[弘景曰] 以秋种葵，覆养经冬，至春作子者，谓之冬葵，入药性至滑利。春葵子亦滑，不堪药用，故是常葵耳，术家取葵子微炒，烨炧，音毕乍。散着湿地，遍踏之。朝种暮生，远不过宿。[恭曰] 此即常食之葵也。有数种，皆不入药用。[颂曰] 葵处处有之。苗叶作菜茹，更甘美。冬葵子古方入药最多。葵有蜀葵、锦葵、黄葵、终葵、菟葵，皆有功用。[时珍曰] 葵菜古人种为常食，今之种者颇鲜。有紫茎、白茎二种，以白茎为胜。大叶小花，花紫黄色，其最小者名鸭脚葵。其实大如指顶，皮薄而扁，实内子轻虚如榆荚仁。四五月种者可留子。六七月种者为秋葵，八九月种者为冬葵，经年收采。正月复种者为春葵。然宿根至春亦生。按王祯农书云：葵，阳草也。其菜易生，郊野甚多，不拘肥瘠地皆有之。为百菜之主，备四时之馔。本丰而耐旱，味甘而无毒。可防荒俭，可以菹腊，其枯枿可以榜簇，根子又能疗疾，咸无遗弃。诚蔬茹之要品，民生之资益者也。而今人不复食之，亦无种者。

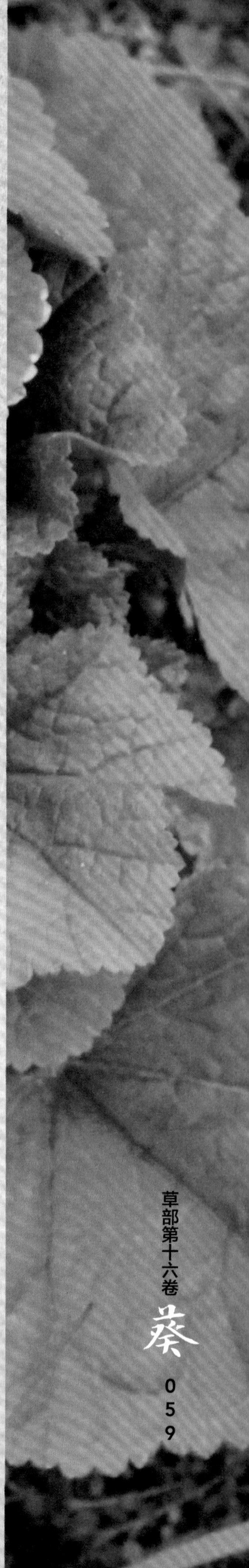

苗

‖**气味**‖

甘，寒，滑，无毒。为百菜主，其心伤人。别录。[弘景曰] 葵叶尤冷利，不可多食。[颂曰] 作菜茹甚甘美，但性滑利，不益人。[诜曰] 其性虽冷，若热食之，令人热闷动风气。四季月食之，发宿疾。天行病后食之，令人失明。霜葵生食，动五种留饮，吐水。凡服百药，忌食其心，心有毒也。黄背紫茎者，勿食之。不可合鲤鱼黍米鲊食，害人。[时珍曰] 凡被狂犬咬者，永不可食，食之即发。食葵须用蒜，无蒜勿食之。又伏硫黄。

‖**主治**‖

脾之菜也。宜脾，利胃气，滑大肠。思邈。**宜导积滞，妊妇食之，胎滑易生。**苏颂。**煮汁服，利小肠，治时行黄病。干叶为末及烧灰服，治金疮出血。**甄权。**除客热，治恶疮，散脓血，女人带下，小儿热毒下痢丹毒，并宜食之。**汪颖。**服丹石人宜食。**孟诜。**润燥利窍，功与子同。**同上。

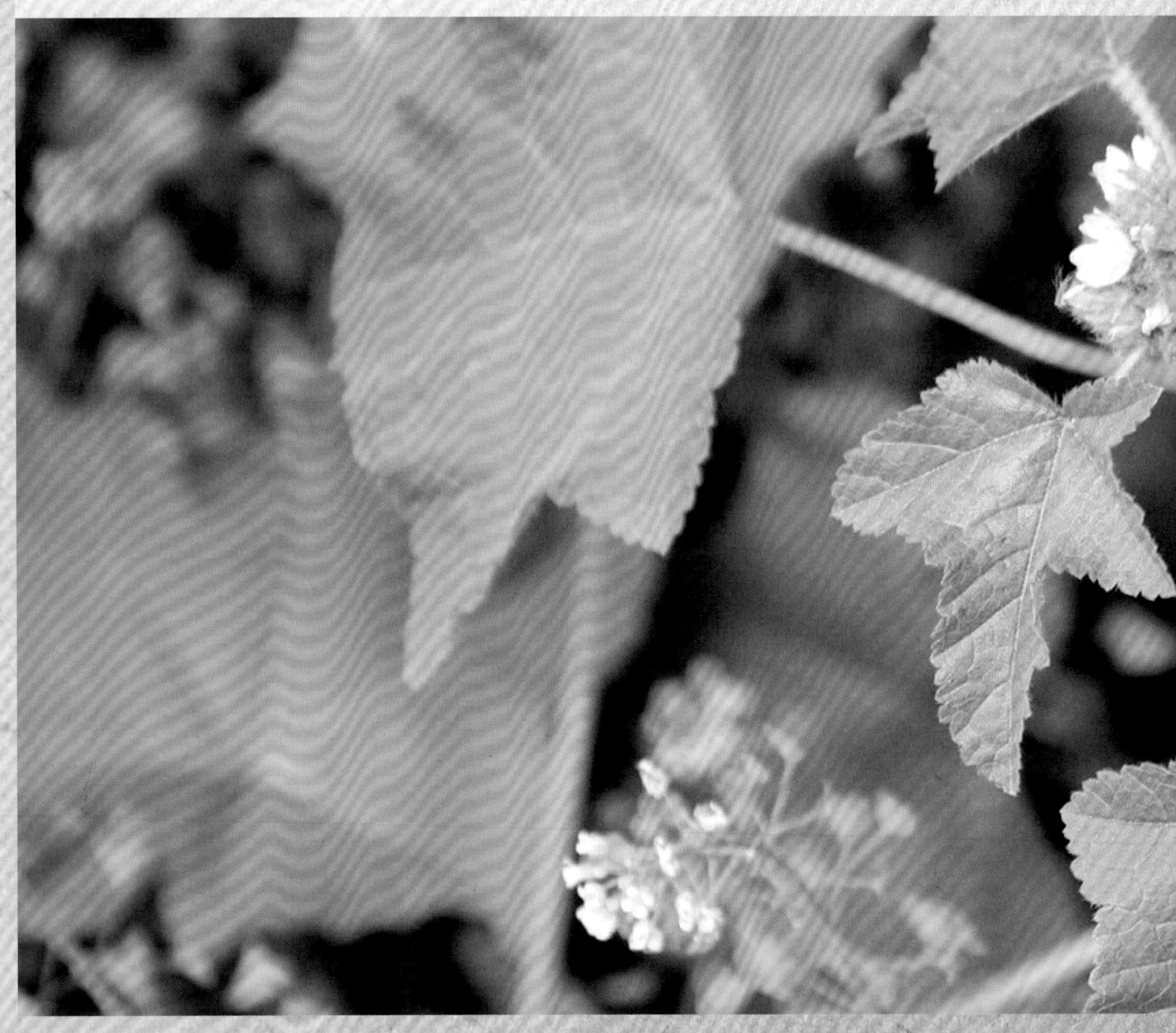

‖ **发明** ‖

[张从正曰] 凡久病大便涩滞者，宜食葵菜，自然通利，乃滑以养窍也。[时珍曰] 按唐王焘外台秘要云：天行斑疮，须臾遍身，皆戴白浆，此恶毒气也。高宗永徽四年，此疮自西域东流于海内。但煮葵菜叶以蒜齑啖之，则止。又圣惠方亦云：小儿发斑，用生葵菜叶绞汁，少少与服，散恶毒气。按此即今痘疮也。今之治者，惟恐其大小二便频数，泄其元气，痘不起发。葵菜滑窍，能利二便，似不相宜，而昔人赖之。岂古今运气不同，故治法亦随时变易欤?

‖ **附方** ‖

旧四，新三。**天行斑疮**方见上。**肉锥怪疾**有人手足甲忽长，倒生肉刺，如锥痛不可忍者，但食葵菜即愈。夏子益奇疾方。**诸瘘不合**先以泔清温洗，拭净，取葵菜微火烘暖贴之。不过二三百叶，引脓尽，即肉生也。忌诸鱼、蒜、房事。必效方。**汤火伤疮**葵菜为末傅之。食物本草。**蛇蝎螫伤**葵菜捣汁服之。千金方。**误吞铜钱**葵菜捣汁冷饮。普济方。**丹石发动**口干咳嗽者。每食后饮冬月葵齑汁一盏，便卧少时。食疗本草。

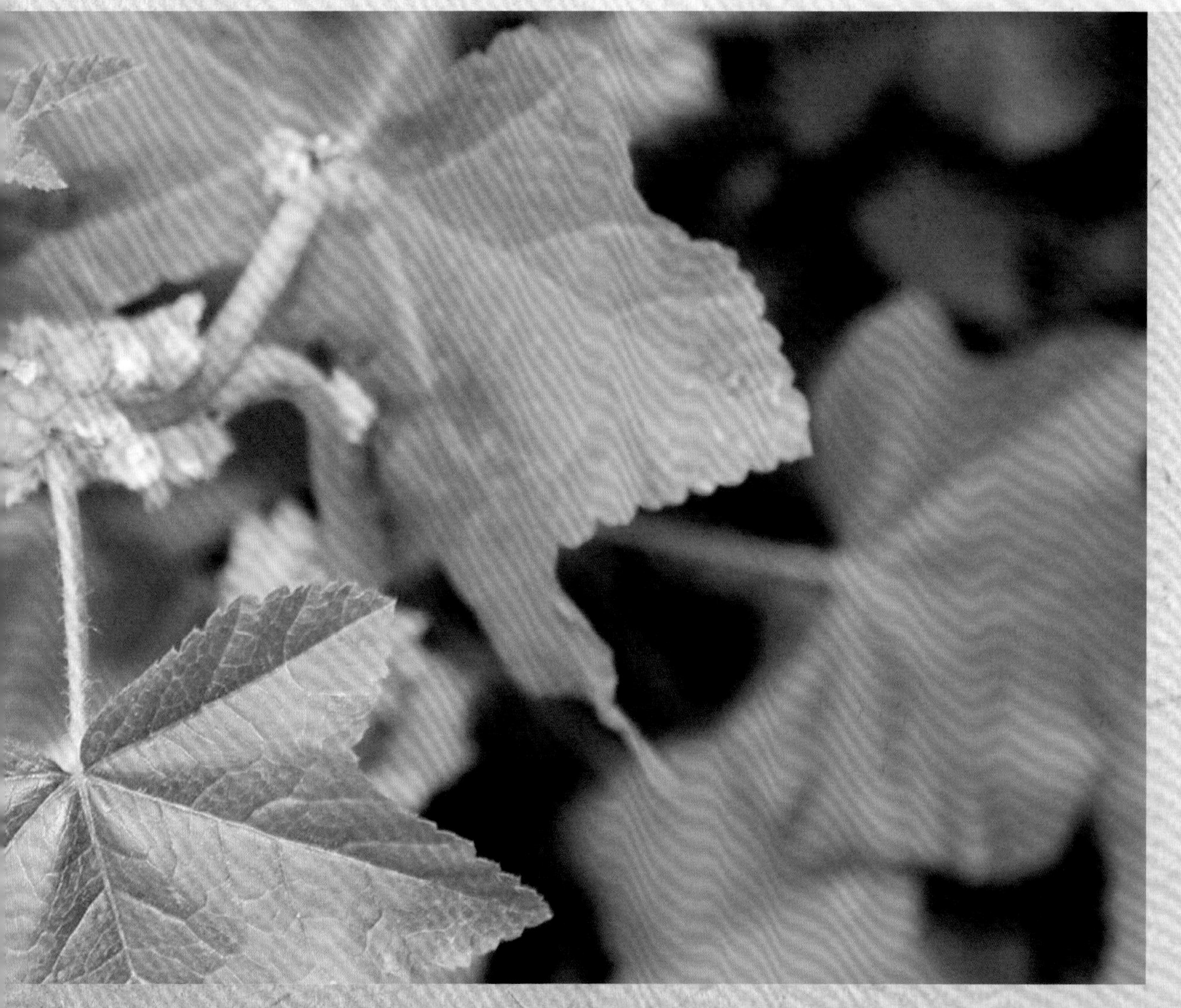

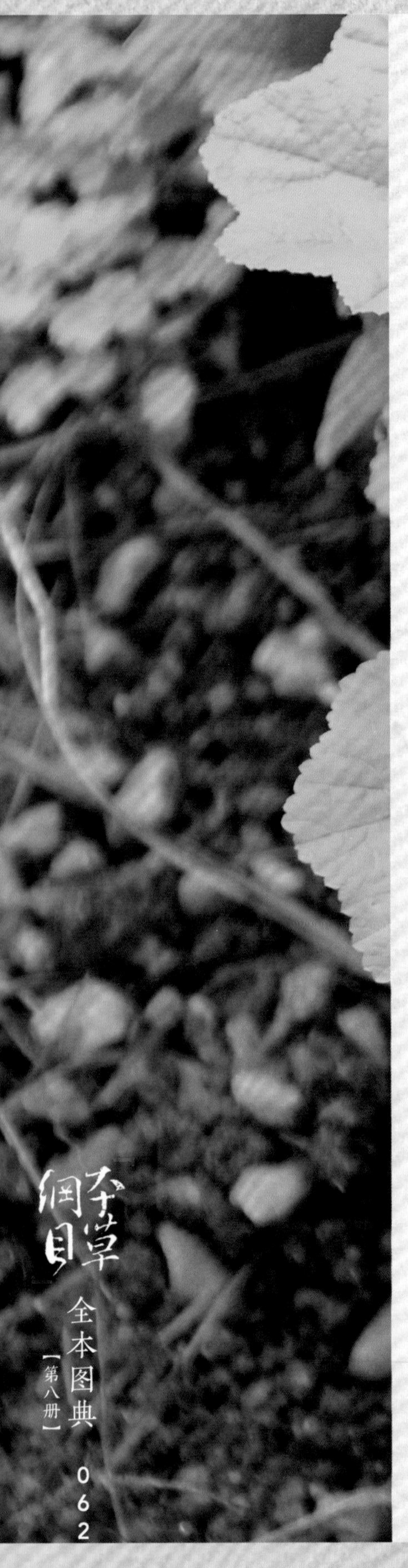

根

‖ **气味** ‖

甘，寒，无毒。

‖ **主治** ‖

恶疮，疗淋，利小便，解蜀椒毒。别录。**小儿吞钱不出，煮汁饮之，神妙。**甄权。**治疳疮出黄汁。**孟诜。**利窍滑胎，止消渴，散恶毒气。**时珍。

‖ **附方** ‖

旧五，新七。**二便不通**胀急者。生冬葵根二斤，捣汁三合，生姜四两，取汁一合，和匀，分二服。连用即通也。**消渴引饮**小便不利。葵根五两，水三大盏，煮汁，平旦服，日一服。并圣惠方。**消中尿多**日夜尿七八升。冬葵根五斤，水五斗，煮三斗。每日平旦服二升。外台秘要。**胎漏下血**血尽子死。葵根茎烧灰，酒服方寸匕，日三。千金方。**瘭疽恶毒**肉中忽生一黤子，大如豆粟，或如梅李，或赤或黑，或白或青，其黡有核，核有深根，应心，能烂筋骨，毒入脏腑即杀人。但饮葵根汁，可折其热毒。姚僧坦集验方。**妒乳乳痈**葵茎及子为末，酒服方寸匕，日二。昝殷产宝。**身面疳疮**出黄汁者。葵根烧灰，和猪脂涂之。食疗本草。**小儿蓐疮**葵根烧末傅之。外台。**小儿紧唇**葵根烧灰，酥调涂之。圣惠方。**口吻生疮**用经年葵根烧灰傅之。外台秘要。**蛇虺螫伤**葵根捣涂之。古今录验。**解防葵毒**葵根捣汁饮之。千金方。

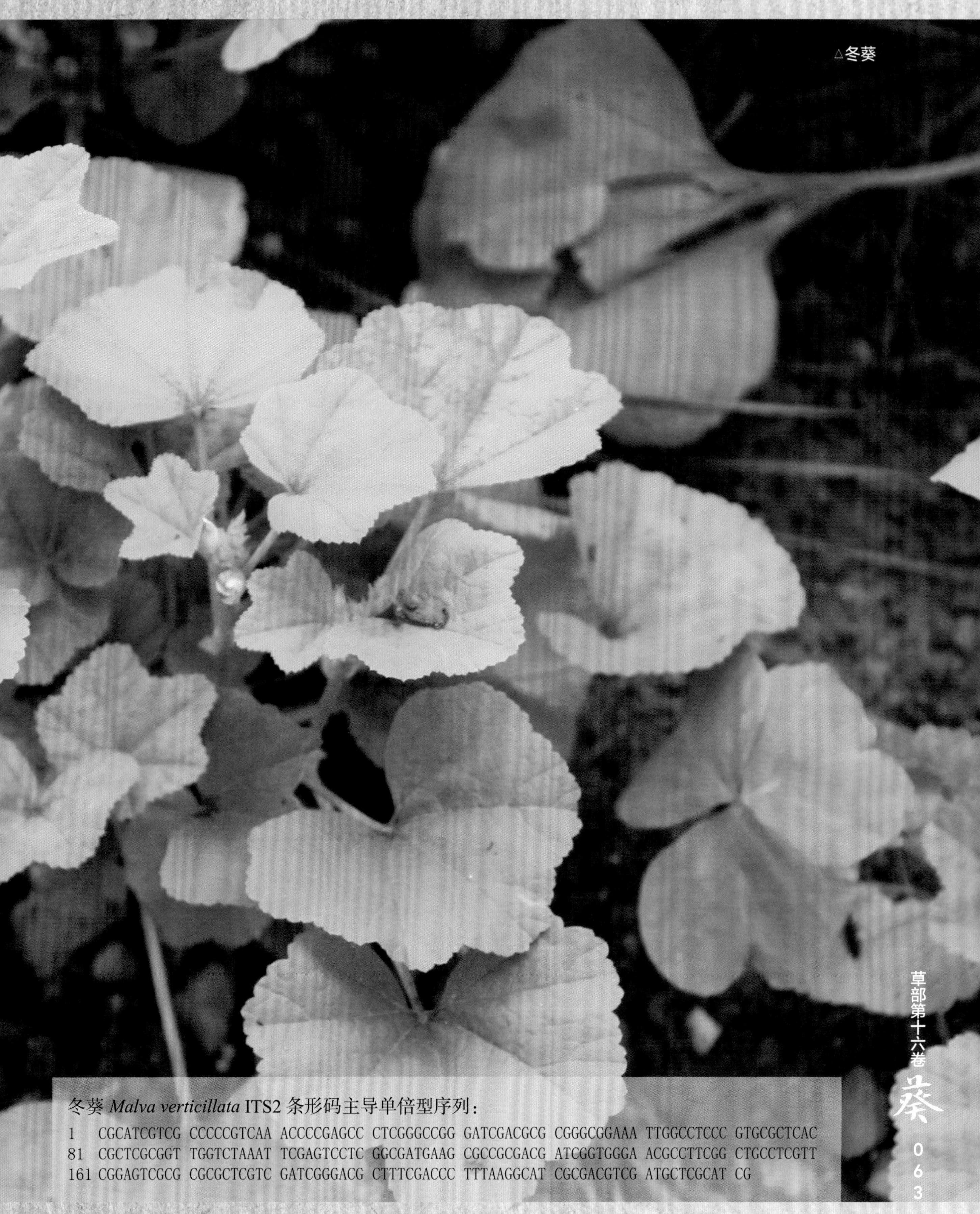

△冬葵

冬葵 *Malva verticillata* ITS2 条形码主导单倍型序列：

1　CGCATCGTCG CCCCCGTCAA ACCCCGAGCC CTCGGGCCGG GATCGACGCG CGGGCGGAAA TTGGCCTCCC GTGCGCTCAC
81　CGCTCGCGGT TGGTCTAAAT TCGAGTCCTC GGCGATGAAG CGCCGCGACG ATCGGTGGGA ACGCCTTCGG CTGCCTCGTT
161 CGGAGTCGCG CGCGCTCGTC GATCGGGACG CTTTCGACCC TTTAAGGCAT CGCGACGTCG ATGCTCGCAT CG

冬葵子

[别录曰] 十二月采之。[机曰] 子乃春生，不应十二月可采也。

‖ **气味** ‖

甘，寒，滑，无毒。黄芩为之使。

‖ **主治** ‖

五脏六腑，寒热羸瘦，五癃，利小便。久服坚骨长肌肉，轻身延年。本经。**疗妇人乳难内闭，肿痛。**别录。**出痈疽头。**孟诜。**下丹石毒。**弘景。**通大便，消水气，滑胎治痢。**时珍。

‖ **发明** ‖

[时珍曰] 葵气味俱薄，淡滑为阳，故能利窍通乳，消肿滑胎也。其根叶与子功用相同。按陈自明妇人良方云：乳妇气脉壅塞，乳汁不行，及经络凝滞，奶房胀痛，留蓄作痈毒者。用葵菜子炒香、缩砂仁等分，为末，热酒服二钱。此药滋气脉，通营卫，行津液，极验。乃上蔡张不愚方也。

‖ **附方** ‖

旧八，新一十二。**大便不通**十日至一月者。肘后方：冬葵子三升，水四升，煮取一升服。不瘥更作。圣惠用葵子末、人乳汁等分，和服立通。**关格胀满**大小便不通，欲死者。肘后方用葵子二升，水四升，煮取一升，纳猪脂一丸如鸡子，顿服。千金用葵子为末，猪脂和丸梧子大。每服五十丸，效止。**小便血淋**葵子一升，水三升，煮汁，日三服。千金方。**妊娠患淋**冬葵子一升，水三升，煮二升，分服。千金方。**妊娠下血**方同上。**产后淋沥**不通。用葵子一合，朴消八分，水二升，煎八合，下消服之。集验方。**妊娠水肿**身重，小便不利，洒淅恶寒，起即头眩。用葵子、茯苓各三两，为散。饮服方寸匕，日三服，小便利则愈。若转胞者，加发灰，神效。金匮要略。**生产困闷**冬葵子一合，捣破，水二升，煮汁半升，顿服，少时便产。昔有人如此服之，登厕，立扑儿于厕中也。**倒生口噤**冬葵子炒黄为末，酒服二钱匕，效。昝殷产宝。**乳汁不通**方见发明。**胎死腹中**葵子为末，酒服方寸匕。若口噤不开者，灌之，药下即苏。千金方。**胞衣不下**冬葵子一合，牛膝一两，水二升，煎一升服。千金方。**血痢产痢**冬葵子为末，每服二钱，入蜡茶一钱，沸汤调服，日三。圣惠方。**痎疟邪热**冬葵子阴干为末，酒服二钱。午日取花挼手，亦去疟。圣惠方。**痈肿无头**孟诜曰：三日后，取葵子一百粒，水吞之，当日即开也。经验方云：只吞一粒即破。如吞两粒，则有两头也。**便毒初起**冬葵子末，酒服二钱。儒门事亲。**面上疱疮**冬葵子、柏子仁、茯苓、瓜瓣各一两，为末。食后酒服方寸匕，日三服。陶隐居方。**解蜀椒毒**冬葵子煮汁饮之。千金方。**伤寒劳复**葵子二升，粱米一升，煮粥食，取汗立安。圣惠。

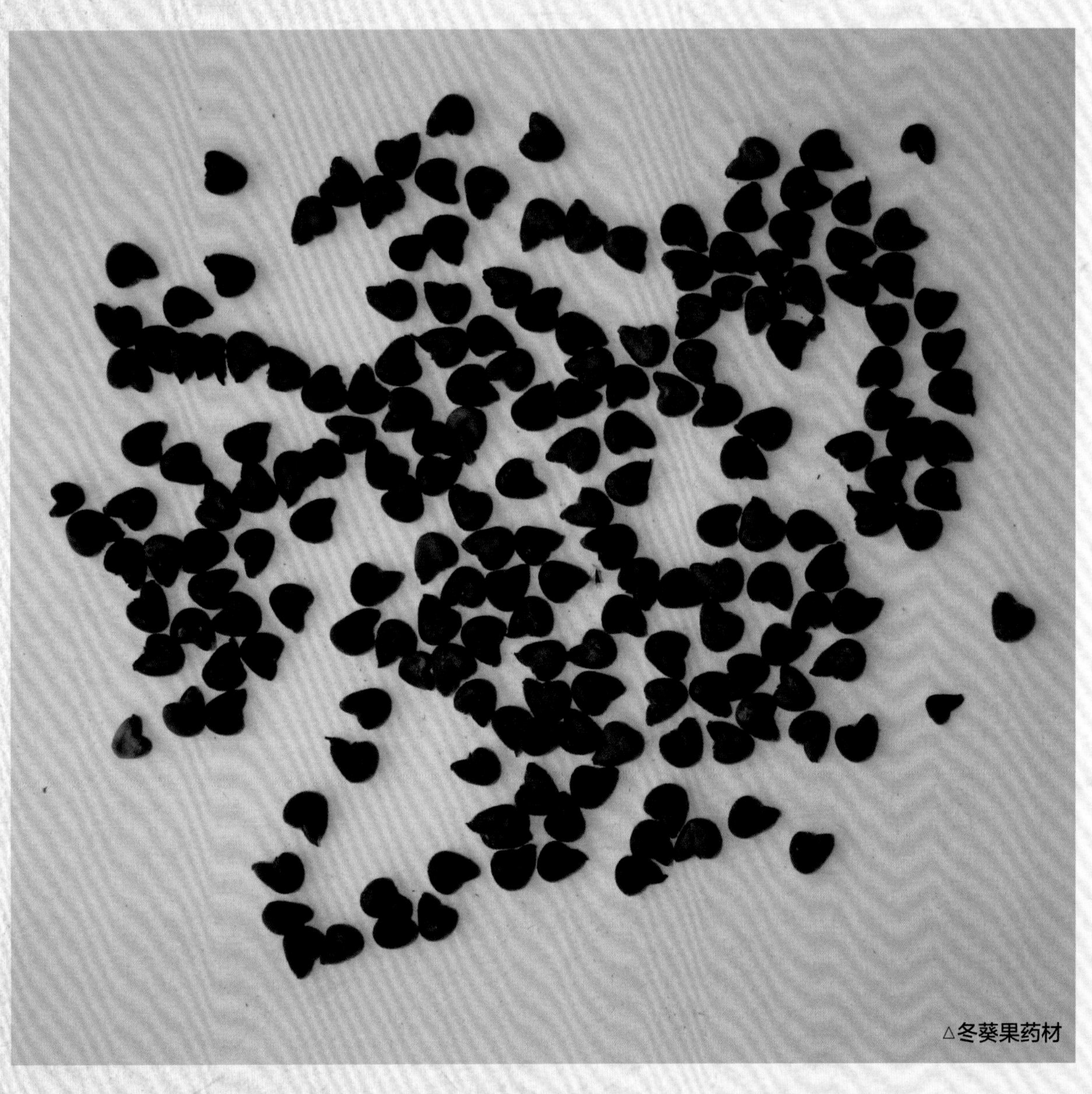

△冬葵果药材

‖ **基原** ‖

据《纲目图鉴》《纲目彩图》《中药图鉴》《中华本草》等综合分析考证，本品为锦葵科植物蜀葵 *Althaea rosea* (Linn.) Cavan.。全国各地均有分布。

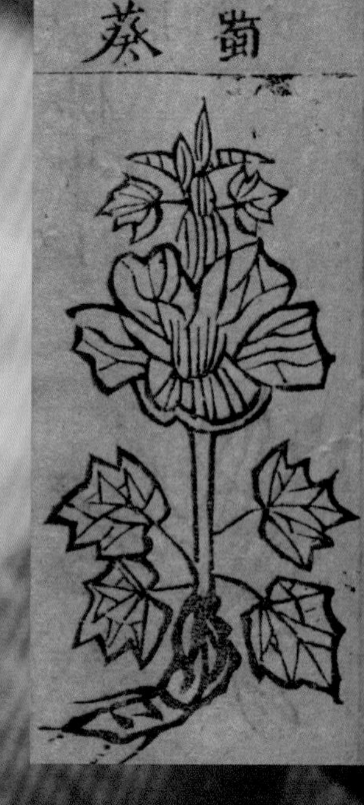

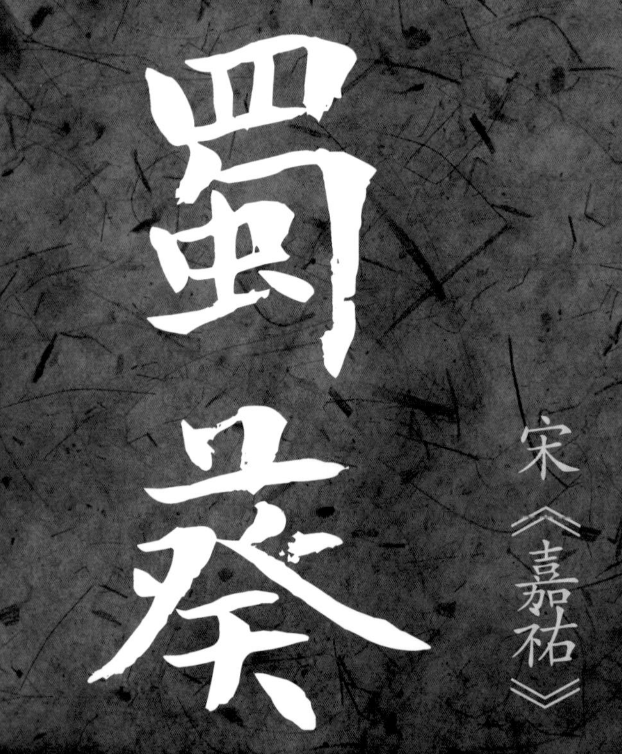

宋《嘉祐》

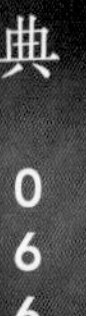

▷蜀葵（*Althaea rosea*）

校正：自菜部移入此。并入有名未用别录吴葵华。

‖ **释名** ‖

戎葵尔雅**吴葵**。[藏器曰] 尔雅云：菺，音坚，戎葵也。郭璞注云：今蜀葵也。叶似葵，花如木槿花。戎蜀其所自来，因以名之。[时珍曰] 罗愿尔雅翼吴葵作胡葵，云胡，戎也。夏小正云，四月小满后五日，吴葵华，别录吴葵，即此也。而唐人不知，退入有名未用。嘉祐本草重于菜部出蜀葵条。盖未读尔雅注及千金方吴葵一名蜀葵之文故也。今并为一。

‖ **集解** ‖

[颂曰] 蜀葵似葵，花如木槿花，有五色。小花者名锦葵，功用更强。[时珍曰] 蜀葵处处人家植之。春初种子，冬月宿根亦自生苗，嫩时亦可茹食。叶似葵菜而大，亦似丝瓜叶，有歧叉。过小满后长茎，高五六尺。花似木槿而大，有深红浅红紫黑白色、单叶千叶之异。昔人谓其疏茎密叶、翠萼艳花、金粉檀心者，颇善状之。惟红白二色入药。其实大如指头，皮薄而扁，内仁如马兜铃仁及芜荑仁，轻虚易种。其秸剥皮，可缉布作绳。一种小者名锦葵，即荆葵也。尔雅谓之荍，音乔。其花大如五铢钱，粉红色，有紫缕文。掌禹锡补注本草，谓此即戎葵，非矣。然功用亦相似。

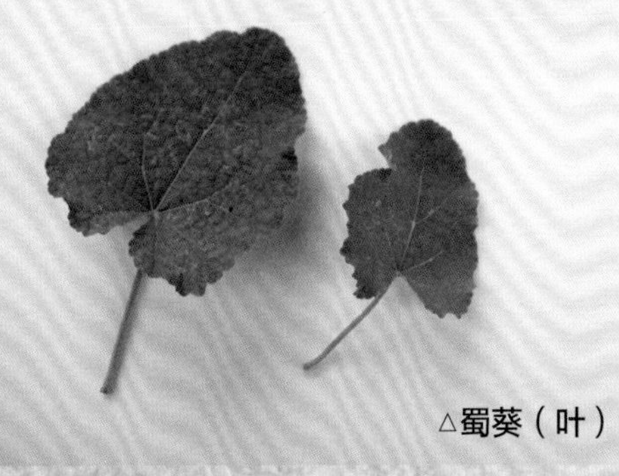
△蜀葵（叶）

苗

‖ **气味** ‖

甘，微寒，滑，无毒。[思邈曰]不可久食，钝人志性。若被狗啮者食之，永不瘥也。[李鹏飞曰]合猪肉食，人无颜色。

‖ **主治** ‖

除客热，利肠胃。思邈。**煮食，治丹石发热，大人小儿热毒下痢。**藏器。**作蔬食，滑窍治淋，润燥易产。**时珍。**捣烂涂火疮，烧研傅金疮。**大明。

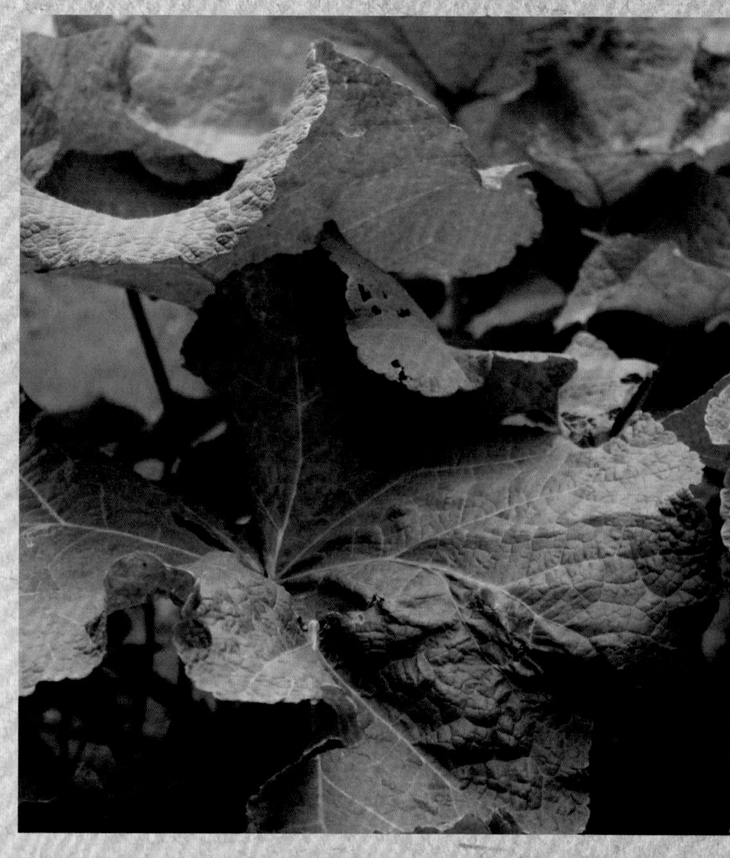

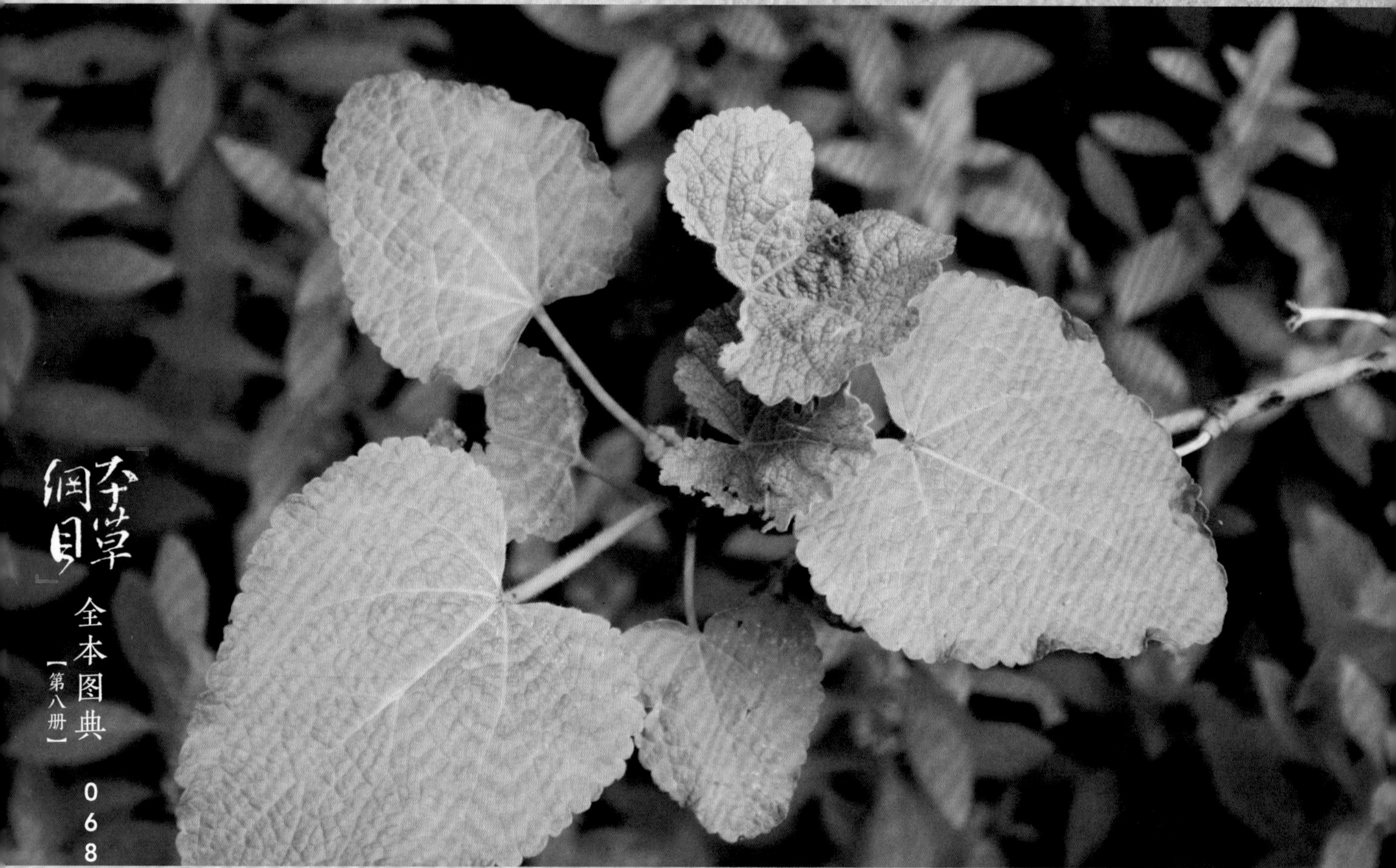

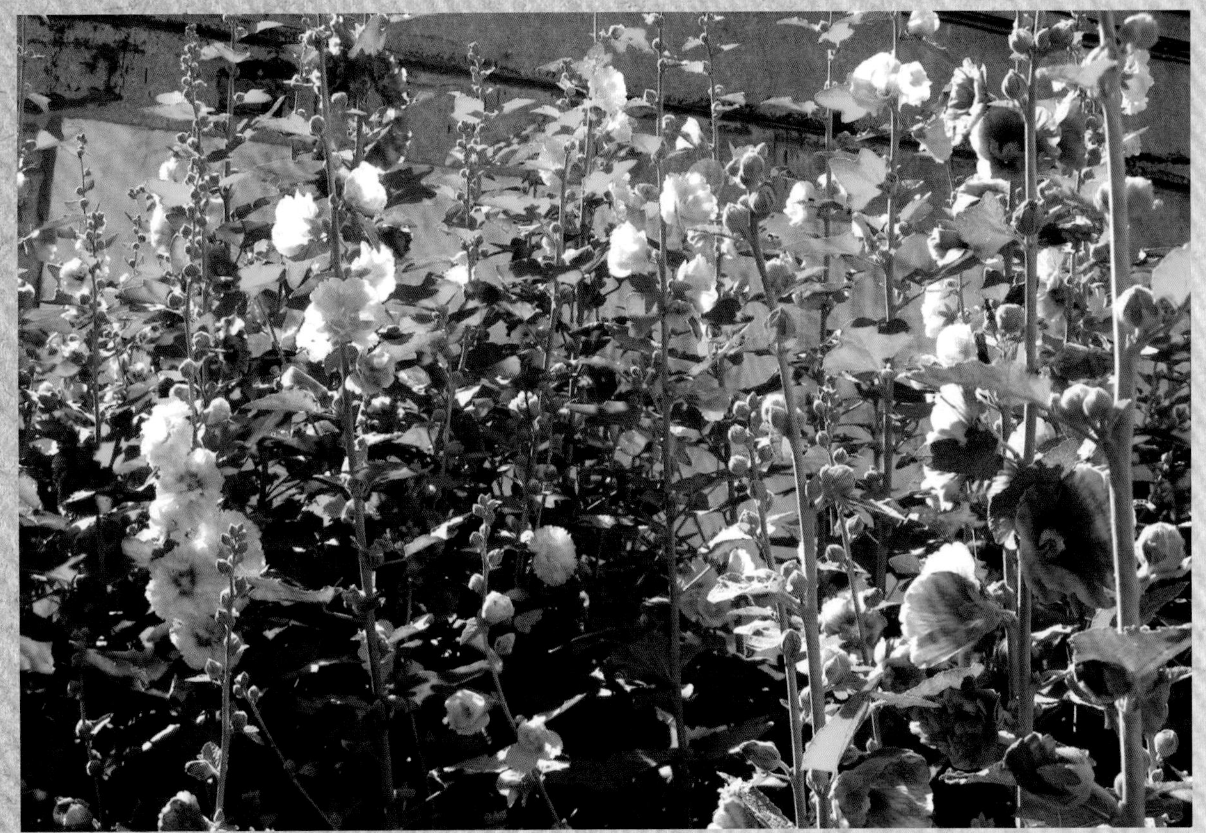

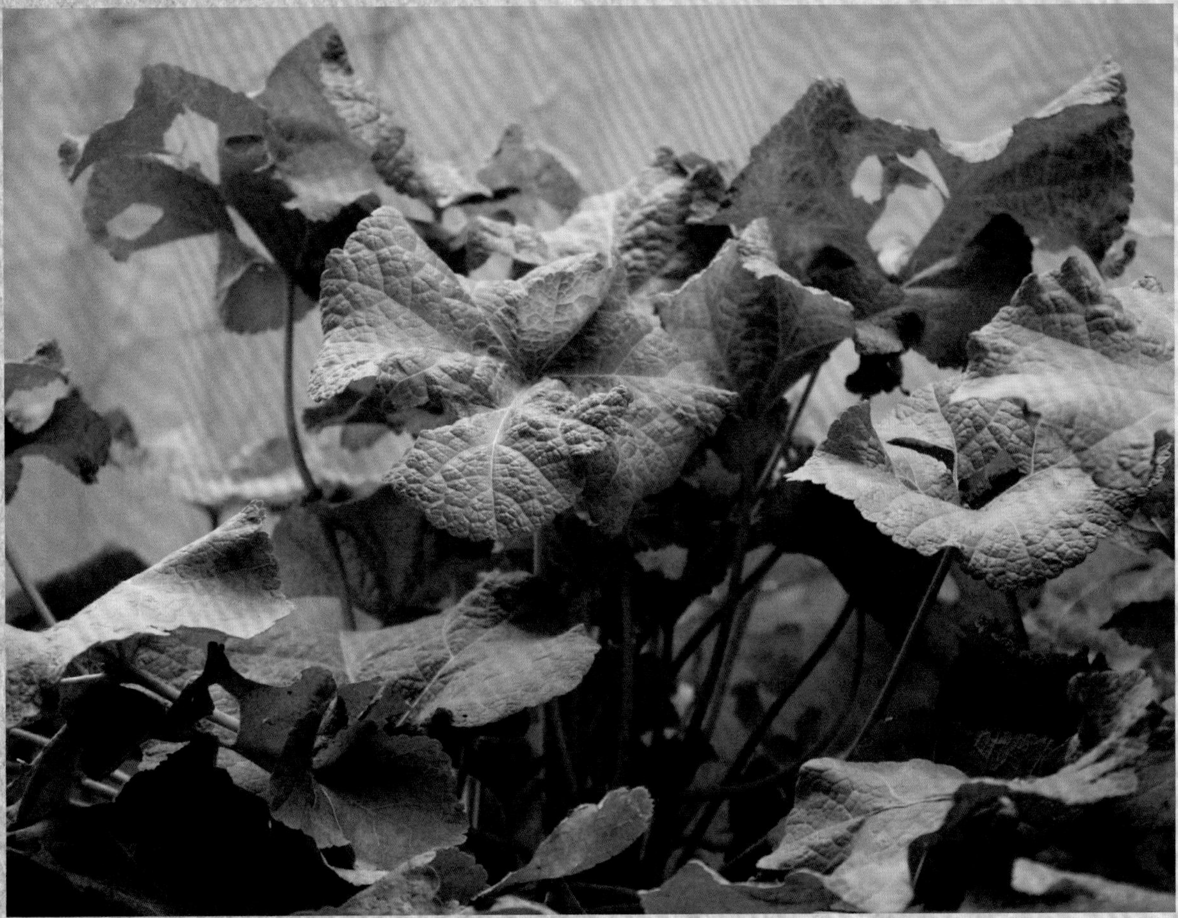

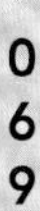

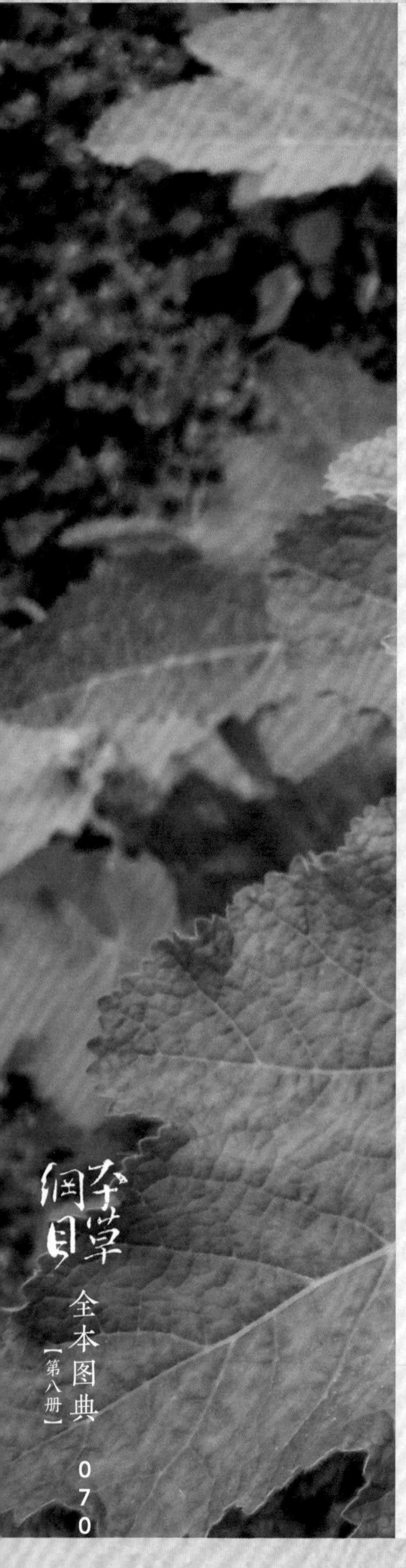

根茎

‖ **主治** ‖

客热，利小便，散脓血恶汁。藏器。

‖ **发明** ‖

[宗奭曰] 蜀葵，四时取红色、单叶者根，阴干，治带下，排脓血恶物，极验也。

‖ **附方** ‖

新七。**小便淋痛**葵花根洗剉，水煎五七沸，服之如神。卫生宝鉴。**小便血淋**葵花根二钱，车前子一钱，水煮，日服之。简便单方。**小便尿血**葵茎，无灰酒服方寸匕，日三。千金。**肠胃生痈**怀忠丹：治内痈有败血，腥秽殊甚，脐腹冷痛，用此排脓下血。单叶红蜀葵根、白芷各一两，白枯矾、白芍药各五钱，为末，黄蜡溶化，和丸梧子大，每空心米饮下二十丸。待脓血出尽，服十宣散补之。坦仙皆效方。**诸疮肿痛**不可忍者。葵花根去黑皮，捣烂，入井华水调稠贴之。普济方。**小儿吻疮**经年欲腐。葵根烧研傅之。圣惠方。**小儿口疮**赤葵茎炙干为末，蜜和含之。圣惠方。

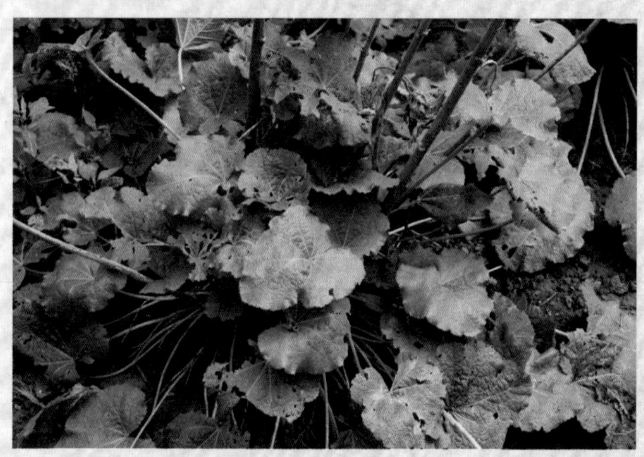

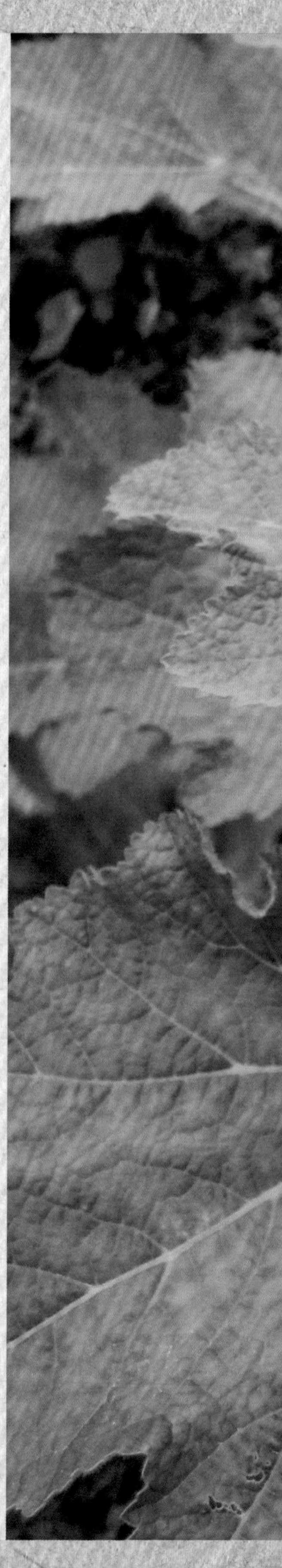

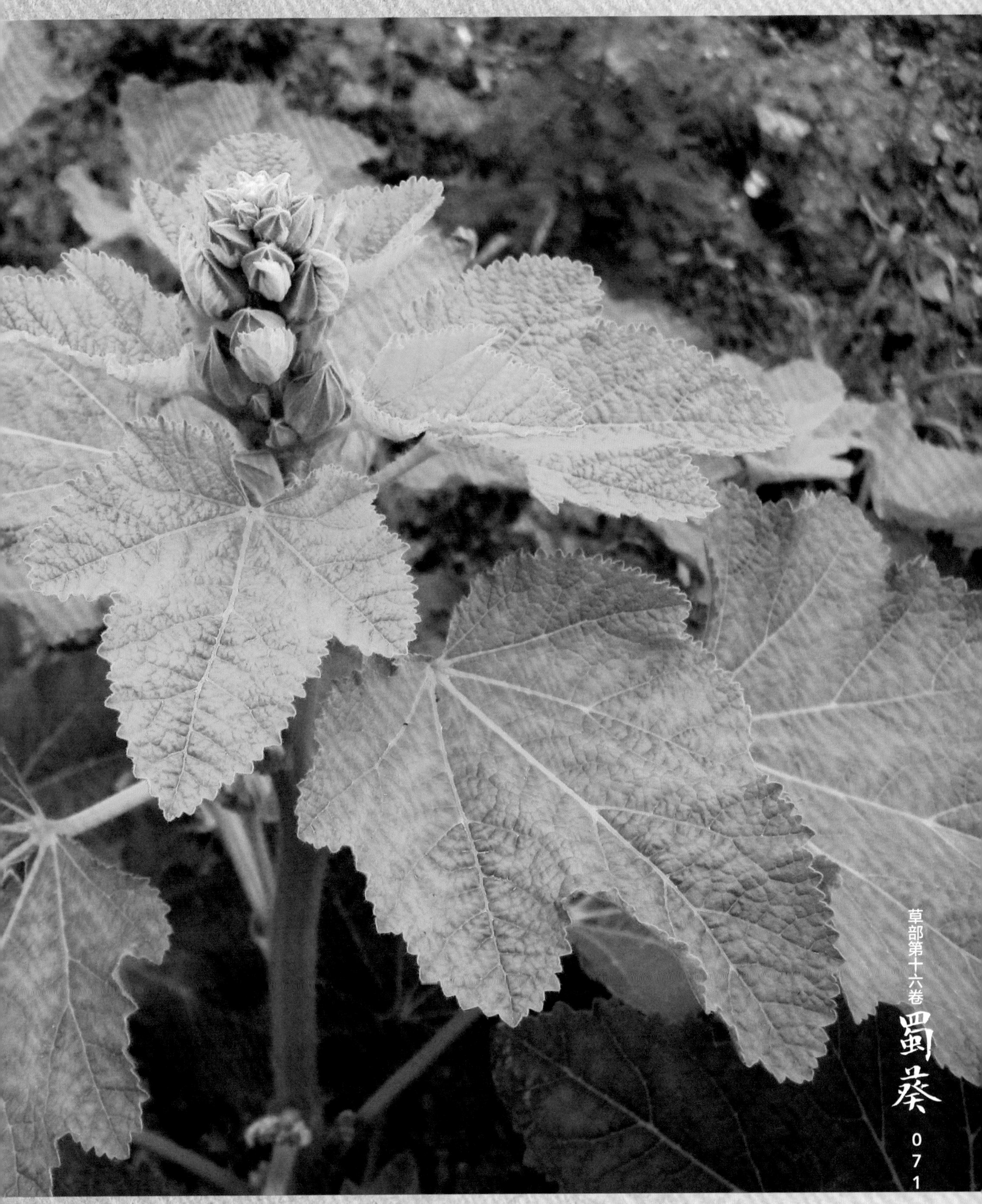

蜀葵

吴葵华《别录》

‖ **气味** ‖

咸，寒，无毒。[禹锡曰] 蜀葵华：甘，冷，无毒。

‖ **主治** ‖

理心气不足。别录。**小儿风疹痎疟。**嘉祐。**治带下，目中溜火，和血润燥，通窍，利大小肠。**时珍。

‖ **发明** ‖

[张元素曰] 蜀葵花，阴中之阳也。赤者治赤带，白者治白带，赤者治血燥，白者治气燥，皆取其寒滑润利之功也。又紫葵花，入染髭发方中用。

‖ **附方** ‖

旧二，新五。**二便关格**胀闷欲死，二三日则杀人。蜀葵花一两捣烂，麝香半钱，水一大盏，煎服。根亦可用。**痎疟邪热**蜀葵花白者，阴干为末，服之。午日取花挼手，亦能去疟。苏颂图经本草。**妇人带下**脐腹冷痛，面色痿黄，日渐虚困。用葵花一两，阴干为末，每空心温酒服二钱匕。赤带用赤葵，白带用白葵。圣惠方。**横生倒产**葵花为末，酒服方寸匕。千金方。**酒皶赤鼻**

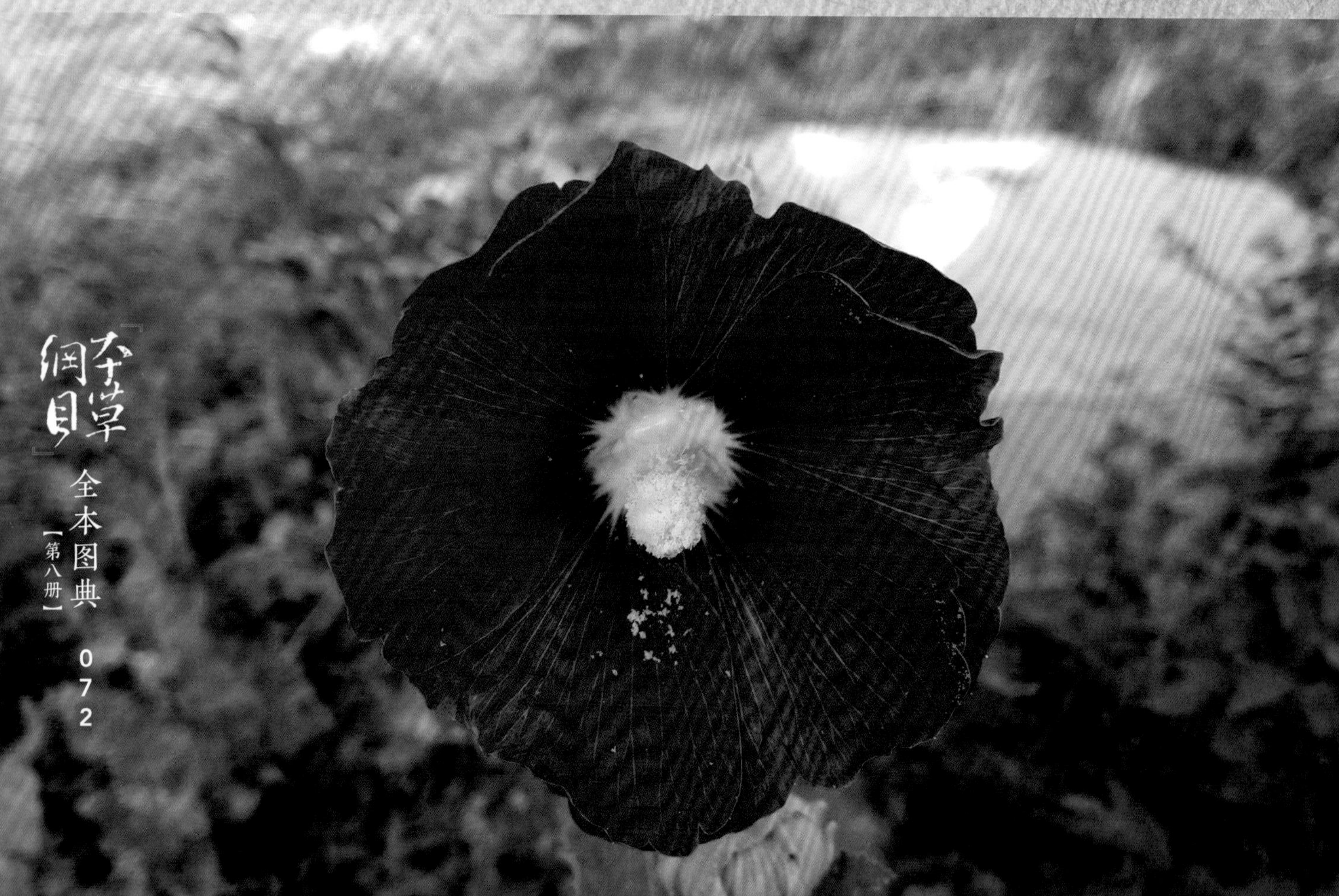

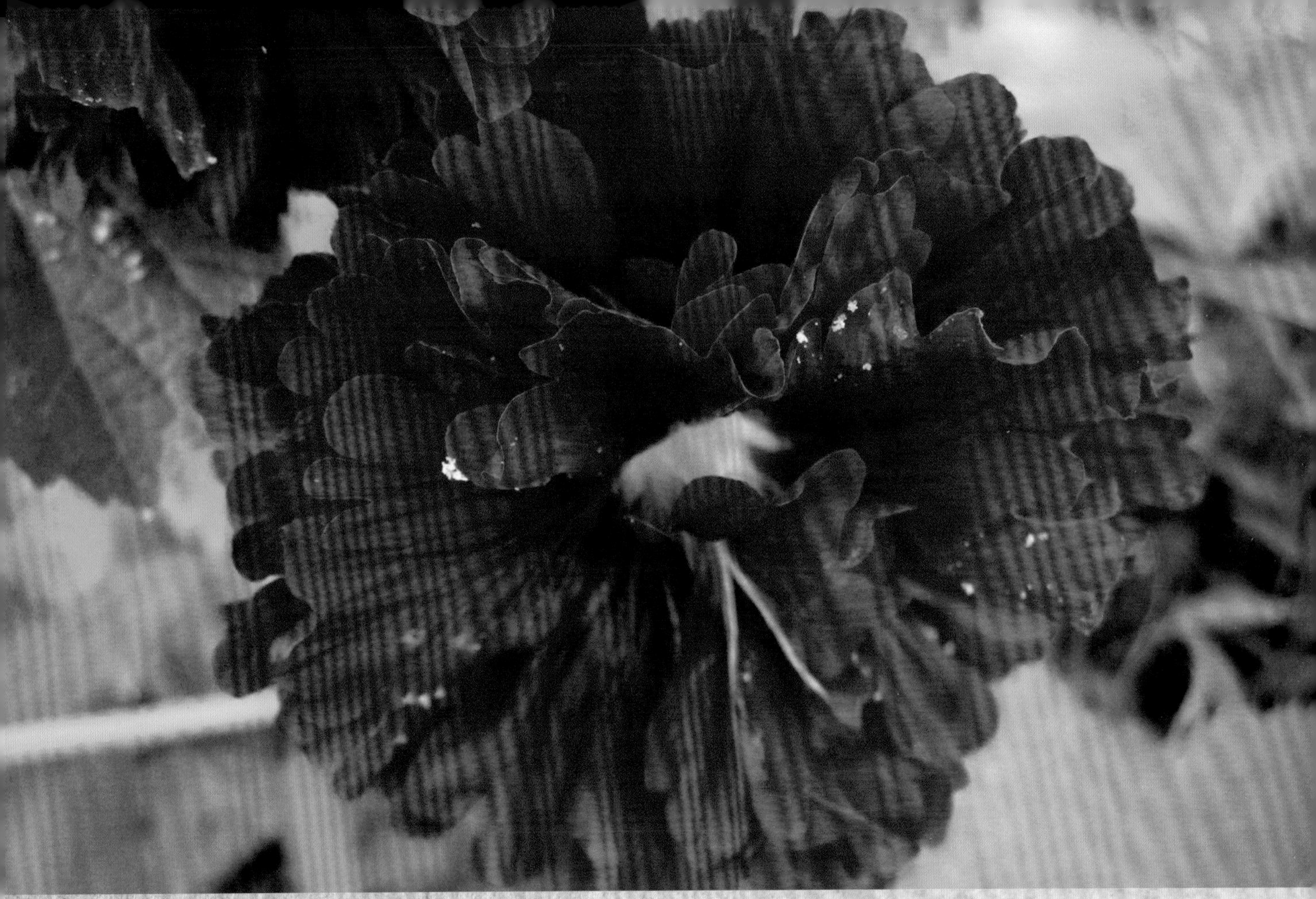

蜀葵花研末，腊猪脂和匀，夜傅旦洗。仁存方。**误吞针钱**葵花煮汁服之。普济方。**蜂蝎螫毒**五月五日午时，收蜀葵花、石榴花、艾心等分，阴干为末，水调涂之。肘后方。

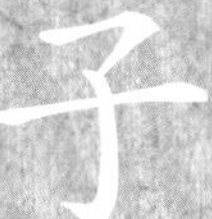

‖气味‖

甘，冷，无毒。

‖主治‖

淋涩，通小肠，催生落胎，疗水肿，治一切疮疥并瘢疵赤靥。大明。

‖发明‖

[时珍曰] 按杨士瀛直指方云：蜀葵子炒，入宣毒药中最验。又催生方：用子二钱，滑石三钱，为末。顺流水服五钱，即下。

‖附方‖

旧一，新二。**大小便闭**不通者。用白花胡葵子为末，煮浓汁服之。千金方。**石淋破血**五月五日，收葵子炒研，食前温酒下一钱，当下石出。圣惠方。**痈肿无头**蜀葵子为末，水调傅之。经验后方。

‖ **基原** ‖

据《纲目图鉴》《纲目彩图》《中华本草》等综合分析考证，本品为锦葵科植物中华野葵 *Malva verticillata* Linn. var. *chinensis* (Miller) S. Y. Hu。分布于我国华北、西北、西南、华东等地。

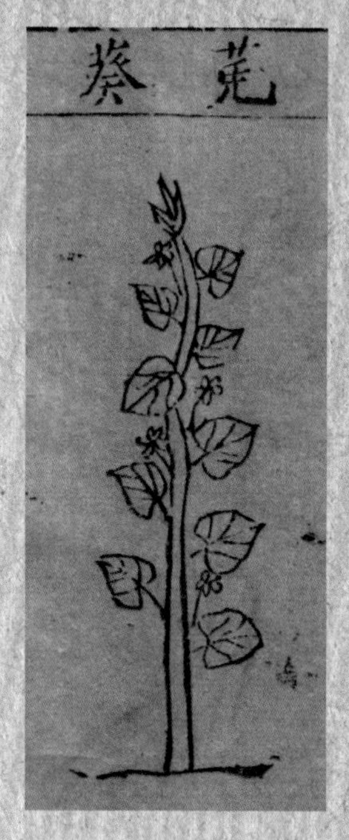

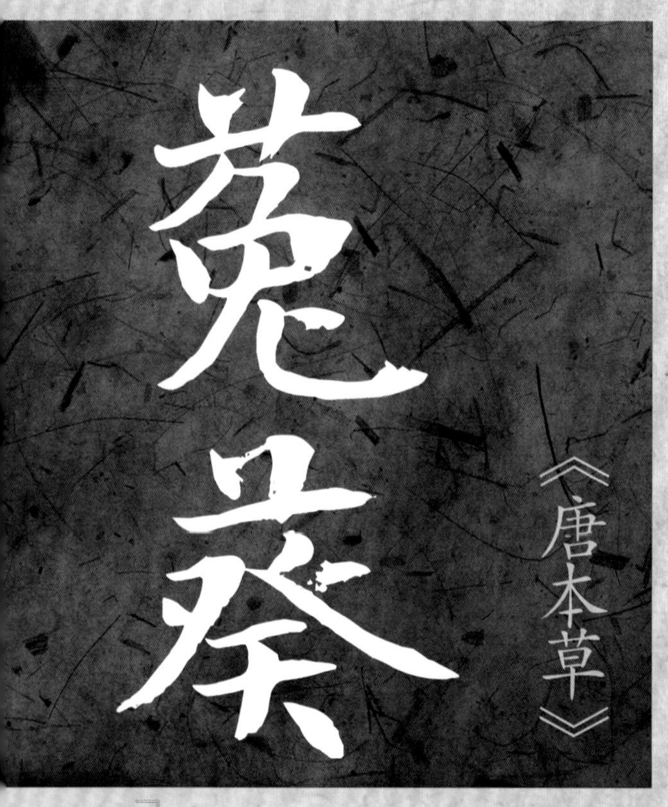

‖ **释名** ‖

天葵图经**莃**音希。**雷丸草**外丹本草。

‖ **集解** ‖

[恭曰] 菟葵苗如石龙芮，而叶光泽，花白似梅，其茎紫黑，煮啖极滑。所在下泽田间皆有，人多识之。六月、七月采茎叶，曝干入药。[禹锡曰] 郭璞注尔雅云：菟葵似葵而小，叶状如藜，有毛，灼之可食而

滑。[宗奭曰] 菟葵，绿叶如黄蜀葵，其花似拒霜，甚雅，其形至小，如初开单叶蜀葵，有檀心，色如牡丹姚黄，其叶则蜀葵也。唐·刘梦得所谓菟葵燕麦动摇春风者，是也。[时珍曰] 按郑樵通志云：菟葵，天葵也。状如葵菜。叶大如钱而厚，面青背微紫，生于崖石。凡丹石之类，得此而后能神。所以雷公炮炙论云，如要形坚，岂忘紫背，谓其能坚铅也。此说得于天台一僧。又按南宫从岣嵝神书云：紫背天葵出蜀中，灵草也。生于水际。取自然汁煮汞则坚，亦能煮八石拒火也。又按初虞世古今录验云：五月五前斋戒，看桑下有菟葵者，至五日午时，至桑下咒曰：系黎乎俱当苏婆诃。咒毕，乃以手摩桑阴一遍，口啮菟葵及五叶草嚼熟，以唾涂手，熟揩令遍。再斋七日，不得洗手。后有蛇虫蝎虿咬伤者，以此手摩之，即愈也。时珍窃谓古有咒由一科，此亦其类，但不知必用菟葵，取何义也。若谓其相制，则治毒虫之草亦多矣。

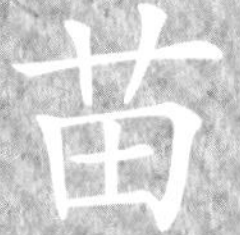

‖ **气味** ‖

甘，寒，无毒。

‖ **主治** ‖

下诸石五淋，止虎蛇毒。诸疮捣汁饮之。涂疮能解毒止痛。 唐本。

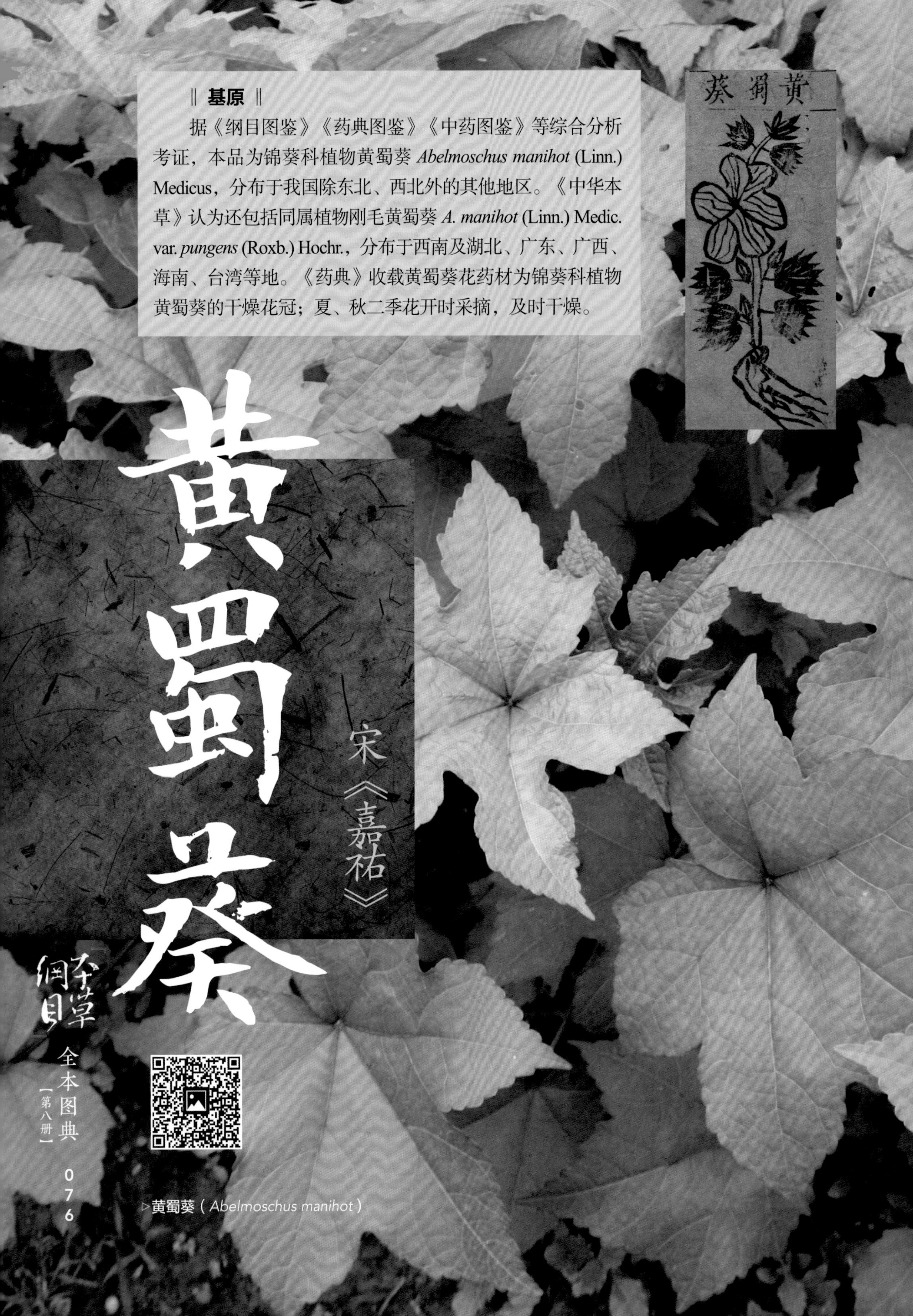

黄蜀葵

宋《嘉祐》

‖ **基原** ‖

据《纲目图鉴》《药典图鉴》《中药图鉴》等综合分析考证，本品为锦葵科植物黄蜀葵 *Abelmoschus manihot* (Linn.) Medicus，分布于我国除东北、西北外的其他地区。《中华本草》认为还包括同属植物刚毛黄蜀葵 *A. manihot* (Linn.) Medic. var. *pungens* (Roxb.) Hochr.，分布于西南及湖北、广东、广西、海南、台湾等地。《药典》收载黄蜀葵花药材为锦葵科植物黄蜀葵的干燥花冠；夏、秋二季花开时采摘，及时干燥。

▷黄蜀葵（*Abelmoschus manihot*）

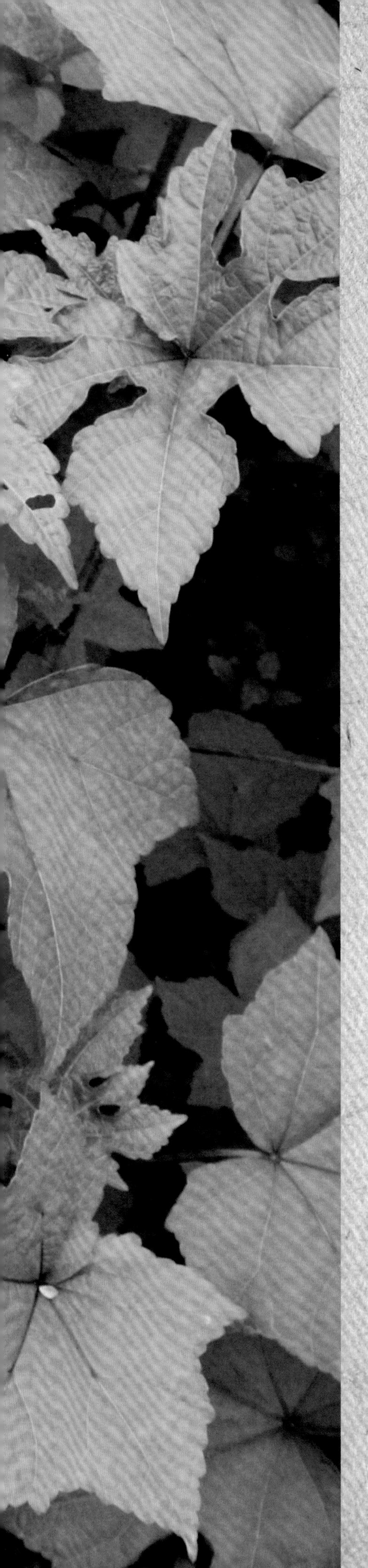

校正：自菜部移入此。

‖ **释名** ‖

[时珍曰] 黄蜀葵别是一种，宜入草部，而嘉祐本草定入菜部，为其与蜀葵同名，而气味主治亦同故也。今移于此。

‖ **集解** ‖

[禹锡曰] 黄蜀葵花，近道处处有之。春生苗叶，颇似蜀葵，而叶尖狭多刻缺，夏末开花浅黄色，六七月采，阴干之。[宗奭曰] 黄蜀葵与蜀葵别种，非是蜀葵中黄者也。叶心下有紫檀色，摘下剔散，日干之。不尔，即浥烂也。[时珍曰] 黄葵二月下种，或宿子在土自生，至夏始长。叶大如蓖麻叶，深绿色，开歧丫，有五尖如人爪形，旁有小尖。六月开花，大如碗，鹅黄色，紫心六瓣而侧，旦开午收暮落，人亦呼为侧金盏花。随即结角，大如拇指，长二寸许，本大末尖，六棱有毛，老则黑色。其棱自绽，内有六房，如脂麻房。其子累累在房内，状如苘麻子，色黑。其茎长者六七尺，剥皮可作绳索。

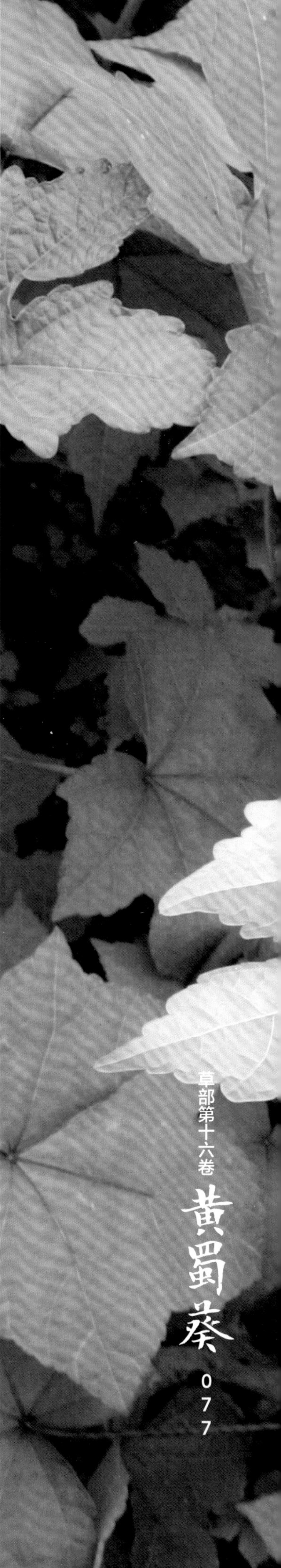

花

‖ **气味** ‖

甘，寒，滑，无毒。

‖ **主治** ‖

小便淋及催生。治诸恶疮脓水久不瘥者，作末傅之即愈，为疮家要药。嘉祐。消痈肿。浸油，涂汤火伤。时珍。

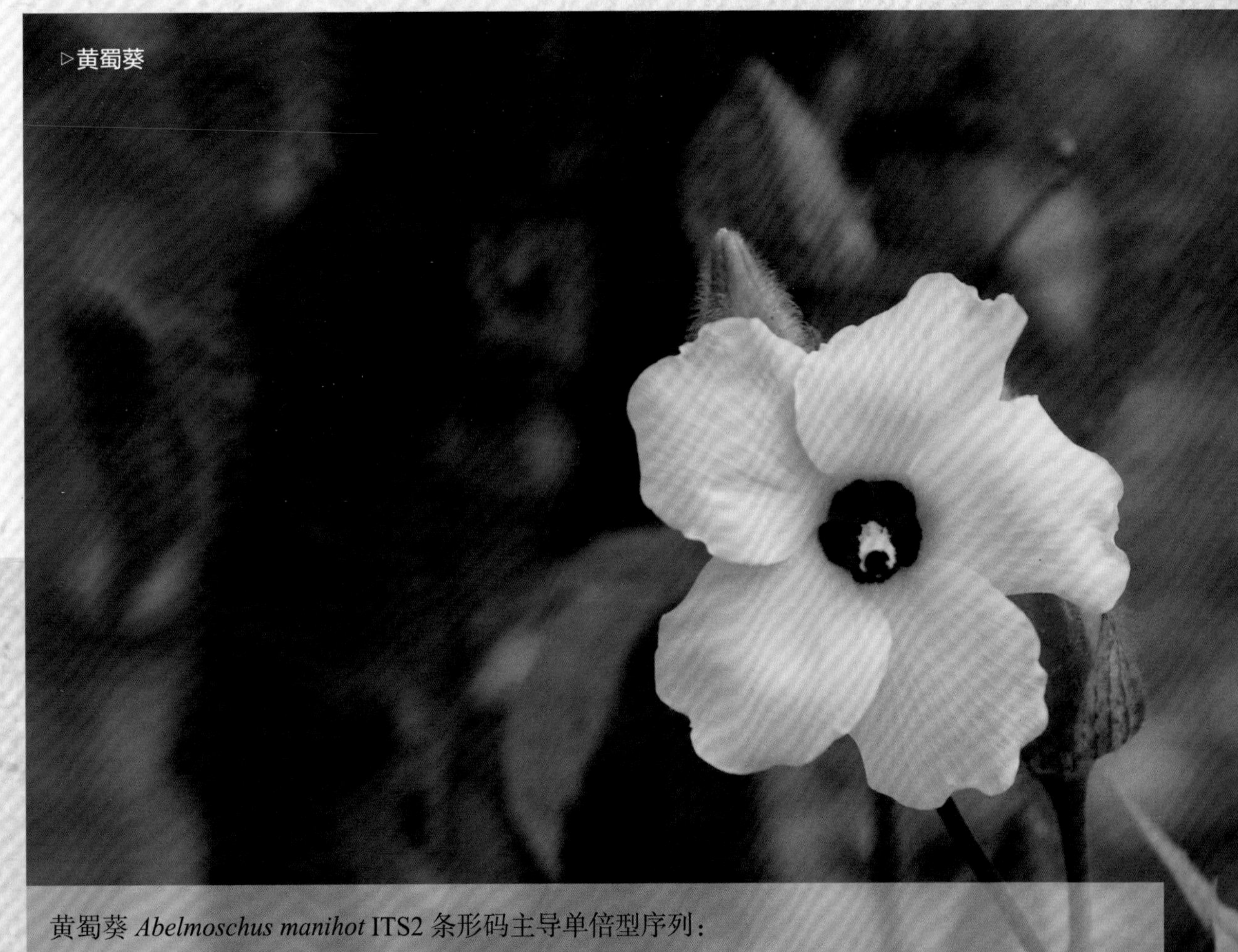

▷黄蜀葵

黄蜀葵 *Abelmoschus manihot* ITS2 条形码主导单倍型序列：

1 CGCATCGTCG CTCCCATCCA ACCCCTCCCC CCGGGGACGG GCTGCGGTGT GGGCGGACAA TGGCCTCCCG TTCGCACACC
81 GCTCGCGGTT GGCCCAAAAT CGAGTCATCG GCGACCACGG TGCCGCGACG ATCGGTGGTA ACGCTTCGAG CTGCCTCTTT
161 CGTAGTCGCG CGCTAACGTC GTCCCCGGCT CCCCGACCCT TTCGGCACCG CAAGCACGGT GCCCGCGTCG

‖ **附方** ‖

新八。**沙石淋痛**黄蜀葵花一两，炒为末，每米饮服一钱，名独圣散。普济方。**难产催生**如圣散：治胎脏干涩难产，剧者并进三服，良久腹中气宽，胎滑即下也。用黄葵花焙研末，熟汤调服二钱。无花，用子半合研末，酒淘去滓，服之。产宝鉴。**胎死不下**即上方，用红花酒下。**痈疽肿毒**黄蜀葵花，用盐掺，收瓷器中，密封，经年不坏。每用傅之，自平自溃。无花，用根叶亦可。直指方。**小儿口疮**黄葵花，烧末傅之。肘后方。**小儿木舌**黄蜀葵花为末一钱，黄丹五分，傅之。直指方。**汤火灼伤**用瓶盛麻油，以箸就树夹取黄葵花，收入瓶内，勿犯人手，密封收之。遇有伤者，以油涂之甚妙。经验方。**小儿秃疮**黄蜀葵花、大黄、黄芩等分，为末。米泔净洗，香油调搽。普济方。

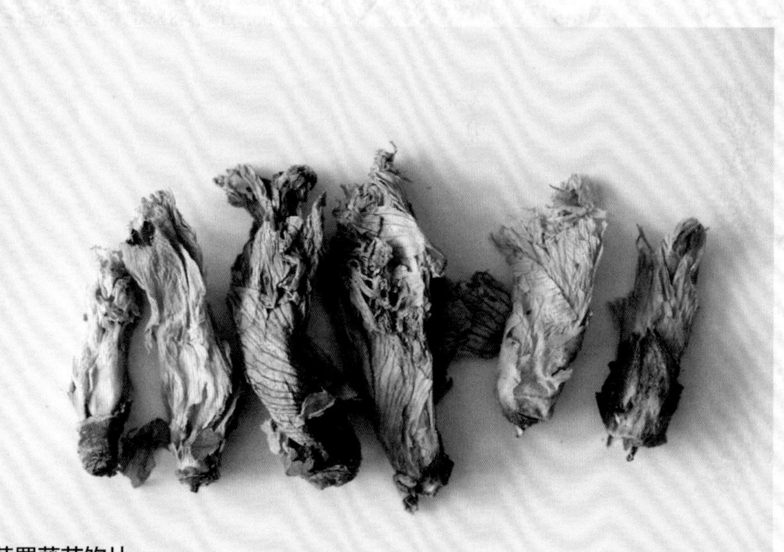

△黄蜀葵花饮片

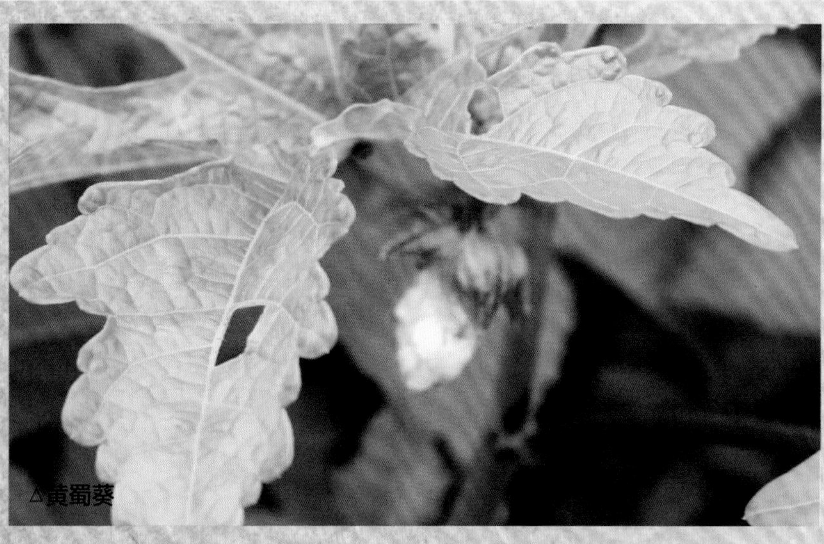

△黄蜀葵

子及根

‖ **气味** ‖

甘，寒，滑，无毒。

‖ **主治** ‖

痈肿，利小便，五淋水肿，产难，通乳汁。时珍。

‖ **发明** ‖

[颂曰] 冬葵、黄葵、蜀葵，形状虽各不同，而性俱寒滑，故所主疗不甚相远。[时珍曰] 黄葵子古方少用，今为催生及利小便要药。或单用，或入汤散皆宜，盖其性滑，与冬葵子同功故也。花、子与根性功相同，可以互用。无花用子，无子用根。

‖ **附方** ‖

旧二，新二。**临产催生**[宗奭曰] 临产时以四十九粒研烂，温水服之，良久即产。经验方。用子焙研三钱，井华水服。无子用根，煎汁服。**便痈初起**淮人用黄蜀葵子十七粒，皂角半挺，为末，以石灰同醋调涂之。永类钤方。**痈肿不破**黄葵子研，酒服，一粒则一头，神效。卫生易简方。**打扑伤损**黄葵子研，酒服二钱。海上方。

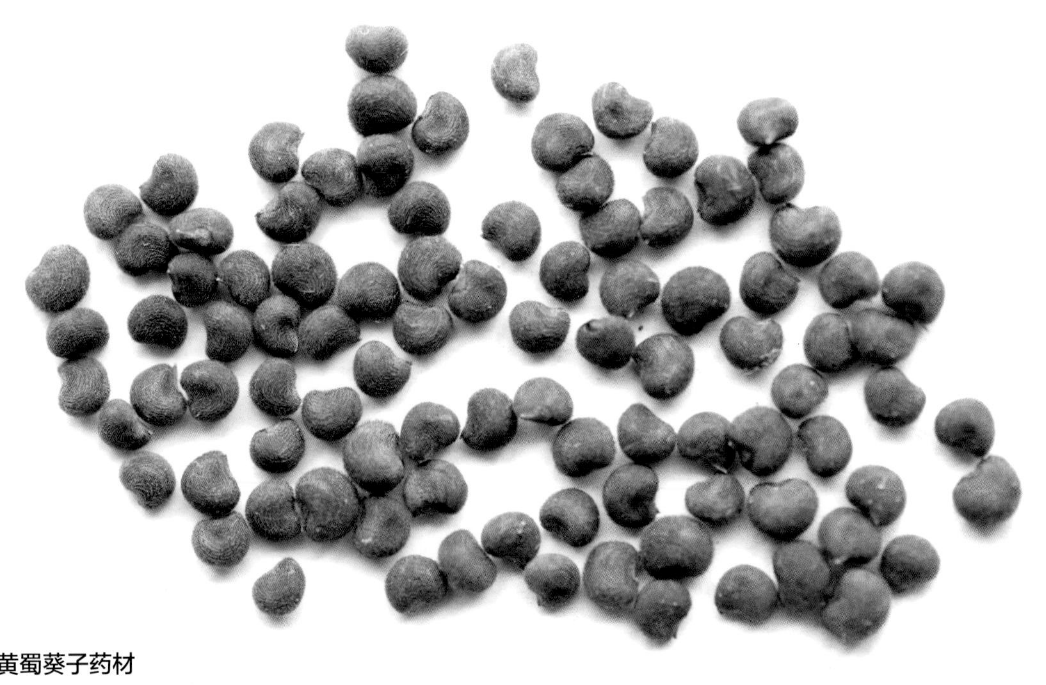

△黄蜀葵子药材

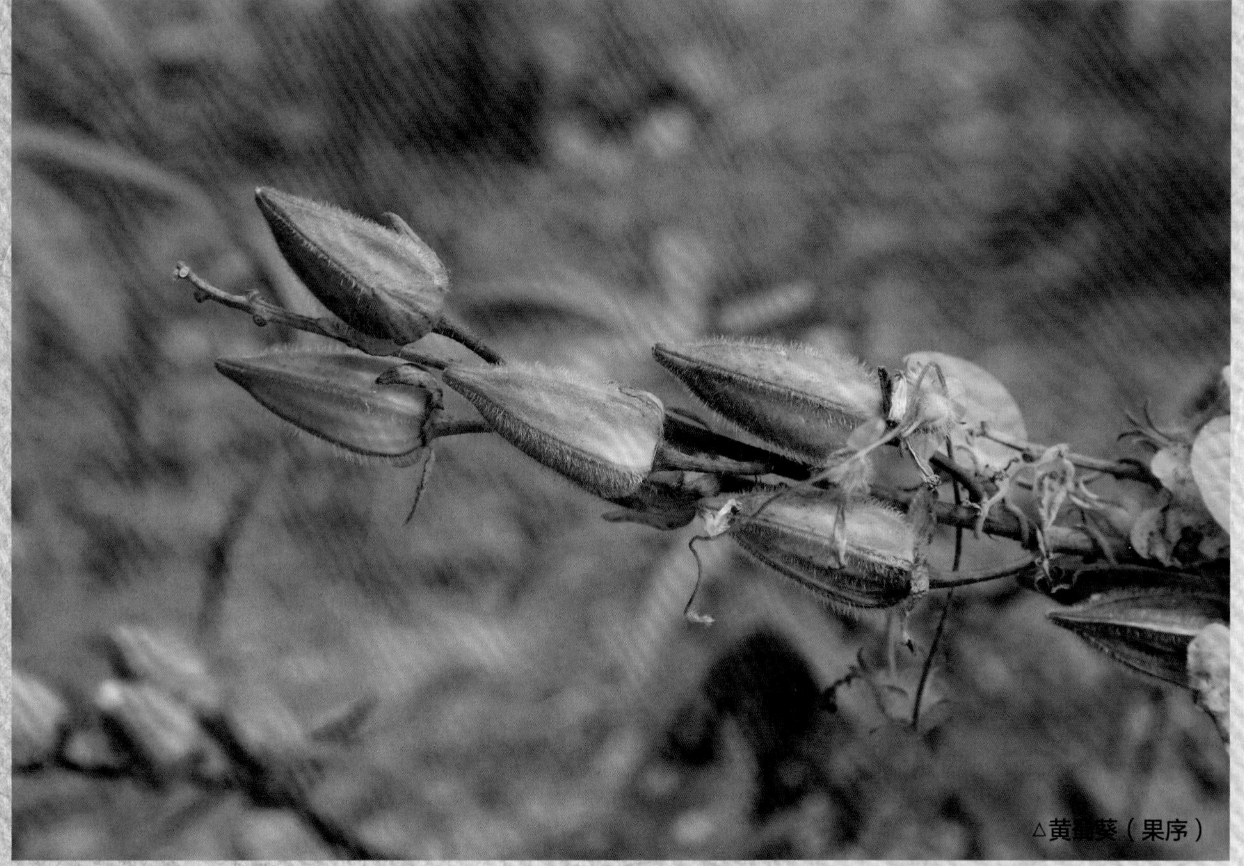
△黄蜀葵（果序）

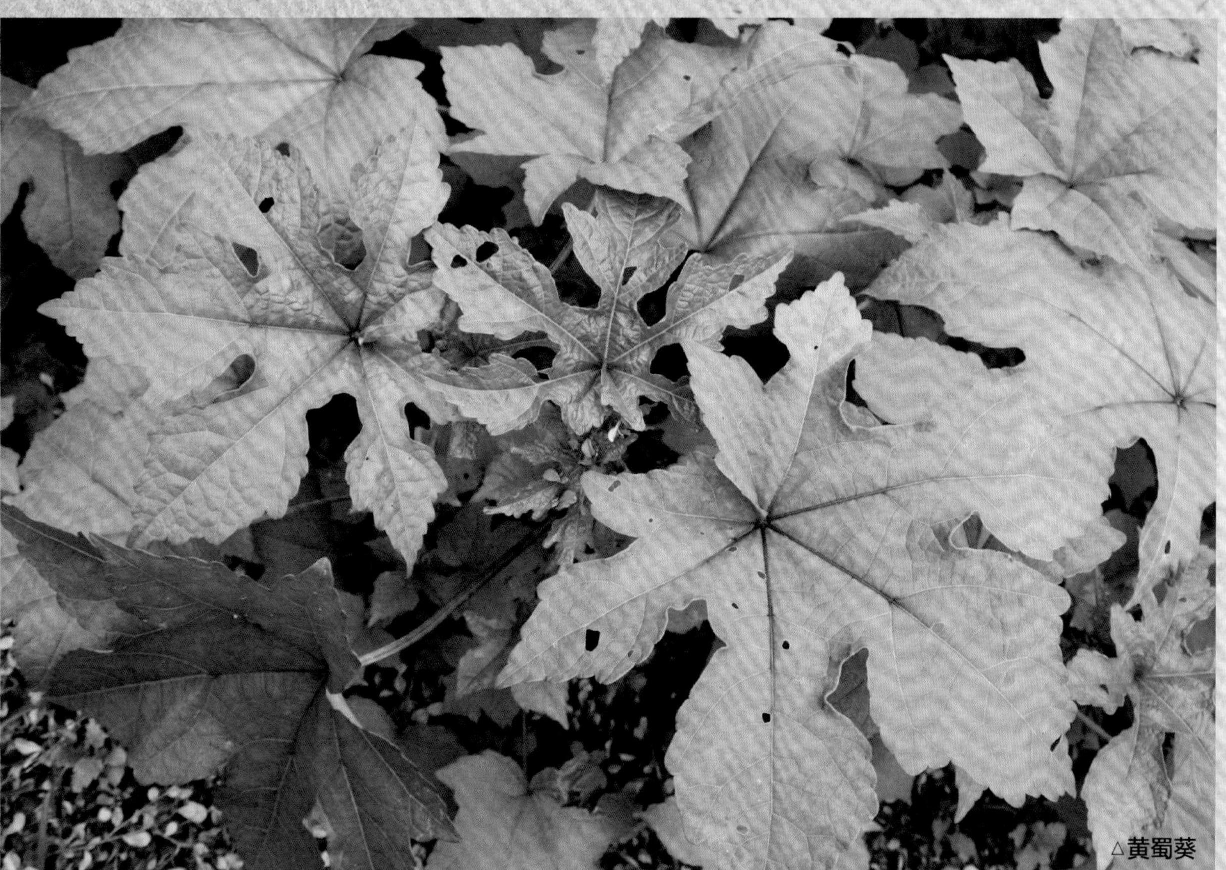
△黄蜀葵

‖ **基原** ‖

据《纲目图鉴》《纲目彩图》《中华本草》《大辞典》等综合分析考证，本品为茄科植物龙葵 *Solanum nigrum* Linn.。全国各地均有分布。《药典》四部收载龙葵药材为茄科植物龙葵的干燥地上部分。

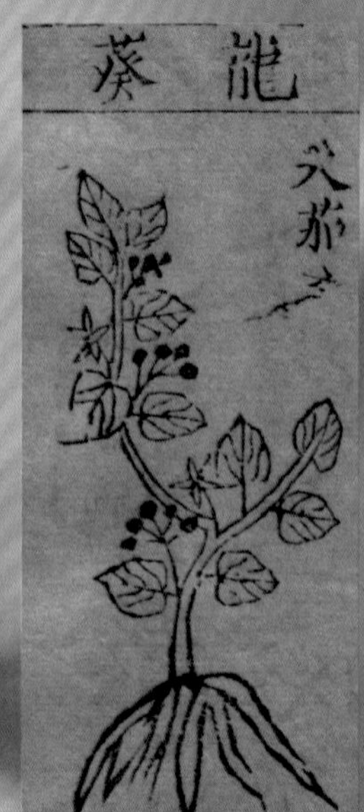

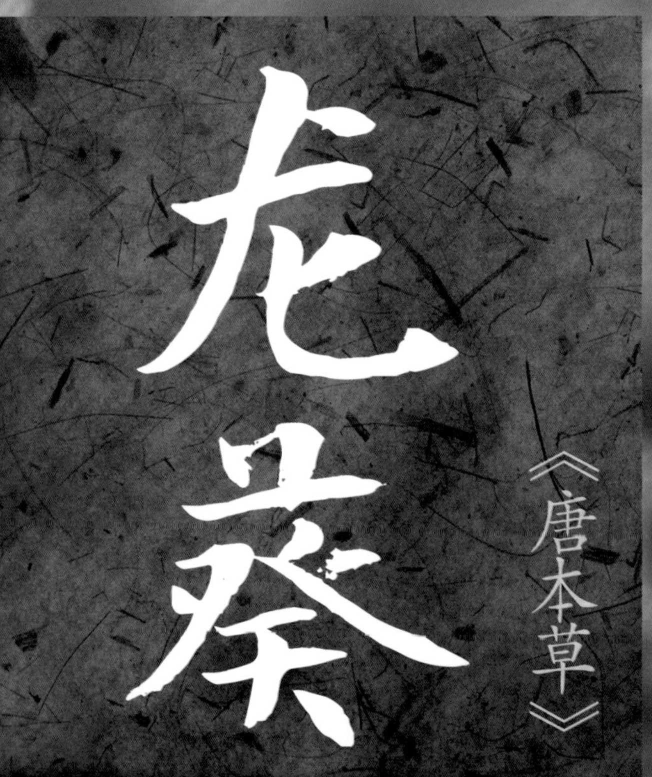

龙葵《唐本草》

▷龙葵（*Solanum nigrum*）

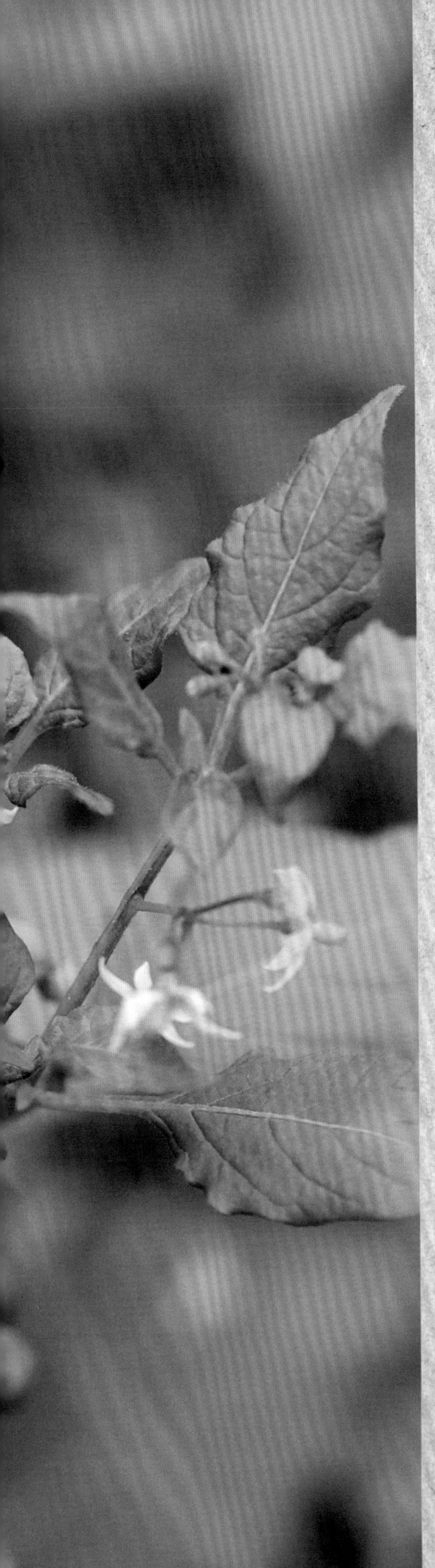

校正：并入图经老鸦眼睛草。

‖**释名**‖

苦葵图经**苦菜**唐本**天茄子**图经**水茄**纲目**天泡草**纲目**老鸦酸浆草**纲目**老鸦眼睛草**图经。[时珍曰] 龙葵，言其性滑如葵也。苦以菜味名，茄以叶形名，天泡、老鸦眼睛皆以子形名也。与酸浆相类，故加老鸦以别之。五爪龙亦名老鸦眼睛草，败酱、苦苣并名苦菜，名同物异也。

‖**集解**‖

[弘景曰] 益州有苦菜，乃是苦蘵。[恭曰] 苦蘵，即龙葵也。俗亦名苦菜，非荼也。龙葵所在有之，关河间谓之苦菜，叶圆花白，子若牛李子，生青熟黑，但堪煮食，不任生啖。[颂曰] 龙葵近处亦稀，惟北方有之。人谓之苦葵。叶圆似排风而无毛，花白色，子亦似排风子，生青熟黑，其赤者名赤珠，亦可入药。又曰：老鸦眼睛草，生江湖间。叶如茄子叶，故名天茄子。或云，即漆姑草也。漆姑即蜀羊泉，已见本经草部。人亦不能决识之。[时珍曰] 龙葵、龙珠，一类二种也，皆处处有之。四月生苗，嫩时可食，柔滑。渐高二三尺，茎大如箸，似灯笼草而无毛，叶似茄叶而小。五月以后，开小白花，五出黄蕊。结子正圆，大如五味子，上有小蒂，数颗同缀，其味酸。中有细子，亦如茄子之子。但生青熟黑者为龙葵，生青熟赤者为龙珠，功用亦相仿佛，不甚辽远。苏颂图经菜部既注龙葵，复于外类重出老鸦眼睛草，盖不知其即一物也。又谓老鸦眼睛是蜀羊泉，误矣。蜀羊泉叶似菊，开紫花，子类枸杞，详见草部本条。杨慎丹铅录谓龙葵即吴葵，反指本草为误，引素问、千金四月吴葵华为证，盖不知千金方言吴葵即蜀葵，已自明白矣。今并正之。

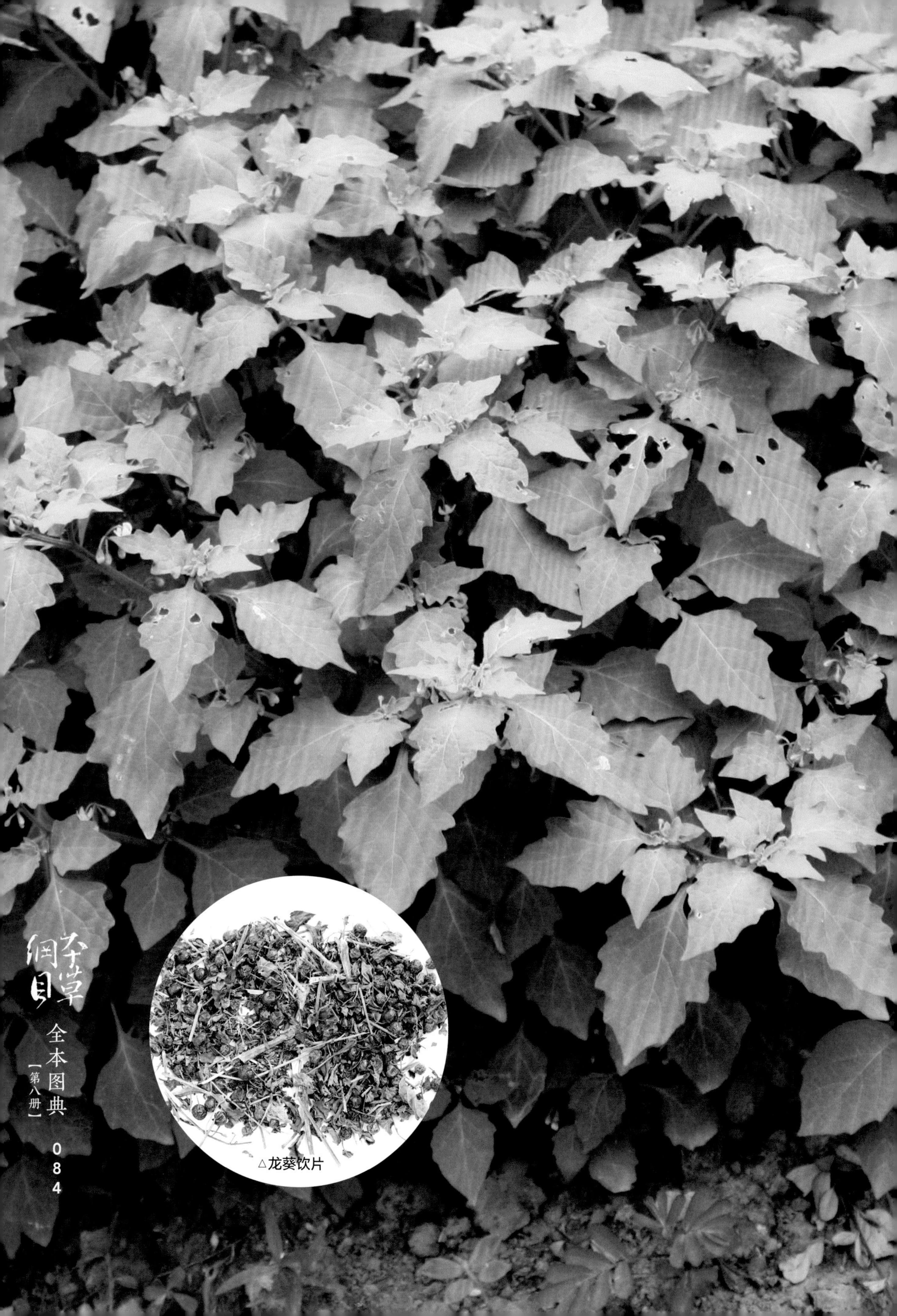

△龙葵饮片

苗

‖**气味**‖

苦、微甘，滑，寒，无毒。

‖**主治**‖

食之解劳少睡，去虚热肿。唐本。**治风，补益男子元气，妇人败血。**苏颂。**消热散血，压丹石毒宜食之。**时珍。

‖**附方**‖

旧一。**去热少睡**龙葵菜同米，煮作羹粥食之。食医心镜。

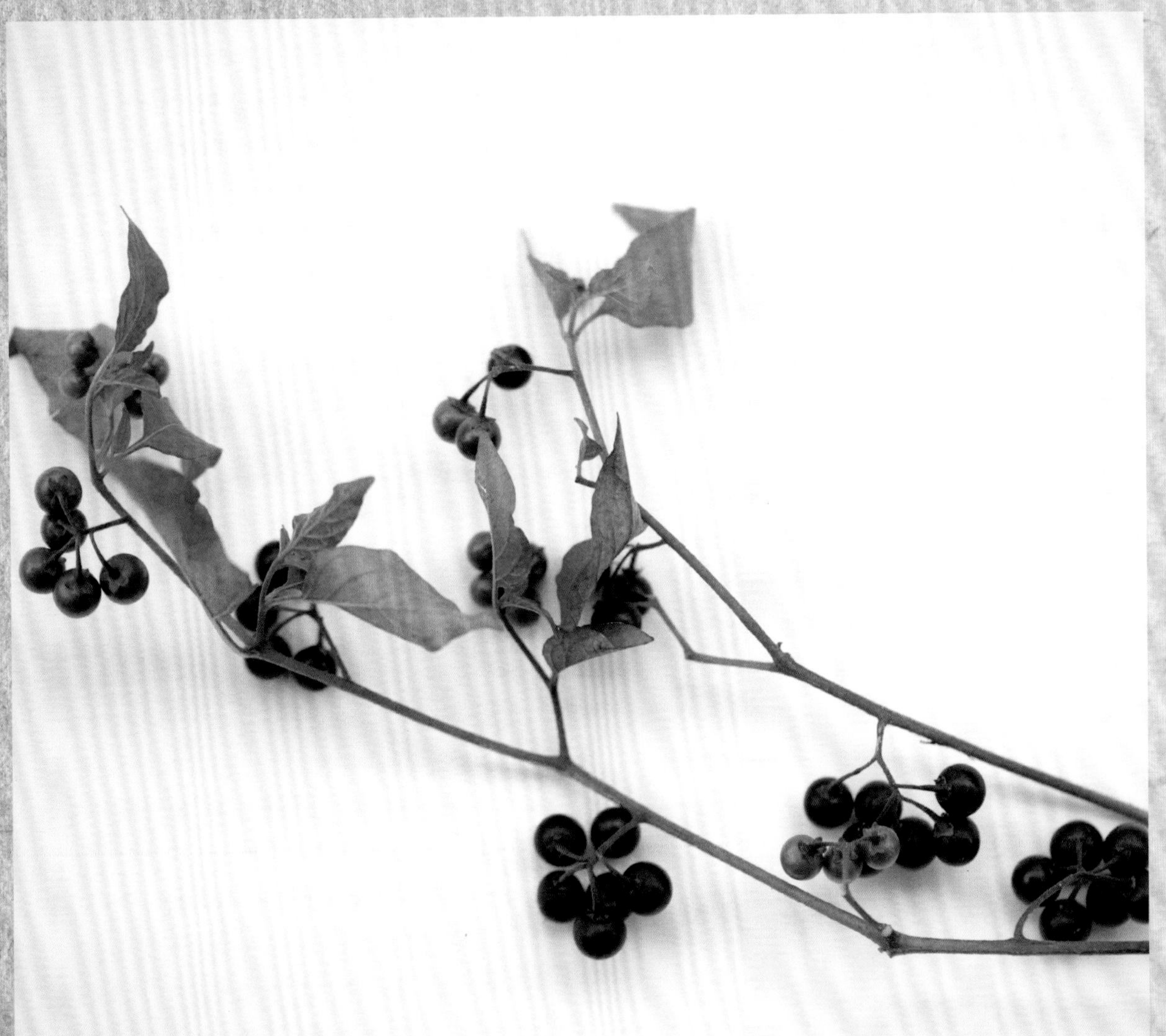

茎、叶、根

‖ **气味** ‖

同苗。

‖ **主治** ‖

捣烂和土，傅丁肿火丹疮，良。孟诜。**疗痈疽肿毒，跌扑伤损，消肿散血。**时珍。**根与木通、胡荽煎汤服，通利小便。**苏颂。

‖ **附方** ‖

旧四，新八。**通利小便**方见上。**从高坠下**欲死者。取老鸦眼睛草茎叶捣汁服，以渣傅患处。唐瑶经验方。**火焰丹肿**老鸦眼睛草叶，入醋细研傅之，能消赤肿。苏颂图经本草。**痈肿无头**龙葵茎叶捣傅。经验方。**发背痈疽**成疮者。苏颂图经云：用龙葵一两为末，麝香一分，研匀，涂之甚善。袖珍方云：一切发背痈疽恶疮。用蛤蟆一个，同老鸦眼睛草茎叶捣烂，傅之即散，神效。**诸疮恶肿**老鸦眼睛草擂酒服，以渣傅之。普济

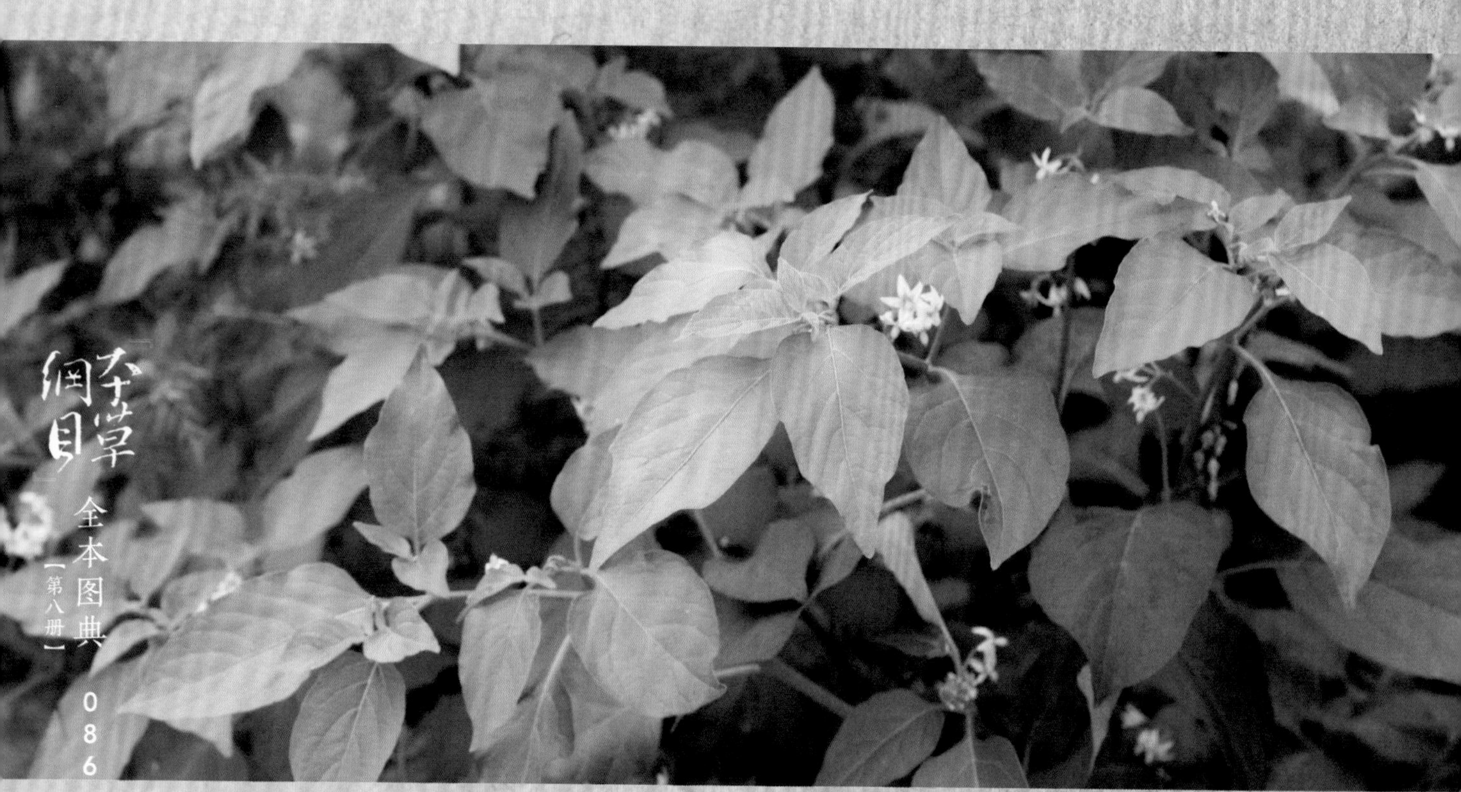

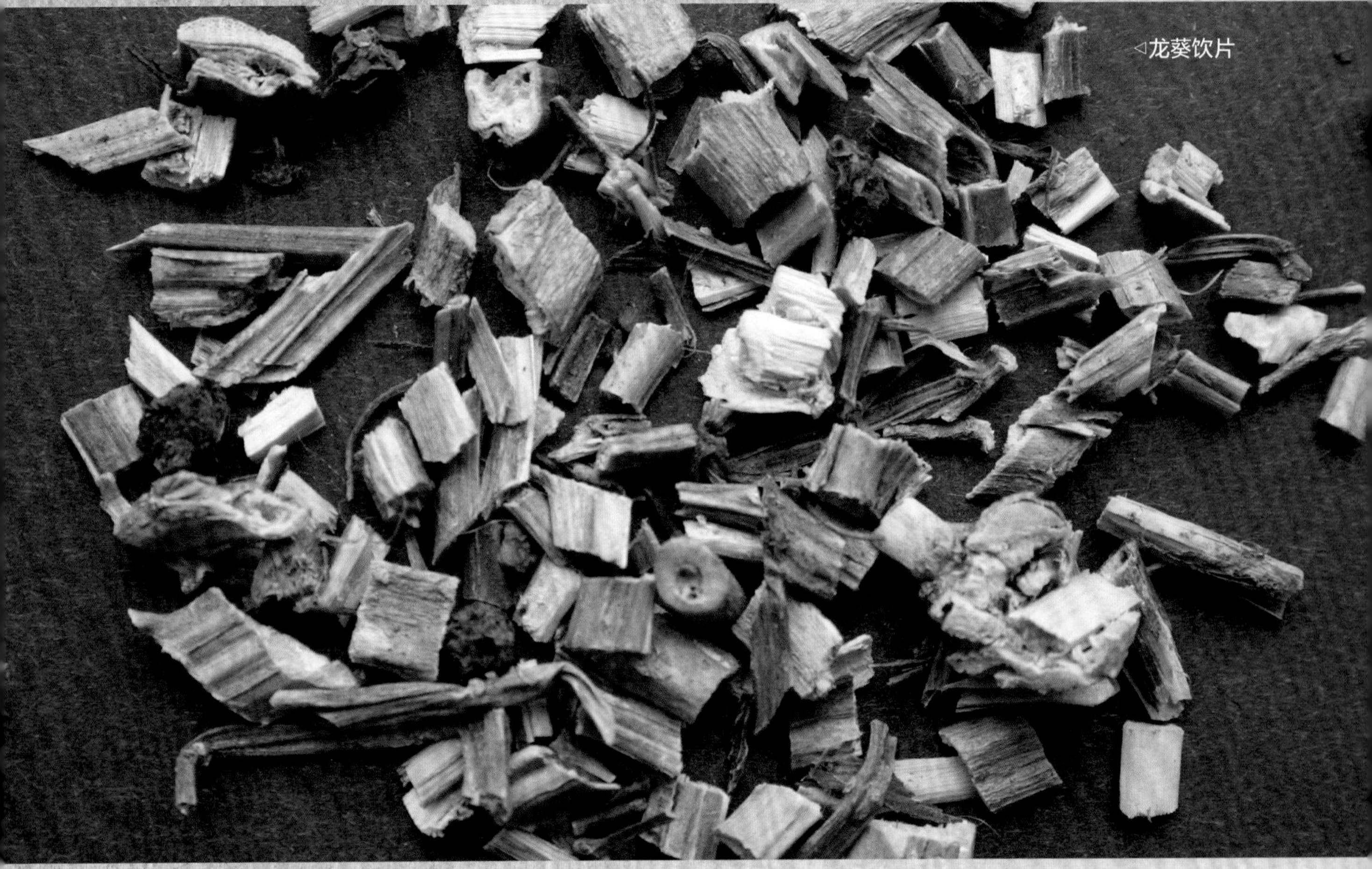

◁龙葵饮片

方。**丁肿毒疮**黑色焮肿者，乃服丹石毒也；赤色者，肉面毒也。用龙葵根一握洗切，乳香末、黄连三两，杏仁六十枚，和捣作饼，厚如三钱，依疮大小傅之，觉痒即换去。痒不可忍，切勿搔动。候炊久，疮中似石榴子戢戢然，乃去药。时时以甘草汤温洗，洗后以蜡贴之。终身不得食羊血。如无龙葵，以蔓菁根代之。圣济总录。**天泡湿疮**龙葵苗叶捣傅之。**吐血不止**天茄子苗半两，人参二钱半，为末。每服二钱，新汲水下。圣济总录。**辟除蚤虱**天茄叶铺于席下，次日尽死。**多年恶疮**天茄叶贴之，或为末贴。救急良方。**产后肠出**不收。老鸦酸浆草一把，水煎，先熏后洗，收乃止。救急方。

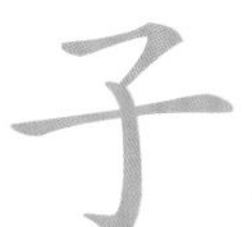

子 七月采之。

‖ **主治** ‖

丁肿。唐本。**明目轻身甚良。**甄权。**治风，益男子元气，妇人败血。**苏颂。

‖ **基原** ‖

据《纲目彩图》《大辞典》《中华本草》等综合分析考证，本品为茄科植物龙珠 *Tubocapsicum anomalum* (Franch. et Savatier) Makino。分布于我国大部分地区。

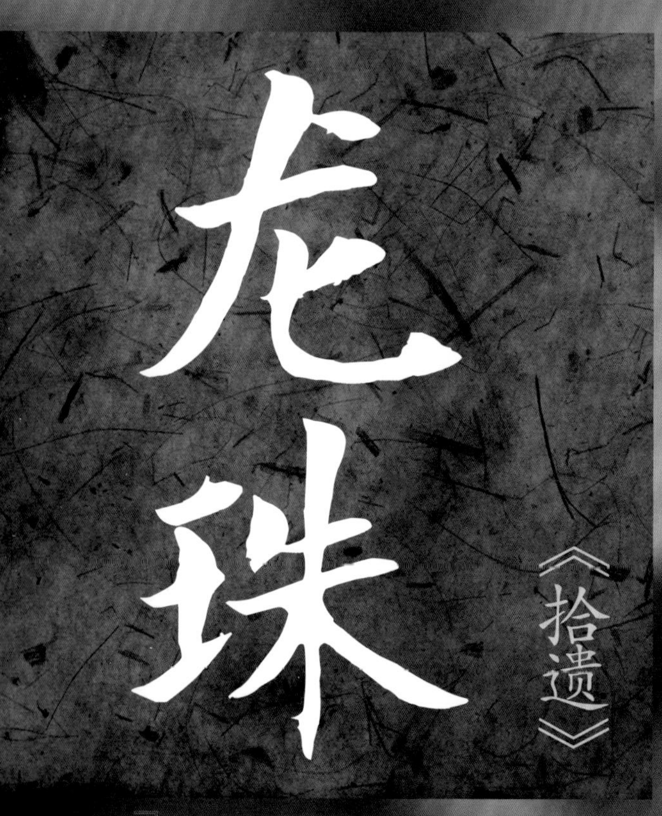

‖ **释名** ‖

赤珠。[颂曰] 龙葵子赤者名赤珠，象形也。

‖ **集解** ‖

[甄权曰] 龙葵，赤珠者名龙珠，挼去汁可食，能变白令黑。[藏器曰] 龙珠生道旁，子圆似龙葵，但熟时正赤耳。[时珍曰] 龙珠、龙葵，虽以子之黑赤分别，其实一物二色，强分为二也。

▷龙珠果（*Tubocapsicum anomalum*）

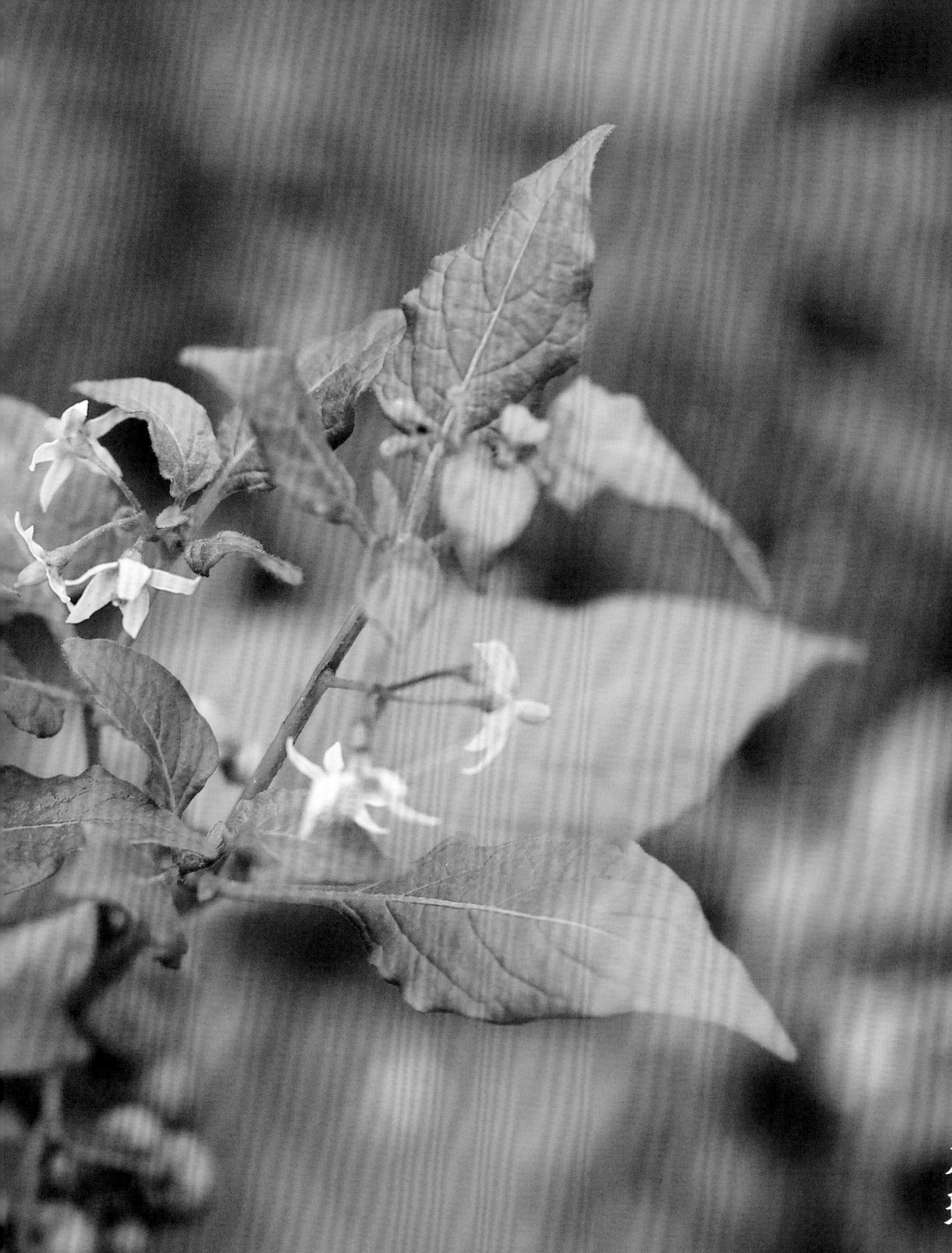

龙珠

苗

‖ **气味** ‖

苦，寒，无毒。

‖ **主治** ‖

能变白发，令人不睡。主诸热毒，石气发动，调中解烦。藏器。

‖ **发明** ‖

[权曰] 龙珠，服之变白令黑，耐老。若能生食得苦者，不食他菜，十日后即有灵异也。不与葱、薤同啖，根亦入药用。

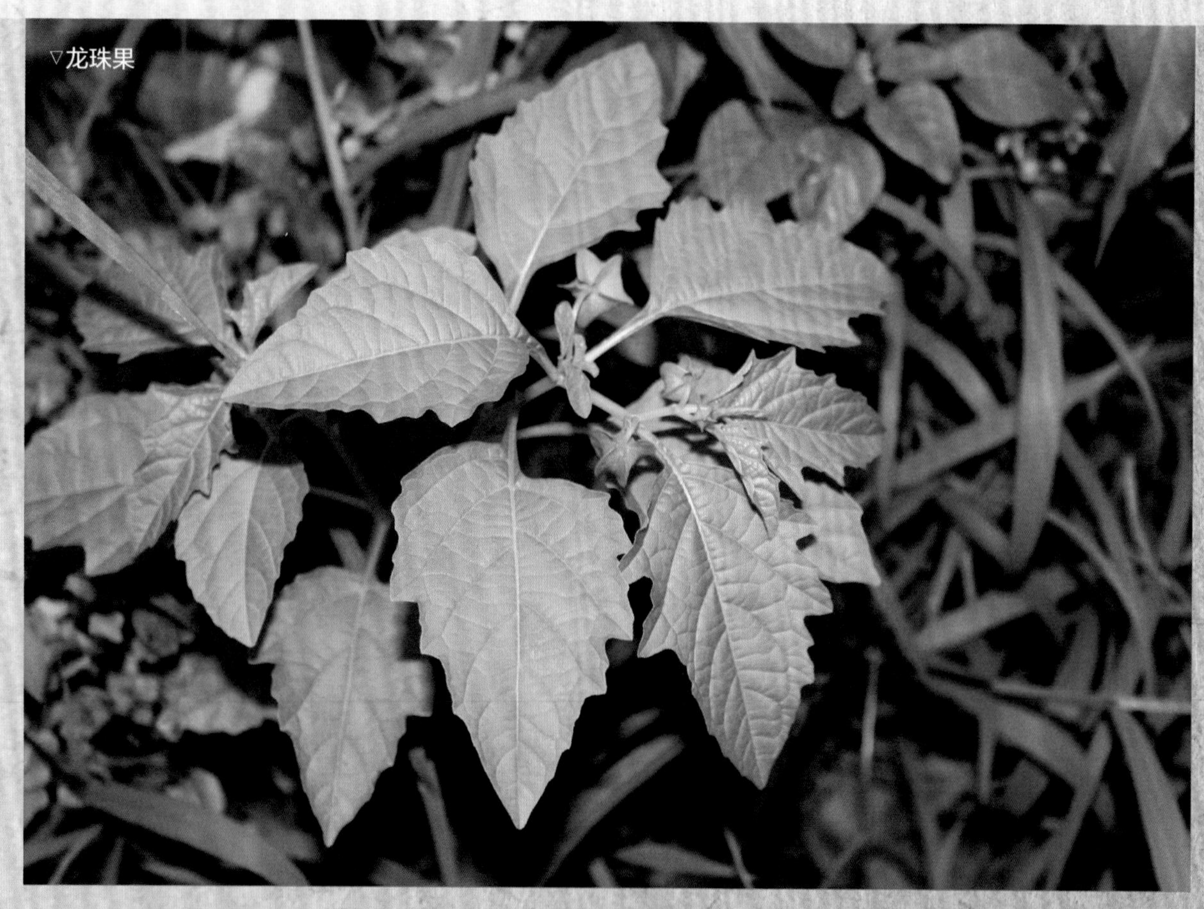

▽龙珠果

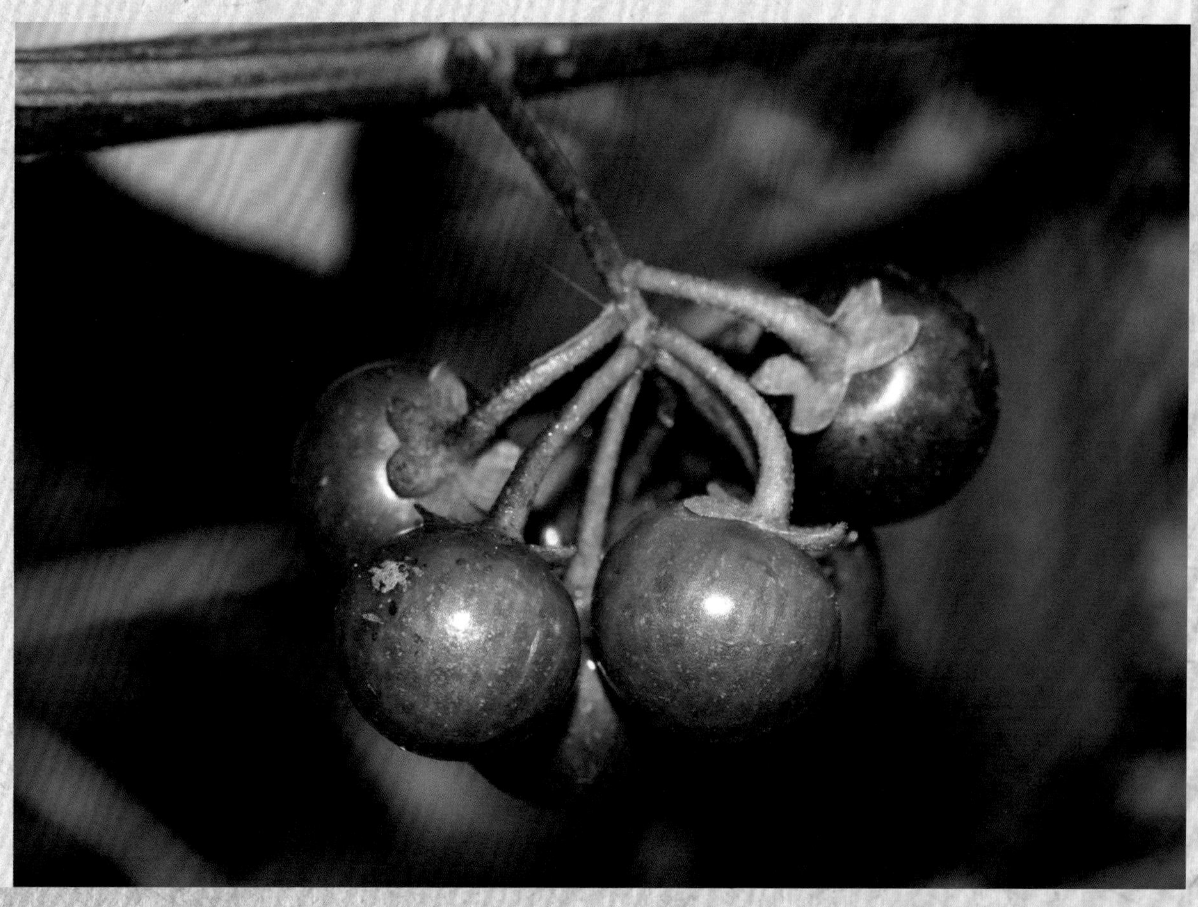

子

‖ **气味** ‖

同菜。

‖ **主治** ‖

丁肿。藏器。

‖ **基原** ‖

据《纲目彩图》《纲目图鉴》《中华本草》《大辞典》等综合分析考证，本品为茄科植物酸浆 *Physalis alkekengi* Linn.。分布于西北及河南、湖北、湖南、四川、贵州等地。《中华本草》《大辞典》认为还包括同属植物挂金灯 *P. alkekengi* Linn. var. *franchetii* (Masters) Makino，除西藏外全国各地均有分布。《药典》收载锦灯笼药材为茄科植物酸浆 *P. alkekengi* Linn. var. *franchetii* (Masters) Makino（按《植物志》即挂金灯）的干燥宿萼或带果实的宿萼；秋季果实成熟、宿萼呈红色或橙红色时采收，干燥。

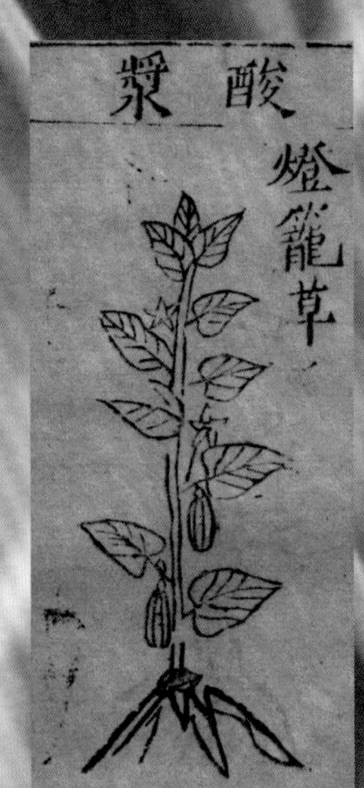

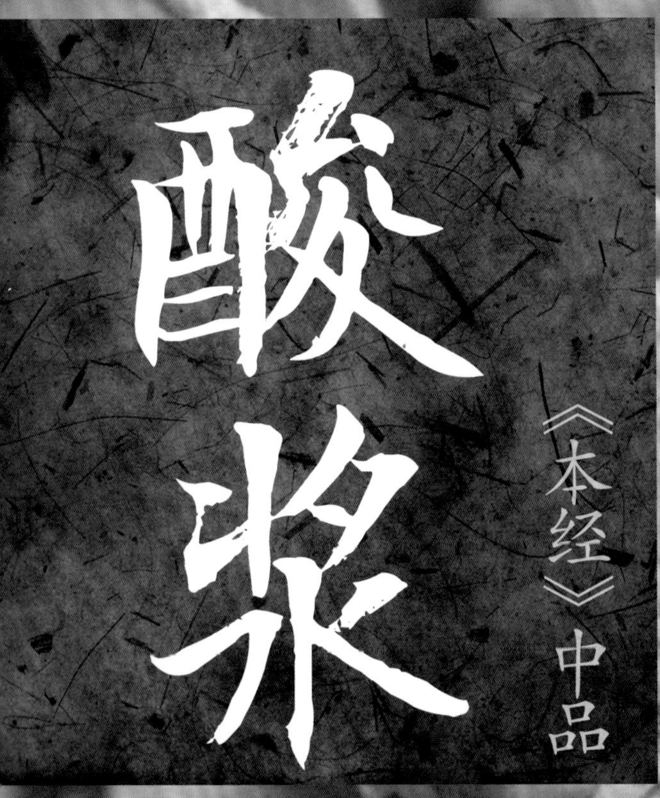

△挂金灯（酸浆）（*Physalis alkekengi*）

校正：菜部苦耽，草部酸浆、灯笼草，俱并为一。

‖**释名**‖

醋浆本经**苦蒧**音针**苦耽**嘉祐**灯笼草**唐本**皮弁草**食疗**天泡草**纲目**王母珠**嘉祐**洛神珠**同上**小者名苦蘵。**[藏器曰]尔雅苦蒧，寒浆也。郭璞注云：即今酸浆，江东人呼为苦蒧。小者为苦蘵，亦呼为小苦耽。崔豹古今注云：蘵，一名蘵子，实形如皮弁，其子圆如珠。[时珍曰]酸浆，以子之味名也。苦蒧、苦耽，以苗之味名也。灯笼、皮弁，以角之形名也。王母、洛神珠，以子之形名也。按杨慎卮言云：本草灯笼草、苦耽、酸浆，皆一物也。修本草者非一时一人，故重复耳。燕京野果名红姑娘，外垂绛囊，中含赤子如珠，酸甘可食，盈盈绕砌，与翠草同芳，亦自可爱。盖姑娘乃瓜囊之讹，古者瓜姑同音，娘囊之音亦相近耳。此说得之，故今以本经酸浆，唐本草灯笼草，宋嘉祐本草苦耽，俱并为一焉。

‖**集解**‖

[别录曰]酸浆生荆楚川泽及人家田园中，五月采，阴干。[弘景曰]酸浆处处多有，苗似水茄而小，叶亦可食。子作房，房中有子如梅李大，皆黄赤色，小儿食之。[保升曰]酸浆即苦蒧也，根如菹芹，白色绝苦。[禹锡曰]苦耽生故墟垣堑间，高二三尺，子作角，如撮口袋，中有子如珠，熟则赤色。关中人谓之洛神珠，一名王母珠，一名皮弁草。一种小者名苦蘵。尔雅谓之黄蒢。[恭曰]灯笼草所在有之，枝干高三四尺，有红花状若灯笼，内有红子可爱，根、茎、花、实并入药用。[宗奭曰]酸浆即苦耽也，嘉祐重出苦耽条。天下有之，苗如天茄子，开小白花，结青壳，熟则深红，壳中子大如樱，亦红色，樱中复有细子，如落苏之子，食之有青草气也。[时珍曰]龙葵、酸浆，一类二种也。酸浆、苦蘵，一种二物也。但大者为酸浆，小者为苦蘵，以此为别。败酱亦名苦蘵，与此不同。其龙葵、酸浆苗叶一样，但龙葵茎光无毛，五月入秋开小白花，五出黄蕊，结子无壳，累累数颗同枝，子有蒂盖，生青熟紫黑。其酸浆同时开小花黄白色，紫心白蕊，其花如杯状，无瓣，但有五尖，结一铃壳，凡五棱，一枝一颗，下悬如灯笼之状，壳中一子，状如龙葵子，生青熟赤。以此分别，便自明白。按庚辛玉册云：灯笼草四方皆有，惟川陕者最大。叶似龙葵，嫩时可食。四五月开花结实，有四叶盛之如灯笼，河北呼为酸浆。据此及杨慎之说，则灯笼、酸浆之为一物，尤可证矣。唐慎微以三叶酸草附于酸浆之后，盖不知其名同物异也。其草见草之八酢浆下。

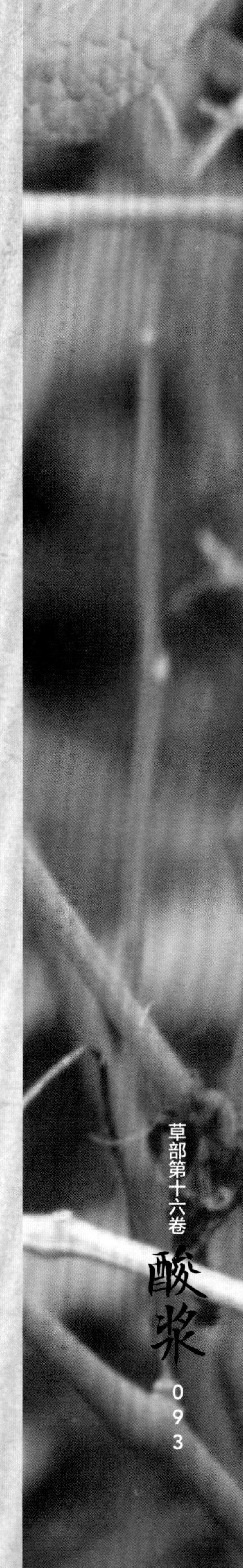

苗、叶、茎、根

‖ **气味** ‖

苦，寒，无毒。[禹锡曰] 有小毒。[恭曰] 苦，大寒，无毒。[时珍曰] 方士取汁煮丹砂，伏白矾，煮三黄，炼消、硫。

‖ **主治** ‖

酸浆：治热烦满，定志益气，利水道。本经。**捣汁服，治黄病，多效。**弘景。**灯笼草：治上气咳嗽风热，明目，根茎花实并宜。**唐本。**苦耽苗子：治传尸伏连，鬼气疰忤邪气，腹内热结，目黄不下食，大小便涩，骨热咳嗽，多睡劳乏，呕逆痰壅，痃癖痞满，小儿无辜疬子，寒热大腹，杀虫落胎，去蛊毒，并煮汁饮，亦生捣汁服。研膏，傅小儿闪癖。**嘉祐。

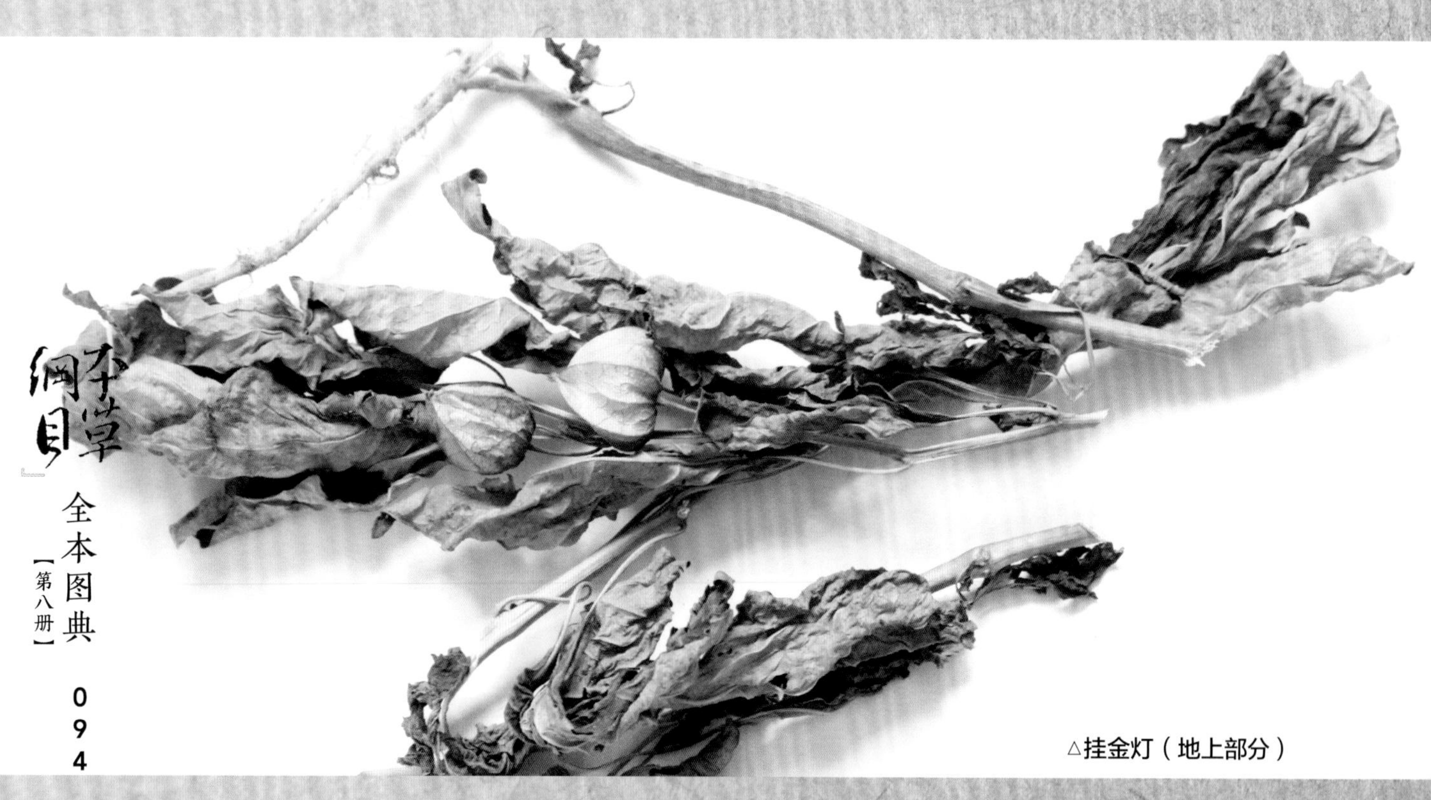

△挂金灯（地上部分）

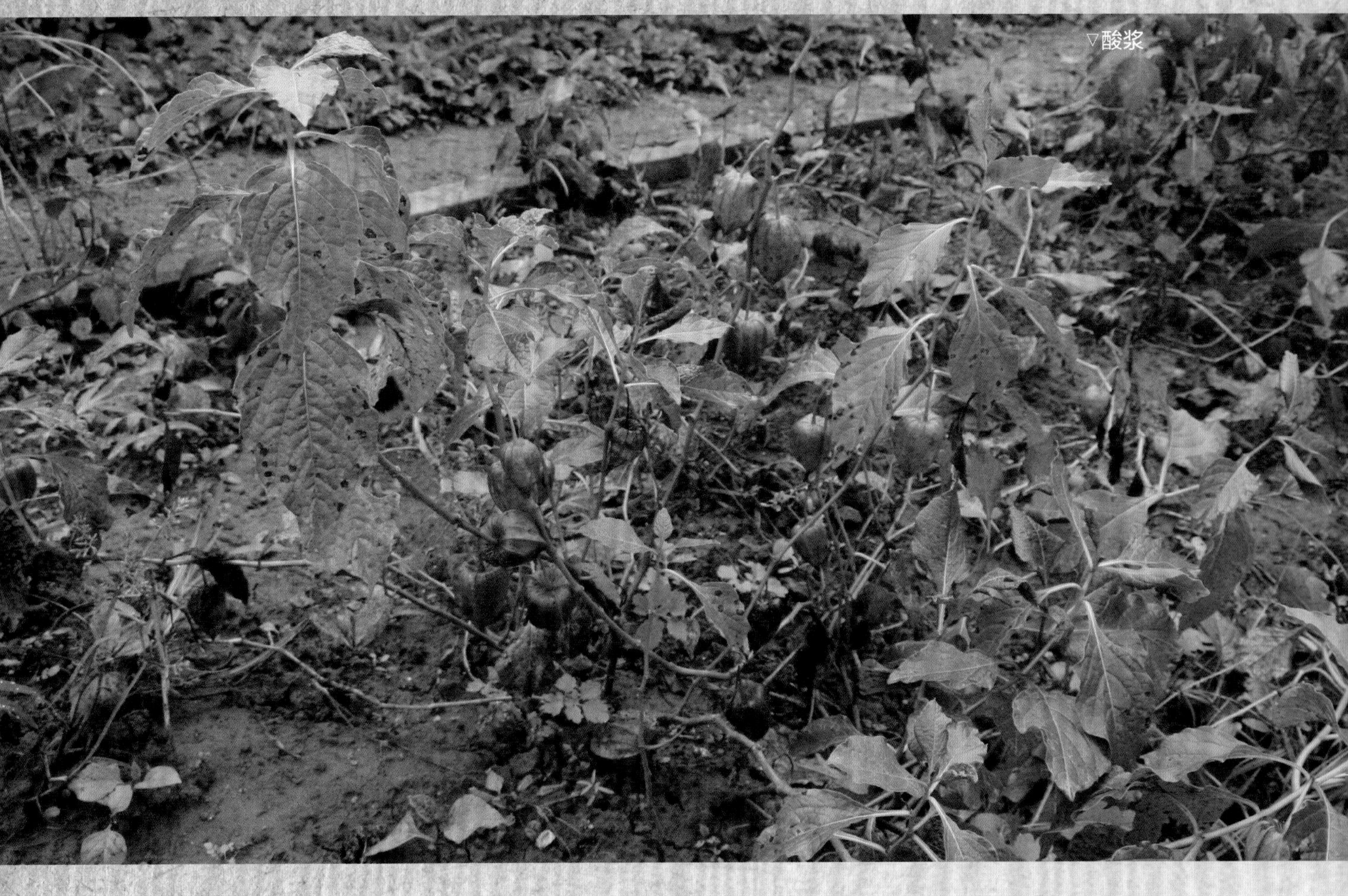
▽酸浆

‖ **发明** ‖

[震亨曰] 灯笼草，苦能除湿热，轻能治上焦，故主热咳咽痛。此草治热痰咳嗽，佛耳草治寒痰咳嗽也。与片芩清金丸同用，更效。[时珍曰] 酸浆利湿除热。除热故清肺治咳，利湿故能化痰治疸。一人病虚乏咳嗽有痰，愚以此加入汤中用之，有效。

‖ **附方** ‖

新三。**热咳咽痛**灯笼草为末，白汤服，名清心丸。仍以醋调傅喉外。丹溪纂要。**喉疮作痛**灯笼草，炒焦研末，酒调呷之。医学正传。**灸疮不发**酸浆叶贴之。

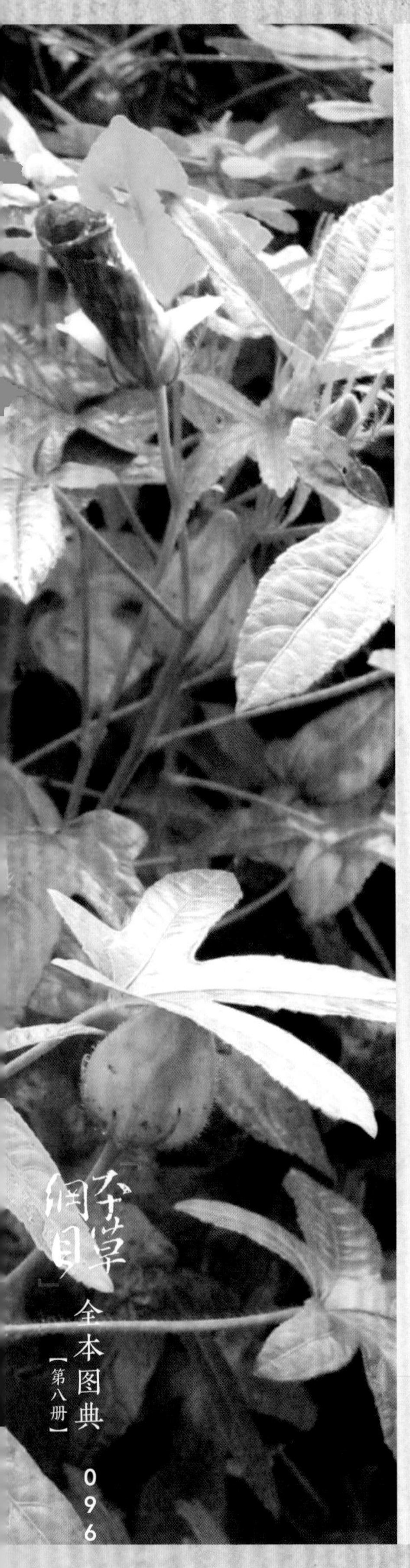

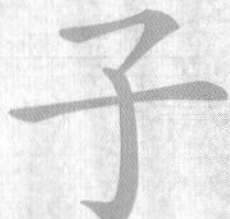

子

‖ **气味** ‖

酸，平，无毒。[别录曰] 寒。

‖ **主治** ‖

热烦，定志益气，利水道，产难吞之立产。别录。**食之除热，治黄病，尤益小儿。**苏颂。**治骨蒸劳热，尸疰疳瘦，痰癖热结，与苗茎同功。**嘉祐。

‖ **附方** ‖

新二。**酸浆实丸**治三焦肠胃伏热，妇人胎热难产。用酸浆实五两，苋实三两，马蔺子炒、大盐榆白皮炒二两，柴胡、黄芩、栝楼根、蔄茹各一两，为末，炼蜜丸梧子大。每服三十丸，木香汤下。圣济总录。**天泡湿疮**天泡草铃儿生捣敷之。亦可为末，油调敷。邓才杂兴方。

▽锦灯笼药材

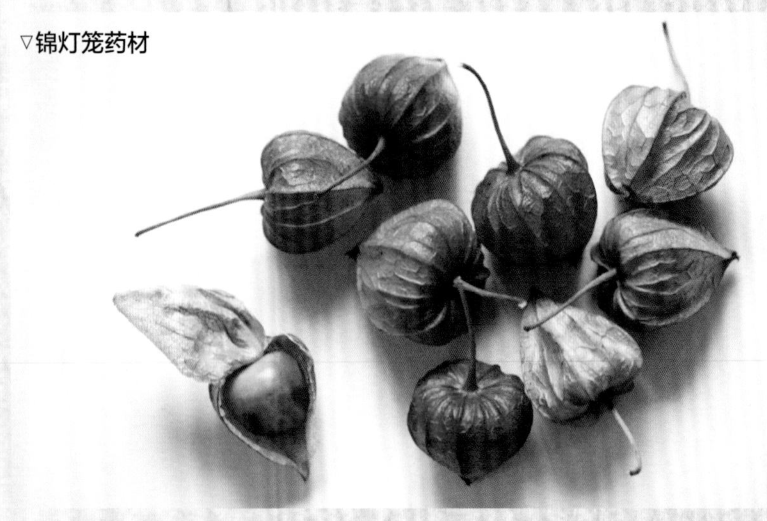

酸浆 *Physalis alkekengi* var. *franchetii* ITS2 条形码主导单倍型序列：

```
1   CGCATCGCGT CGCCCCCCTC ACCCCGCGGG GTGTGGCGGG GCGGATACTG GCCTCCCGTG CGCCCGGAGC TCGCGGCCGG
81  CCTAAATGCG AGCCCACGTC GACGGACGTC ACGGCAGGTG GTGGTTGTAA CTCAGCTCTC GAAGTGCCGT GGCCAGAGCC
161 CGTCGCGCGT GTCGGCTGCG AGACCCTTCC AGCGCTCCGG CGCTCCGACC G
```

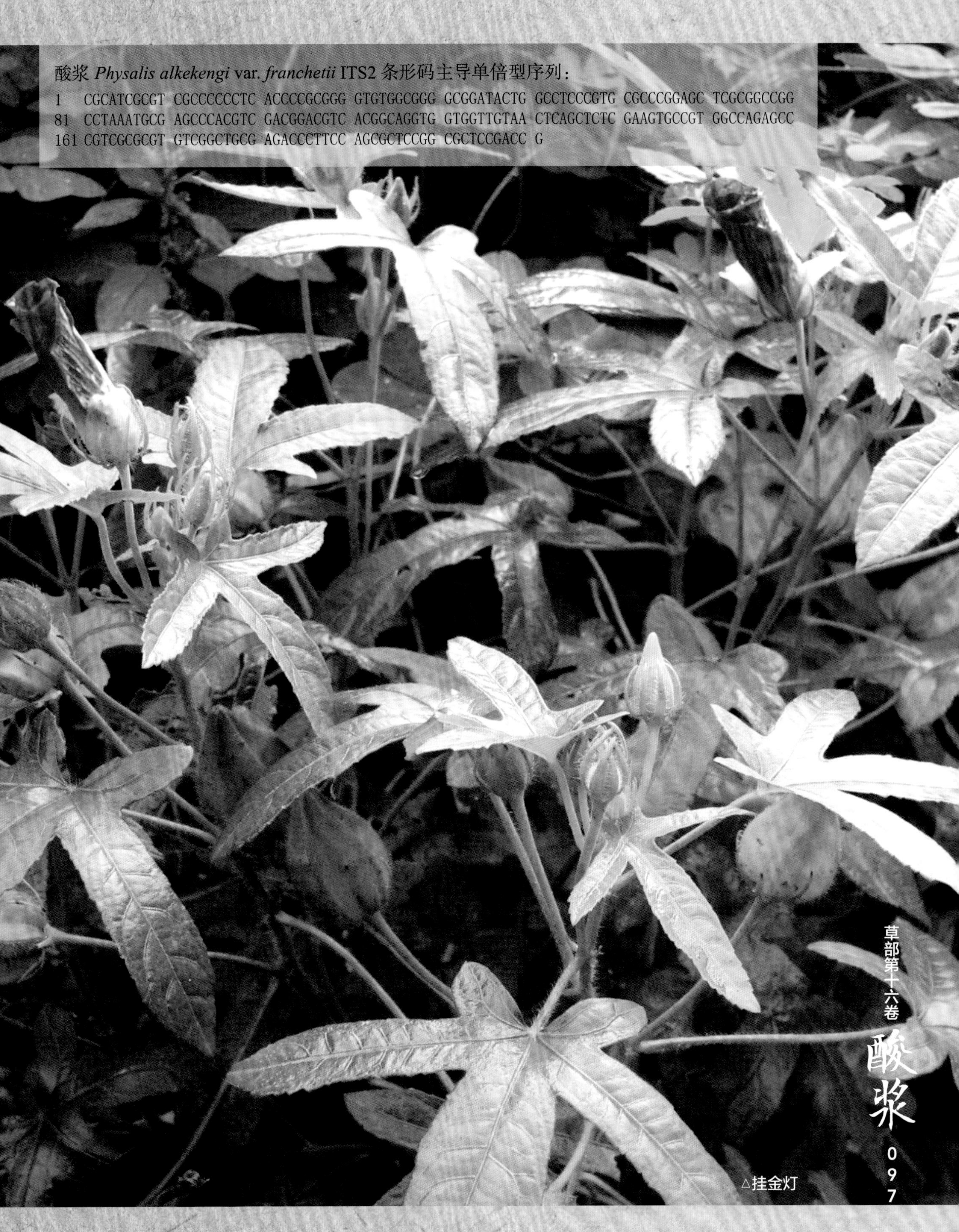

△挂金灯

‖ **基原** ‖

《纲目图鉴》《中华本草》《大辞典》等认为本品为茄科植物蜀羊泉（青杞）*Solanum septemlobum* Bunge，分布于西北及内蒙古、山东、江苏、安徽等地。但《纲目彩图》认为本品为石竹科植物漆姑草 *Sagina japonica* (Sw.) Ohwi 的全草，分布于吉林、辽宁、内蒙、陕西、宁夏、甘肃等地。

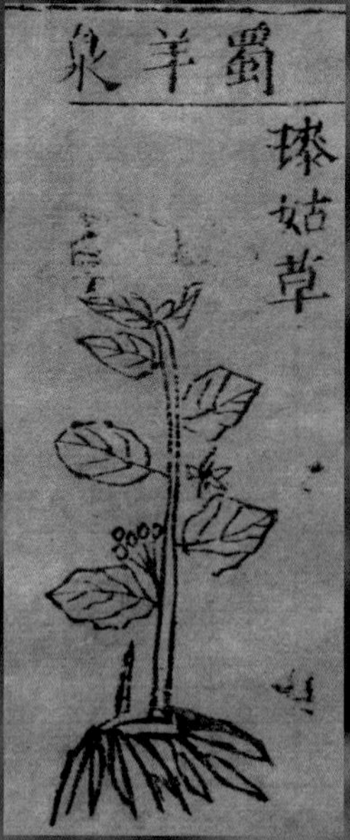

蜀羊泉 漆姑草

蜀羊泉

《本经》中品

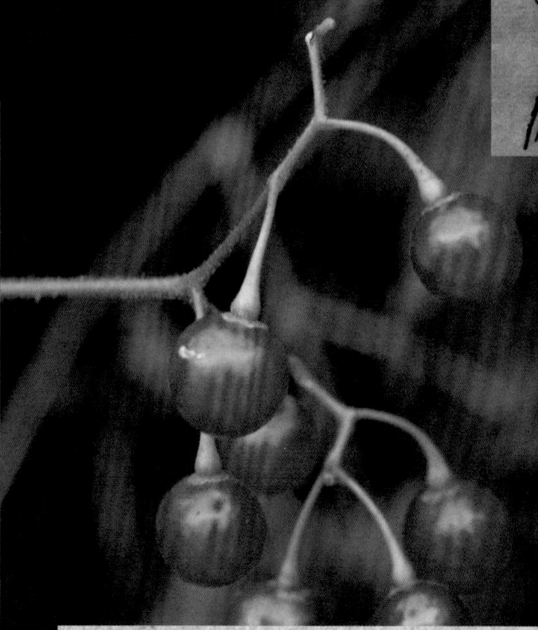

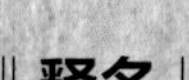

△蜀羊泉（青杞）（*Solanum septemlobum*）

‖ **释名** ‖

羊泉别录**羊饴**别录**漆姑草。**[时珍曰] 诸名莫解。能治漆疮，故曰漆姑。

‖ **集解** ‖

[别录曰] 蜀羊泉生蜀郡山谷。[弘景曰] 方不复用，人无识者。[恭曰] 此草俗名漆姑，叶似菊，花紫色，子类枸杞子，根如远志，无心有糁。所在平泽有之，生阴湿地，三月、四月采苗叶阴干。[藏器曰] 陶注杉材云：漆姑叶细细，多生石边，能疗漆疮。苏云漆姑是羊泉。按羊泉乃大草。漆姑草如鼠迹大，

生阶墀间阴处，气辛烈，挼傅漆疮，亦主溪毒，乃同名也。[颂曰]或言老鸦眼睛草即漆姑草，漆姑乃蜀羊泉，人不能决识。[时珍曰]漆姑有二种：苏恭所说是羊泉，陶、陈所说是小草。苏颂所说老鸦眼睛草，乃龙葵也。又黄蜂作窠，衔漆姑草汁为蒂，即此草也。

‖ **气味** ‖

苦，微寒，无毒。

‖ **主治** ‖

秃疮，恶疮热气，疥瘙痂癣虫。本经。**疗龋齿，女子阴中内伤，皮间实积。**别录。**主小儿惊，生毛发，捣涂漆疮。**苏恭。**蚯蚓气呵者，捣烂入黄丹盦之。**时珍。出摘玄方。

‖ **附方** ‖

新一。**黄疸疾**漆草一把，捣汁和酒服。不过三五次，即愈。摘玄方。

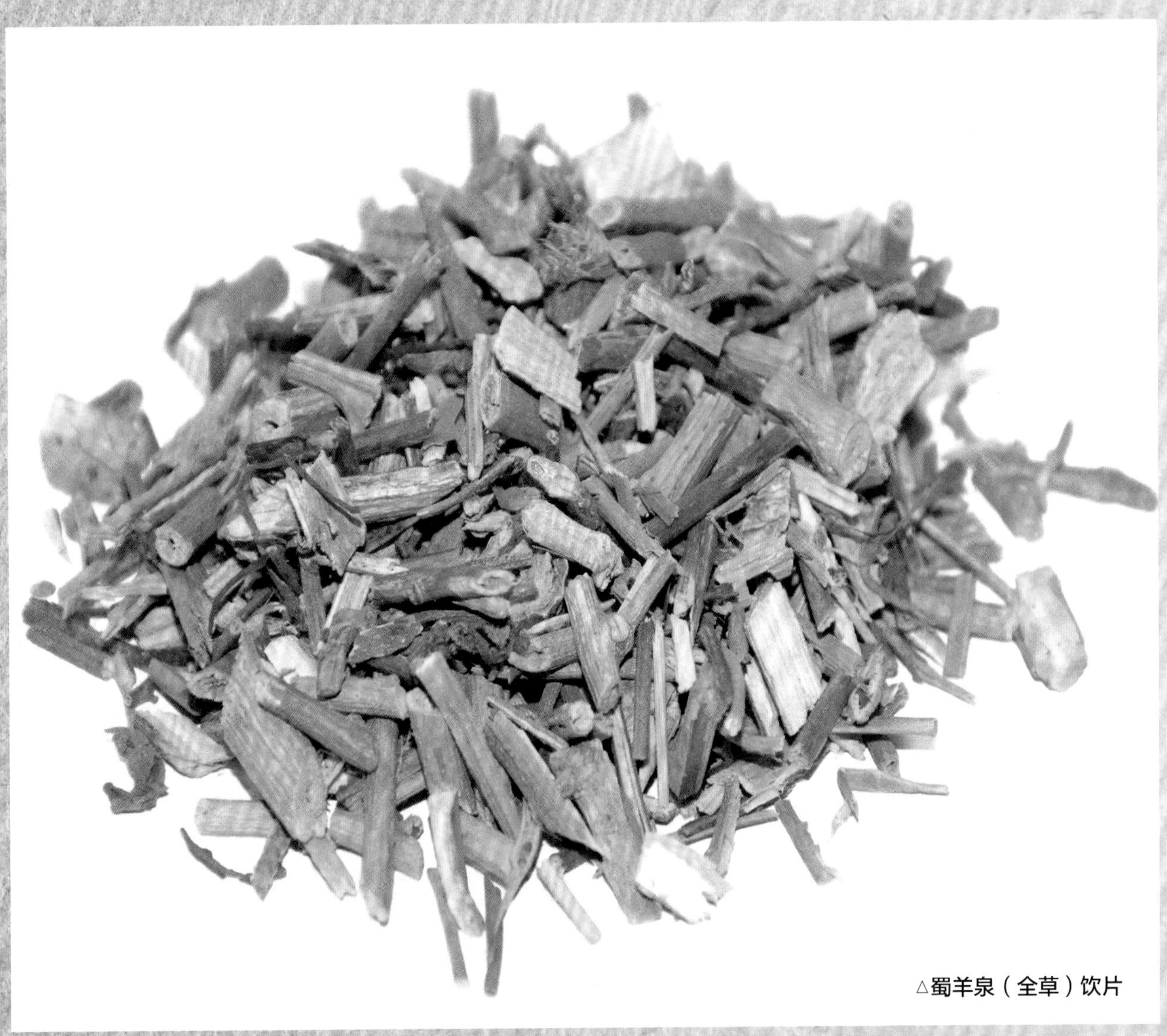

△蜀羊泉（全草）饮片

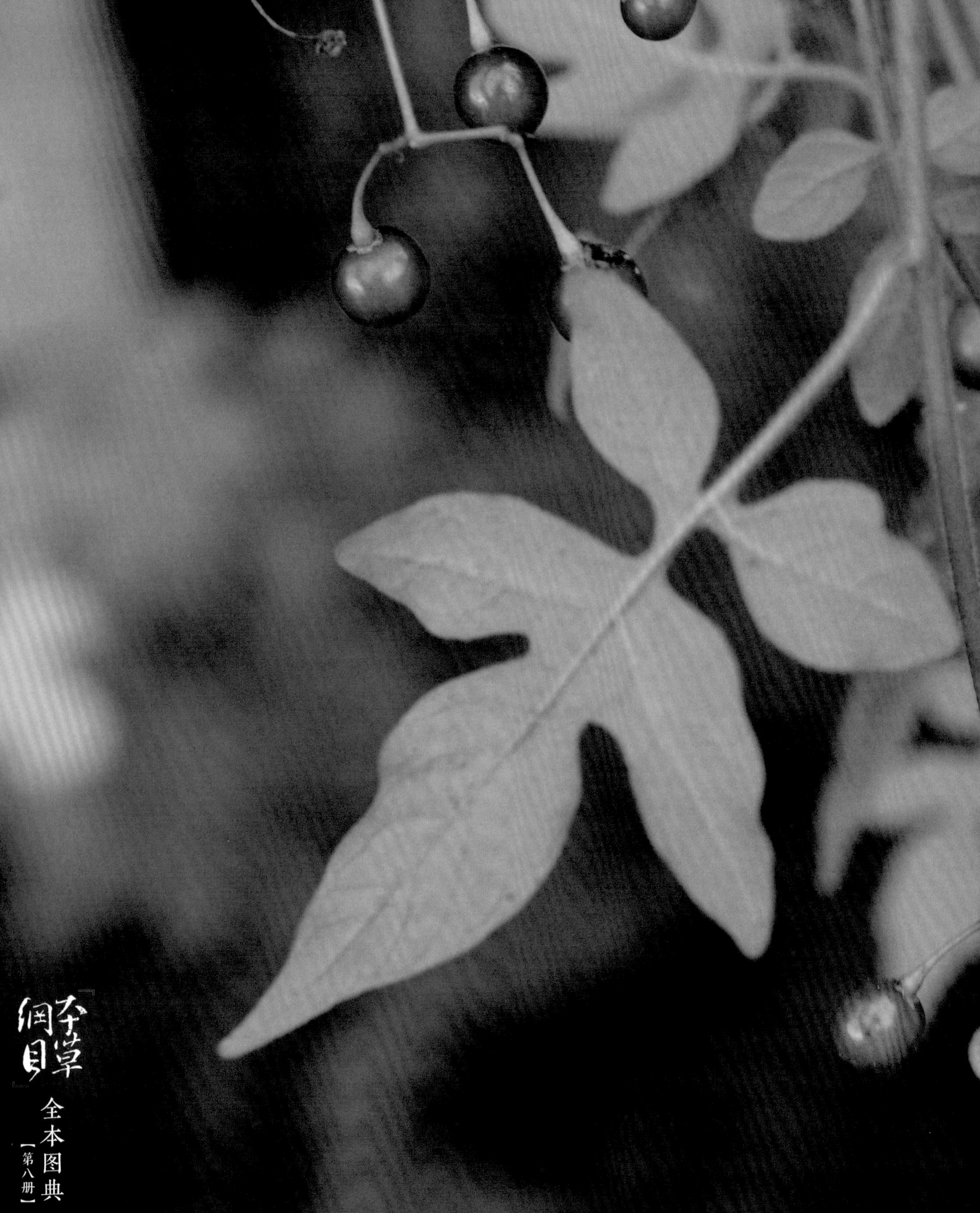

△蜀羊泉

草部第十六卷

蜀羊泉

101

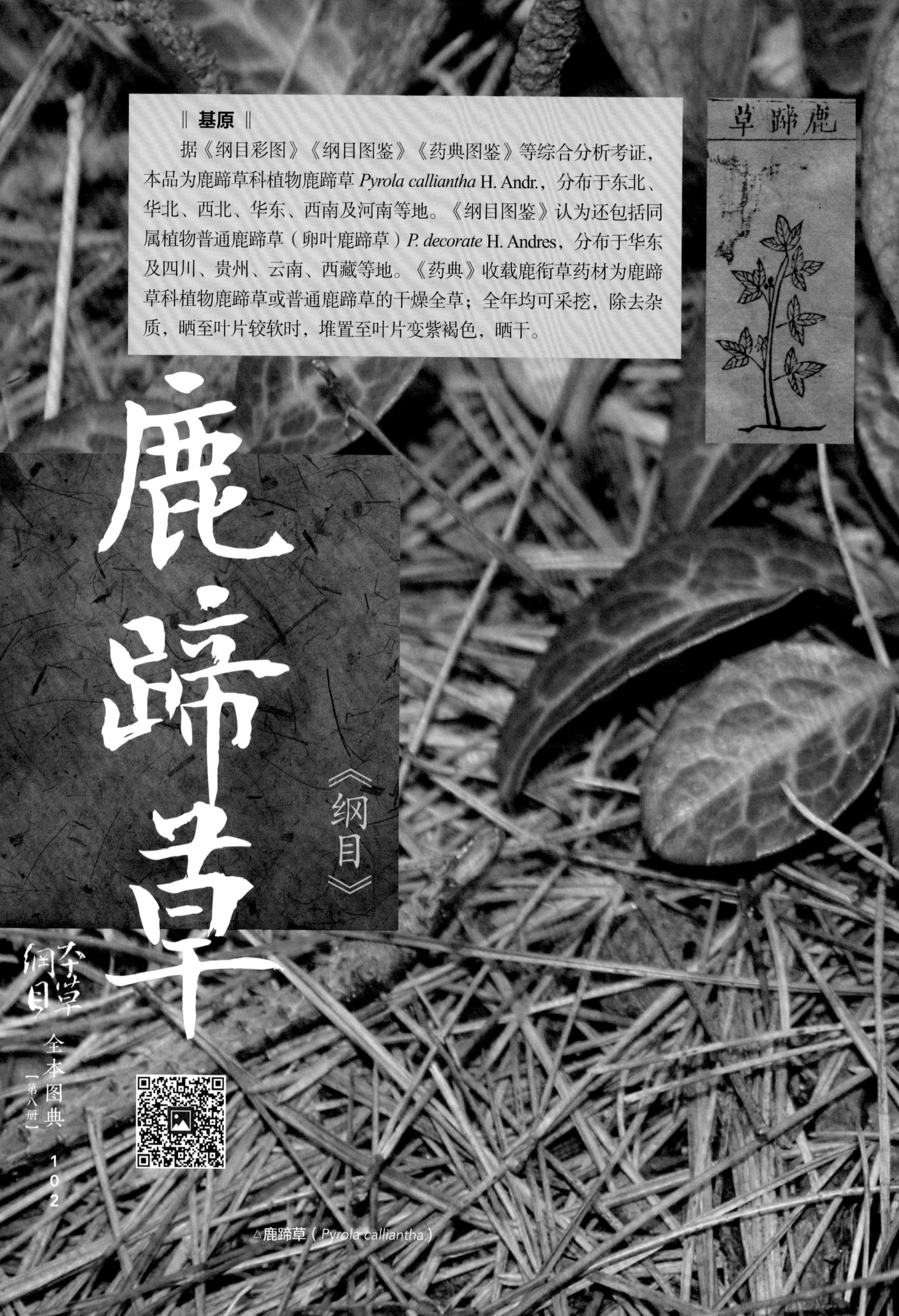

鹿蹄草

《纲目》

‖ **基原** ‖

据《纲目彩图》《纲目图鉴》《药典图鉴》等综合分析考证，本品为鹿蹄草科植物鹿蹄草 *Pyrola calliantha* H. Andr.，分布于东北、华北、西北、华东、西南及河南等地。《纲目图鉴》认为还包括同属植物普通鹿蹄草（卵叶鹿蹄草）*P. decorate* H. Andres，分布于华东及四川、贵州、云南、西藏等地。《药典》收载鹿衔草药材为鹿蹄草科植物鹿蹄草或普通鹿蹄草的干燥全草；全年均可采挖，除去杂质，晒至叶片较软时，堆置至叶片变紫褐色，晒干。

△鹿蹄草（*Pyrola calliantha*）

鹿蹄草 *Pyrola calliantha* ITS2 条形码主导单倍型序列：

1　CGCGCTGCGT CGCCCACCCA CCCCGCGCCC CATTGGGACA AAGGTCAGTG TGTGGGAAGA TATTGGCCCC CCGTGCACTT
81　ATATGGTGCT CGGTCGGCCT AAAAAAATGA GTCCTCCATA ACGGACATCA CGACAAAAGT GGTGGTTGCC AAACCGTTGT
161 ATCATGTTGT GCATGTCTTT GTTAATGCGG GCTGGCTCCT TCGACCCTGA AGTACCATAA CTGCGGTACA TTGATCG

普通鹿蹄草 *Pyrola decorata* ITS2 条形码主导单倍型序列：

1　CGCGCTGCGT CGCCCACCCA CTCTGCACCC CATTGGGAAA AAGATCAGTG TGTGGGAAGA TATTGGCTCC CCGTGCACTT
81　ATATCGTGCT CGGTCGGCCT AAAAAAATGA GTCCTCCATA ACGGACATCA CGACAAAAGT GGTGGTTGCC AAACCGTTGT
161 ATCATGTTGT GCATGTCTTT GTTAATGCTG GCTGGCTCCT TCGACCCTGA AGTACAAAAG GTACGGTACA TTGATCG

‖ **释名** ‖

小秦王草纲目**秦王试剑草。**[时珍曰] 鹿蹄象叶形。能合金疮，故名试剑草。又山慈姑亦名鹿蹄，与此不同。

‖ **集解** ‖

[时珍曰] 按轩辕述宝藏论云：鹿蹄多生江广平陆及寺院荒处，淮北绝少，川陕亦有。苗似堇菜，而叶颇大，背紫色。春生紫花。结青实，如天茄子。可制雌黄、丹砂。

‖ **气味** ‖

缺。

‖ **主治** ‖

金疮出血，捣涂即止。又涂一切蛇虫犬咬毒。时珍。

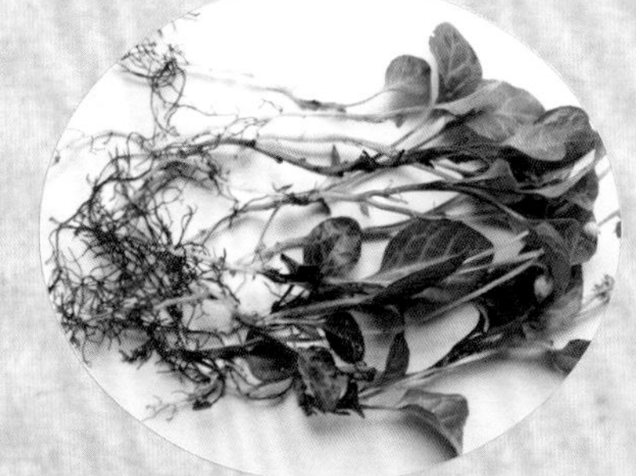

△鹿蹄草（植株）

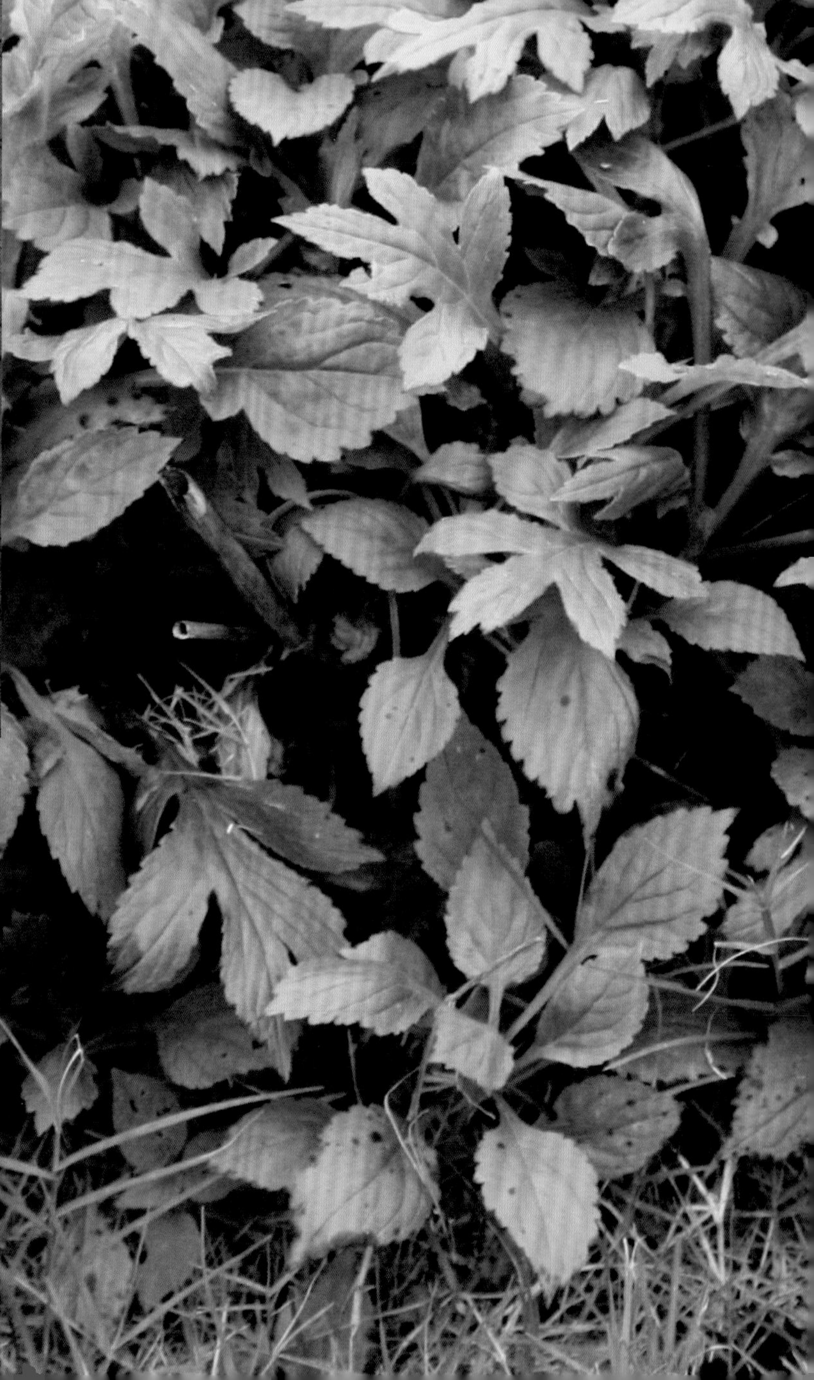

败酱

《本经》中品

‖ **基原** ‖

据《纲目彩图》《汇编》《中华本草》《大辞典》等综合分析考证，本品为败酱科植物白花败酱 *Patrinia villosa* (Thunb.) Juss. 和黄花败酱 *P. scabiosaefolia* Fisch. ex Link。白花败酱分布于东北、华北、华东及四川、贵州等地，黄花败酱分布于东北、华北、华东、华南及西南等地。《药典》四部收载败酱药材为败酱科植物黄花败酱的干燥全草，收载败酱草药材为败酱科植物黄花败酱或白花败酱的干燥全草。

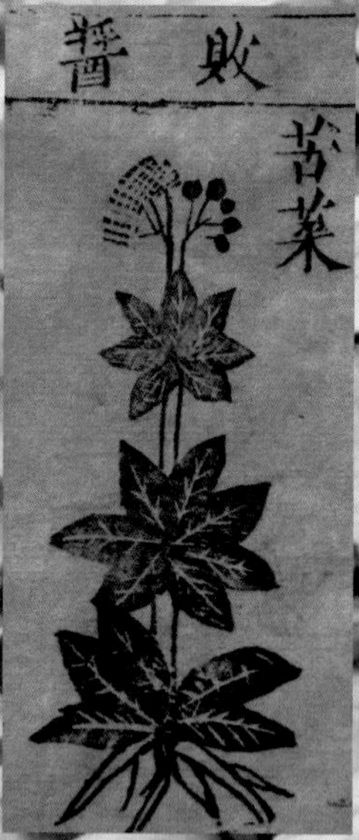

败酱 苦菜

▷黄花败酱（*Patrinia scabiosaefolia*）

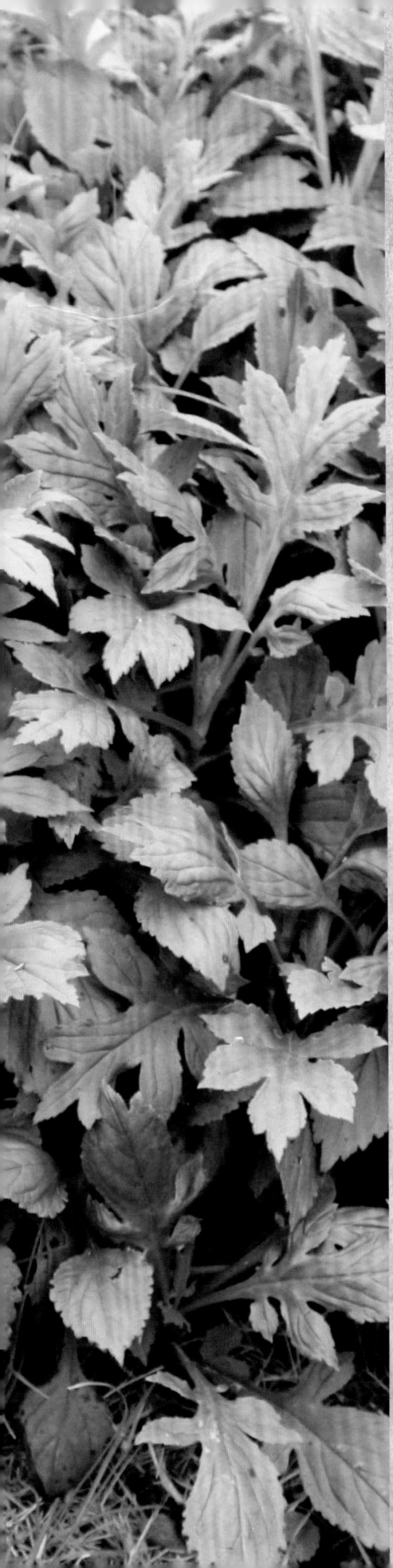

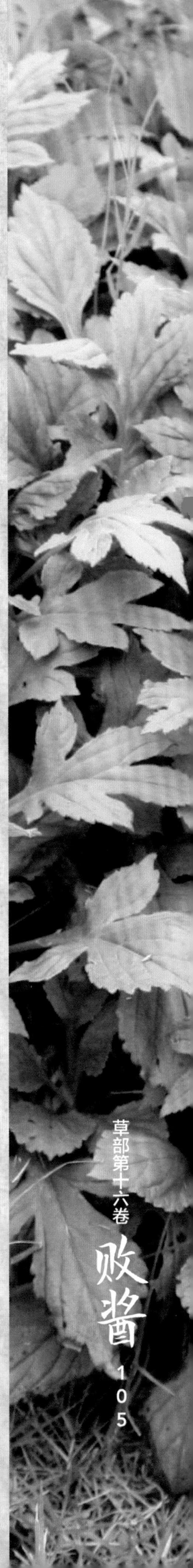

‖ **释名** ‖

苦菜纲目**苦蘵**纲目**泽败**别录**鹿肠**本经**鹿首**别录**马草**别录。[弘景曰] 根作陈败豆酱气，故以为名。[时珍曰] 南人采嫩者，暴蒸作菜食，味微苦而有陈酱气，故又名苦菜，与苦荬、龙葵同名，亦名苦蘵，与酸浆同名，苗形则不同也。

‖ **集解** ‖

[别录曰] 败酱生江夏川谷，八月采根，暴干。[弘景曰] 出近道。叶似豨莶，根形如柴胡。[恭曰] 此药不出近道，多生冈岭间。叶似水茛及薇衔，丛生，花黄根紫，作陈酱色，其叶殊不似豨莶也。[颂曰] 江东亦有之，状如苏恭所说。[时珍曰] 处处原野有之，俗名苦菜，野人食之。江东人每采收储焉。春初生苗，深冬始凋。初时叶布地生，似菘菜叶而狭长，有锯齿，绿色，面深背浅。夏秋茎高二三尺而柔弱，数寸一节，节间生叶，四散如伞。颠顶开白花成簇，如芹花、蛇床子花状。结小实成簇。其根白紫，颇似柴胡。吴普言其根似桔梗，陈自明言其根似蛇莓根者，皆不然。

根苗同

‖ **修治** ‖

[敩曰] 凡收得便粗杵，入甘草叶相拌对蒸。从巳至未，去甘草叶，焙干用。

‖ **气味** ‖

苦，平，无毒。[别录曰] 咸，微寒。[权曰] 辛、苦，微寒。[大明曰] 酸。[时珍曰] 微苦带甘。

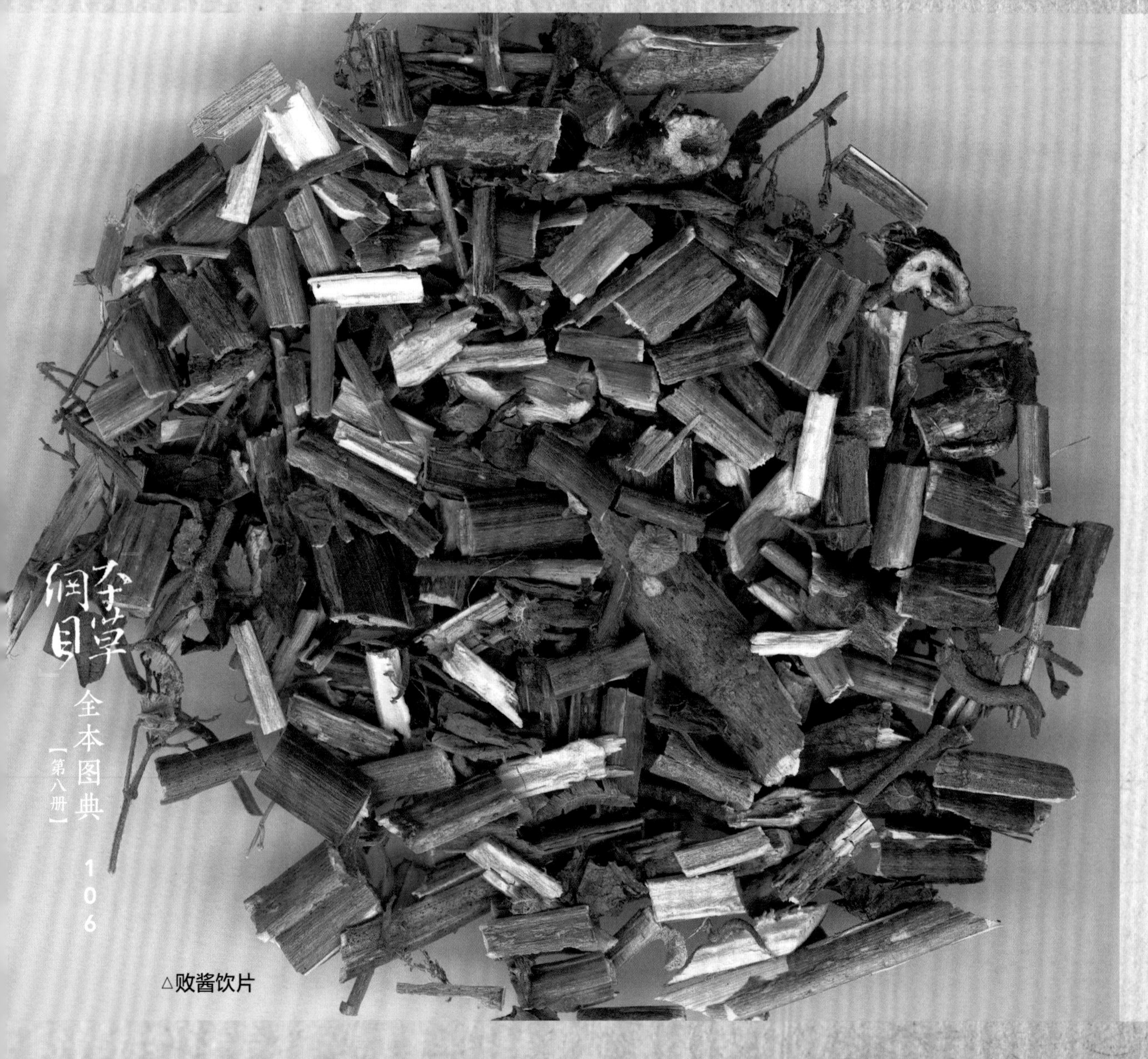

△败酱饮片

‖主治‖

暴热火疮赤气，疥瘙疽痔，马鞍热气。本经。除痈肿浮肿结热，风痹不足，产后腹痛。别录。治毒风㾓痹，破多年凝血，能化脓为水，产后诸病，止腹痛，余疹烦渴。甄权。治血气心腹痛，破癥结，催生落胞，血运鼻衄吐血，赤白带下。赤眼障膜努肉，聤耳，疮疖疥癣丹毒，排脓补瘘。大明。

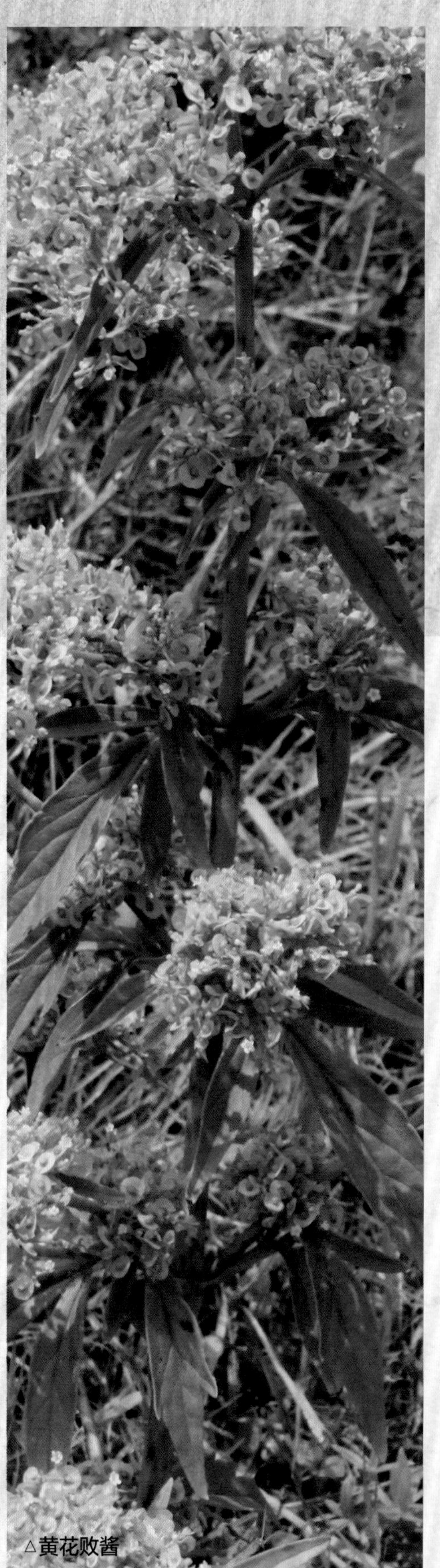
△黄花败酱

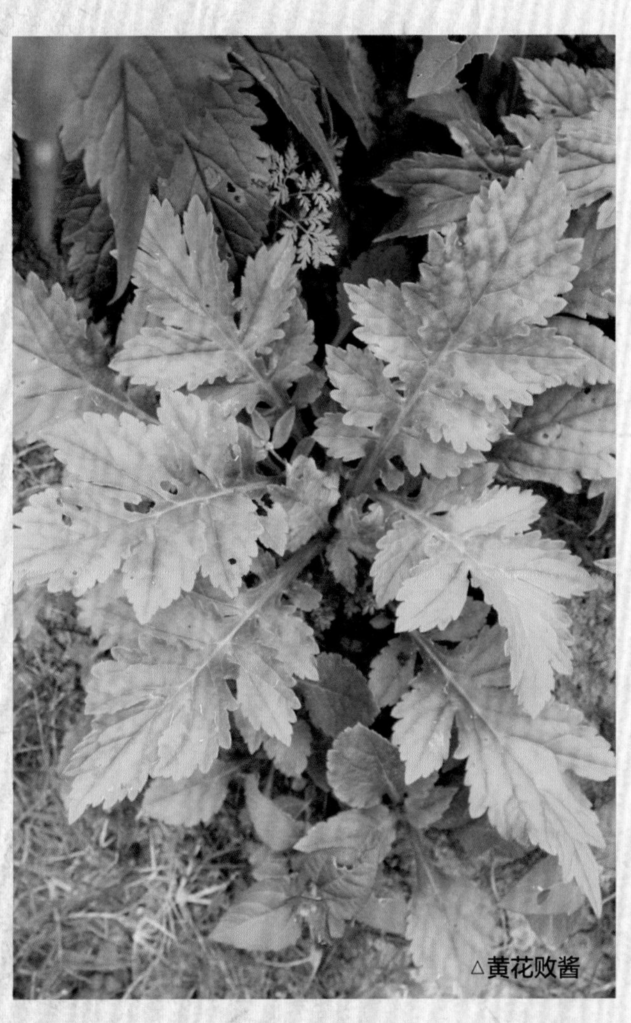
△黄花败酱

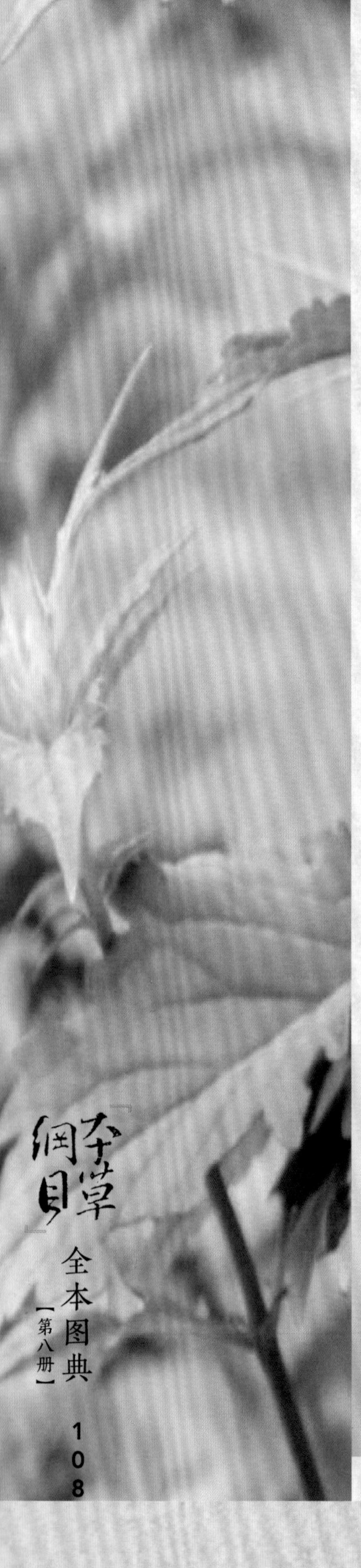

‖ 发明 ‖

[时珍曰] 败酱乃手足阳明厥阴药也。善排脓破血，故仲景治痈及古方妇人科皆用之。乃易得之物，而后人不知用，盖未遇识者耳。

‖ 附方 ‖

旧二，新三。**腹痛有脓**薏苡仁附子败酱汤：用薏苡仁十分，附子二分，败酱五分，捣为末。每以方寸匕，水二升，煎一升，顿服。小便当下，即愈。张仲景金匮玉函。**产后恶露**七八日不止。败酱、当归各六分，续断、芍药各八分，芎䓖、竹茹各四分，生地黄炒十二分，水二升，煮取八合，空心服。外台秘要。**产后腰痛**乃血气流入腰腿，痛不可转者。败酱、当归各八分，芎䓖、芍药、桂心各六分，水二升，煮八合，分二服。忌葱。广济方。**产后腹痛**如锥刺者。败酱草五两，水四升，煮二升。每服二合，日三服，良。卫生易简方。**蠼螋尿疮**绕腰者。败酱煎汁涂之，良。杨氏产乳。

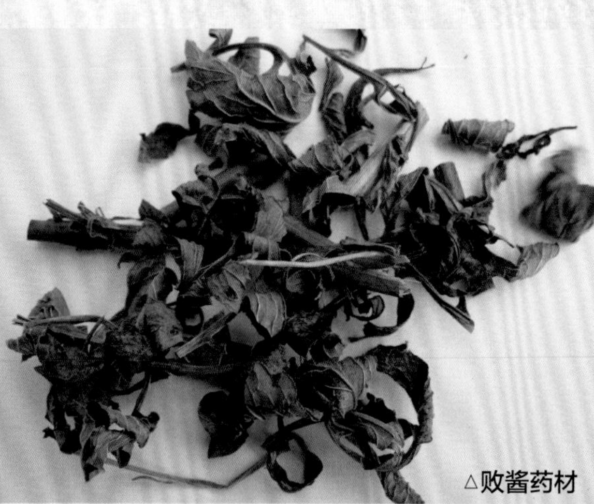

△败酱药材

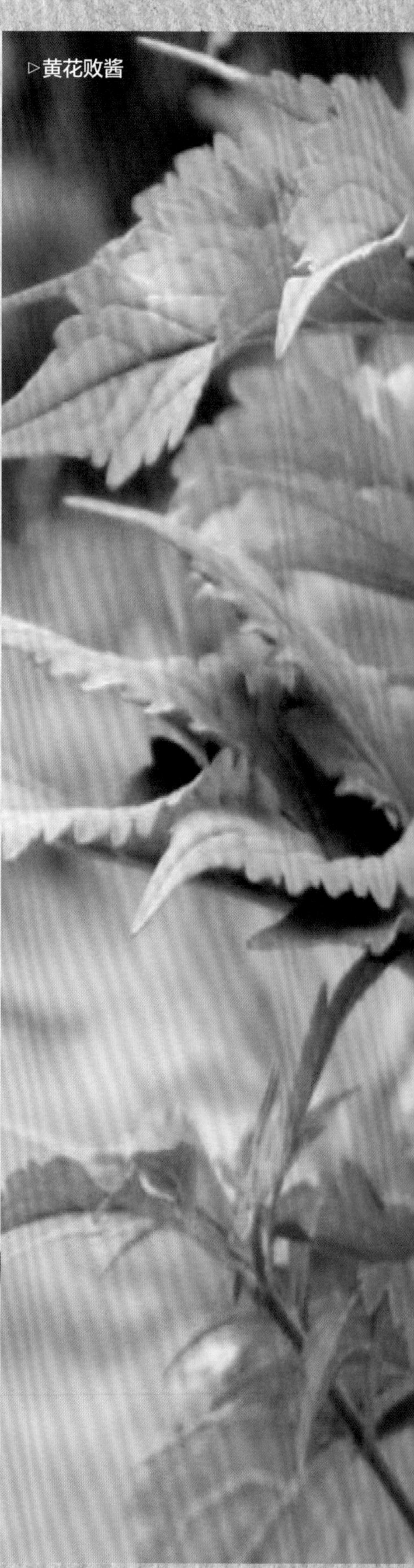

▷黄花败酱

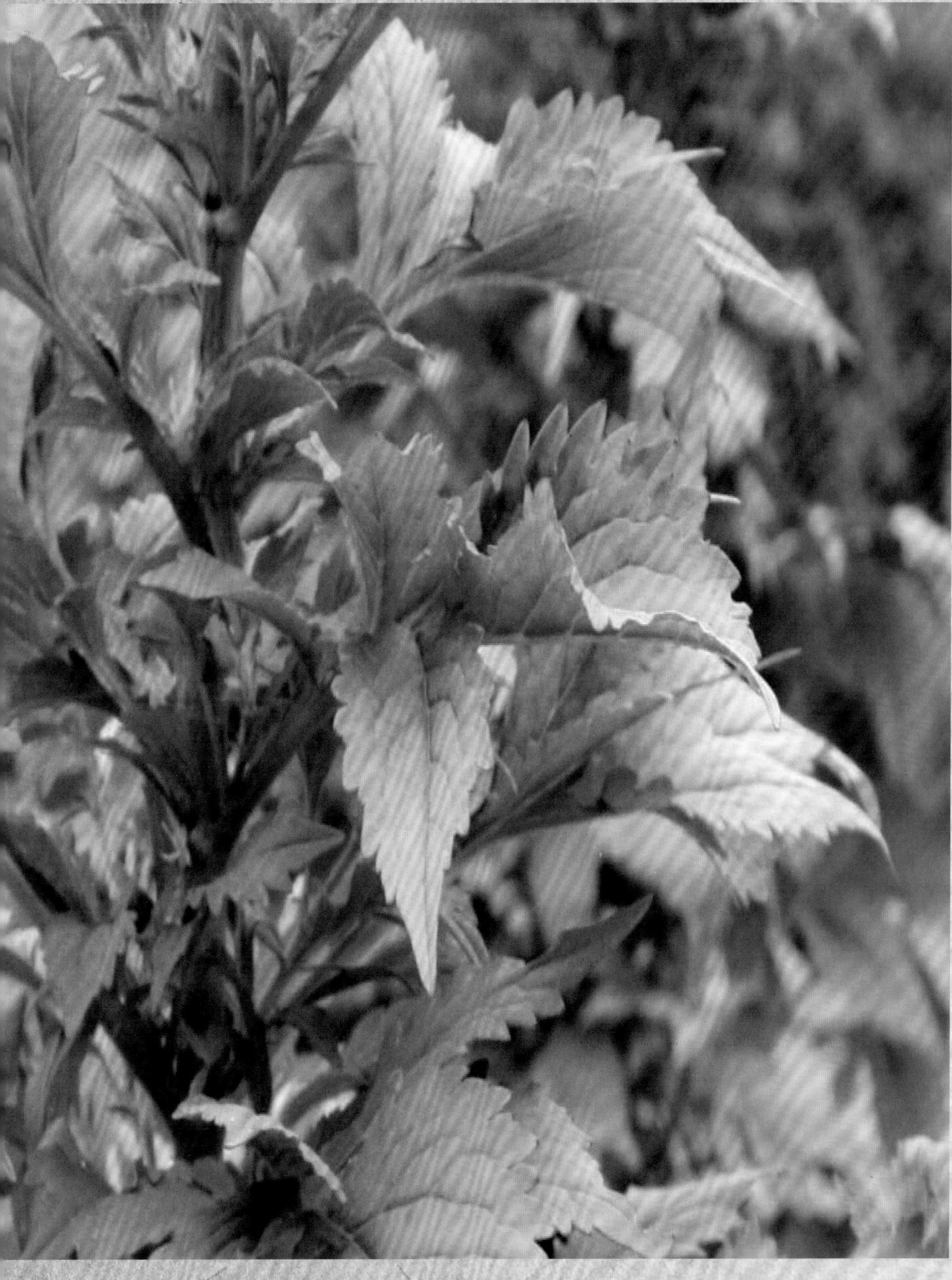

草部第十六卷

败酱

‖ **基原** ‖

据《纲目图鉴》《纲目彩图》《大辞典》《汇编》等综合分析考证，本品为木犀科植物迎春花 *Jasminum nudiflorum* Lindl.。主要分布于长江流域，在各省区广泛栽培。

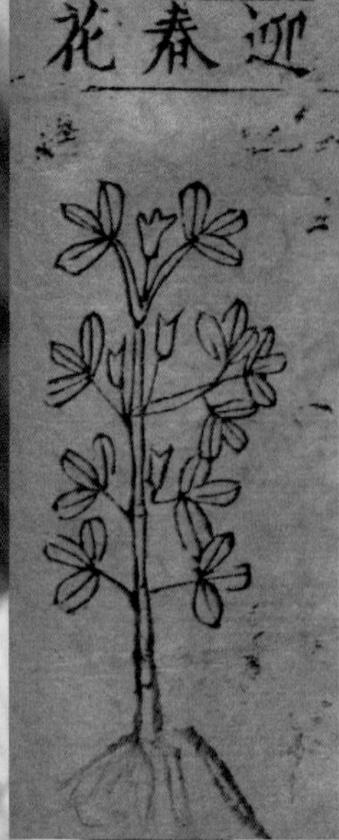

迎春花《纲目》

▷**迎春花**（*Jasminum nudiflorum*）

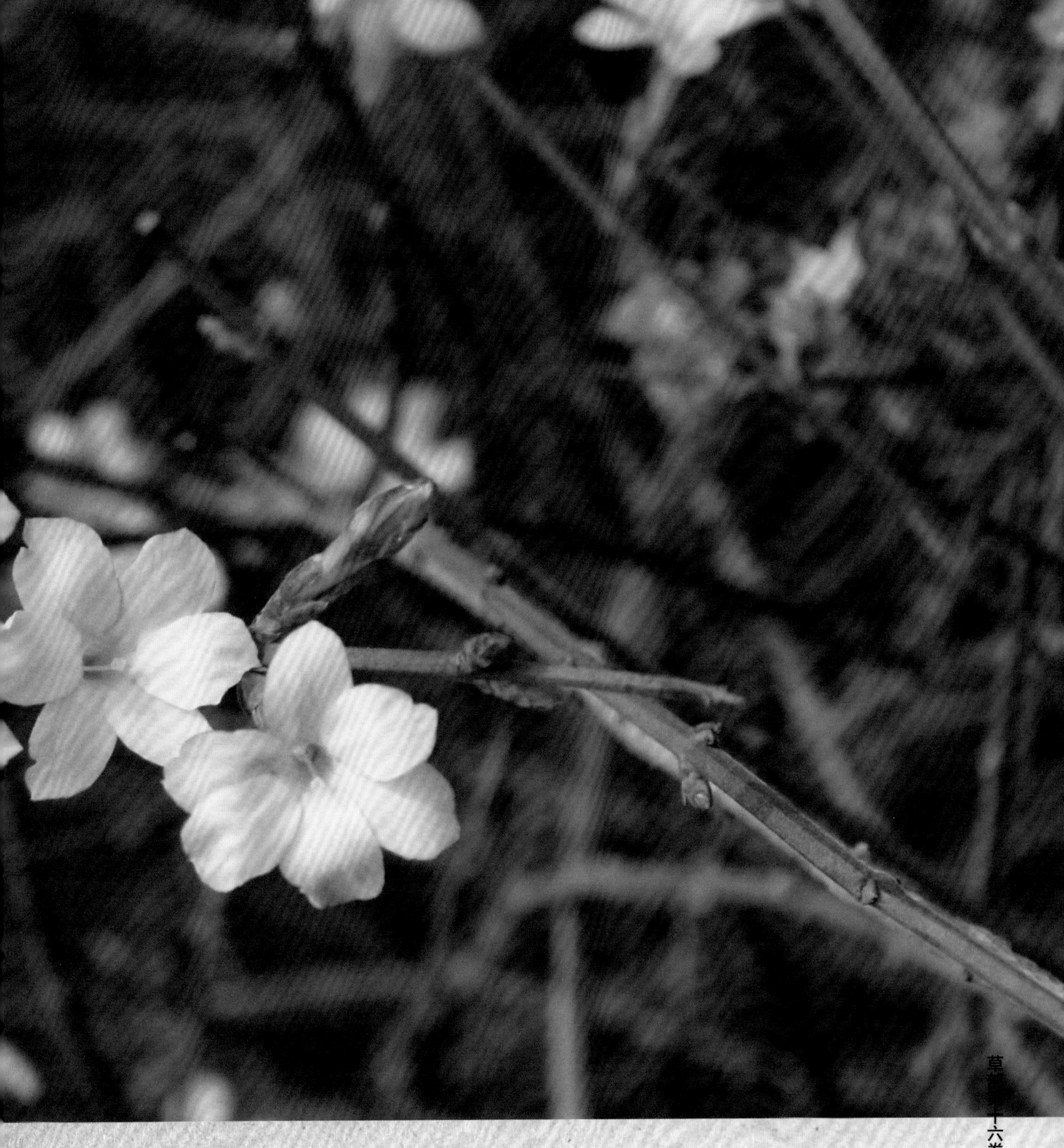

迎春花

‖ **集解** ‖

【时珍曰】处处人家栽插之，丛生，高者二三尺，方茎厚叶。叶如初生小椒叶而无齿，面青背淡。对节生小枝，一枝三叶。正月初开小花，状如瑞香，花黄色，不结实。

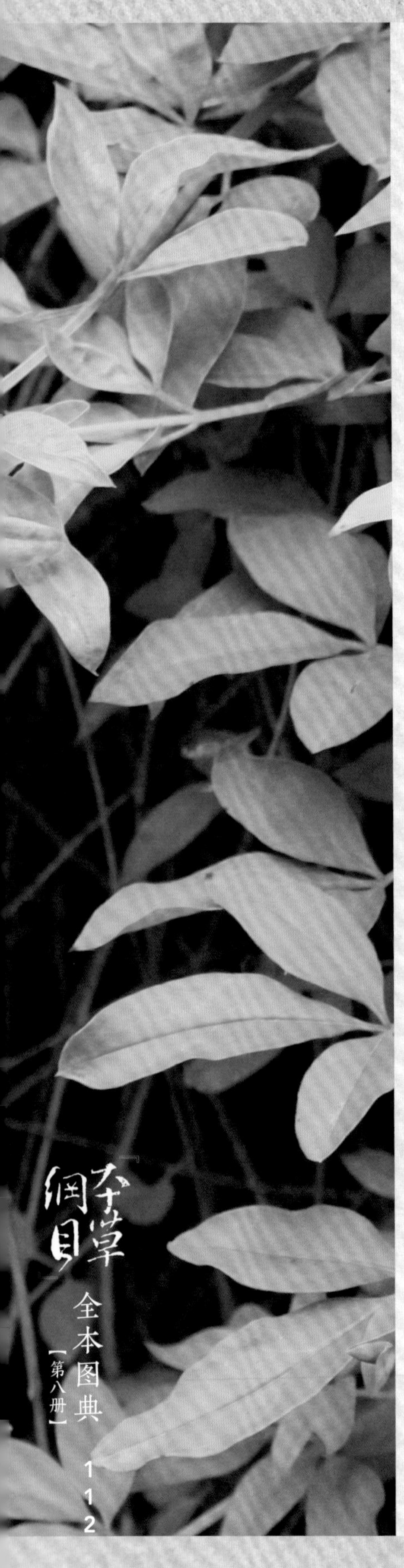

叶

‖**气味**‖

苦，涩，平，无毒。

‖**主治**‖

肿毒恶疮，阴干研末，酒服二三钱，出汗便瘥。卫生易简方。

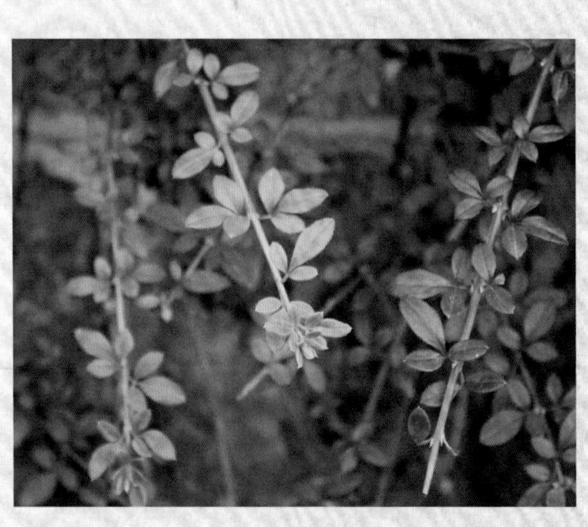

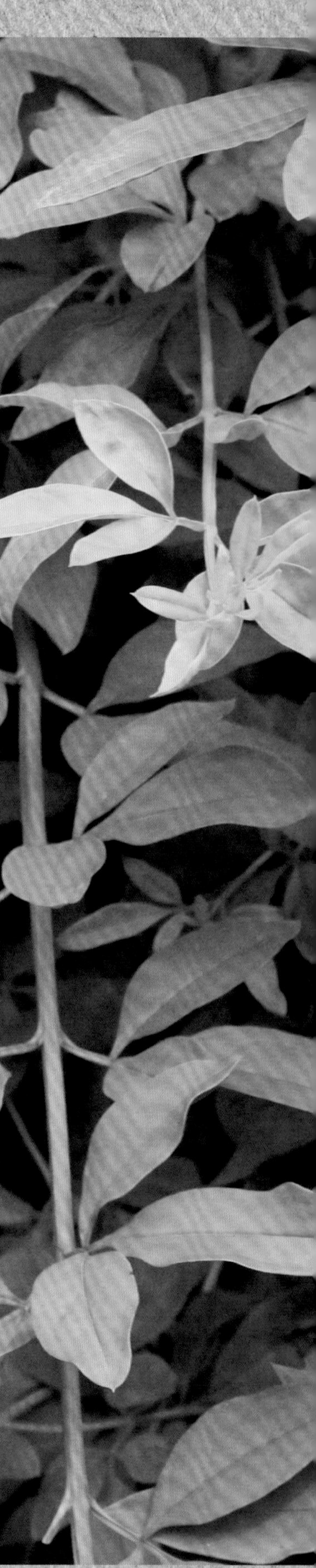

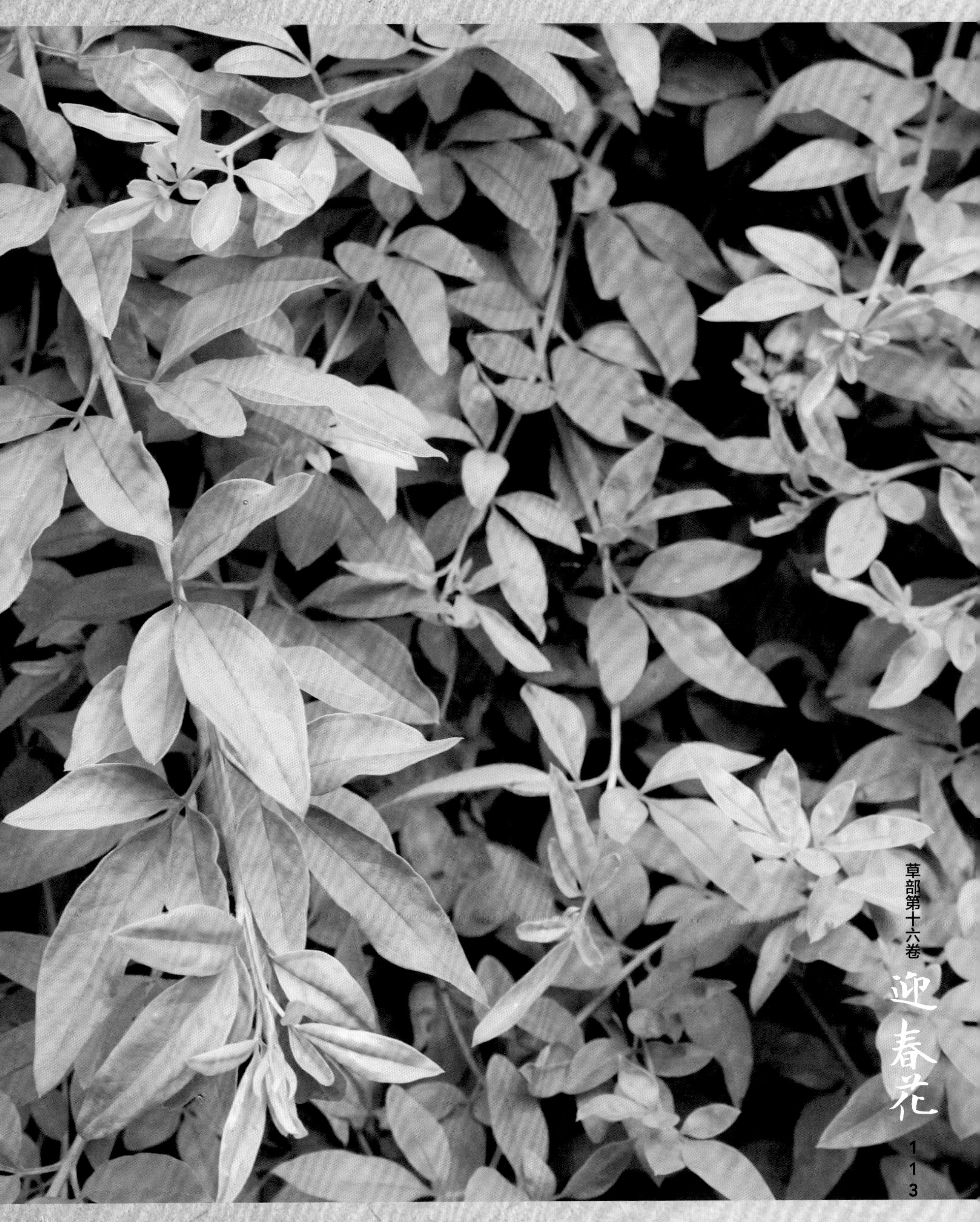

草部第十六卷

迎春花

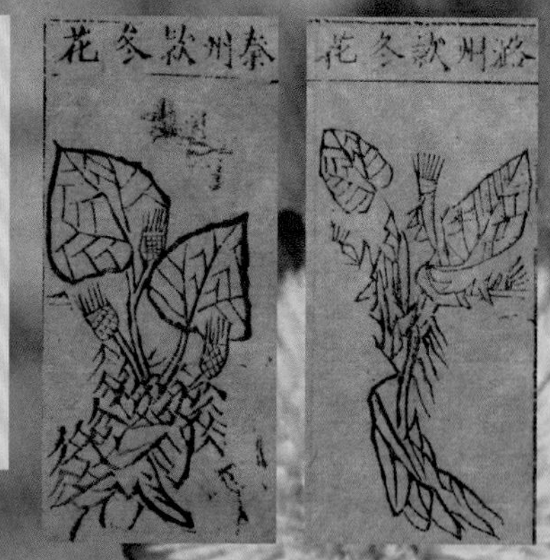

‖ **基原** ‖

据《纲目图鉴》《药典图鉴》《中华本草》《中药图鉴》等综合分析考证，本品为菊科植物款冬 *Tussilago farfara* L.。分布于华北、西北及河南、湖北、四川、西藏等地。《药典》收载款冬花药材为菊科植物款冬的干燥花蕾；12 月或地冻前当花尚未出土时采挖，除去花梗和泥沙，阴干。

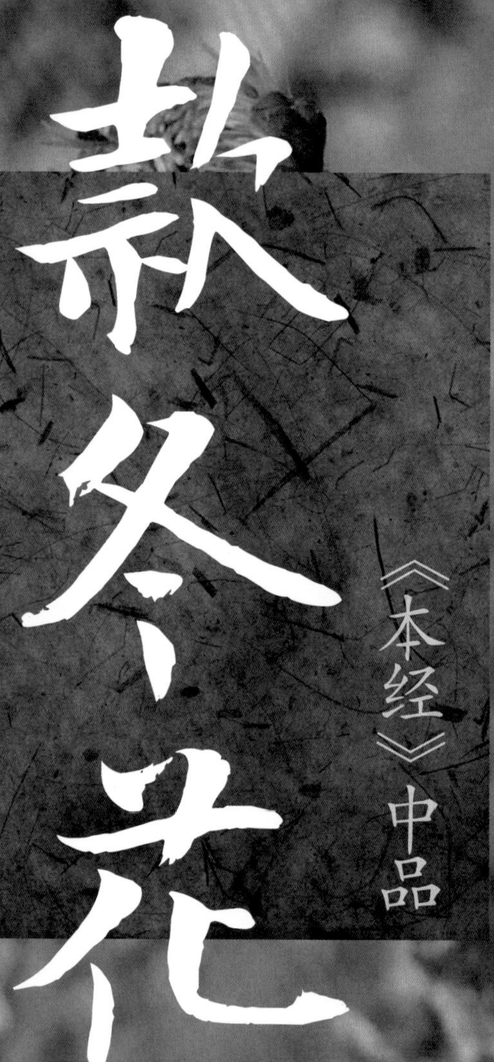

款冬花

《本经》中品

△款冬（*Tussilago farfara*）

‖ **释名** ‖

款冻郭璞**颗冻**尔雅**氐冬**别录**钻冻**衍义**菟奚**尔雅**橐吾**本经**虎须**本经。[时珍曰] 按述征记云：洛水至岁末凝厉时，款冬生于草冰之中，则颗冻之名以此而得。后人讹为款冬，乃款冻尔。款者至也，至冬而花也。[宗奭曰] 百草中，惟此不顾冰雪，最先春也，故世谓之钻冻。虽在冰雪之下，至时亦生芽，春时人采以代蔬。入药须微见花者良。如已芬芳，则都无气力。今人多使如箸头者，恐未有花也。

‖ **集解** ‖

[别录曰] 款冬生常山山谷及上党水旁，十一月采花阴干。[弘景曰] 第一出河北，其形如宿莼未舒者佳，其腹里有丝。次出高丽、百济，其花乃似大菊花。次亦出蜀北部宕昌，而并不如。其冬月在冰下生，十二月、正月旦取之。[恭曰] 今出雍州南山溪水，及华州山谷涧间。叶似葵而大，丛生，花出根下。[颂曰] 今关中亦有之。根紫色，叶似萆薢，十二月开黄花，青紫萼，去土一二寸，初出如菊花萼，通直而肥实无子。则陶氏所谓出高丽、百济者，近此类也。又有红花者，叶如荷而斗直，大者容一升，小者容数合，俗呼为蜂斗叶，又名水斗叶。则苏氏所谓大如葵而丛生者，是也。傅咸款冬赋序云：予曾逐禽，登于北山，于时仲冬之月，冰凌盈谷，积雪被崖，顾见款冬炜然，始敷华艳，是也。

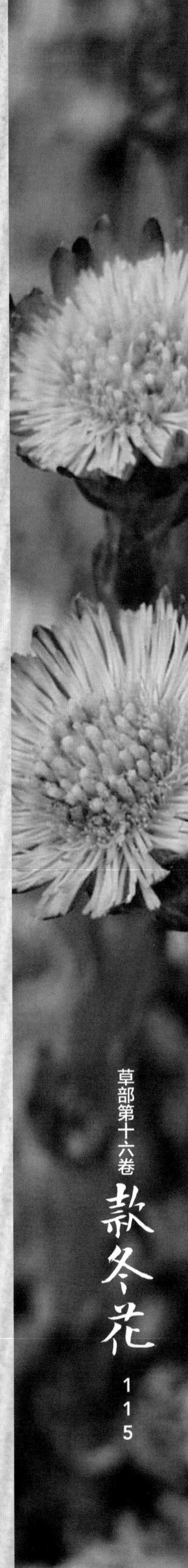

‖ **修治** ‖

[敩曰] 凡采得，须去向里裹花蕊壳，并向里实如栗零壳者。并枝叶，以甘草水浸一宿，却取款冬叶相拌裛一夜，晒干去叶用。

‖ **气味** ‖

辛，温，无毒。[别录曰] 甘。[好古曰] 纯阳，入手太阴经。[之才曰] 杏仁为之使，得紫菀良，恶皂荚、消石、玄参，畏贝母、辛夷、麻黄、黄芪、黄芩、黄连、青葙。

‖ **主治** ‖

咳逆上气善喘，喉痹，诸惊痫寒热邪气。本经。**消渴，喘息呼吸。**别录。**疗肺气心促急热劳咳，连连不绝，涕唾稠粘，肺痿肺痈，吐脓血。**甄权。**润心肺，益五脏，除烦消痰，洗肝明目，及中风等疾。**大明。

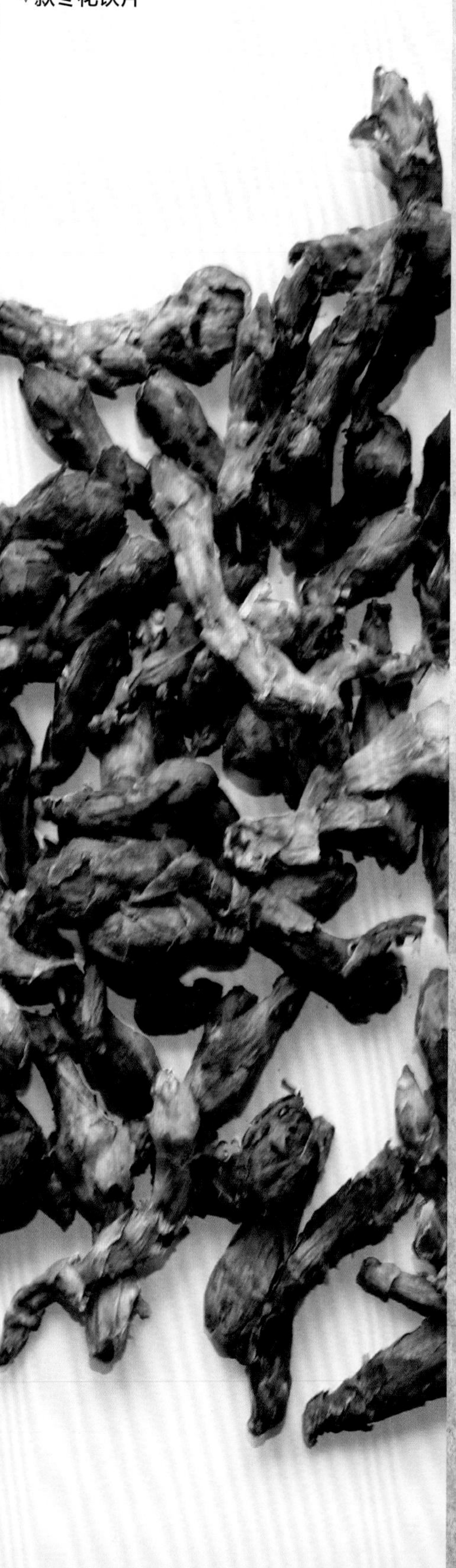

▽款冬花饮片

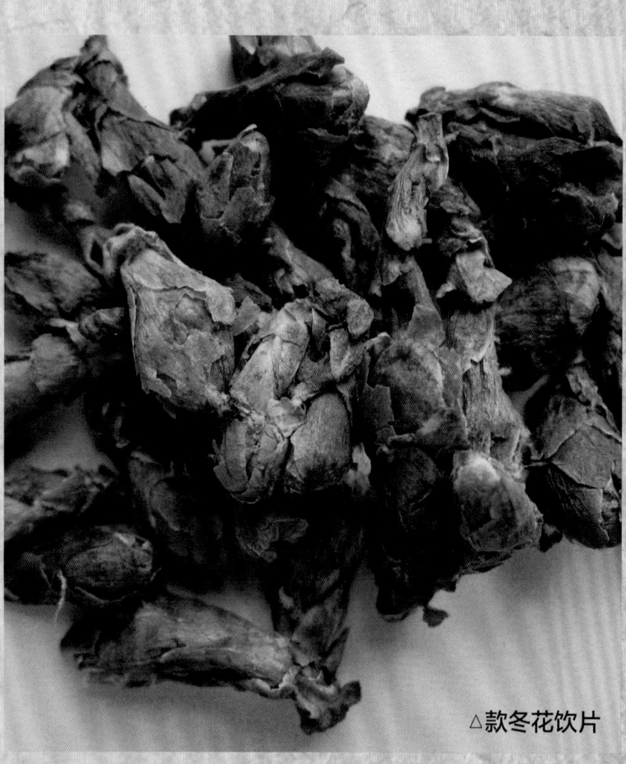

△款冬花饮片

‖ **发明** ‖

[颂曰] 本经主咳逆，古方用为温肺治嗽之最。崔知悌疗久咳熏法：每旦取款冬花如鸡子许，少蜜拌花使润，纳一升铁铛中。又用一瓦碗钻一孔，孔内安一小笔管，以面泥缝，勿令漏气。铛下着炭火，少时烟从筒出，以口含吸，咽之。如胸中少闷，须举头，即将指头按住筒口，勿使漏，至烟尽乃止。如是五日一为之。待至六日，饱食羊肉馎饦一顿，永瘥。[宗奭曰] 有人病嗽多日，或教然款冬花三两，于无风处以笔管吸其烟，满口则咽之，数日果效。

‖ **附方** ‖

新二。**痰嗽带血**款冬花、百合蒸焙，等分为末。蜜丸龙眼大，每卧时嚼一丸，姜汤下。济生方。**口中疳疮**款冬花、黄连等分，为细末，用唾津调成饼子。先以蛇床子煎汤漱口，乃以饼子傅之，少顷确住，其疮立消也。杨诚经验方。

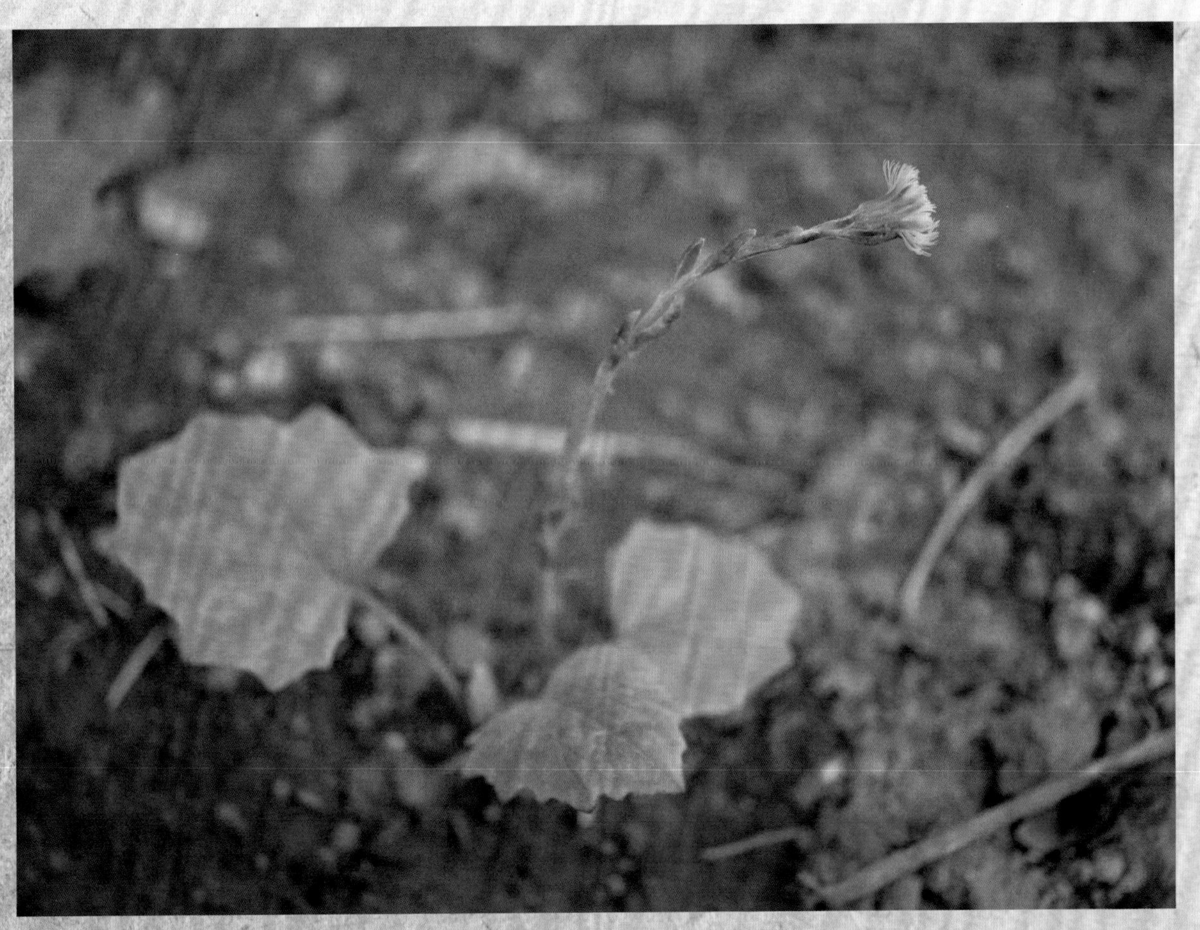

鼠曲草

‖ **基原** ‖

据《纲目图鉴》《大辞典》《汇编》《中华本草》等综合分析考证，本品为菊科植物鼠曲草 *Gnaphalium affine* D. Don。分布于华东、中南、西南及河北、陕西、台湾等地。

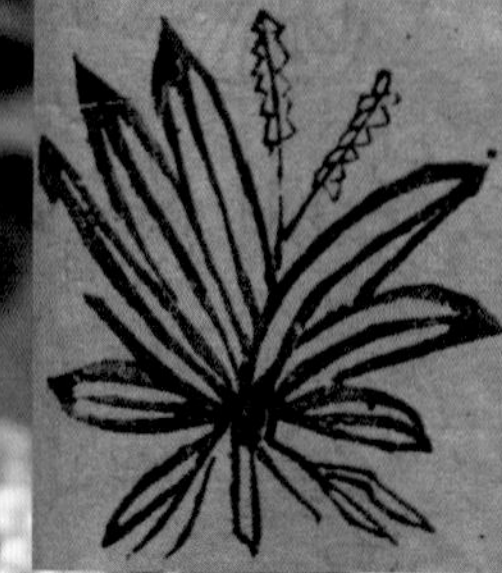

▷鼠曲草（*Gnaphalium affine*）

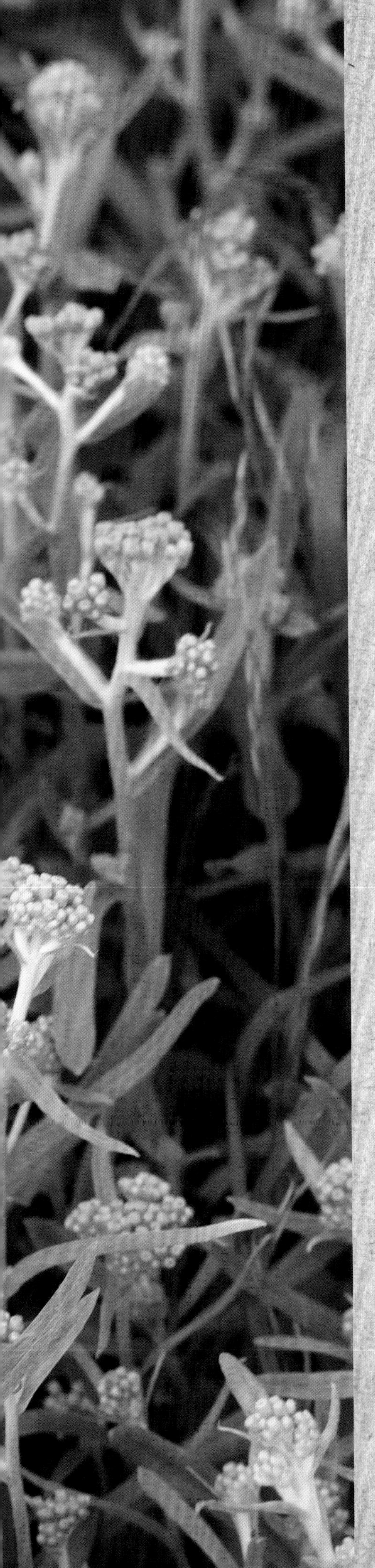

校正：并入有名未用鼠耳，及东垣药类法象佛耳草。

‖ **释名** ‖

米曲纲目**鼠耳**别录**佛耳草**法象**无心草**别录**香茅**拾遗**黄蒿**会编**茸母。**[时珍曰]曲言其花黄如曲色，又可和米粉食也。鼠耳言其叶形如鼠耳，又有白毛蒙茸似之，故北人呼为茸母。佛耳，则鼠耳之讹也。今淮人呼为毛耳朵，则香茅之茅，似当作毛。按段成式杂俎云：蚍蜉酒草，鼠耳也，一名无心草。岂蚍蜉食此，故有是名耶？

‖ **集解** ‖

[别录曰] 鼠耳一名无心，生田中下地，厚叶肥茎。[藏器曰] 鼠曲草，生平岗熟地，高尺余，叶有白毛，黄花。荆楚岁时记云：三月三日，取鼠曲汁，蜜和为粉，谓之龙舌料，以压时气。料音板，米饼也。山南人呼为香茅。取花杂榉皮染褐，至破犹鲜。江西人呼为鼠耳草也。[汪机曰] 佛耳草，徽人谓之黄蒿。二三月苗长尺许，叶似马齿苋而细，有微白毛，花黄。土人采茎叶和米粉，捣作粑果食。[时珍曰] 日华本草鼠曲，即别录鼠耳也。唐宋诸家不知，乃退鼠耳入有名未用中。李杲药类法象用佛耳草，亦不知其即鼠耳也。原野间甚多。二月生苗，茎叶柔软。叶长寸许，白茸如鼠耳之毛。开小黄花成穗，结细子。楚人呼为米曲，北人呼为茸母。故邵桂子瓮天语云：北方寒食，采茸母草和粉食。宋徽宗诗茸母初生认禁烟者，是也。

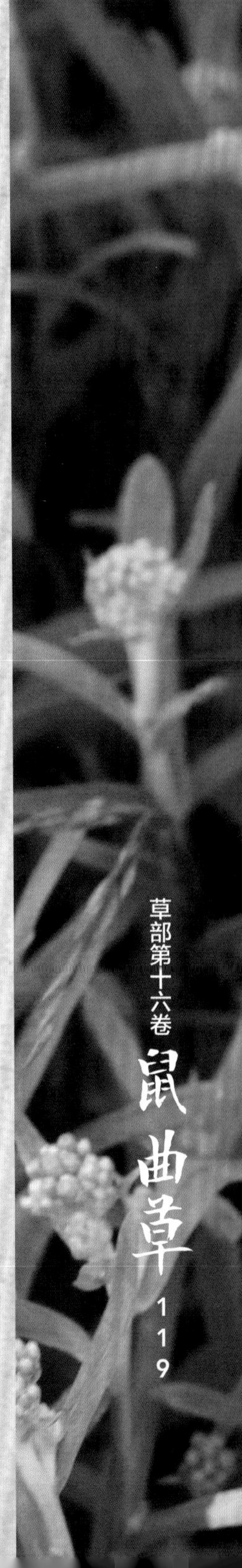

‖ **气味** ‖

甘，平，无毒。[别录曰] 鼠耳：酸，无毒。[杲曰] 佛耳草：酸，性热，款冬花为之使。宜少食之，过则损目。

‖ **主治** ‖

鼠耳：主痹寒寒热，止咳。别录。**鼠曲：调中益气，止泄除痰，压时气，去热嗽。杂米粉作糗食，甜美。**日华。**佛耳：治寒嗽及痰，除肺中寒，大升肺气。**李杲。

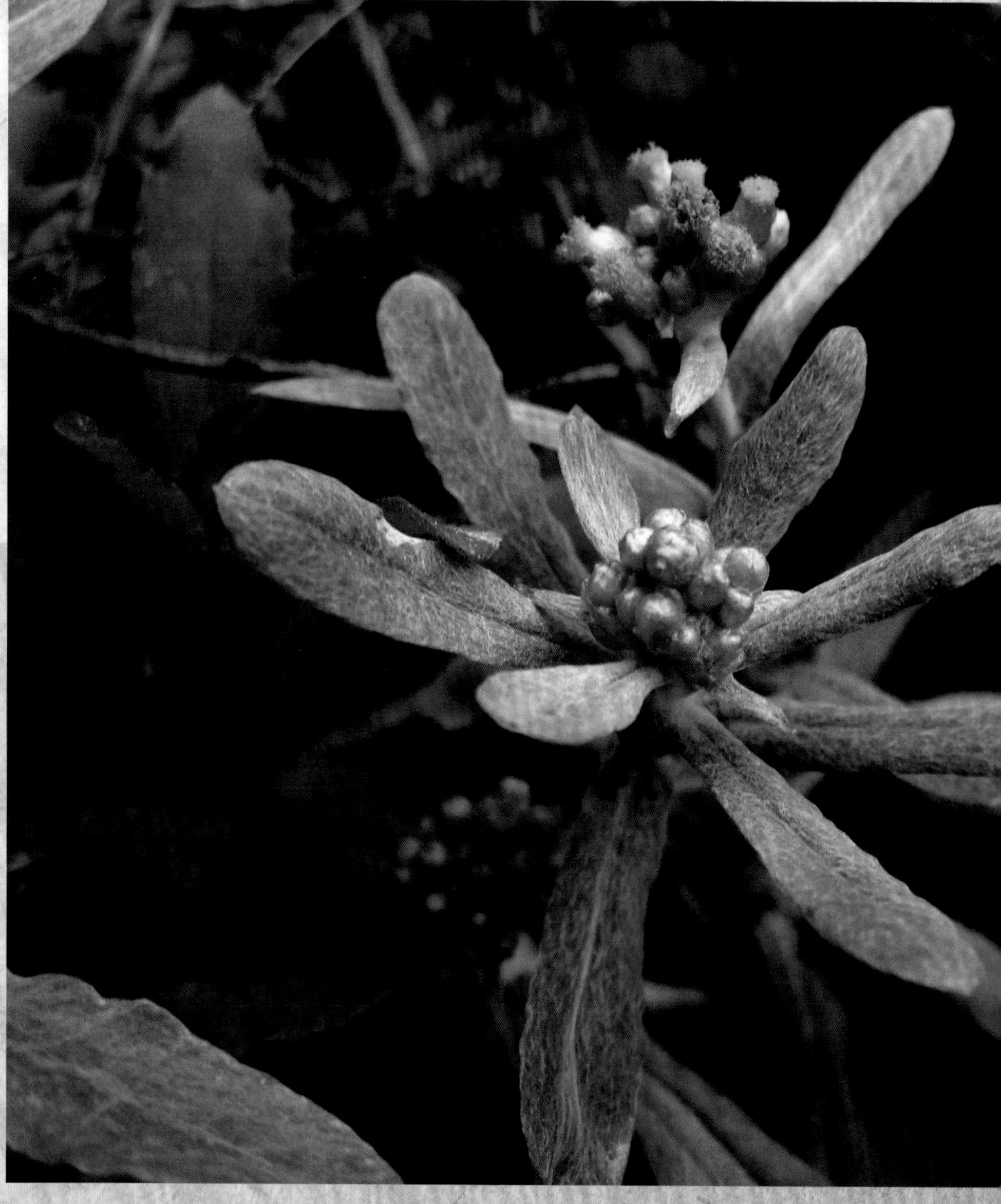

‖ **发明** ‖

[震亨曰] 治寒痰嗽，宜用佛耳草；热痰嗽，宜用灯笼草。[时珍曰] 别录云治寒热止咳，东垣云治寒嗽，言其标也；日华云治热嗽，言其本也。大抵寒嗽，多是火郁于内而寒覆于外也。按陈氏经验方云：三奇散：治一切咳嗽，不问久近，昼夜无时。用佛耳草五十文，款冬花二百文，熟地黄二两，焙研末。每用二钱，于炉中烧之，以筒吸烟咽下，有涎吐去。予家一仆久病此，医治不效。偶在沅州得一婢，用此法，两服而愈也。

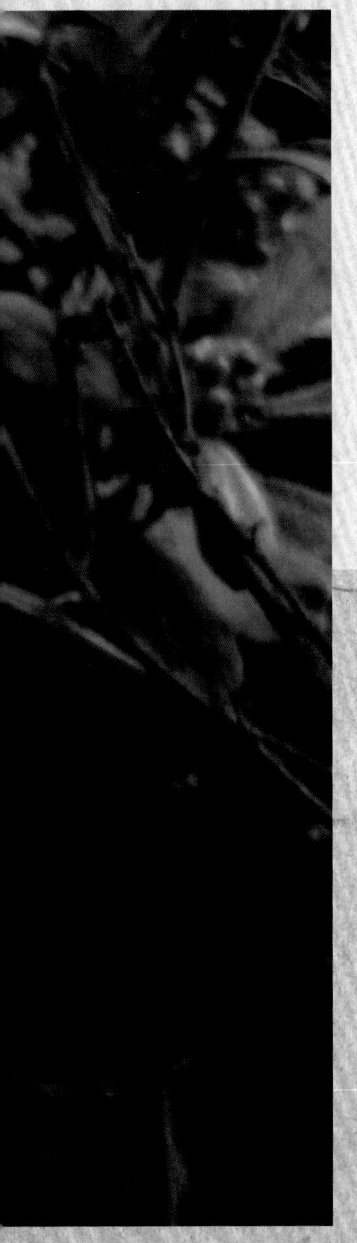

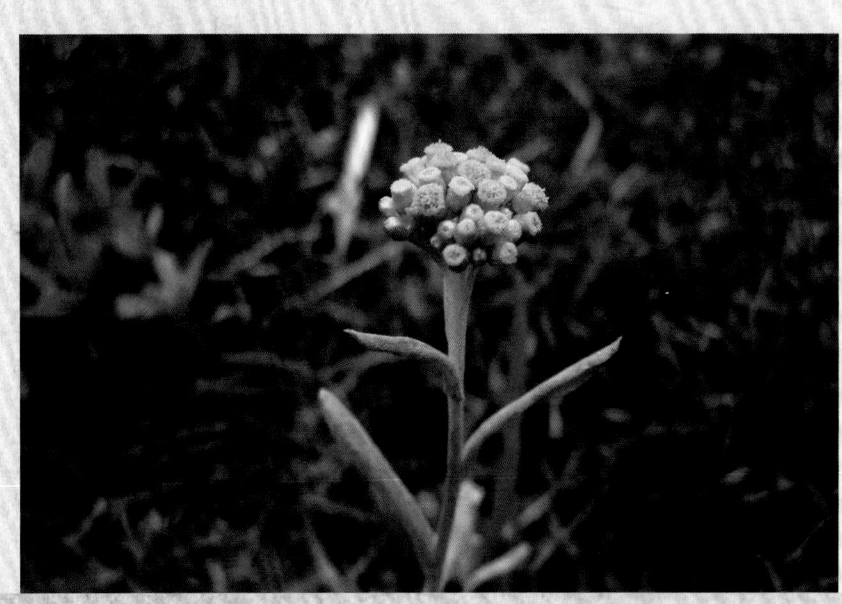

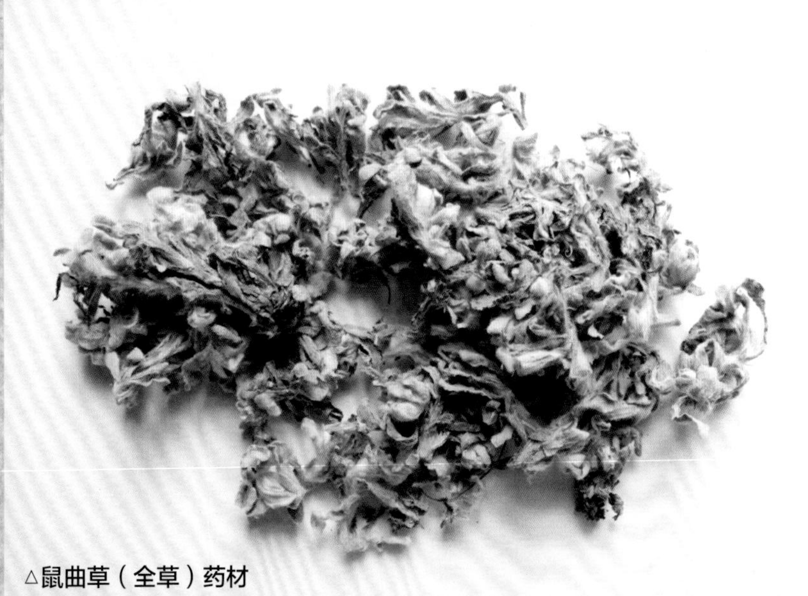

△鼠曲草（全草）药材

决明

《本经》上品

‖ **基原** ‖

据《纲目图鉴》《中华本草》《药典图鉴》等综合分析考证，本品为豆科植物决明 *Cassia obtusifolia* L. 及小决明 *C. tora* L. 的成熟种子。决明全国大部分地区均有分布，后者主要分布于广西。《药典》收载决明子药材为豆科植物决明或小决明的干燥成熟种子；秋季采收成熟果实，晒干，打下种子，除去杂质。

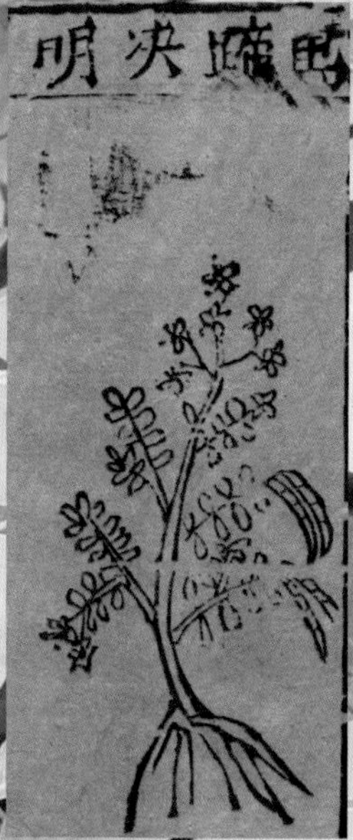

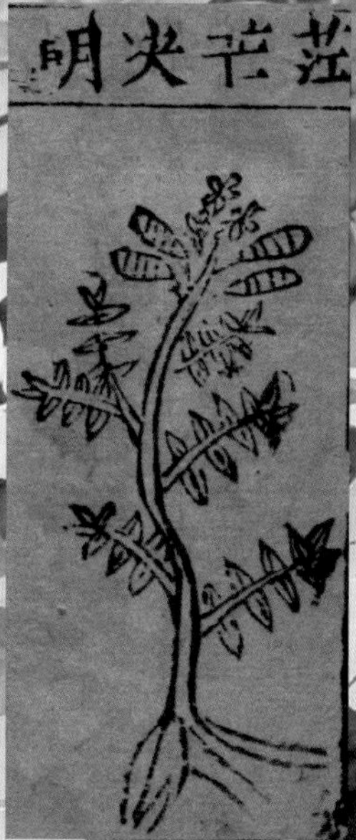

明决蹄时

明决芒茳

▷决明（*Cassia obtusifolia*）

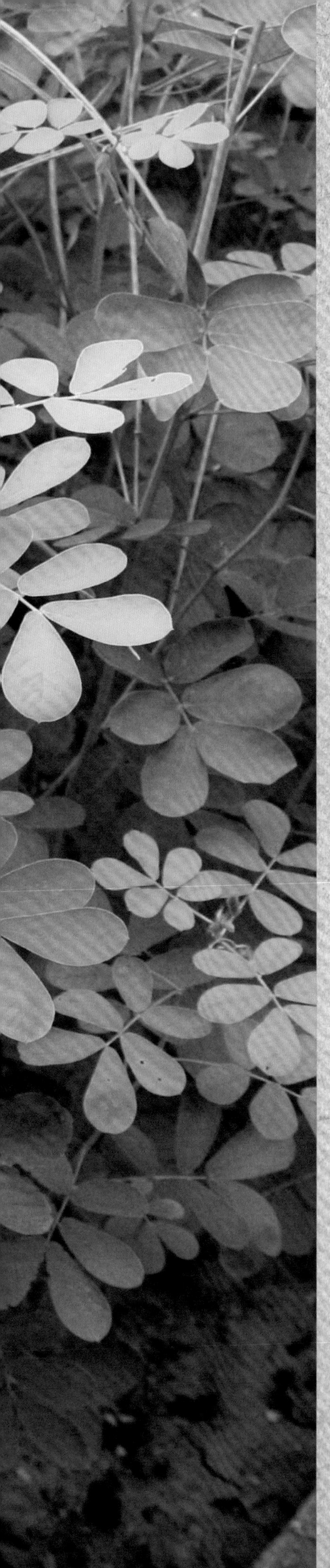

‖ **释名** ‖

[时珍曰] 此马蹄决明也，以明目之功而名。又有草决明、石决明，皆同功者。草决明即青葙子，陶氏所谓萋蒿是也。

‖ **集解** ‖

[别录曰] 决明子生龙门川泽，十月十日采，阴干百日。[弘景曰] 龙门在长安北。今处处有之。叶如茳芒。子形似马蹄，呼为马蹄决明，用之当捣碎。又别有草决明，是萋蒿子，在下品中。[颂曰] 今处处人家园圃所莳。夏初生苗，高三四尺许。根带紫色。叶似苜蓿而大。七月开黄花，结角。其子如青绿豆而锐，十月采之。按尔雅：薢茩，决光。郭璞释云：药草决明也。叶黄锐，赤华，实如山茱萸。或曰蔆也。关西谓之薢茩，音皆苟。其说与此种颇不类。又有一种马蹄决明，叶如江豆，子形似马蹄。[宗奭曰] 决明，苗高四五尺，春亦为蔬。秋深结角，其子生角中如羊肾。今湖南北人家所种甚多，或在村野成段。蜀本图经言叶似苜蓿而阔大者，甚为允当。[时珍曰] 决明有二种：一种马蹄决明，茎高三四尺，叶大于苜蓿，而本小末奓，昼开夜合，两两相贴。秋开淡黄花五出，结角如初生细豇豆，长五六寸。角中子数十粒，参差相连，状如马蹄，青绿色，入眼目药最良。一种茳芒决明，救荒本草所谓山扁豆是也。苗茎似马蹄决明，但叶之本小末尖，正似槐叶，夜亦不合。秋开深黄花五出，结角大如小指，长二寸许。角中子成数列，状如黄葵子而扁，其色褐，味甘滑。二种苗叶皆可作酒曲，俗呼为独占缸。但茳芒嫩苗及花与角子，皆可瀹茹及点茶食；而马蹄决明苗角皆韧苦，不可食也。苏颂言薢茩即决明，殊不类，恐别一物也。

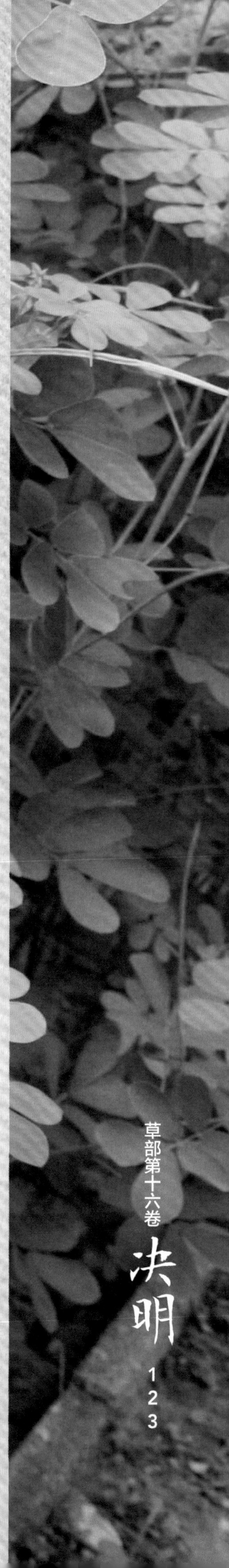

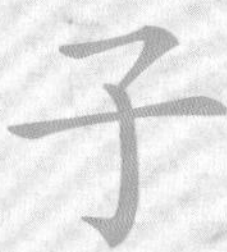

‖ **气味** ‖

咸，平，无毒。[别录曰]苦、甘，微寒。[之才曰]蓍实为之使，恶大麻子。

‖ **主治** ‖

青盲，目淫肤，赤白膜，眼赤泪出。久服益精光，轻身。本经。**疗唇口青。**别录。**助肝气，益精。以水调末涂，消肿毒。熁太阳穴，治头痛。又贴脑心，止鼻洪。作枕，治头风明目，甚于黑豆。**日华。**治肝热风眼赤泪，每旦取一匙挼净，空心吞之，百日后夜见物光。**甄权。**益肾，解蛇毒。**震亨。**叶作菜食，利五脏明目，甚良。**甄权。

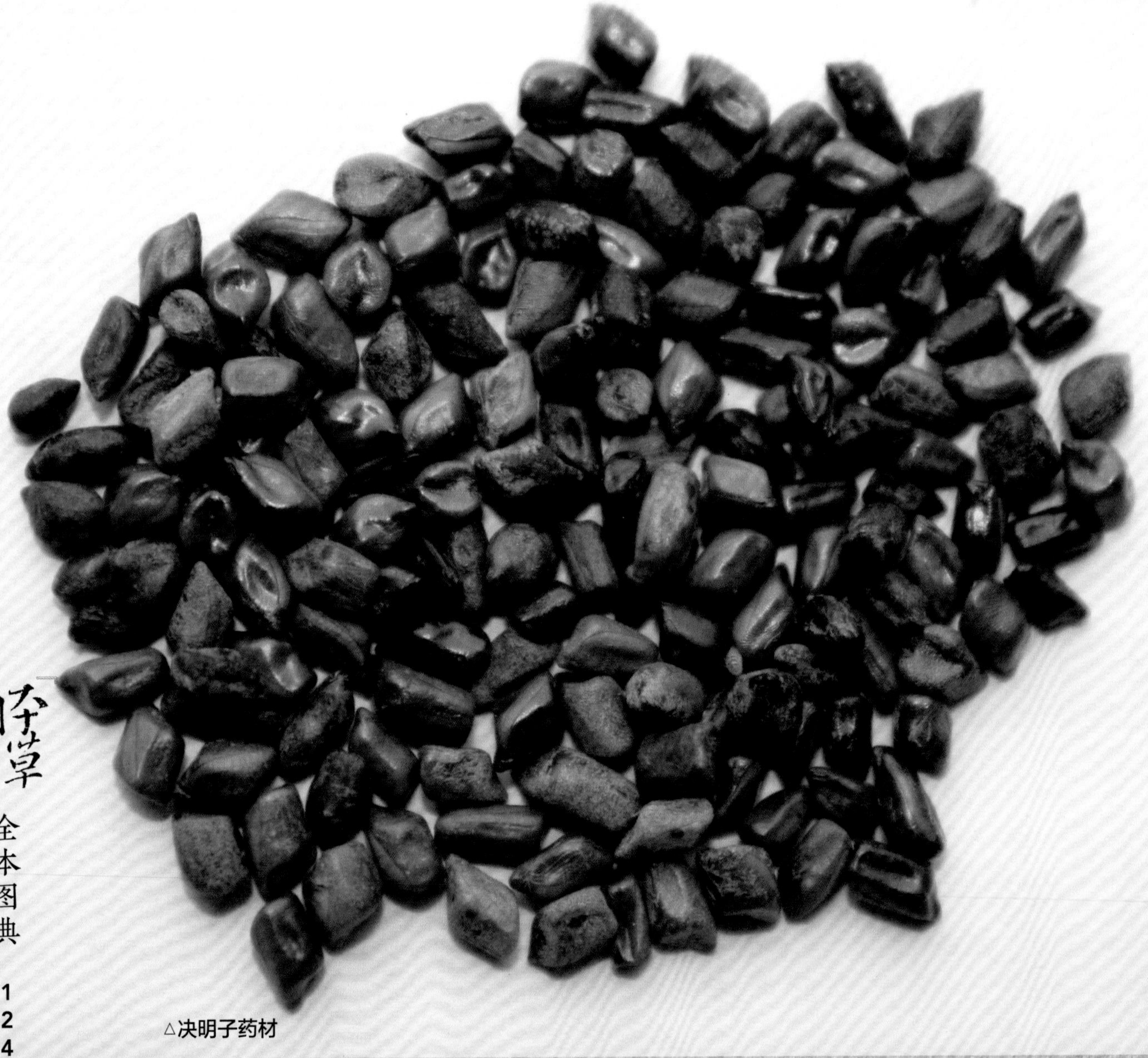

△决明子药材

‖ **发明** ‖

[时珍曰] 相感志言：圃中种决明，蛇不敢入。丹溪朱氏言决明解蛇毒，本于此也。王旻山居录言：春月种决明，叶生采食，其花阴干亦可食。切忌泡茶，多食无不患风。按马蹄决明苗角皆韧而苦，不宜于食。纵食之，有利五脏明目之功，何遂至于患风耶。又刘绩霏雪录言：人家不可种决明，生子多跛。此迂儒误听之说也，不可信。

‖ **附方** ‖

旧一，新七。**积年失明**决明子二升为末，每食后粥饮服方寸匕。外台秘要。**青盲雀目**决明一升，地肤子五两，为末，米饮丸梧子大，每米饮下二三十丸。普济方。**补肝明目**决明子一升，

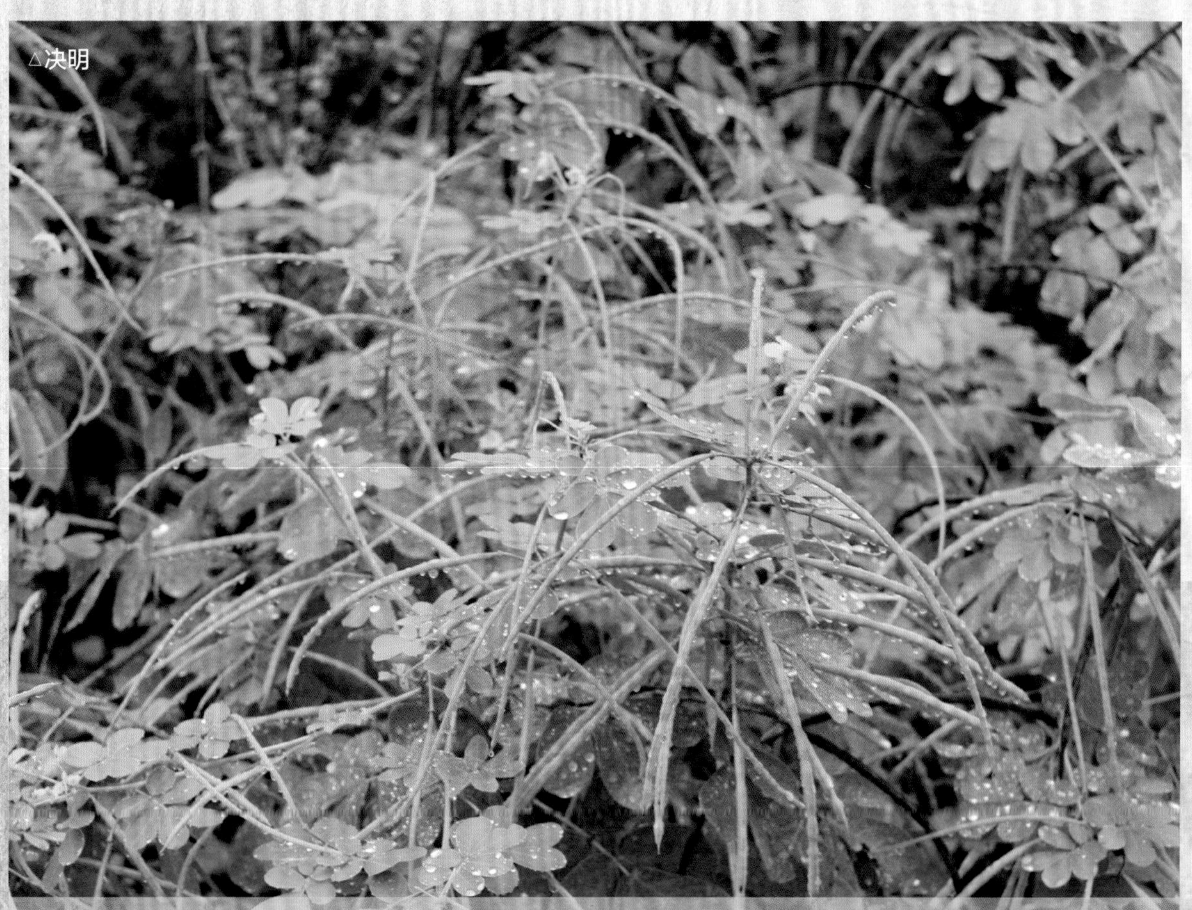

△决明

决明 *Cassia obtusifolia* ITS2 条形码主导单倍型序列：

```
1   CGCATCGTAG CCCCAAGCCA CGTCCACCCC CCGATTGATC AGGGGCGACG AGGTGCTTGG GGGGAATTTG GCCTCCCGTG
81  ATCCGTGCAT TGCGGATGGC CGAAAAAGGA GCCTGTGCGG GGCAATCGCC ACGTTCCACG GTGGATGAGC AGATGCCTCG
161 AGACCGACCT TGTGTTGGTT GTCCCTACGG ATGGGCTGTC AGACCCTTTG GGAGCGCCGA AGCTTTCCCG AAG
```

小决明 *Cassia tora* ITS2 条形码主导单倍型序列：

```
1   CGCATCGTAG CCCCAAGCCA CGTCCACCCC CCGATTGATT AGGGGTGACG AGGTGCTTGG GGGAATTTGG CCTCCCGTGA
81  TCCGTGCATT GCGGATGGCC GAAAAAGGAG CCTGTGCGGG GCAATCGCCA CGTTCCACGG TGGATGAGCA GATGCCTCGA
161 GACCGACCAT GCGTTGGTTG TCCCTATGGA TGGGCTGTCA GACCCTTGGG AGCGACGAAG CTTTCCCGAA G
```

蔓菁子二升，以酒五升煮，暴干为末。每饮服二钱，温水下，日二服。圣惠方。**目赤肿痛**决明子炒研，茶调傅两太阳穴，干则易之，一夜即愈。医方摘玄。**头风热痛**方同上。**鼻衄不止**方见主治。**癣疮延蔓**决明子一两为末，入水银、轻粉少许，研不见星，擦破上药，立瘥，此东坡家藏方也。奇效良方。**发背初起**草决明生用一升捣，生甘草一两，水三升，煮一升，分二服。大抵血滞则生疮，肝主藏血，决明和肝气，不损元气也。许学士本事方。

‖ **附录** ‖

茳芒拾遗[藏器曰] 陶云：决明叶如茳芒。按茳芒生道旁，叶小于决明，性平无毒。火炙作饮极香，除痰止渴，令人不睡，调中，隋稠禅师采作五色饮以进炀帝者，是也。又有茳芏，字从土，音吐，一名江蓠子，乃草似莞，生海边，可为席者，与决明叶不相类。[时珍曰] 茳芒亦决明之一种，故俗犹称独占缸。说见前集解下。

合明草拾遗[藏器曰] 味甘，寒，无毒。主暴热淋，小便赤涩，小儿瘈病，明目下水，止血痢，捣绞汁服。生下湿地，叶如四出花，向夜叶即合。

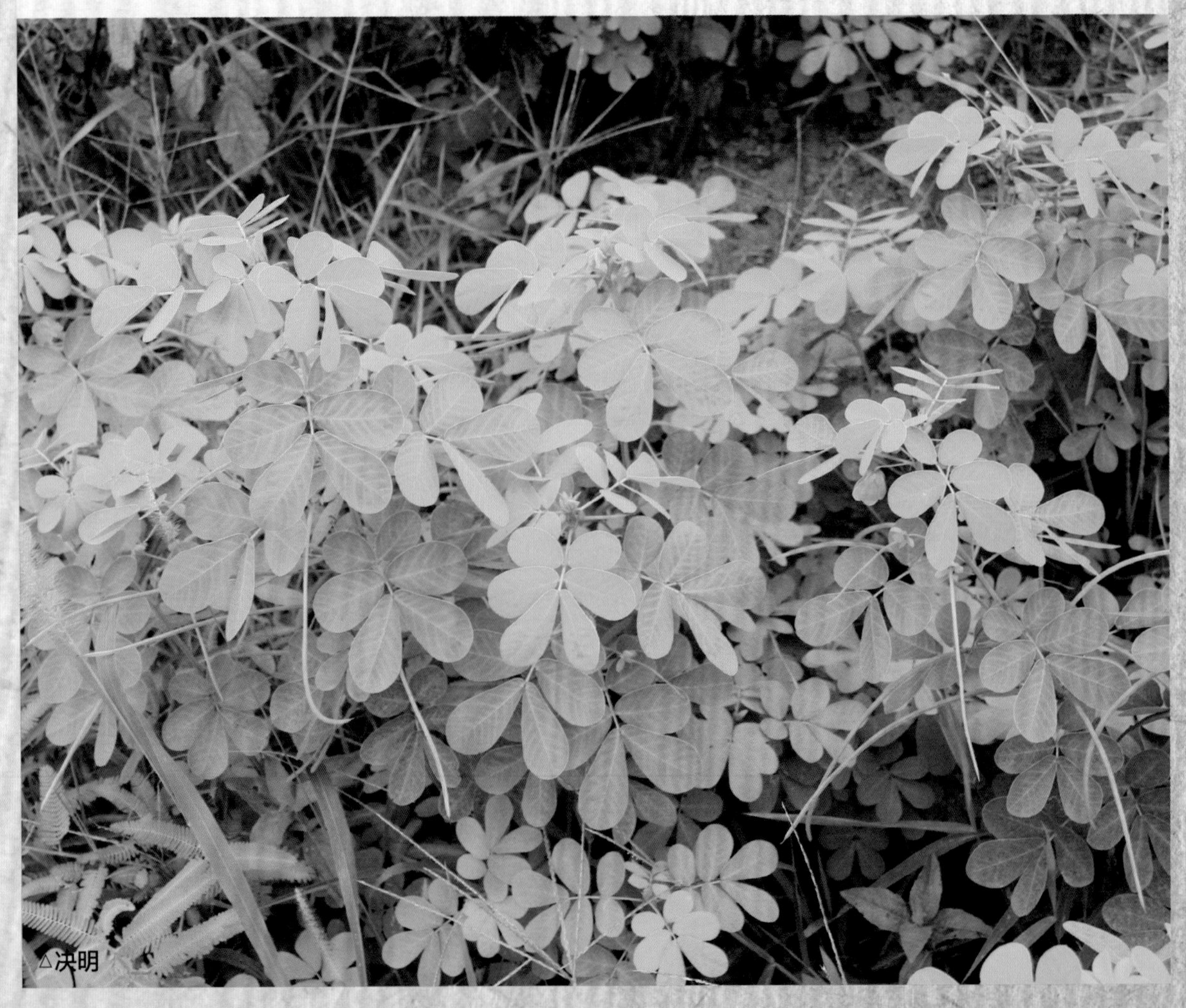

△决明

▽决明花

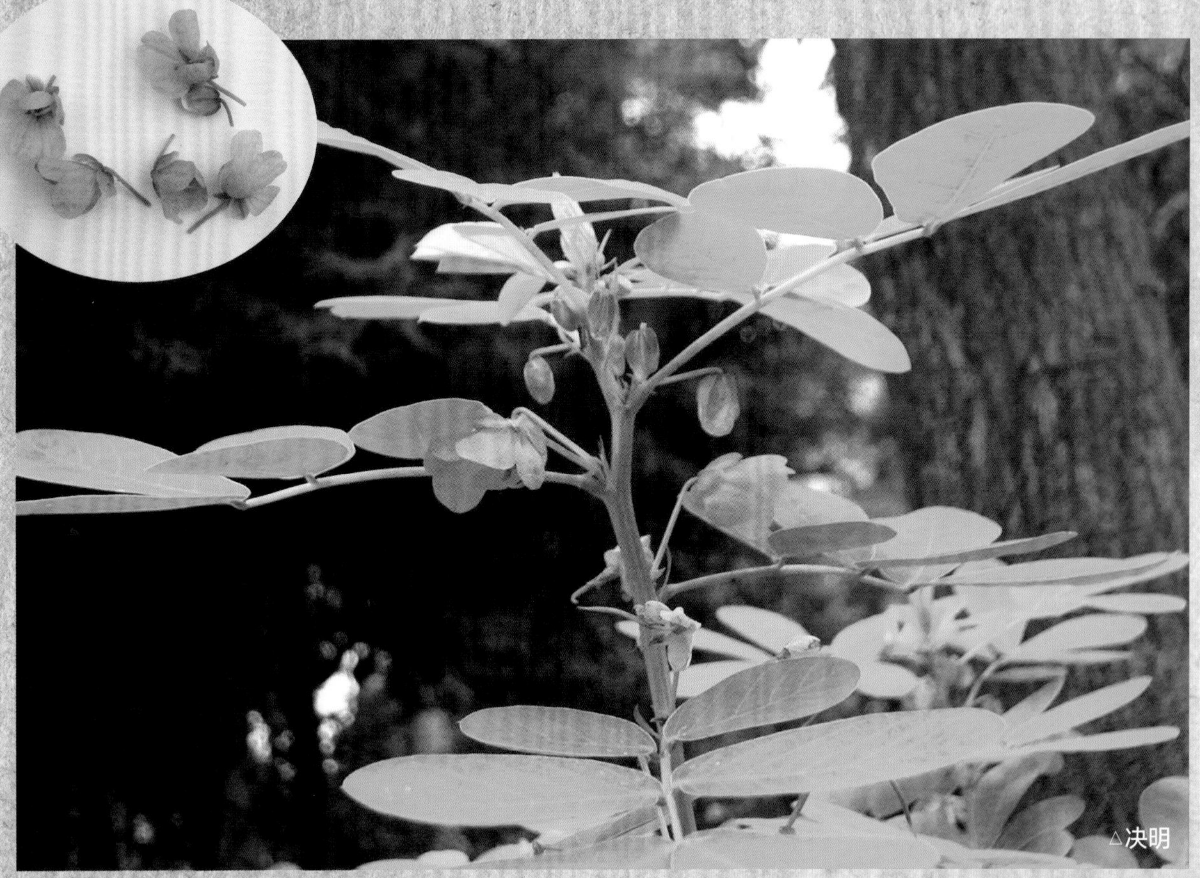
△决明

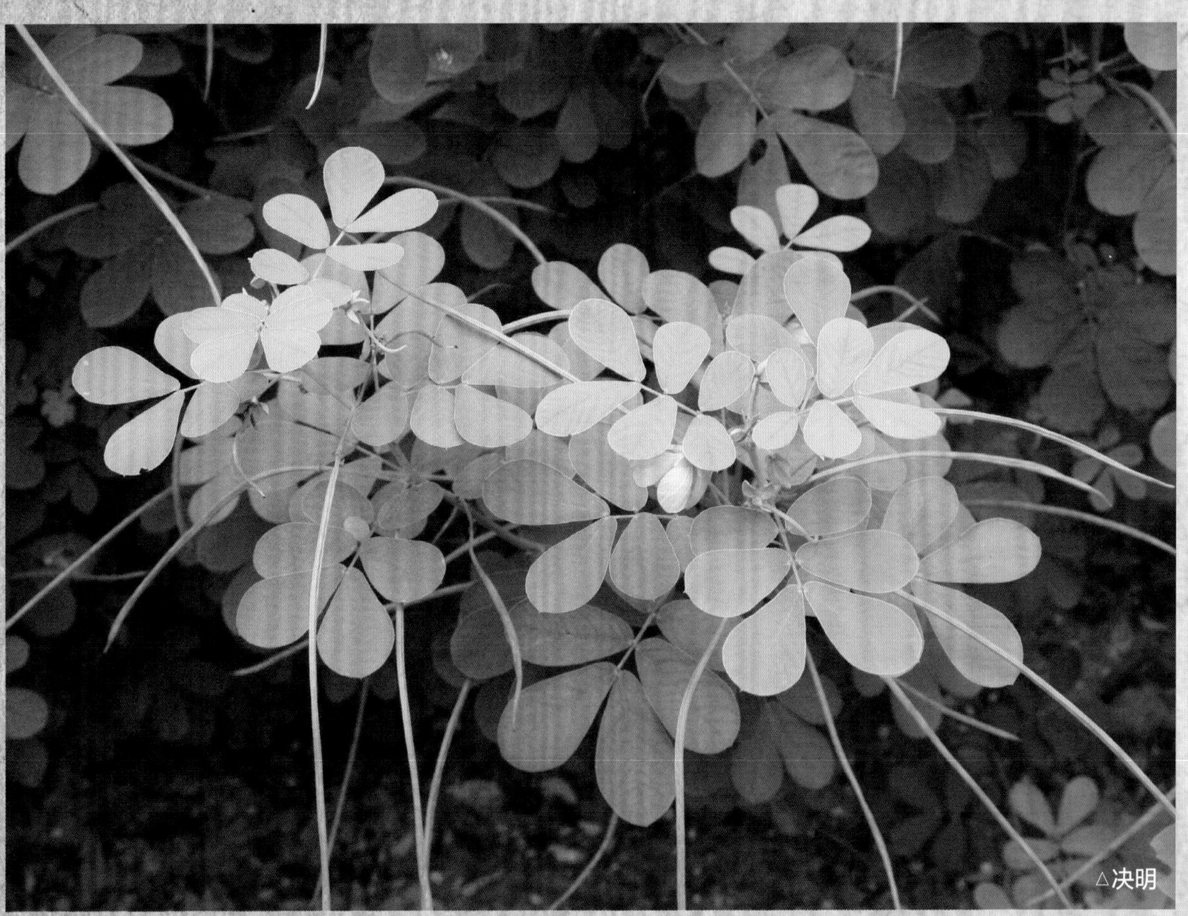
△决明

地肤

《本经》上品

‖ **基原** ‖

据《纲目彩图》《药典图鉴》《大辞典》《中华本草》等综合分析考证，本品为藜科植物地肤 *Kochia scoparia* (L.) Schrad.。分布几遍全国。《药典》收载地肤子药材为藜科植物地肤子的干燥成熟果实；秋季果实成熟时采收植株，晒干，打下果实，除去杂质。

地膚

落帚

▷地肤（*Kochia scoparia*）

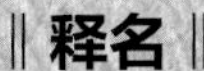

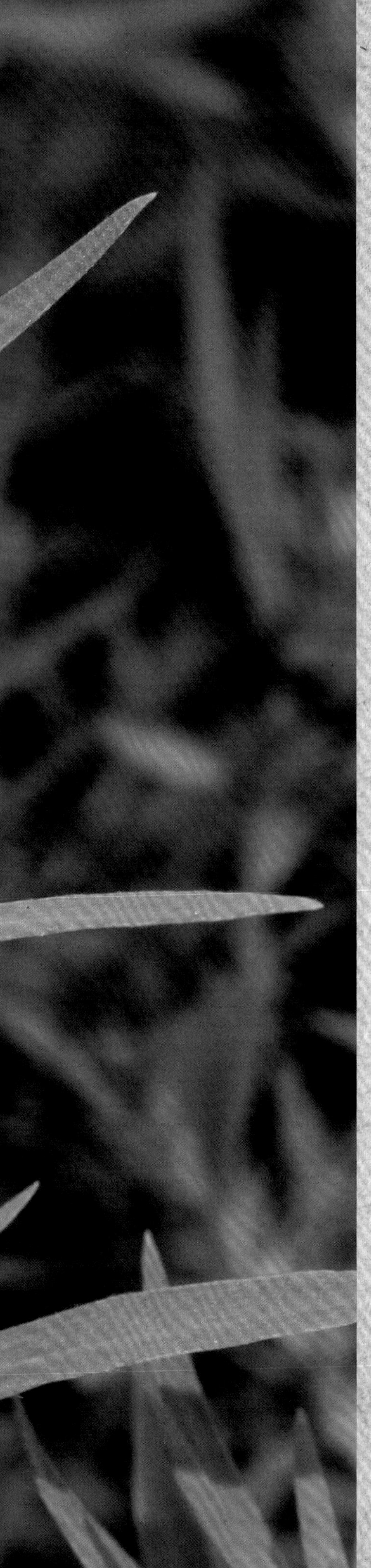

‖**释名**‖

地葵本经**地麦**别录**落帚**日华**独帚**图经**王蔧**尔雅**王帚**郭璞**扫帚**弘景**益明**药性**涎衣草**唐本**白地草**纲目**鸭舌草**图经**千心妓女**土宿本草。[时珍曰] 地肤、地麦，因其子形似也。地葵，因其苗味似也。鸭舌，因其形似也。妓女，因其枝繁而头多也。益明，因其子功能明目也。子落则老，茎可为帚，故有帚、蔧诸名。

‖**集解**‖

[别录曰] 地肤子生荆州平泽及田野，八月、十月采实，阴干。[弘景曰] 今田野间亦多，皆取茎苗为扫帚。其子微细，入补药丸散用，仙经不甚用。[恭曰] 田野人名为地麦草，北人名涎衣草。叶细茎赤，出熟田中。苗极弱，不能胜举。今云堪为扫帚，恐未之识也。[大明曰] 地肤即落帚子也。子色青，似一眠起蚕沙之状。[颂曰] 今蜀川、关中近地皆有之。初生薄地，五六寸，根形如蒿，茎赤叶青，大似荆芥。三月开黄白花，结子青白色，八月、九月采实。神仙七精散云：地肤子，星之精也。或曰其苗即独帚也，一名鸭舌草。陶弘景所谓茎苗可为扫帚者，苏恭言其苗弱不胜举，二说不同，而今医家皆以为独帚。密州图上者，云根作丛生，每窠有二三十茎，茎有赤有黄，七月开黄花，其实地肤也。至八月而藍干成。可采。此正与独帚相合。恐西北出者短弱，故苏说云耳。[时珍曰] 地肤嫩苗，可作蔬茹，一科数十枝，攒簇团团直上，性最柔弱，故将老时可为帚，耐用。苏恭云不可帚，止言其嫩苗而已。其子最繁。尔雅云：葥，王蔧。郭璞注云：王帚也。似藜，可以为扫帚，江东呼为落帚。此说得之。

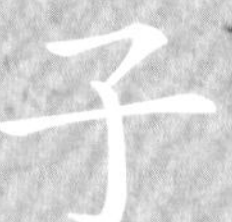

‖ **气味** ‖

苦，寒，无毒。[时珍曰] 甘，寒。

‖ **主治** ‖

膀胱热，利小便，补中益精气。久服耳目聪明，轻身耐老。本经。**去皮肤中热气，使人润泽，散恶疮疝瘕，强阴。**别录。**治阴卵癞疾，去热风，可作汤沐浴。与阳起石同服，主丈夫阴痿不起，补气益力。**甄权。**治客热丹肿。**日华。

‖ **发明** ‖

[藏器曰] 众病皆起于虚。虚而多热者，加地肤子、甘草。

‖ **附方** ‖

旧三，新七。**风热赤目**地肤子焙一升，生地黄半斤，取汁和作饼，晒干研末。每服三钱，空心酒服。圣惠方。**目痛眯目**凡目痛及眯目中伤有热暝者。取地肤子白汁，

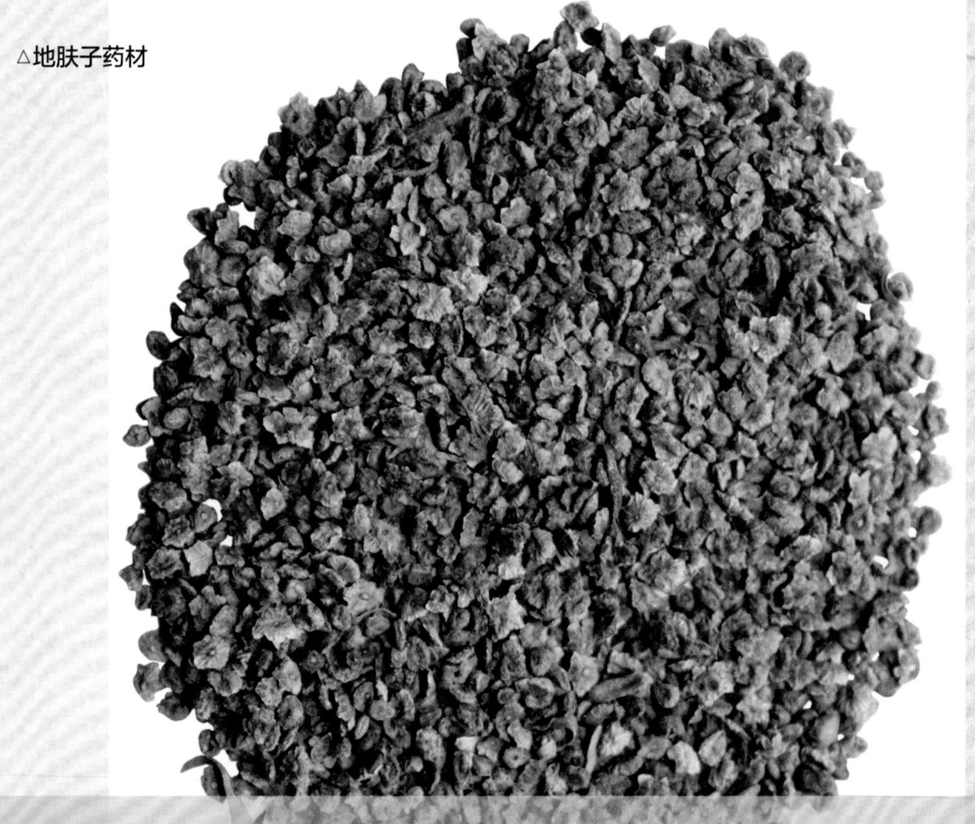

△地肤子药材

地肤 *Kochia scoparia* ITS2 条形码主导单倍型序列：

1 CGCATCGCGT CTCCCCCTAC CCACCTTGTG TGGGAAGGGG GAGGAGGATG GCTTCCCGTG CCTCACCGGG CGTGGTTGGC
81 CTAAAAAAGG AGCCTCAAGT TATGCACTGT TGCGGCAATT GGTGGTAGAC AAGGCCTTGG CCTCGAATGC AATCTTGTGT
161 CGTGCAGTAC ATGACAATTG TGGGCTCGTA GGACCCTGAG TTGTTCCCAA TTGGAAACAA ACCGTTG

频注目中。王焘外台秘要。**雷头风肿**不省人事。落帚子同生姜研烂，热冲酒服，取汗即愈。圣济总录。**胁下疼痛**地肤子为末，酒服方寸匕。寿域神方。**疝气危急**地肤子即落帚子，炒香研末。每服一钱，酒下。简便方。**狐疝阴㿗**超越举重，卒得阴㿗，及小儿狐疝，伤损生㿗。并用地肤子五钱，白术二钱半，桂心五分，为末，饮或酒服三钱，忌生葱、桃、李。必效方。**久疹腰痛**积年，有时发动。六月、七月取地肤子，干末。酒服方寸匕，日五六服。肘后。**血痢不止**地肤子五两，地榆、黄芩各一两，为末。每服方寸匕，温水调下。圣惠方。**妊娠患淋**热痛酸楚，手足烦疼。地肤子十二两，水四升，煎二升半，分服。子母秘录。**肢体疣目**地肤子、白矾等分，煎汤频洗。寿域神方。

苗叶

‖**气味**‖

苦，寒，无毒。[时珍曰] 甘、苦。烧灰煎霜，制砒石、粉霜、水银、硫黄、雄黄、硇砂。

‖**主治**‖

捣汁服，主赤白痢，烧灰亦善。煎水洗目，去热暗雀盲涩痛。别录。**主大肠泄泻，和气，涩肠胃，解恶疮毒。**苏颂。**煎水日服，治手足烦疼，利小便诸淋。**时珍。

‖**发明**‖

[时珍曰] 按虞抟医学正传云：抟兄年七十，秋间患淋，二十余日，百方不效。后得一方，取地肤草捣自然汁，服之遂通。至贱之物，有回生之功如此。时珍按：圣惠方治小便不通，用地麦草一大把，水煎服。古方亦常用之。此物能益阴气，通小肠。无阴则阳无以化，亦东垣治小便不通，用黄檗、知母滋肾之意。

‖**附方**‖

新一。**物伤睛陷**弩肉突出。地肤洗去土二两，捣绞汁，每点少许。冬月以干者煮浓汁。圣惠方。

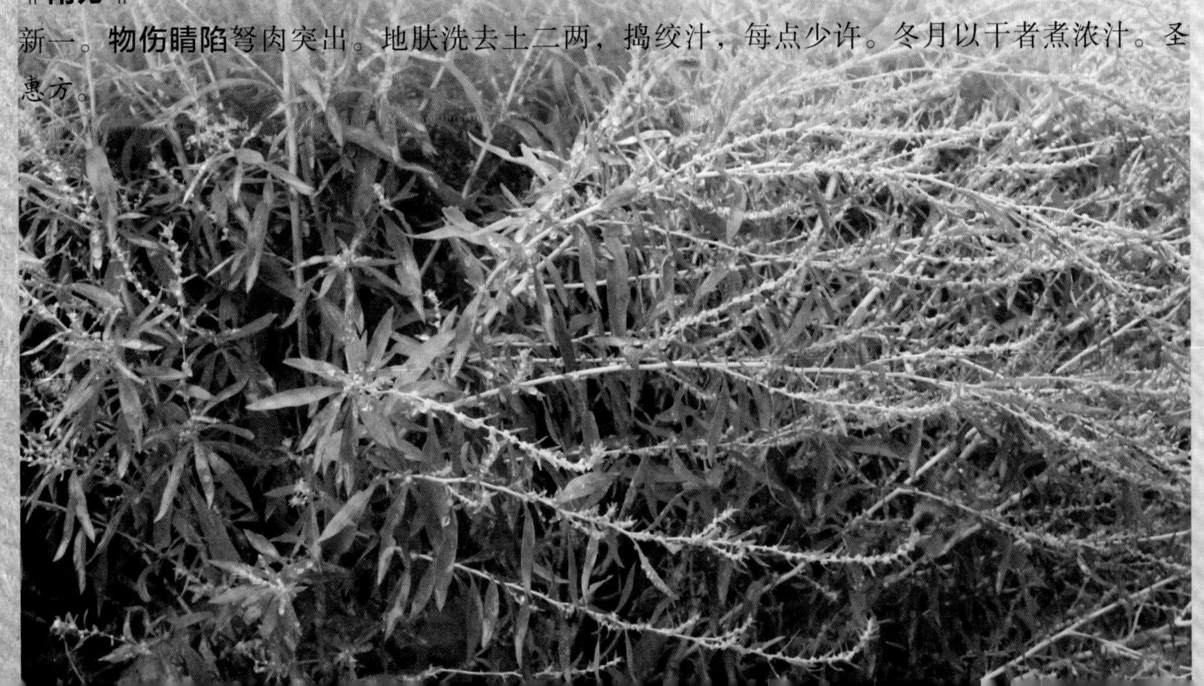

瞿麦

瞿音劬。《本经》中品

‖ **基原** ‖

据《纲目彩图》《药典图鉴》《中华本草》《汇编》等综合分析考证，本品为石竹科植物瞿麦 *Dianthus superbus* L. 或石竹 *D. chinensis* L.。分布于全国各省区。《药典》收载瞿麦药材为石竹科植物瞿麦或石竹的干燥地上部分；夏、秋二季花果期采割，除去杂质，干燥。

瞿麦

▷瞿麦（*Dianthus superbus*）

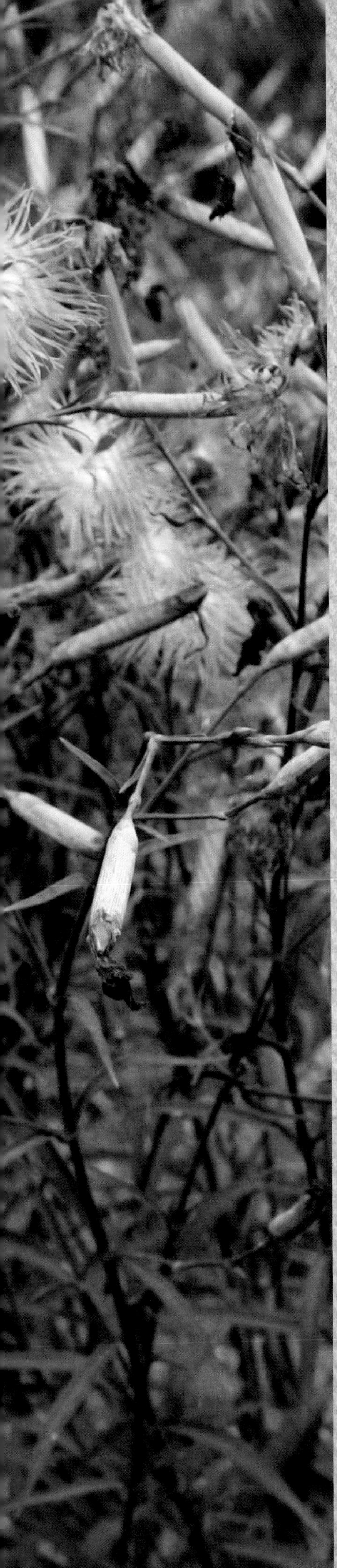

‖ 释名 ‖

蘧麦尔雅**巨句麦**本经**大菊**尔雅**大兰**别录**石竹**日华**南天竺草**纲目。[弘景曰] 子颇似麦，故名瞿麦。[时珍曰] 按陆佃解韩诗外传云：生于两旁谓之瞿。此麦之穗旁生故也。尔雅作蘧，有渠、衢二音。日华本草云，一名燕麦，一名杜姥草者，误矣。燕麦即雀麦，雀瞿二字相近，传写之讹尔。

‖ 集解 ‖

[别录曰] 瞿麦生太山山谷，立秋采，阴干。[弘景曰] 今出近道。一茎生细叶，花红紫赤色可爱，合子叶刈取之。子颇似麦子。有两种，一种微大，花边有叉桠，未知何者是也。今市人皆用小者。复一种，叶广相似而有毛，花晚而甚赤。按经云采实，其中子细。燥熟便脱尽矣。[颂曰] 今处处有之。苗高一尺以来，叶尖小青色，根紫黑色，形如细蔓菁。花红紫赤色，亦似映山红，二月至五月开。七月结实作穗，子颇似麦。河阳河中府出者，苗可用。淮甸出者根细，村民取作刷帚。尔雅谓之大菊，广雅谓之茈萎是也。[时珍曰] 石竹叶似地肤叶而尖小，又似初生小竹叶而细窄，其茎纤细有节，高尺余，梢间开花。田野生者，花大如钱，红紫色。人家栽者，花稍小而妩媚，有红白粉红紫赤斑烂数色，俗呼为洛阳花。结实如燕麦，内有小黑子。其嫩苗炸熟水淘过，可食。

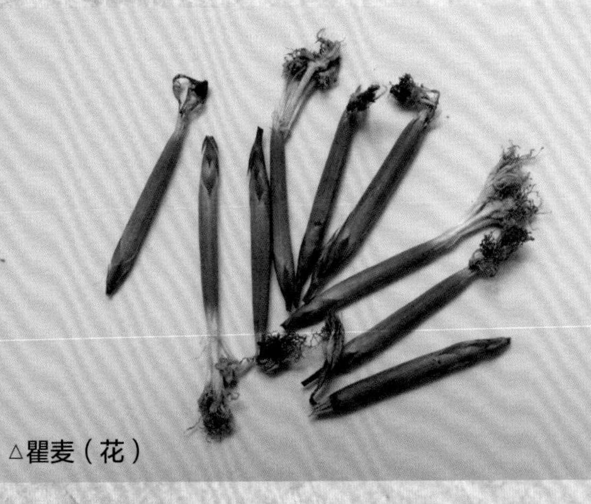

△瞿麦（花）

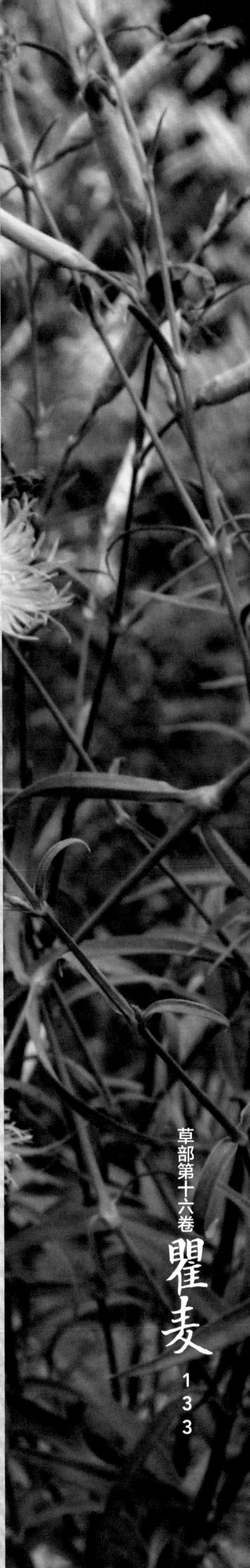

穗

‖ **修治** ‖

[敩曰] 凡使只用蕊壳，不用茎叶。若一时同使，即空心令人气噎，小便不禁也。用时以堇竹沥浸一伏时，漉晒。

‖ **气味** ‖

苦，寒，无毒。[别录曰] 苦。[权曰] 甘。[之才曰] 蘘草、牡丹为之使，恶螵蛸，伏丹砂。

‖ **主治** ‖

关格诸癃结，小便不通，出刺，决痈肿，明目去翳，破胎堕子，下闭血。本经。**养肾气，逐膀胱邪逆，止霍乱，长毛发。**别录。**主五淋。**甄权。**月经不通，破血块排脓。**大明。

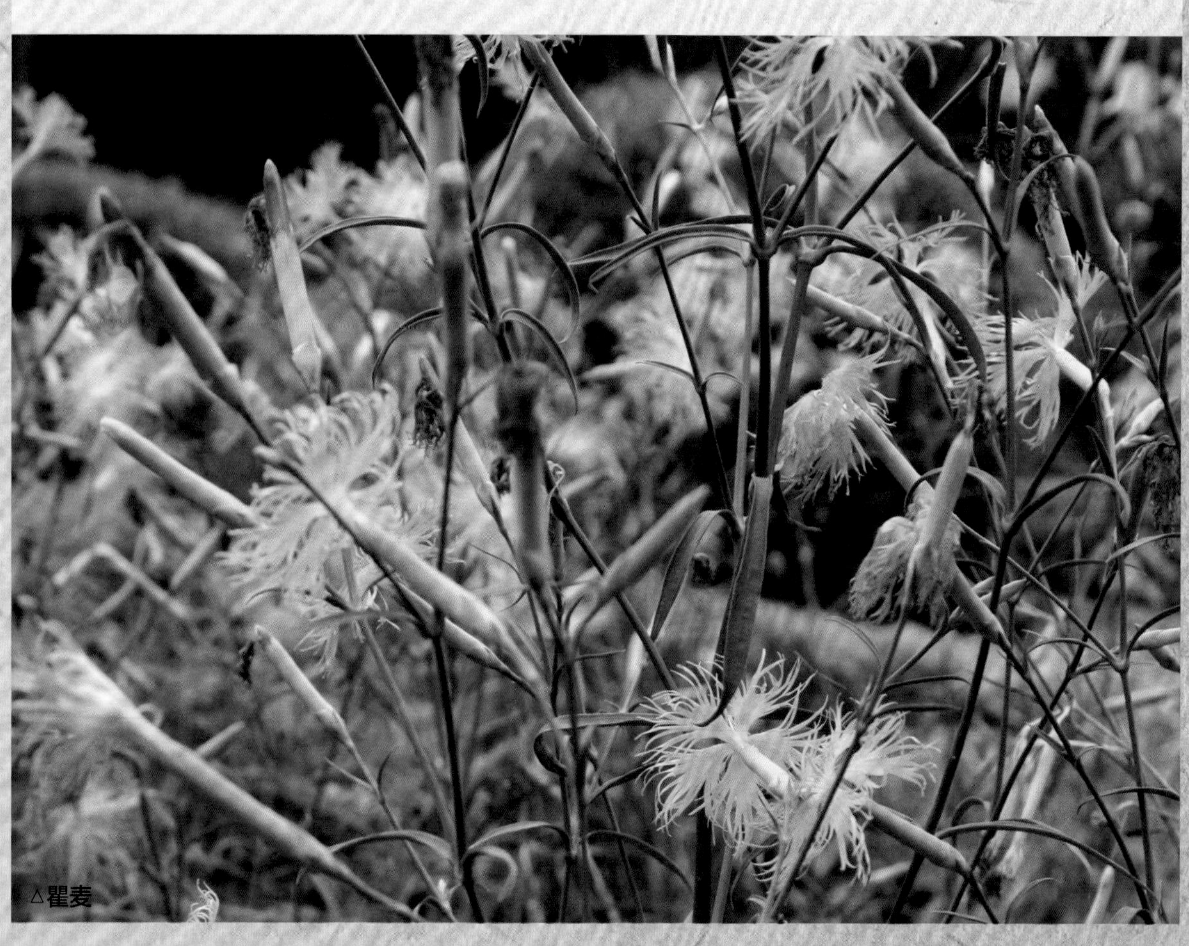

△瞿麦

瞿麦 *Dianthus superbus* ITS2 条形码主导单倍型序列：

1　CGCATCGCGT CTCCCCCACA CCAATCACAT TGGTGGGGAA GGATGATGGC TTCCCGTGCC TCACCGGGTG CGGTTGGCTT
81　AAACTTGGAG CCCACGGTAA ATATTTGCCG CGGCGATAGG TGGTGAACTT GGCTTAGGCC GTGTAAACAA CCCGTTGCGG
161 TGTGTTAGTG TGGGCTCGTT GGACCCAATG TTTTGCATTG TGCAATTCAA ACCTTTG

石竹 *Dianthus chinensis* ITS2 条形码主导单倍型序列：

1　CGCATCGCGT CTCCCCCACG CCAATCACAT TGGTGGGGGA GGATGATGGC TTCCCGTGCC TCACCGGGTG CGGTTGGCTT
81　AAACTTGGAG CCCACGGTAA ATATTTGCCG CGGCGATAGG TGGTGAACTT GGCTTAGGCC GTGTAAACAA CCCGTTGCGG
161 TGTGTTAGCG TGGGCTCGTT GGACCCAATG TTTTGCATTG AGCAATTCAA ACCTTTG

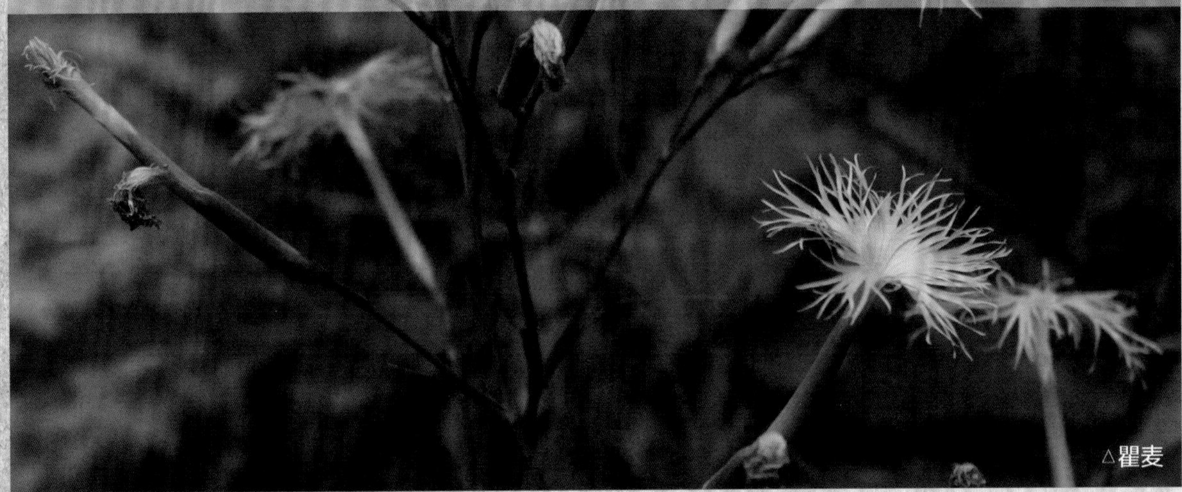

△瞿麦

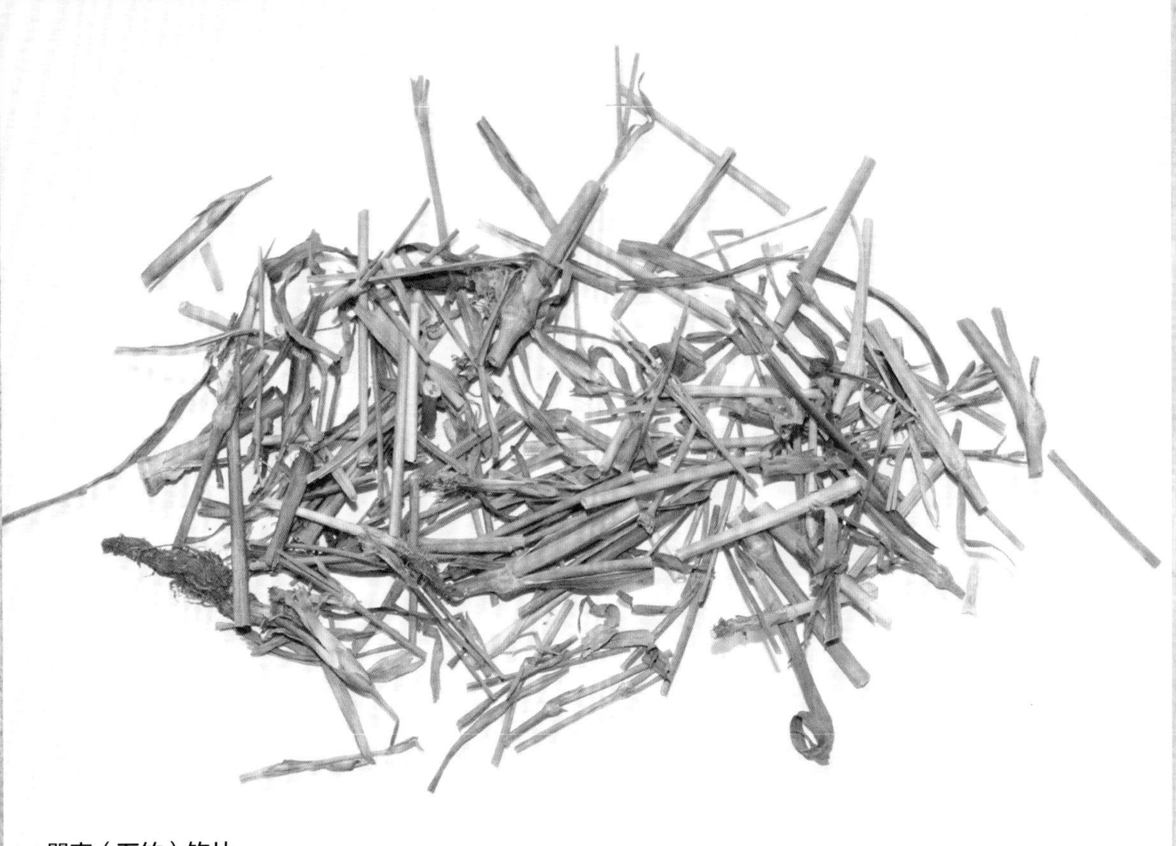

△瞿麦（石竹）饮片

叶

‖**主治**‖

痔瘘并泻血，作汤粥食。又治小儿蛔虫，及丹石药发。并眼目肿痛及肿毒，捣傅。治浸淫疮并妇人阴疮。大明。

‖**发明**‖

[杲曰] 瞿麦利小便为君主之用。[颂曰] 古今方通心经、利小肠为最要。[宗奭曰] 八正散用瞿麦，今人为至要药。若心经虽有热，而小肠虚者服之，则心热未退，而小肠别作病矣。盖小肠与心为传送，故用此入小肠。本草并不治心热。若心无大热，止治其心，或制之不尽，当求其属以衰之可也。[时珍曰] 近古方家治产难，有石竹花汤，治九孔出血，有南天竺饮，皆取其破血利窍也。

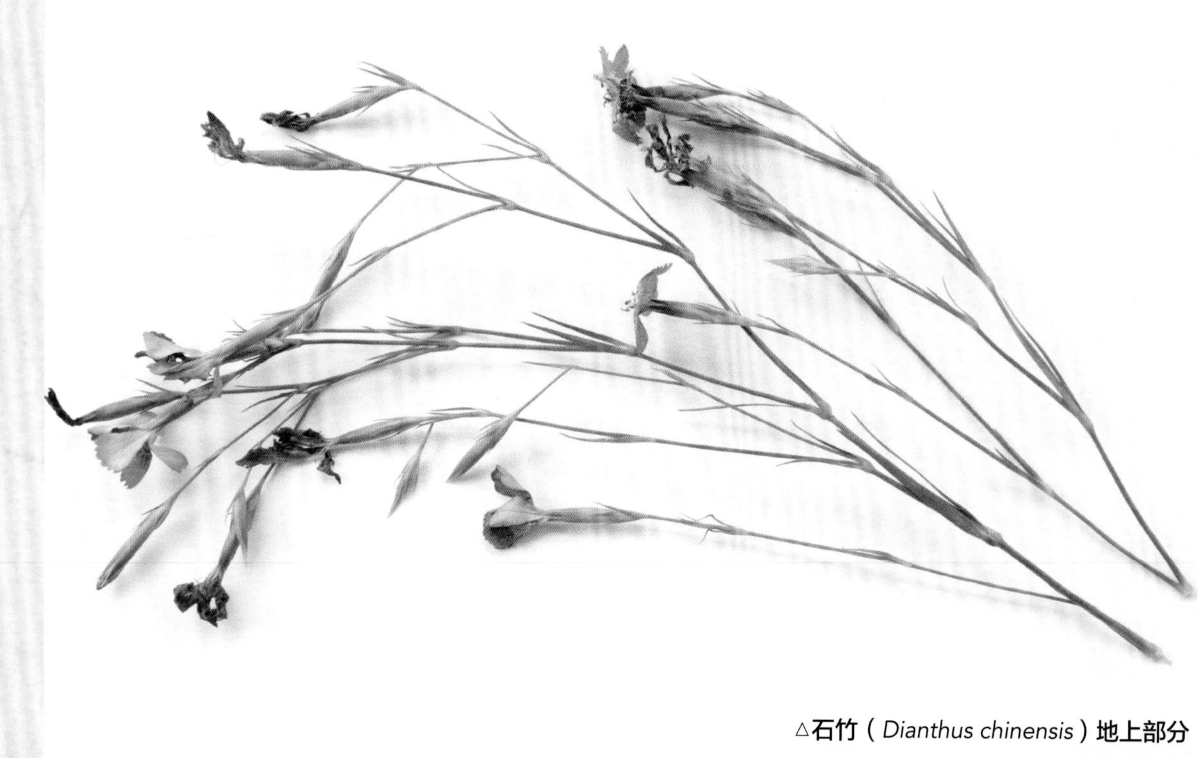

△石竹（*Dianthus chinensis*）地上部分

‖ **附方** ‖

旧六，新五。**小便石淋**宜破血。瞿麦子捣为末，酒服方寸匕，日三服，三日当下石。外台秘要。**小便不利**有水气，栝楼瞿麦丸主之。瞿麦二钱半，栝楼根二两，大附子一个，茯苓、山芋各三两，为末。蜜和丸梧子大。一服三丸，日三。未知，益至七八丸。以小便利、腹中温为知也。张仲景金匮方。**下焦结热**小便淋闷，或有血出，或大小便出血。瞿麦穗一两，甘草炙七钱五分，山栀子仁炒半两，为末。每服七钱，连须葱头七个，灯心五十茎，生姜五片，水二碗，煎至七分，时时温服，名立效散。千金方。**子死腹中**或产经数日不下。以瞿麦煮浓汁服之。千金方。**九窍出血**服药不止者。南天竺草，即瞿麦，拇指大一把，山栀子仁三十个，生姜一块，甘草炙半两，灯草一小把，大枣五枚，水煎服。圣济总录。**目赤肿痛**浸淫等疮。瞿麦炒黄为末，以鹅涎调涂眦头即开。或捣汁涂之。圣惠方。**眯目生翳**其物不出者，生肤翳者。瞿麦、干姜炮为末，井华水调服二钱，日二服。圣惠方。**鱼脐疔疮**瞿麦烧灰，和油傅之，甚佳。崔氏方。**咽喉骨哽**瞿麦为末，水服方寸匕，日二。外台秘要。**竹木入肉**瞿麦为末，水服方寸匕。或煮汁，日饮三次。梅师方。**箭刀在肉**及咽喉胸膈诸隐处不出。酒服瞿麦末方寸匕，日三服。千金方。

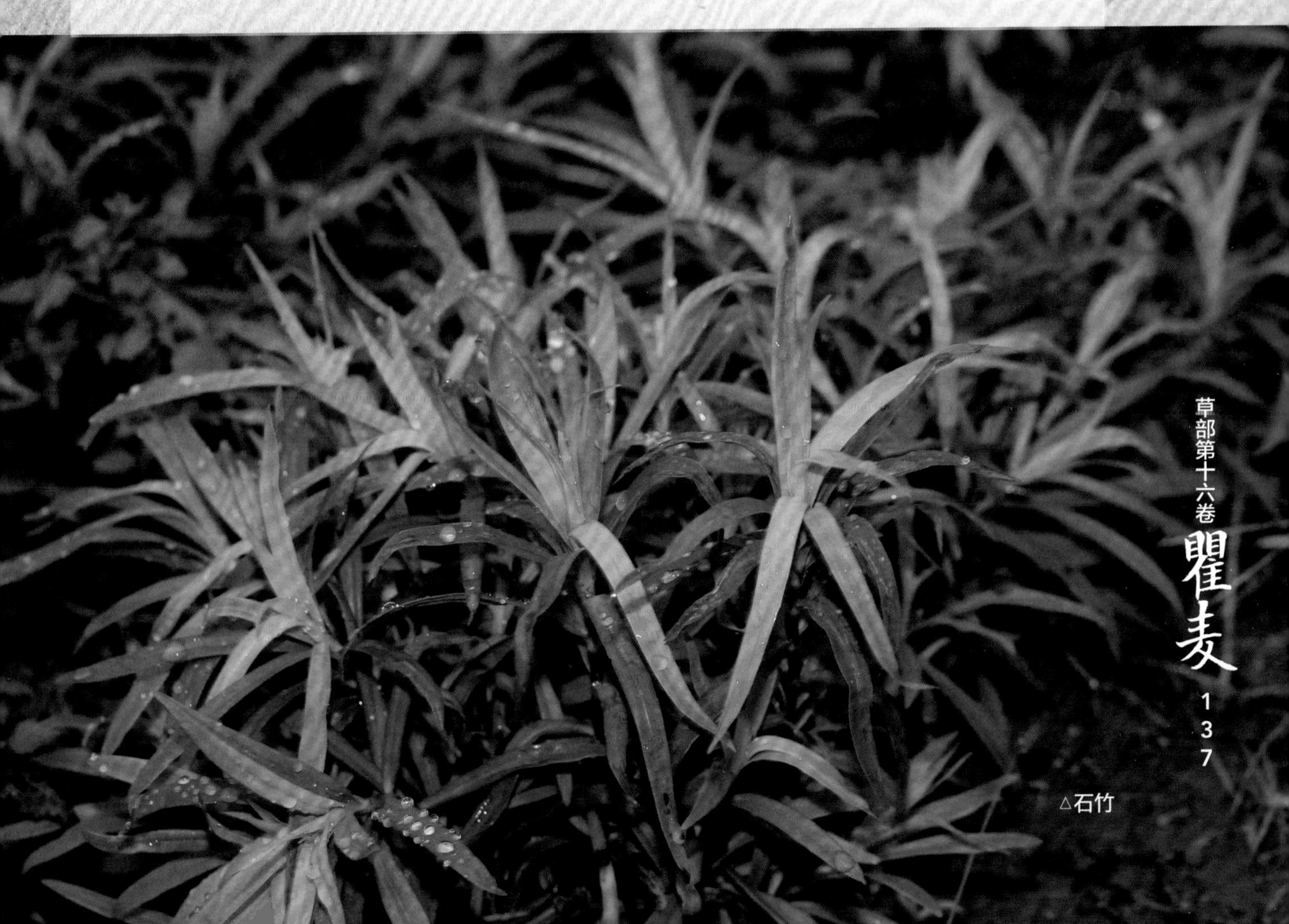

△石竹

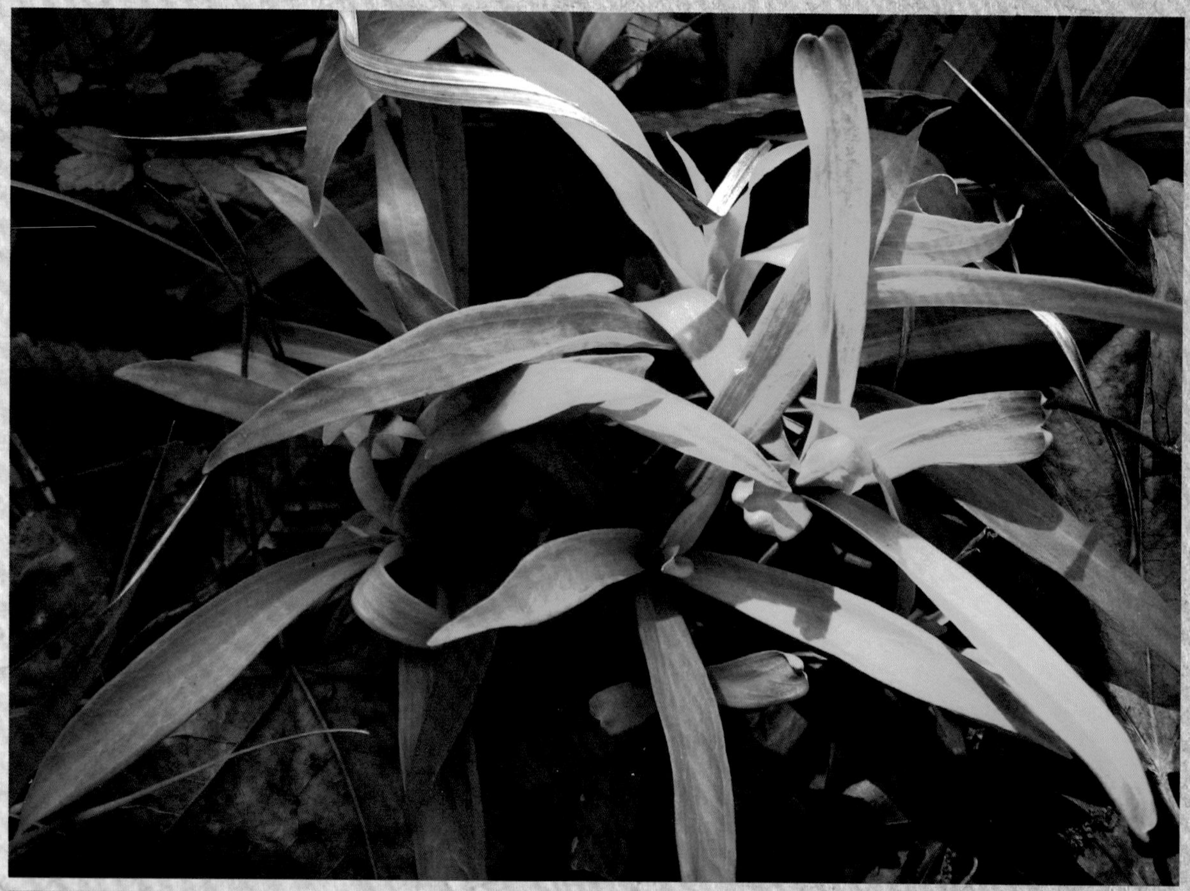

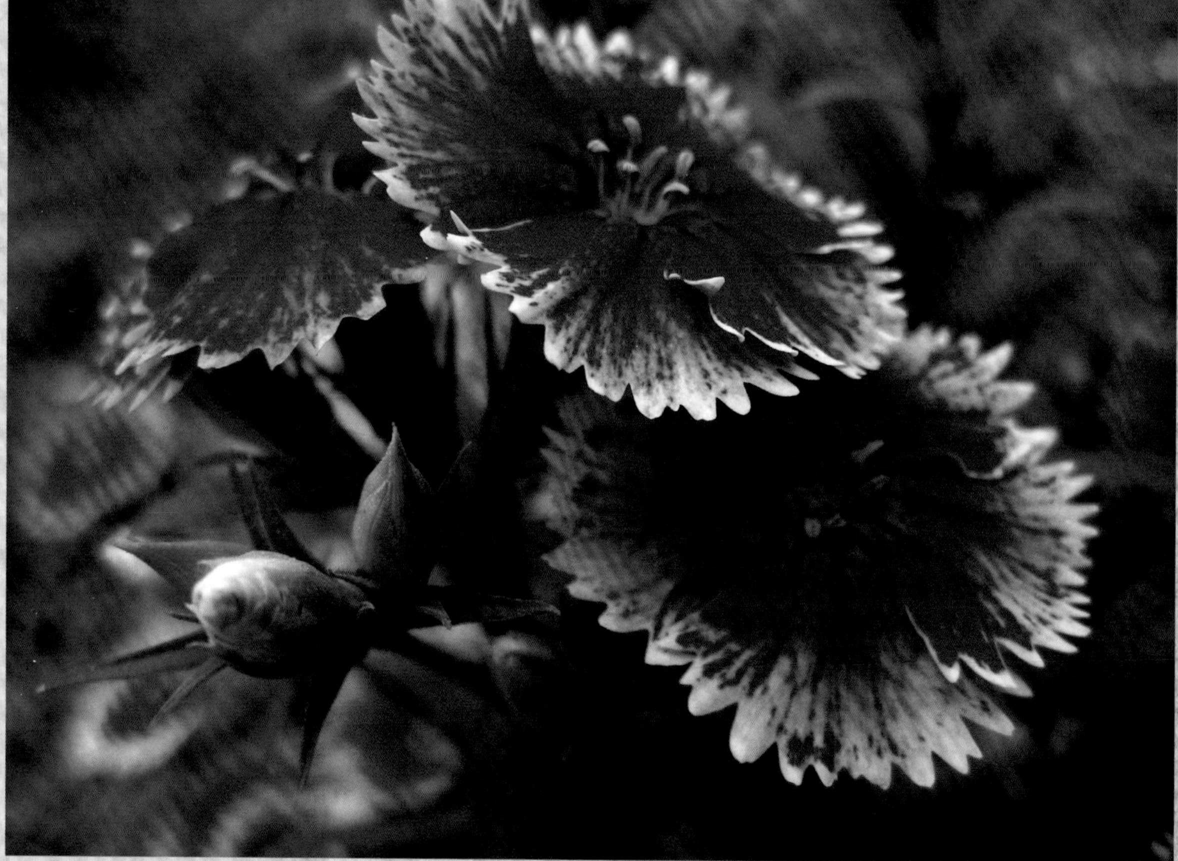

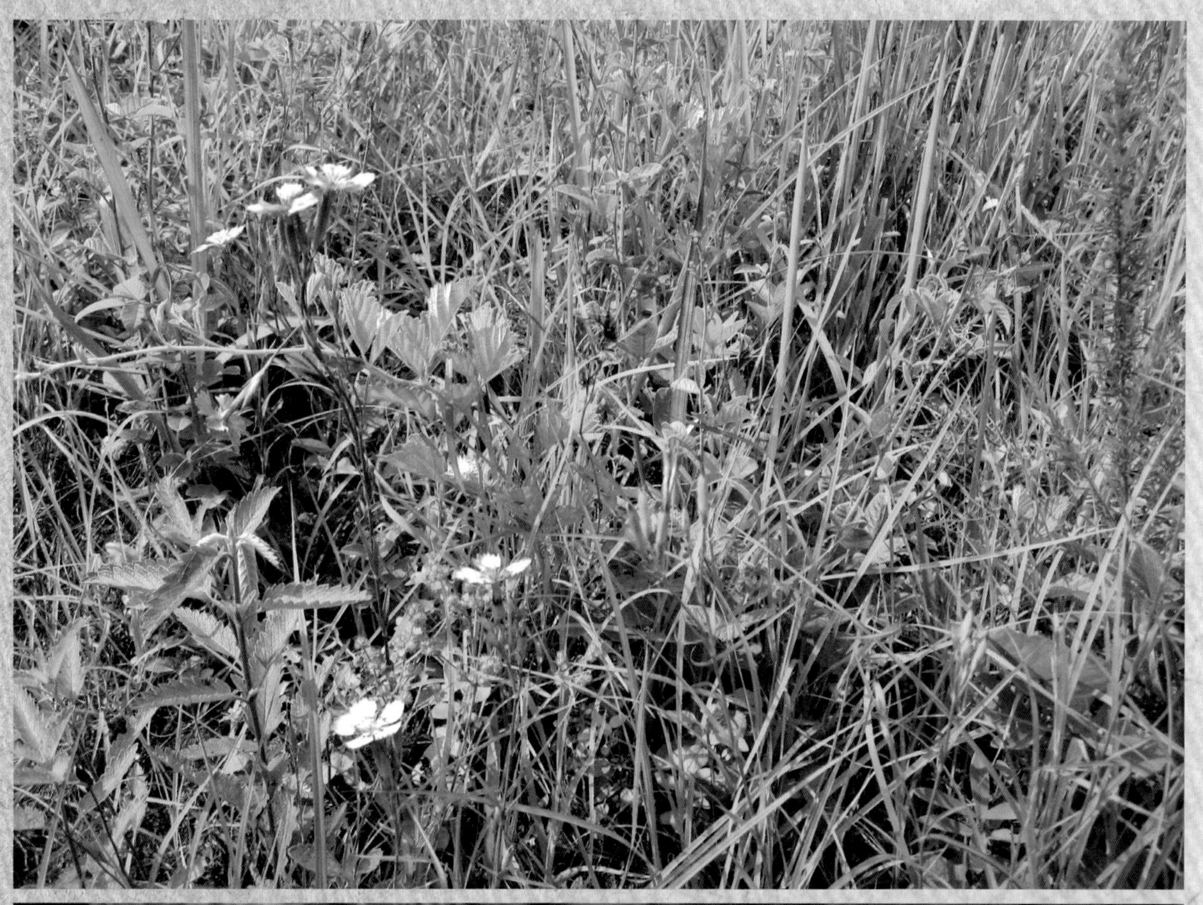

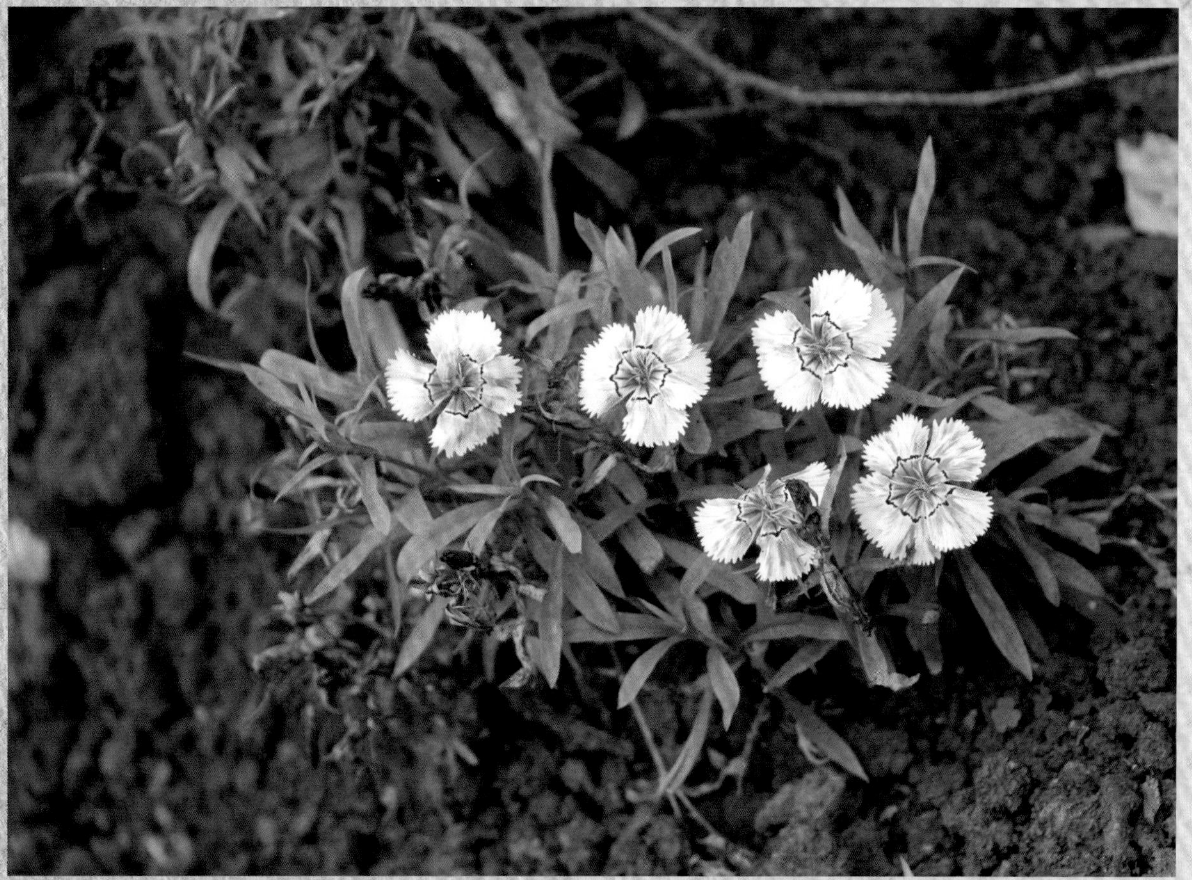

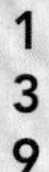

王不留行

《别录》上品

‖ 基原 ‖

据《纲目彩图》《纲目图鉴》《药典图鉴》《汇编》《中药图鉴》等综合分析考证，本品为石竹科植物麦蓝菜 *Vaccaria segetalis* (Neck.) Garcke。除华南地区外，我国其余各省区都有分布。《药典》收载王不留行药材为石竹科植物麦蓝菜的干燥成熟种子；夏季果实成熟、果皮尚未开裂时采割植株，晒干，打下种子，除去杂质，再晒干。

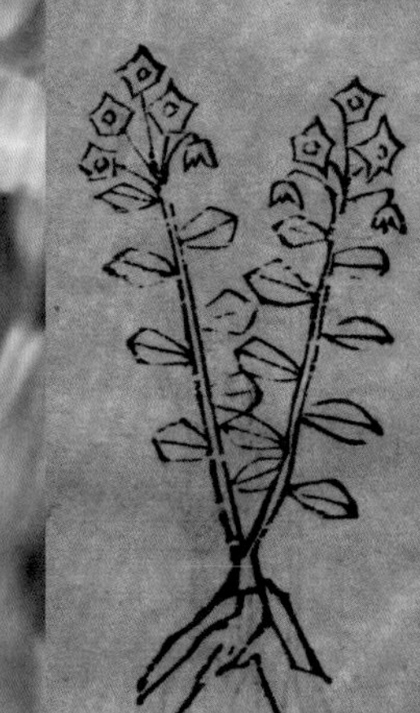

△麦蓝菜（*Vaccaria segetalis*）

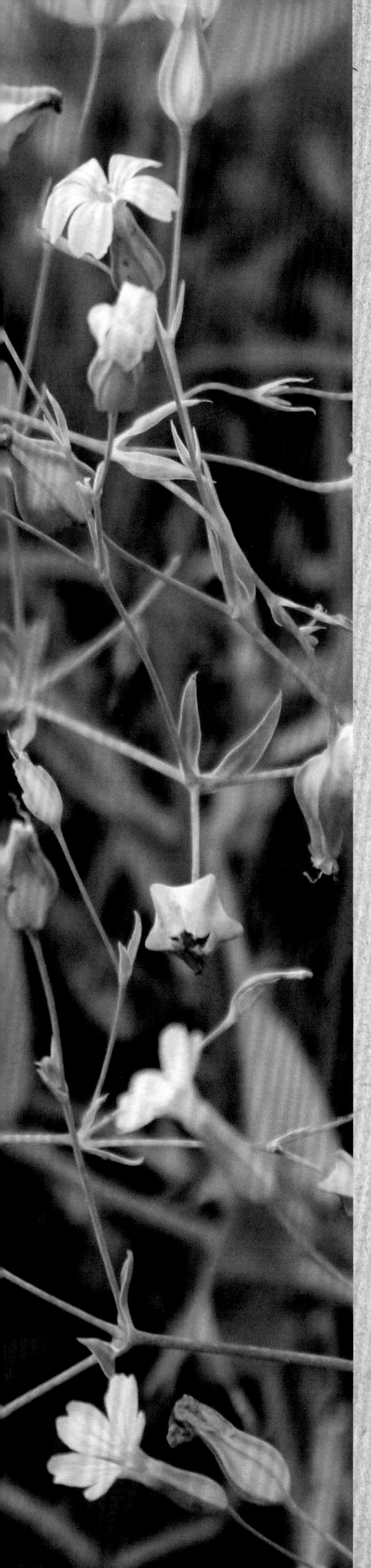

‖ **释名** ‖

禁宫花日华**剪金花**日华**金盏银台。**[时珍曰] 此物性走而不住，虽有王命不能留其行，故名。吴普本草作一名不流行，盖误也。

‖ **集解** ‖

[别录曰] 王不留行生太山山谷，二月、八月采。[弘景曰] 今处处有之。叶似酸浆，子似菘子，人言是蓼子，不尔。多入痈瘘方用。[保升曰] 所在有之。叶似菘蓝。其花红白色。子壳似酸浆，其中实圆黑似菘子，大如黍粟。三月收苗，五月收子。根苗花子并通用。[颂曰] 今江浙及并河近处皆有之。苗茎俱青，高七八寸已来。根黄色如荠根。叶尖如小匙头，亦有似槐叶者。四月开花，黄紫色，随茎而生，如菘子状，又似猪蓝花。五月采苗茎，晒干用。俗谓之剪金草。河北生者，叶圆花红，与此小别。[时珍曰] 多生麦地中。苗高者一二尺，三四月开小花，如铎铃状，红白色。结实如灯笼草子，壳有五棱，壳内包一实，大如豆。实内细子，大如菘子，生白熟黑，正圆如细珠可爱。陶氏言叶以酸浆，苏氏言花如菘子状者，皆欠详审，以子为花叶状也。灯笼草即酸浆也。苗、子皆入药。

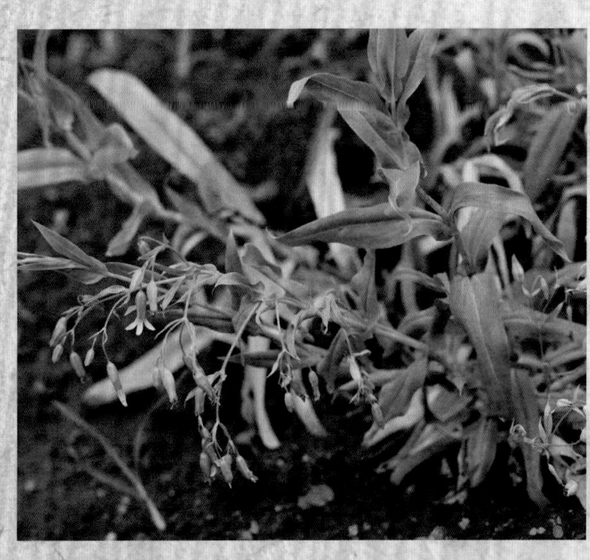

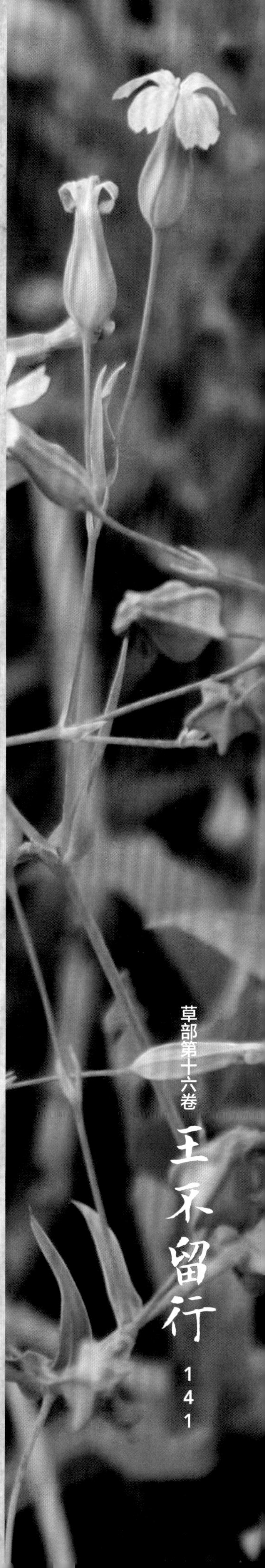

茴、子

‖ **修治** ‖

[敩曰] 凡采得拌湿蒸之，从巳至未。以浆水浸一宿，焙干用。

‖ **气味** ‖

苦，平，无毒。[普曰] 神农：苦，平。岐伯、雷公：甘。[元素曰] 甘、苦，平。阳中之阴。

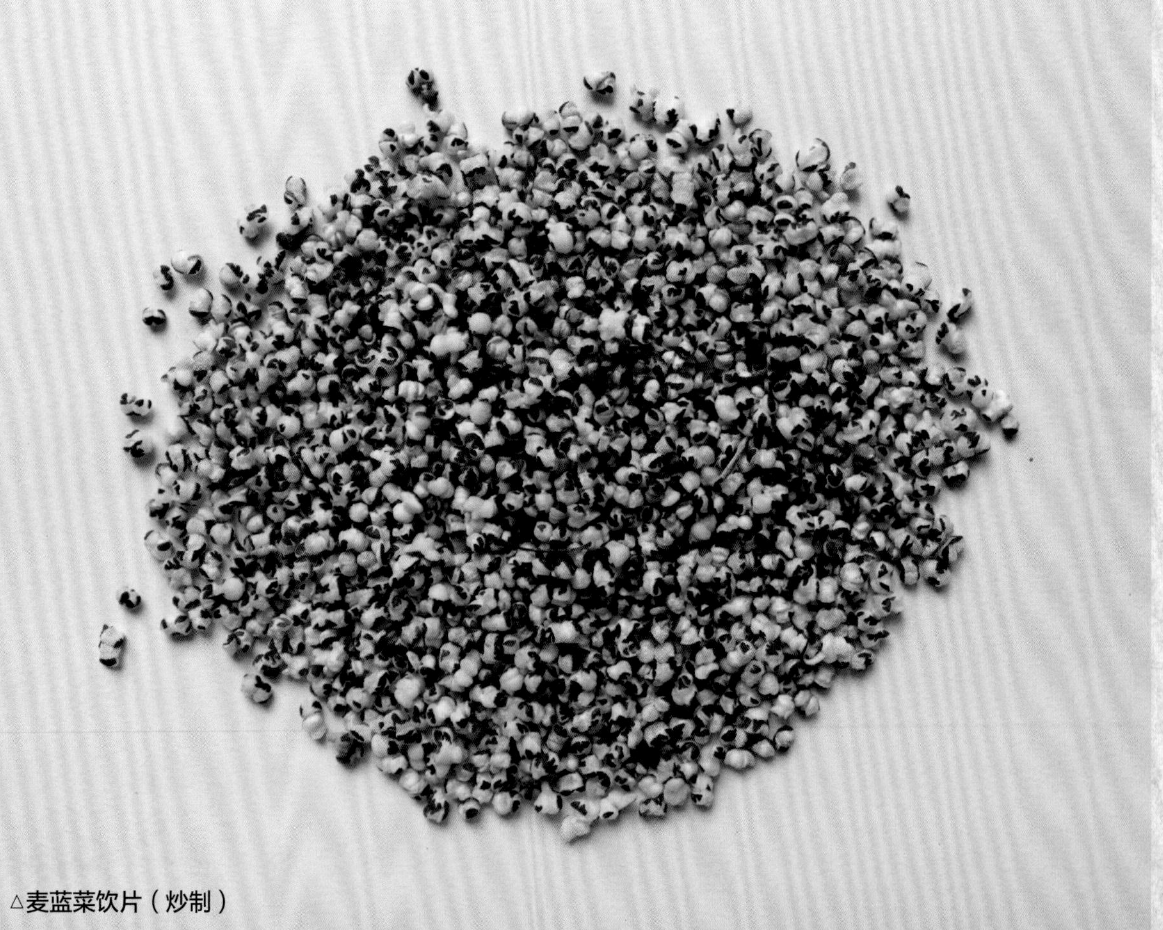

△麦蓝菜饮片（炒制）

‖ **主治** ‖

金疮止血，逐痛出刺，除风痹内塞。止心烦鼻衄，痈疽恶疮瘘乳，妇人难产。久服轻身耐老增寿。别录。**治风毒。通血脉。**甄权。**游风风疹，妇人血经不匀，发背。**日华。**下乳汁。**元素。**利小便，出竹木刺。**时珍。

‖ **发明** ‖

[元素曰] 王不留行，下乳引导用之，取其利血脉也。[时珍曰] 王不留行能走血分，乃阳明冲任之药。俗有穿山甲、王不留，妇人服了乳长流之语，可见其性行而不住也。按王执中资生经云，一妇人患淋卧久，诸药不效。其夫夜告予。予按既效方治诸淋，用剪金花十余叶煎汤，遂令服之。明早来云：病减八分矣。再服而愈。剪金花一名禁宫花，一名金盏银台，一名王不留行是也。[颂曰] 张仲景治金疮，有王不留行散，贞元广利方治诸风痉，有王不留行汤，皆最效。

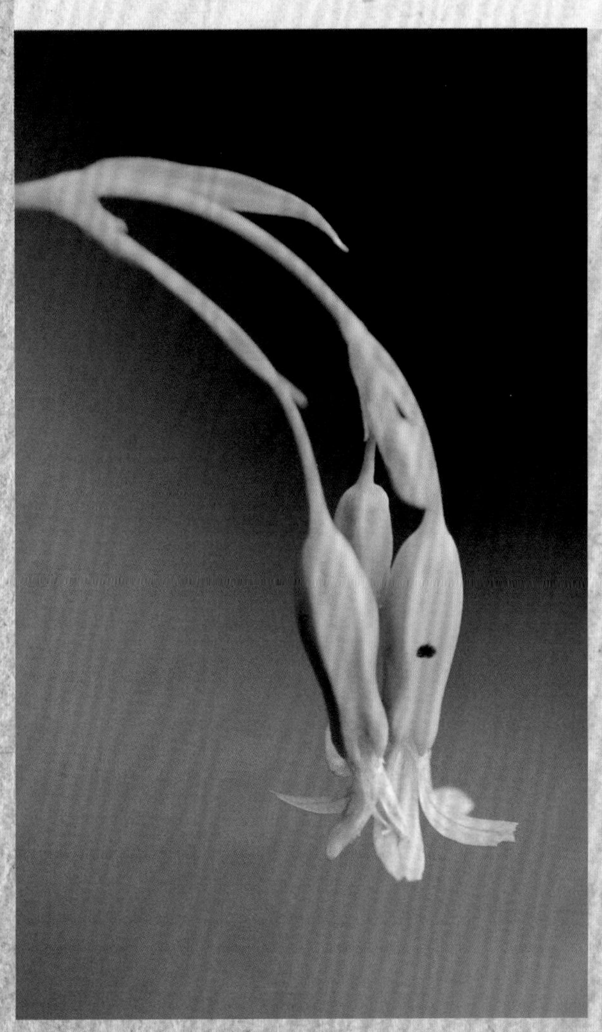

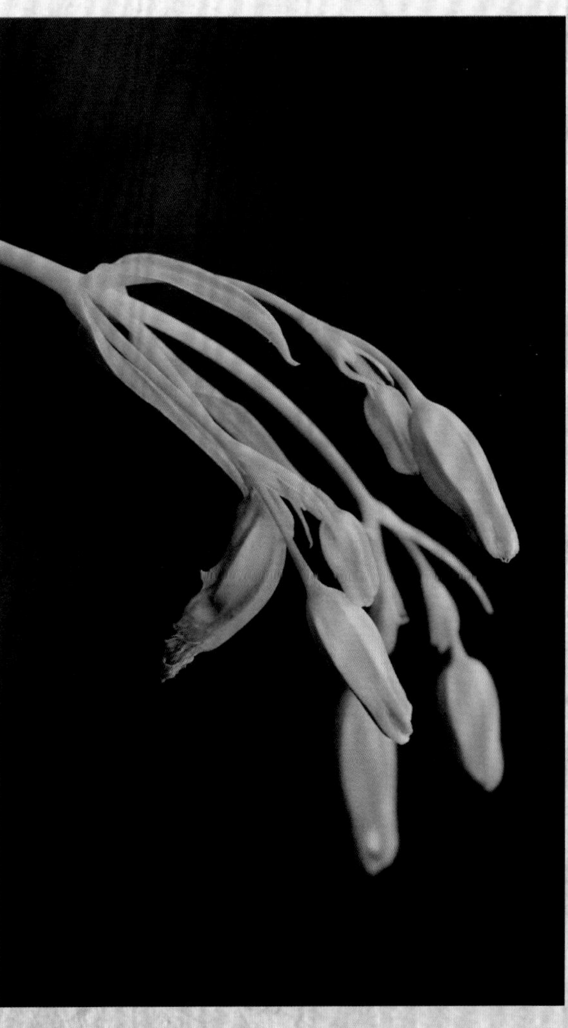

‖ **附方** ‖

旧一，新八。**鼻衄不止**剪金花连茎叶阴干，浓煎汁温服，立效。指南方。**粪后下血**王不留行末，水服一钱。圣济总录。**金疮亡血**王不留行散：治身被刀斧伤，亡血。用王不留行十分，八月八日采之；蒴藋细叶十分，七月七日采之；桑东南根白皮十分，三月三日采之。川椒三分，甘草十分，黄芩、干姜、芍药、厚朴各二分。以前三味烧存性，后六味为散，合之。每大疮饮服方寸匕，小疮但粉之。产后亦可服。张仲景金匮要略。**妇人乳少**因气郁者。涌泉散：王不留行，穿山甲炮、龙骨、瞿麦穗、麦门冬等分，为末。每服一钱，热酒调下，后食猪蹄羹，仍以木梳梳乳，一日三次。卫生宝鉴方。**头风白屑**王不留行、香白芷等分，为末。干掺，一夜篦去。圣惠。**痈疽诸疮**王不留行汤：治痈疽妒乳，月蚀白秃，及面上久疮，去虫止痛。用王不留行、东南桃枝、东引茱萸根皮各五两，蛇床子、牡荆子、苦竹叶、蒺藜子各三升，大麻子一升。以水二斗半，煮取一斗，频频洗之。千金方。**误吞铁石**骨刺不下，危急者。王不留行、黄檗等分，为末，汤浸蒸饼，丸弹子大，青黛为衣，线穿挂风处。用一丸，冷水化灌之。百一选方。**竹木针刺**在肉中不出，疼痛。以王不留行为末，熟水调服方寸匕，兼以根傅，即出。梅师方。**丁肿初起**王不留行子为末，蟾酥丸黍米大。每服一丸，酒下，汗出即愈。集简方。

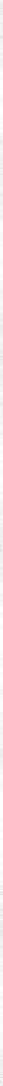

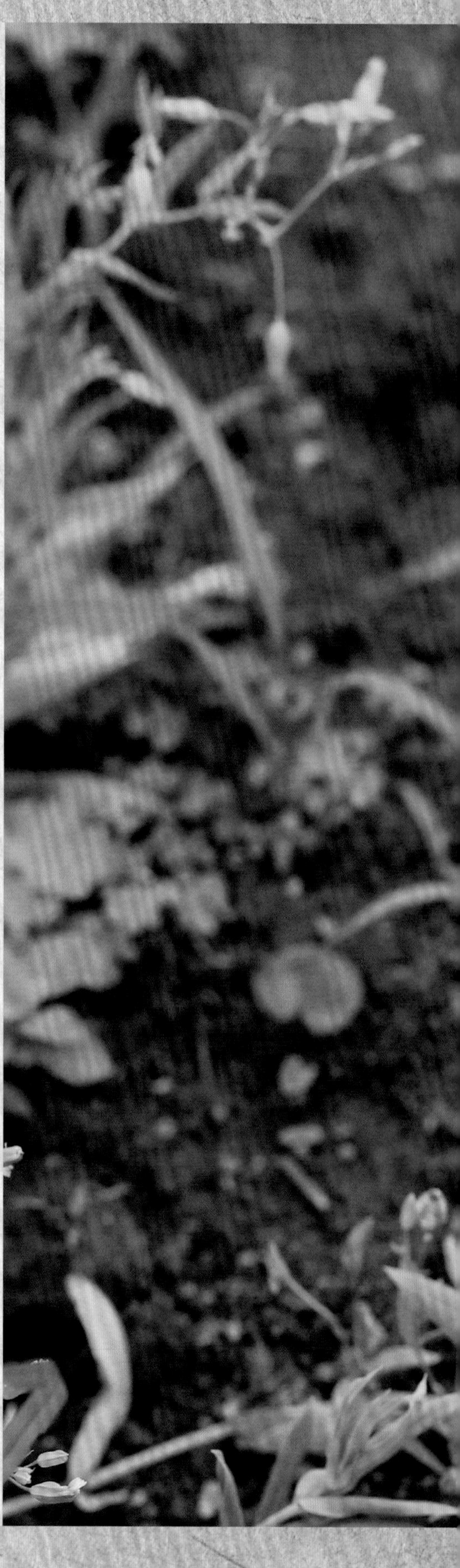

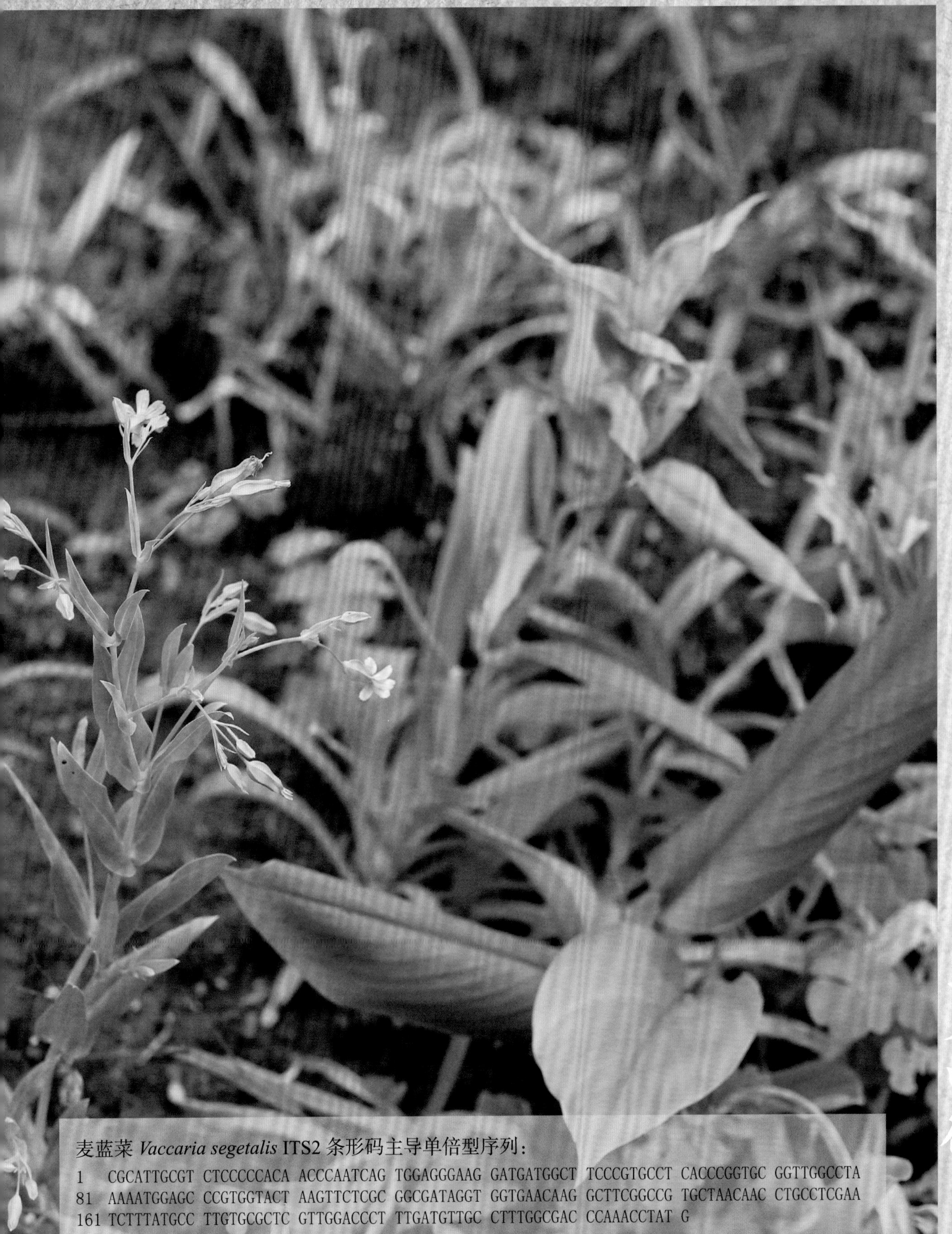

麦蓝菜 *Vaccaria segetalis* ITS2 条形码主导单倍型序列：

1 CGCATTGCGT CTCCCCCACA ACCCAATCAG TGGAGGGAAG GATGATGGCT TCCCGTGCCT CACCCGGTGC GGTTGGCCTA
81 AAAATGGAGC CCGTGGTACT AAGTTCTCGC GGCGATAGGT GGTGAACAAG GCTTCGGCCG TGCTAACAAC CTGCCTCGAA
161 TCTTTATGCC TTGTGCGCTC GTTGGACCCT TTGATGTTGC CTTTGGCGAC CCAAACCTAT G

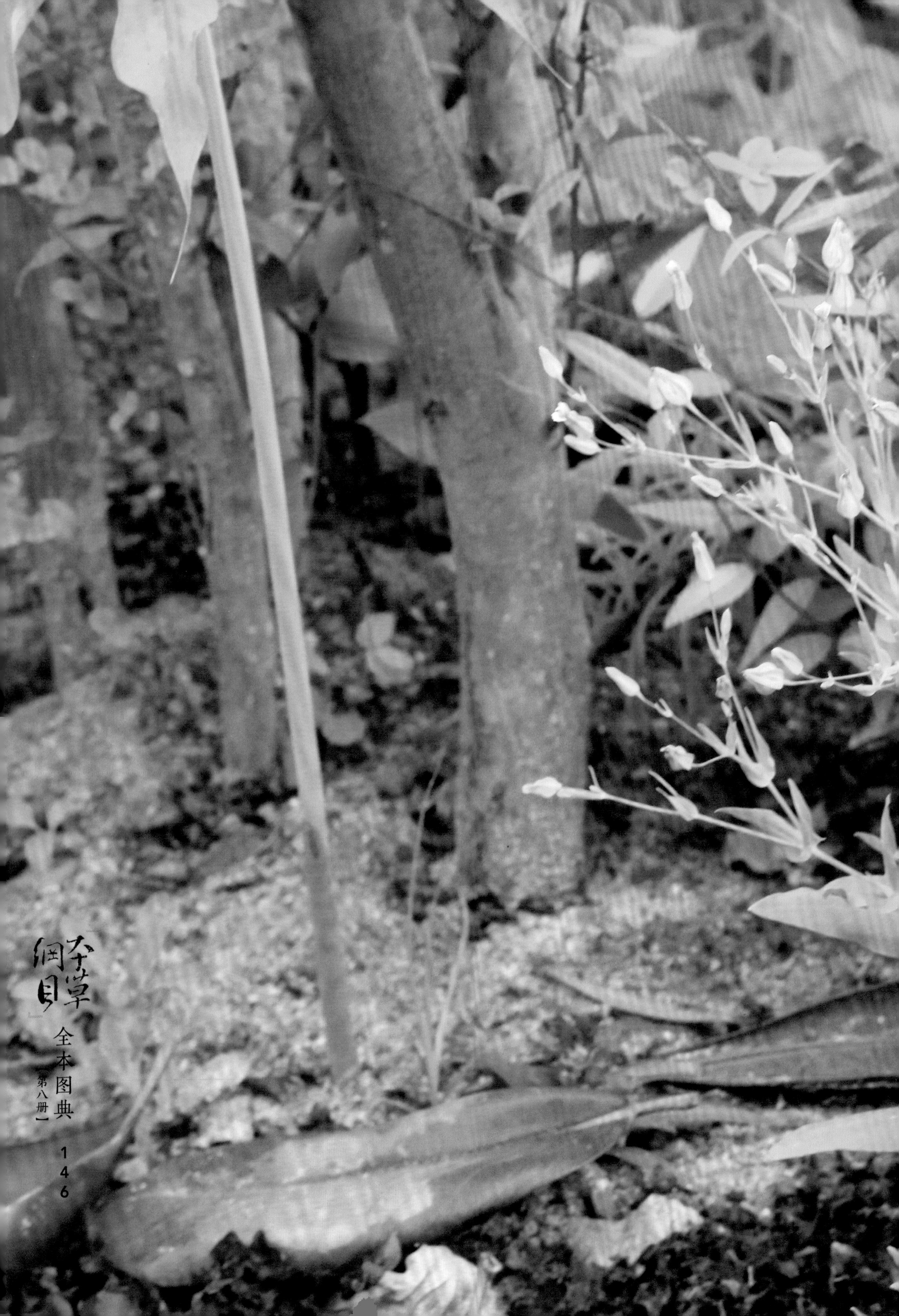

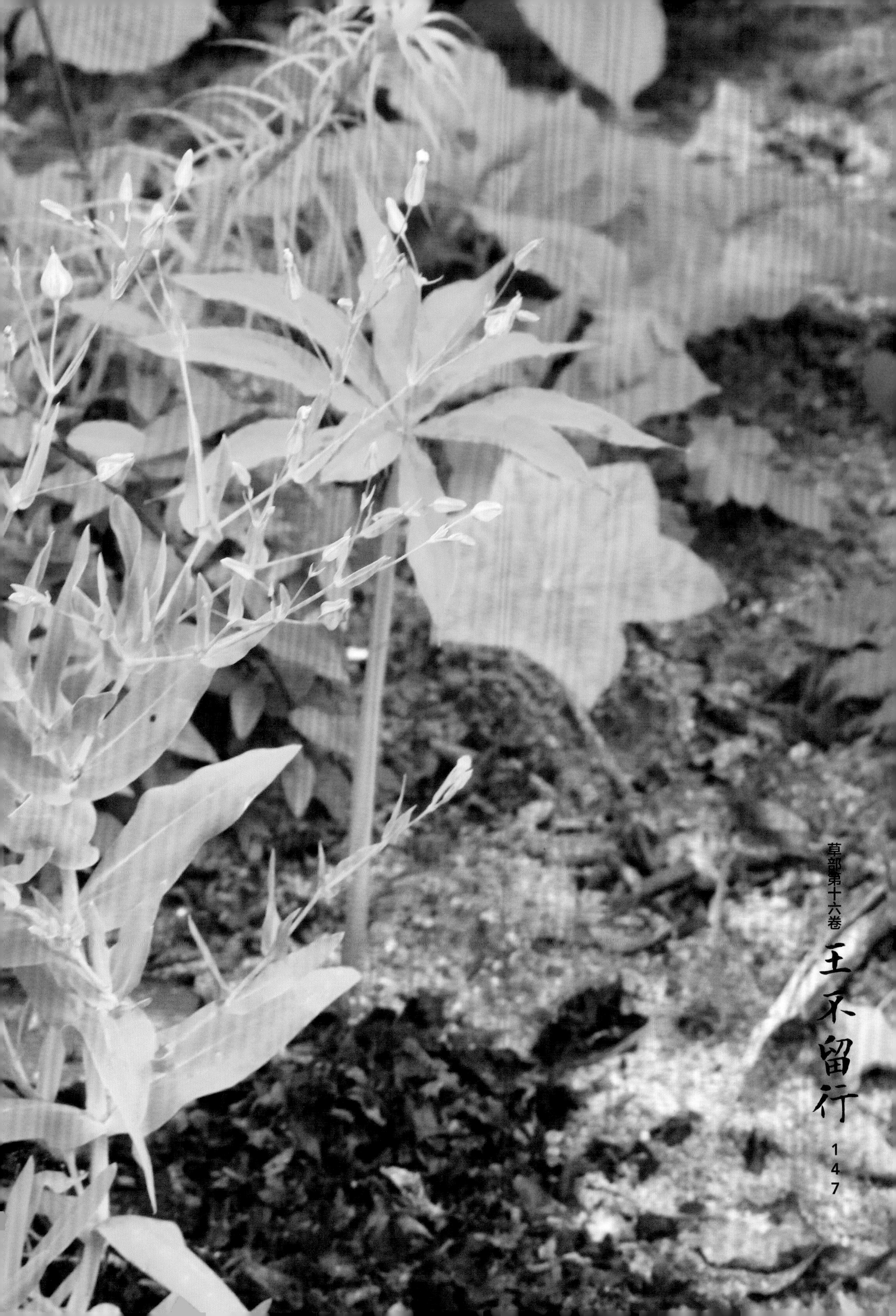

王不留行

‖ **基原** ‖

据《纲目彩图》《大辞典》《中华本草》等综合分析考证，本品为石竹科植物剪夏罗 *Lychnis coronata* Thunb.，分布于我国中部及江西、浙江等地。《纲目图鉴》认为还包括同属植物剪秋罗 *L. senno* Sieb. et Zucc.，分布于我国北部及中部。

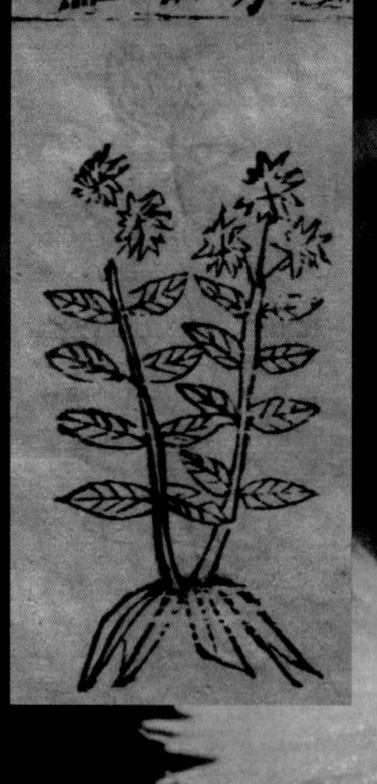

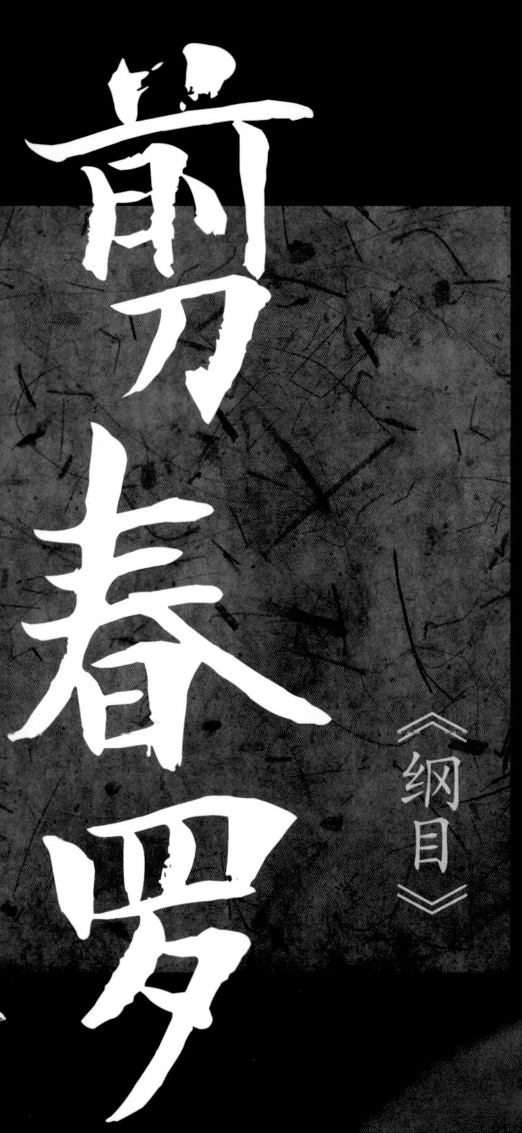

剪春罗

《纲目》

△剪夏罗（*Lychnis coronata*）

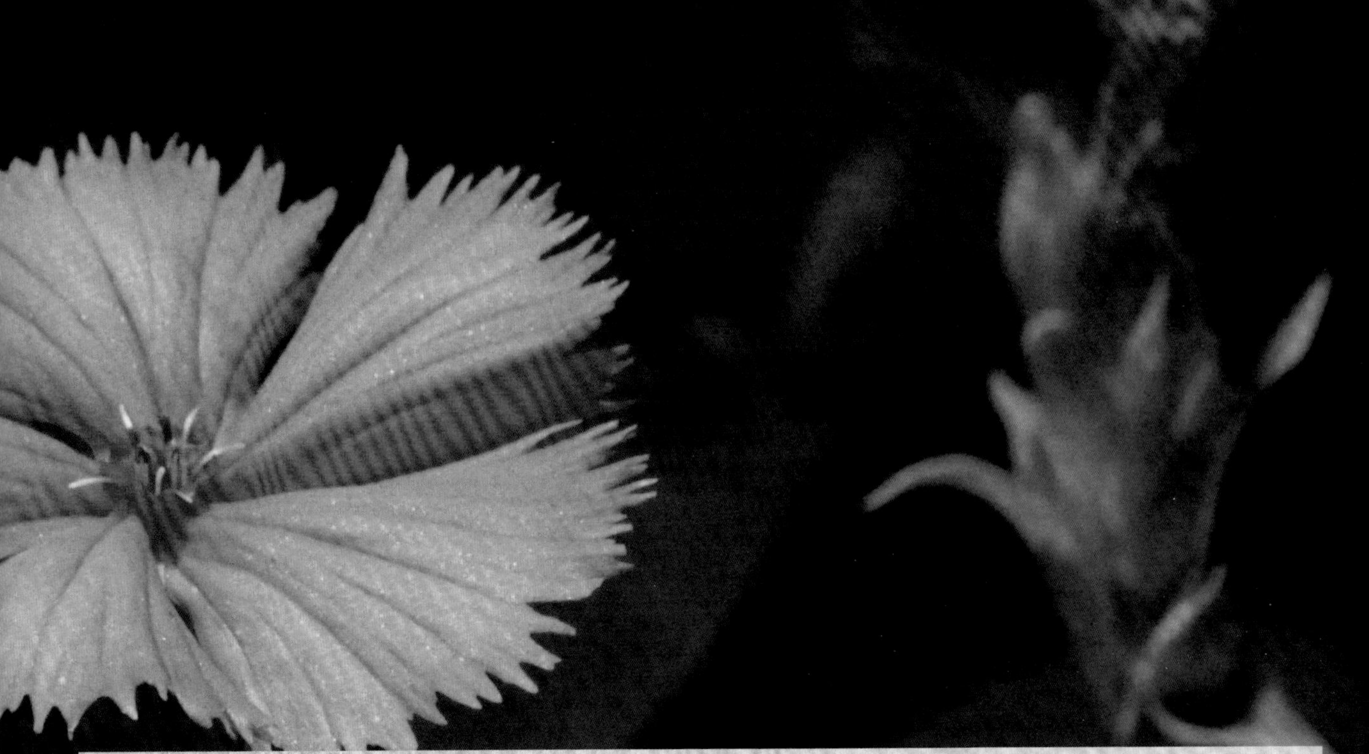

‖ **释名** ‖

剪红罗。

‖ **集解** ‖

[时珍曰] 剪春罗二月生苗，高尺余。柔茎绿叶，叶对生，抱茎。入夏开花，深红色，花大如钱，凡六出，周回如剪成可爱。结实大如豆，内有细子。人家多种之为玩。又有剪红纱花，茎高三尺，叶旋覆，夏秋开花，状如石竹花而稍大，四围如剪，鲜红可爱。结穗亦如石竹，穗中有细子。方书不见用者。计其功，亦应利小便、主痈肿也。

‖ **气味** ‖

甘，寒，无毒。

‖ **主治** ‖

火带疮绕腰生者，采花或叶捣烂，蜜调涂之。为末亦可。时珍。出证治要诀。

▷剪春罗

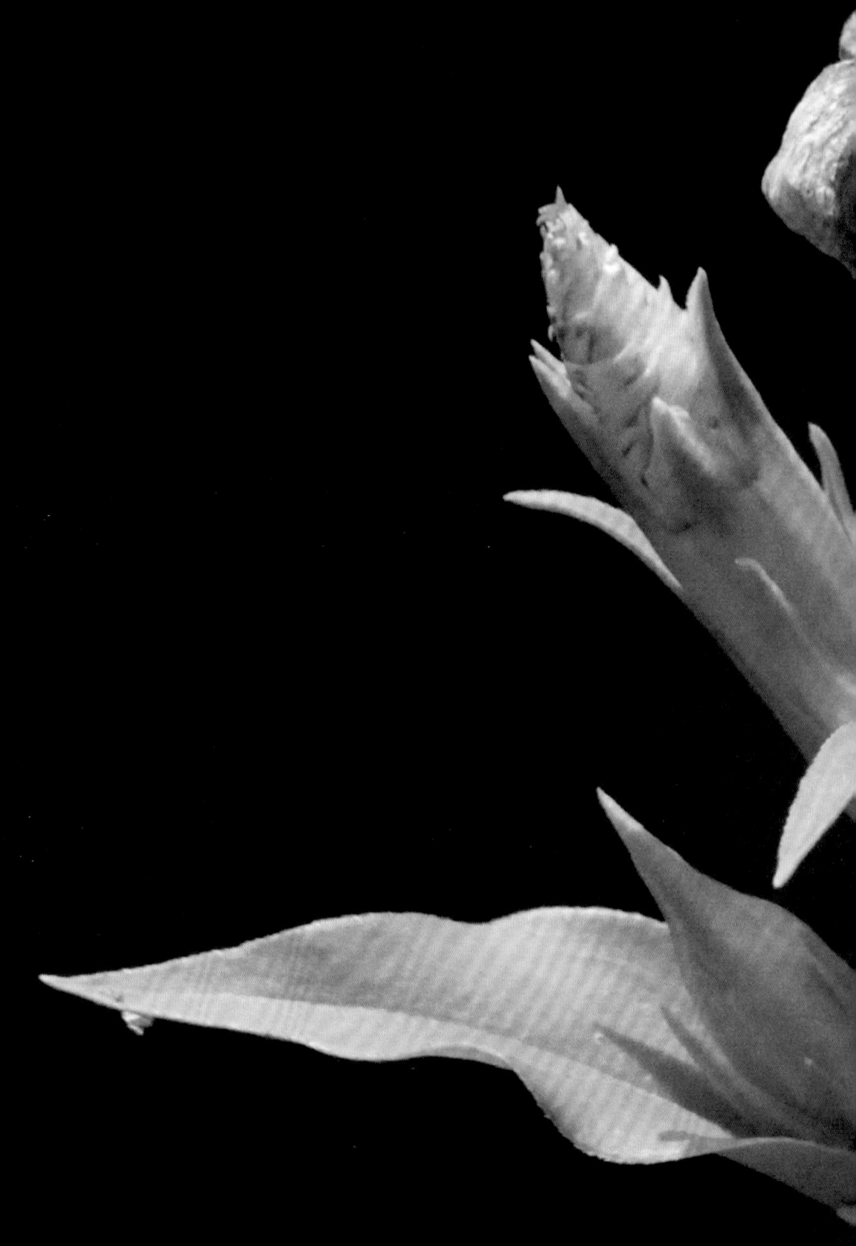

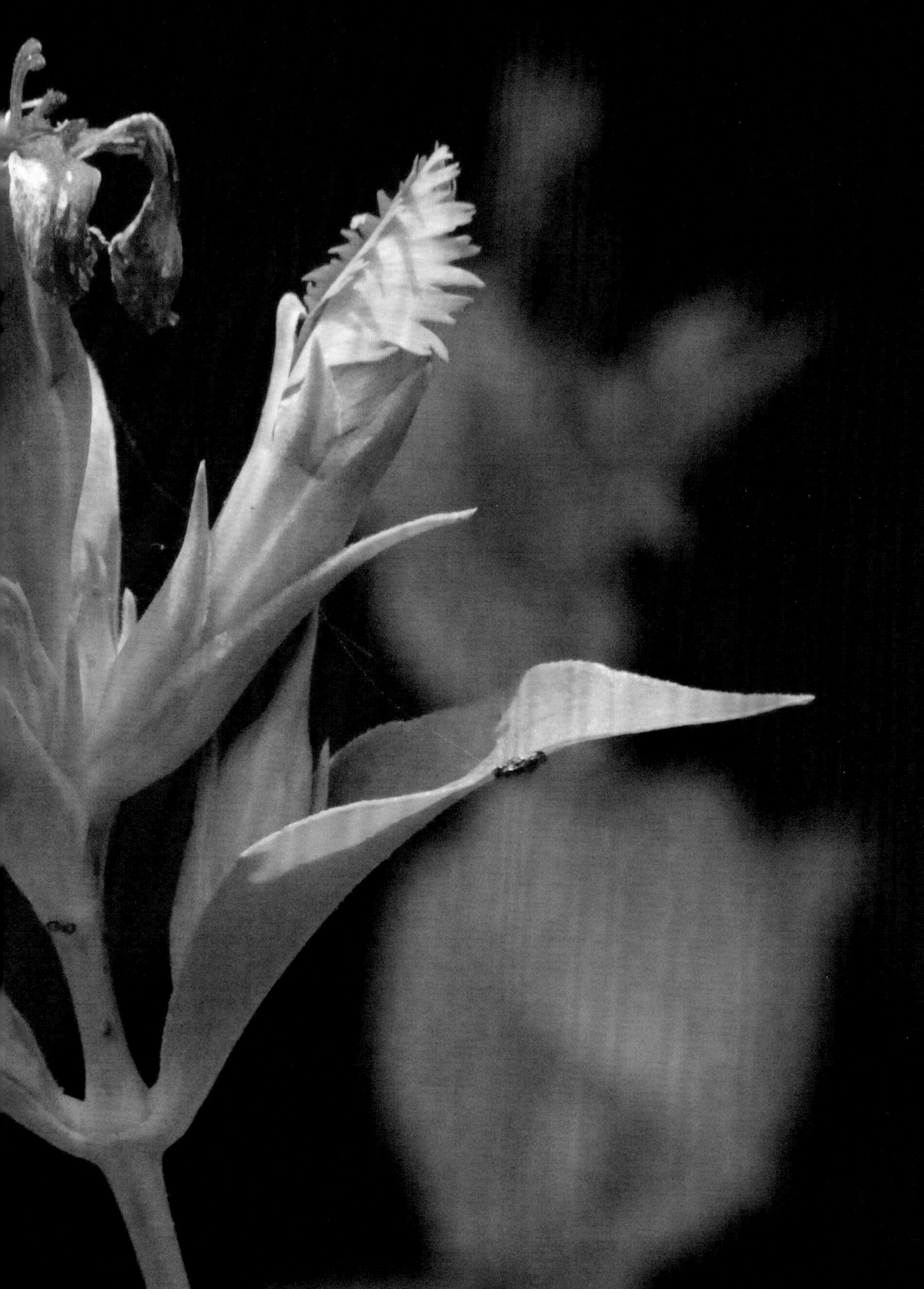

剪春罗

金盏草《救荒》

‖ **基原** ‖

据《纲目图鉴》《大辞典》《中华本草》等综合分析考证，本品为菊科植物小金盏草 *Calendula arvensis* L.。分布于我国大部分地区。

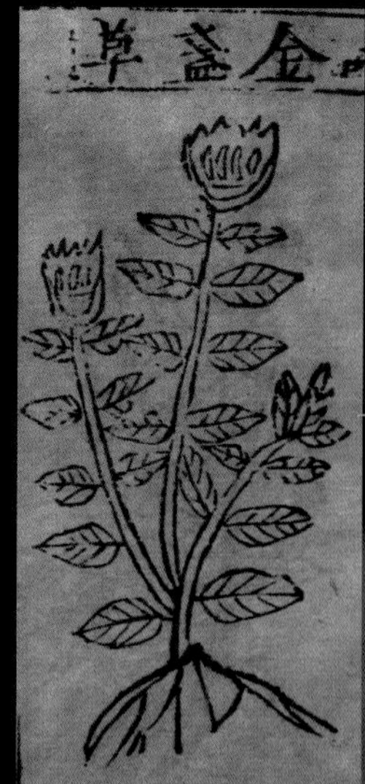

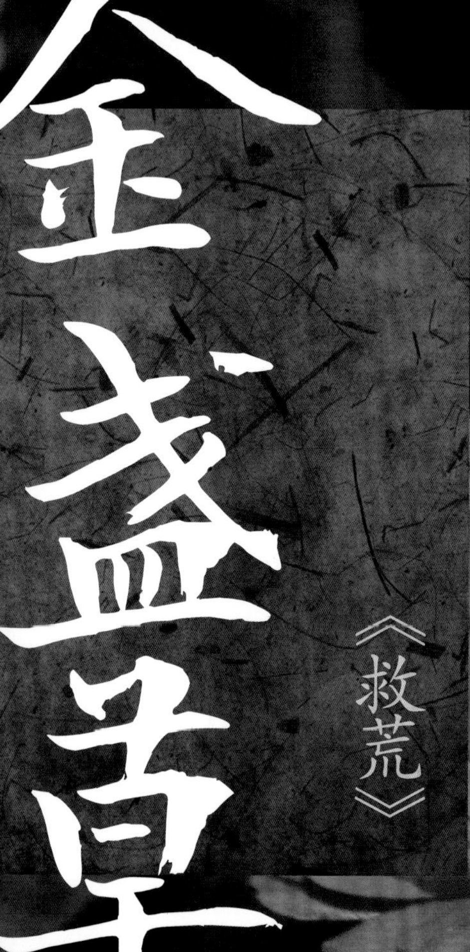

▷金盏草（*Calendula arvensis*）

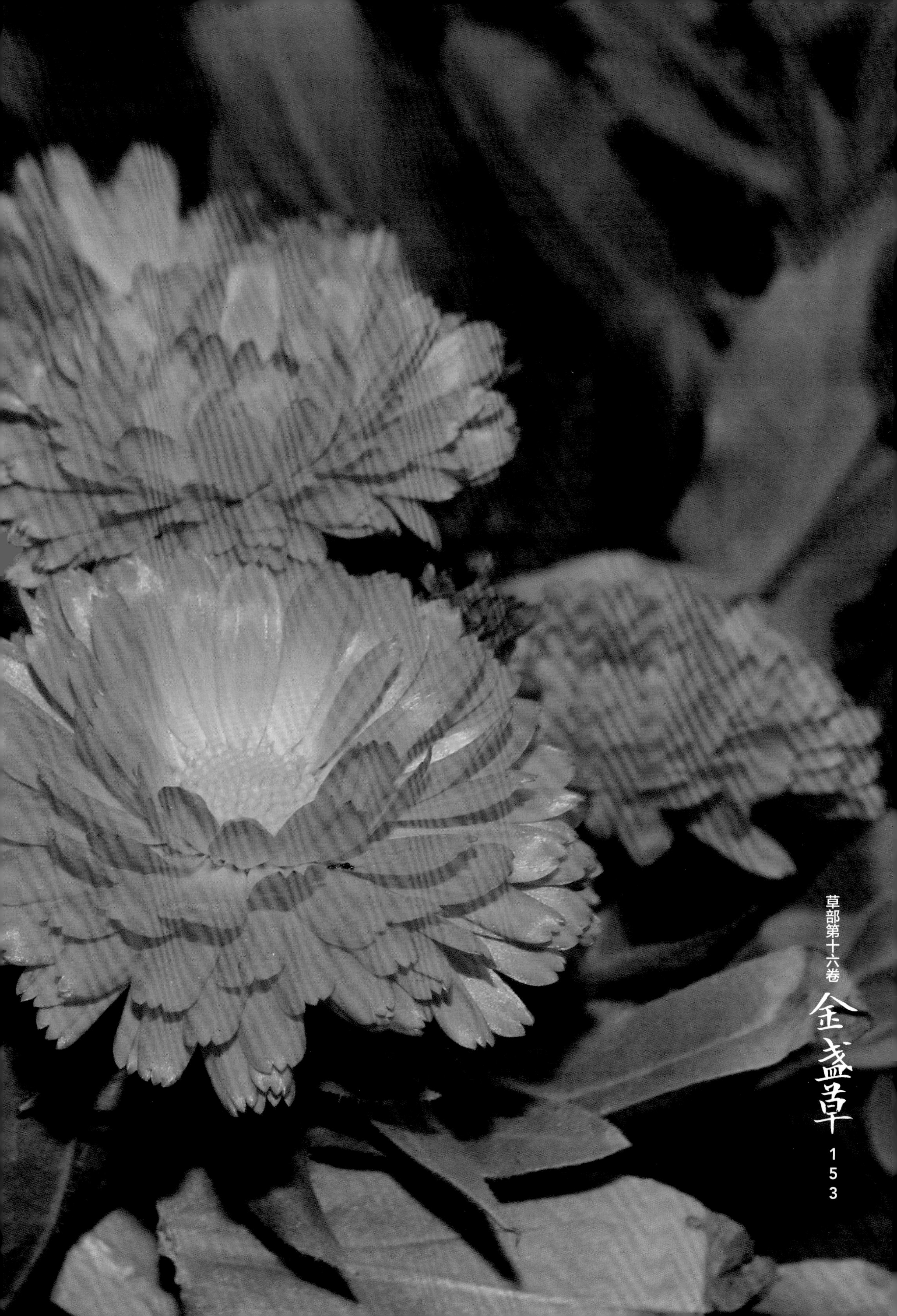

草部第十六卷

金盏草

校正：并入宋图经杏叶草。

‖ **释名** ‖

杏叶草图经**长春花。**[时珍曰] 金盏，其花形也。长春，言耐久也。

‖ **集解** ‖

[颂曰] 杏叶草，一名金盏草，生常州。蔓延篱下，叶叶相对。秋后有子如鸡头实，其中变生一小虫，脱而能行。中夏采花。[周定王曰] 金盏儿花，苗高四五寸。叶似初生莴苣叶，厚而狭，抱茎而生。茎柔脆。茎头开花，大如指头，金黄色，状如盏子，四时不绝。其叶味酸，煠熟水浸过，油盐拌食。[时珍曰] 夏月结实，在萼内，宛如尺蠖虫数枚蟠屈之状，故苏氏言其化虫，实非虫也。

‖ **气味** ‖

酸，寒，无毒。

‖ **主治** ‖

肠痔下血久不止。苏颂。

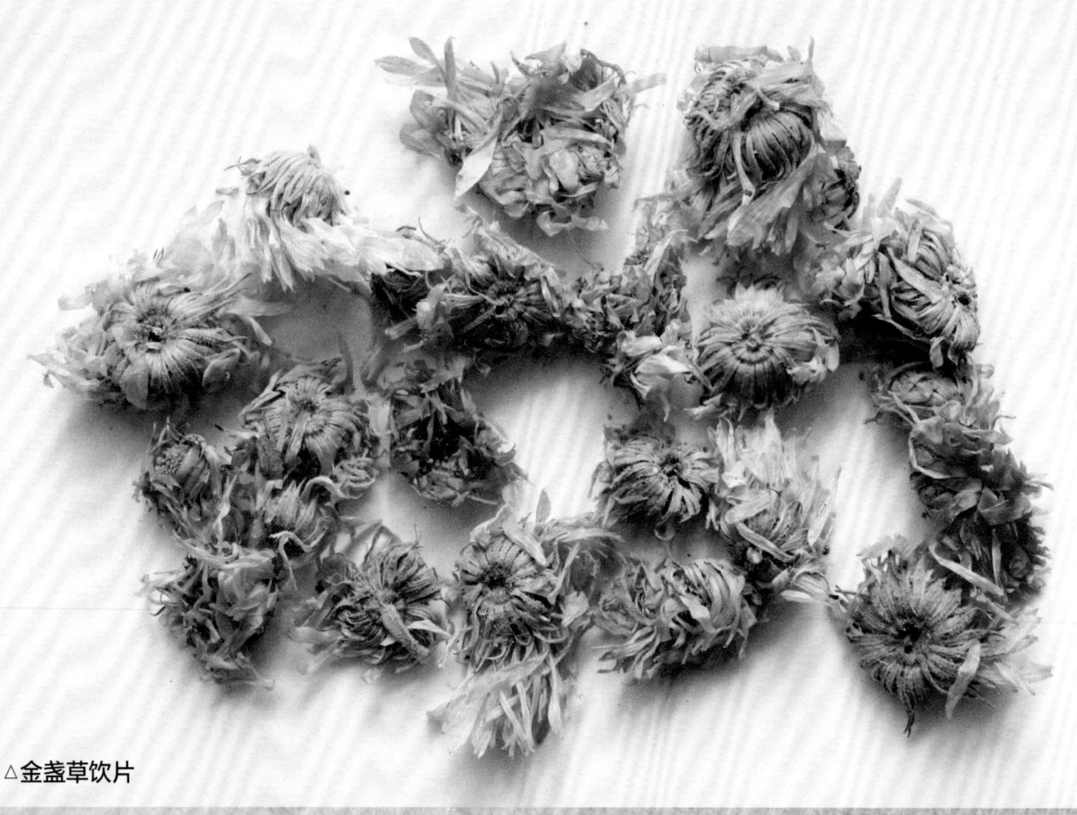

△金盏草饮片

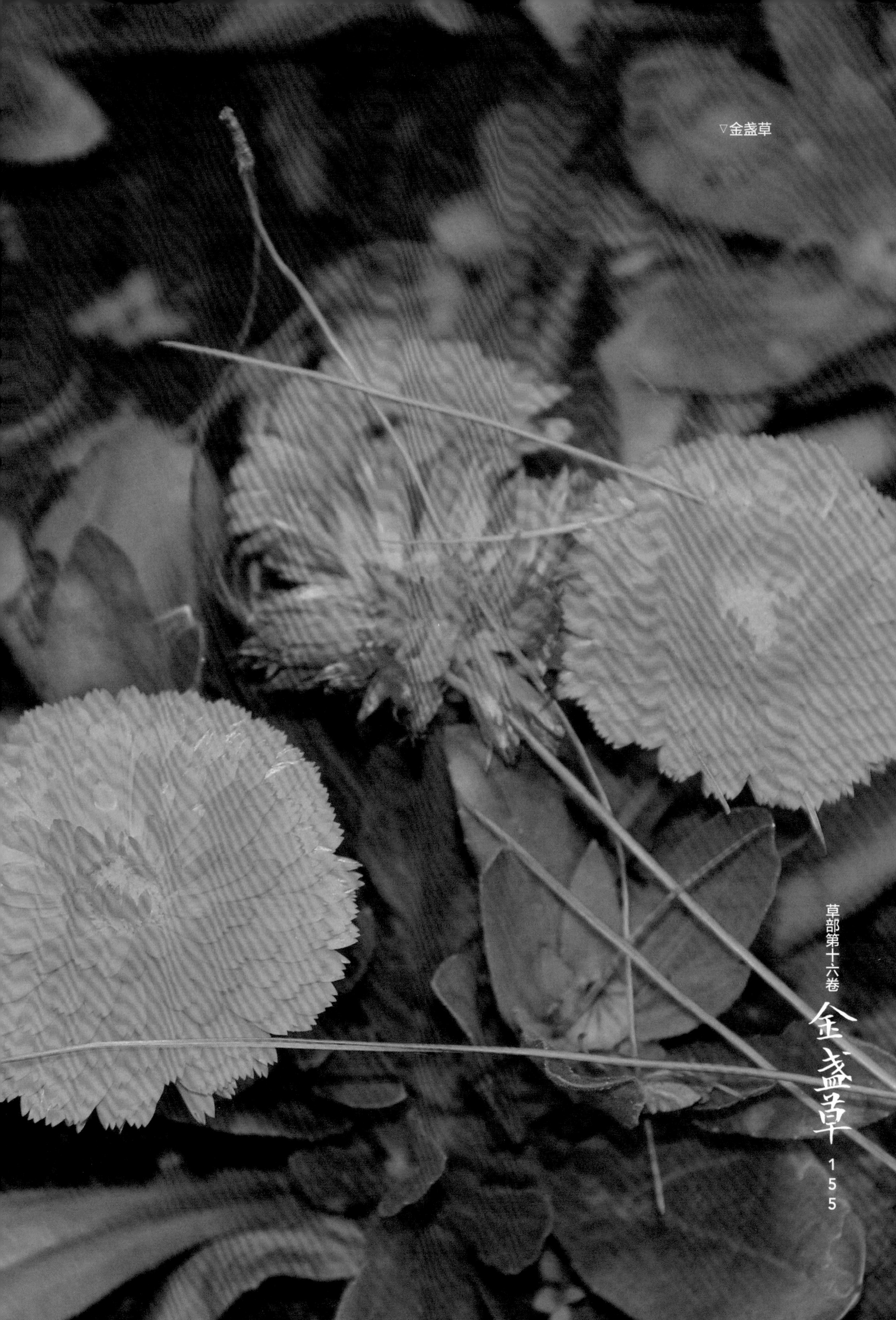

▽金盏草

金盏草

‖ **基原** ‖

据《纲目彩图》《药典图鉴》《中华本草》等综合分析考证，本品为十字花科植物独行菜 *Lepidium apetalum* Willd. 或播娘蒿 *Descurainia sophia* (L.) Webb. ex Prantl.。独行菜分布于我国东北、西北、华北及西藏等地，播娘蒿在我国南北各地广有分布。《纲目图鉴》认为本品为十字花科植物葶苈（独行菜）或印度蔊菜 *Rorippa indica* (L.) Hiernd。《药典》收载葶苈子药材为十字花科植物播娘蒿或独行菜的干燥成熟种子。前者习称"南葶苈子"，后者习称"北葶苈子"；夏季果实成熟时采割植株，晒干，搓出种子，除去杂质。

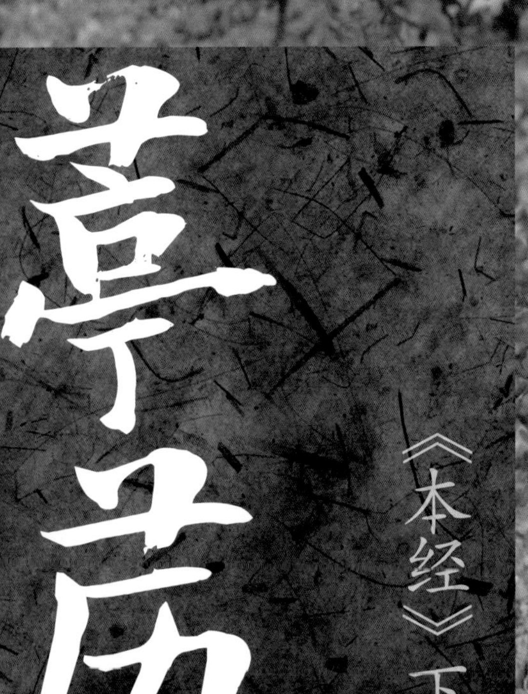

▷独行菜（*Lepidium apetalum*）

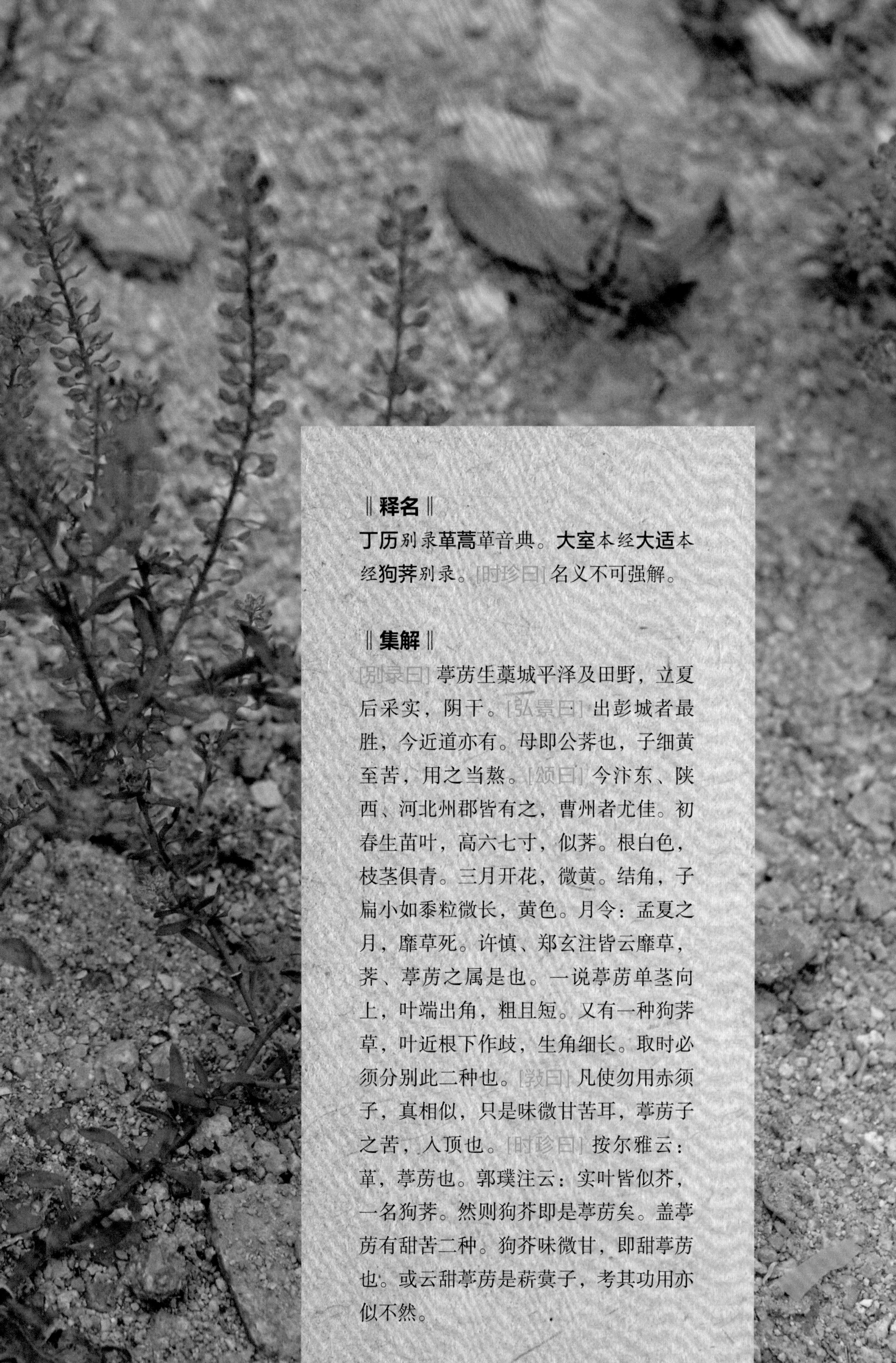

‖ **释名** ‖

丁历别录**蕇蒚**蕇音典。**大室**本经**大适**本经**狗荠**别录。[时珍曰] 名义不可强解。

‖ **集解** ‖

[别录曰] 葶苈生藁城平泽及田野，立夏后采实，阴干。[弘景曰] 出彭城者最胜，今近道亦有。母即公荠也，子细黄至苦，用之当熬。[颂曰] 今汴东、陕西、河北州郡皆有之，曹州者尤佳。初春生苗叶，高六七寸，似荠。根白色，枝茎俱青。三月开花，微黄。结角，子扁小如黍粒微长，黄色。月令：孟夏之月，靡草死。许慎、郑玄注皆云靡草，荠、葶苈之属是也。一说葶苈单茎向上，叶端出角，粗且短。又有一种狗荠草，叶近根下作歧，生角细长。取时必须分别此二种也。[敩曰] 凡使勿用赤须子，真相似，只是味微甘苦耳，葶苈子之苦，入顶也。[时珍曰] 按尔雅云：蕇，葶苈也。郭璞注云：实叶皆似芥，一名狗荠。然则狗芥即是葶苈矣。盖葶苈有甜苦二种。狗芥味微甘，即甜葶苈也。或云甜葶苈是菥蓂子，考其功用亦似不然。

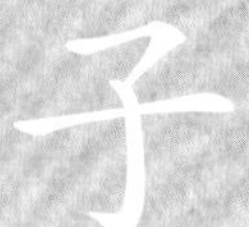

‖ **修治** ‖

[敩曰] 凡使葶苈，以糯米相合，置于燠上，微焙，待米熟，去米，捣用。

‖ **气味** ‖

辛，寒，无毒。[别录曰] 苦，大寒。得酒良。[权曰] 酸，有小毒。入药炒用。[杲曰] 沉也，阴中阳也。[张仲景曰] 葶苈傅头疮，药气入脑，杀人。[之才曰] 榆皮为之使，得酒良，恶白僵蚕、石龙芮。[时珍曰] 宜大枣。

‖ **主治** ‖

癥瘕积聚结气，饮食寒热，破坚逐邪，通利水道。本经。**下膀胱水，伏留热气，皮间邪水上出，面目浮肿，身暴中风热痱痒，利小腹。久服令人虚。**别录。**疗肺壅上气咳嗽，止喘促，除胸中痰饮。**甄权。**通月经。**时珍。

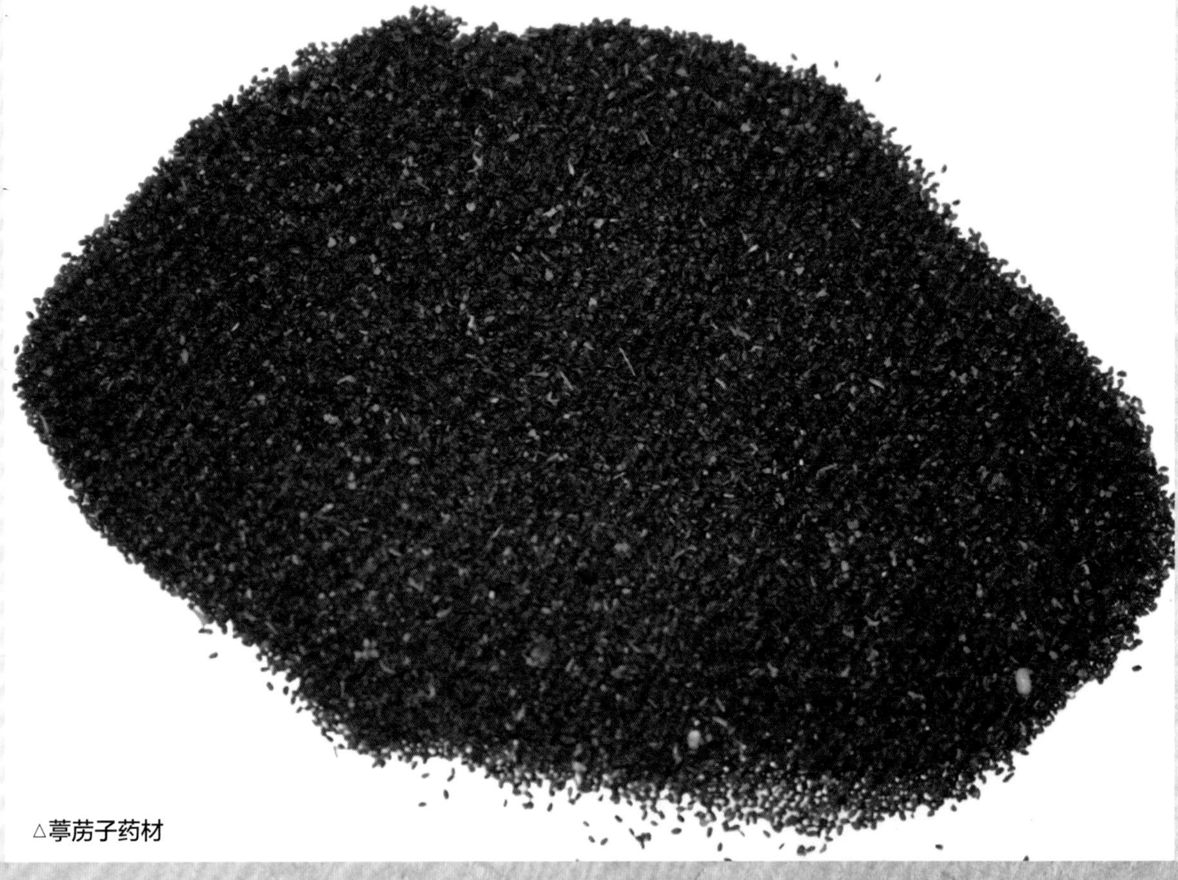

△葶苈子药材

‖ **发明** ‖

[杲曰] 葶苈大降气，与辛酸同用，以导肿气。本草十剂云：泄可去闭，葶苈、大黄之属。此二味皆大苦寒，一泄血闭，一泄气闭。盖葶苈之苦寒，气味俱厚，不减大黄，又性过于诸药，以泄阳分肺中之闭，亦能泄大便，为体轻象阳故也。[宗奭曰] 葶苈有甜、苦二种，其形则一也。经既言味辛苦，即甜者不复更入药也。大概治体皆以行水走泄为用，故曰久服令人虚，盖取苦泄之义，药性论不当言味酸。[震亨曰] 葶苈属火性急，善逐水。病人稍涉虚者，宜远之，且杀人甚捷，何必久服而后虚也。[好古曰] 苦甜二味，主治不同。仲景泻肺汤用苦，余方或有用甜者，或有不言甜苦者。大抵苦则下泄，甜则少缓，量病人虚实用之，不可不审。本草虽云治同，而甜苦之味安得不异？[时珍曰] 甘苦二种，正如牵牛，黑白二色，急缓不同；又如壶卢，甘苦二味，良毒亦异。大抵甜者下泄之性缓，虽泄肺而不伤胃；苦者下泄之性急，既泄肺而易伤胃，故以大枣辅之。然肺中水气膹满急者，非此不能除。但水去则止，不可过剂尔。既不久服，何至杀人。淮南子云：大戟去水，葶苈愈胀，用之不节，乃反成病。亦在用之有节。

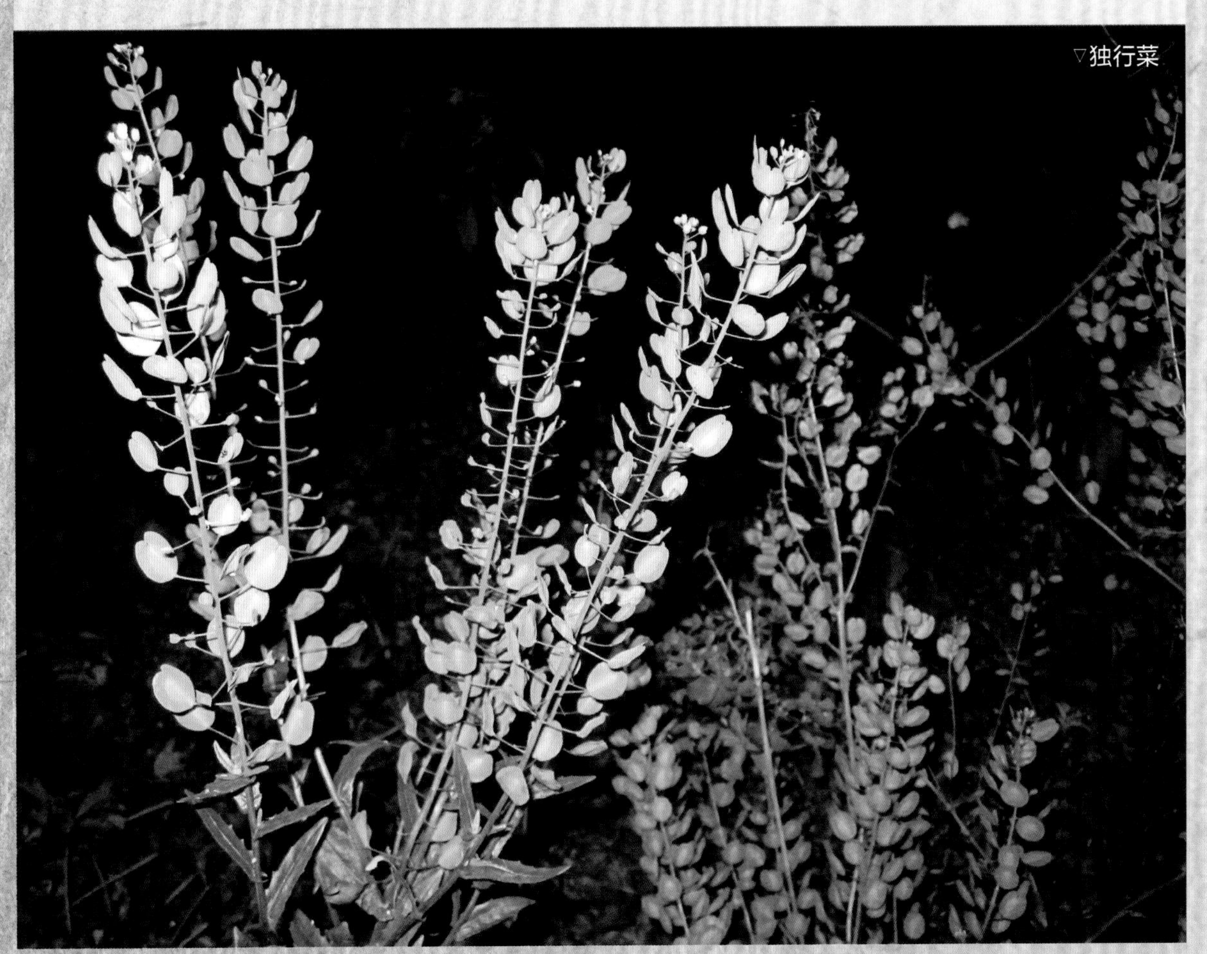
▽独行菜

‖ **附方** ‖

旧十四，新六。**阳水暴肿**面赤烦渴，喘急，小便涩，其效如神。甜葶苈一两半，炒研末，汉防已末二两，以绿头鸭血及头，合捣万杵，丸梧子大。甚者，空腹白汤下十丸，轻者五丸，日三四服，五日止，小便利为验。一加猪苓末二两。外台秘要。**通身肿满**苦葶苈炒四两，为末，枣肉和丸梧子大。每服十五丸，桑白皮汤下，日三服。此方，人不甚信，试之自验。**水肿尿涩**梅师方用甜葶苈二两，炒为末，以大枣二十枚，水一大升，煎一升，去枣入葶苈末，煎至可丸如梧子大。每饮服六十丸。渐加，以微利为度。崔氏方用葶苈三两，绢包饭上蒸熟，捣万杵，丸梧子大，不须蜜和。每服五丸，渐加至七丸，以微利为佳，不可多服，令人不堪。若气发，服之得利，气下即止。水气无比，萧驸马水肿，服此得瘥。外科精义治男妇大小头面手足肿，用苦葶苈炒研，枣肉和丸小豆大。每服十丸，煎麻子汤下。日三服。五七日小便多，则消肿也。忌咸酸生冷。**大腹水肿**肘后方用苦葶苈二升，炒为末。割鹍雄鸡血及头，合捣丸梧子大。每小豆汤下十丸，日三服。又方：葶苈二升，春酒五升，渍一夜。稍服一合，小便当利。又方：葶苈一两，杏仁二十枚，并熬黄色，捣。分十服，小便去当瘥。**腹胀积聚**葶苈子一升熬。以酒五升浸七日，日服三合。千金方。**肺湿痰喘**甜葶苈炒为末，枣肉丸服。摘玄方。**痰饮咳嗽**含奇丸：用曹州葶苈子一两，纸衬炒令黑，知母一两，贝母一两，为末。枣肉半两，砂糖一两半，和丸弹丸大。每以新绵裹一丸，含之咽津，甚者不过三丸。箧中方。**咳嗽上气**不得卧，或遍体气肿，或单面肿，或足肿，并主之。葶苈子三升，微火熬研，以绢袋盛，浸清酒五升中，冬七日，夏三日。初服如胡桃许大，日三夜一，冬月日二夜二。量其气力，取微利一二为度。如患急者，不待日满，亦可绞服。崔知悌方。**肺壅喘急**不得卧，葶苈大枣泻肺汤主之。葶苈炒黄捣末，蜜丸弹丸大。每用大枣二十枚，水三升，煎取二升，乃入葶苈一丸，更煎取一升，顿服。亦主支饮不得息。仲景金匮玉函方。**月水不通**葶苈一升，为末，蜜丸弹子大。绵裹纳阴中二寸，一宿易之。有汁出，止。千金方。**卒发颠狂**葶苈一升，捣三千杵，取白犬血和丸麻子大。酒服一丸，三服取瘥。肘后。**头风疼痛**葶苈子为末。以汤淋汁沐头，三四度即愈。肘后方。**疳虫蚀齿**葶苈、雄黄等分，为末。腊月猪脂和成，以绵裹槐枝蘸点。金匮要略。**白秃头疮**葶苈末涂之。圣惠方。**瘰疬已溃**葶苈二合，豉一升，捣作饼子，如钱大，厚二分，安疮孔上，艾作炷灸之，令温热，不可破肉。数易之而灸。但不可灸初起之疮，恐葶苈气入脑伤人也。永类方。**马汗毒气**入腹。葶苈子一两炒研，水一升浸汤服，取下恶血。续十全方。

播娘蒿 *Descurainia sophia* ITS2 条形码主导单倍型序列：

1 CAAATCGTCG TCCCCCCAAT CCTTTACGGA TAATGGGACG GAAGCTGGTC TCCCGTGTGT TACCGCACGC GGTTGGCCAA
81 AATCCGAGCC AAGGATGCCT TGAGCGTTCC GACATGCGGT GGTGAGTTTA ACAAGCTGCT TTATATGTTG GTCGTTCTTG
161 TCCGAAAGCT CTTGATGACC CAAAGTCTCC AAAG

独行菜 *Lepidium apetalum* ITS2 条形码主导单倍型序列：

1 CAAATCGTCG TCCCCCTCAC AAAATATTGC GAGTGTGGGA CGGAAGCTGG TCTCCCGTGT GTTACCGCAC GCGGTTGACC
81 AAAATCTGAG CTGAGGATGC TGGGAGCGTC CCGACATGCG GTGGTGATCT AAAGCCTCTT CATATTGCCG GTCGCTCCTC
161 TCCGTAAGCT CTCGTTGACC CAATGTCCTC AAAG

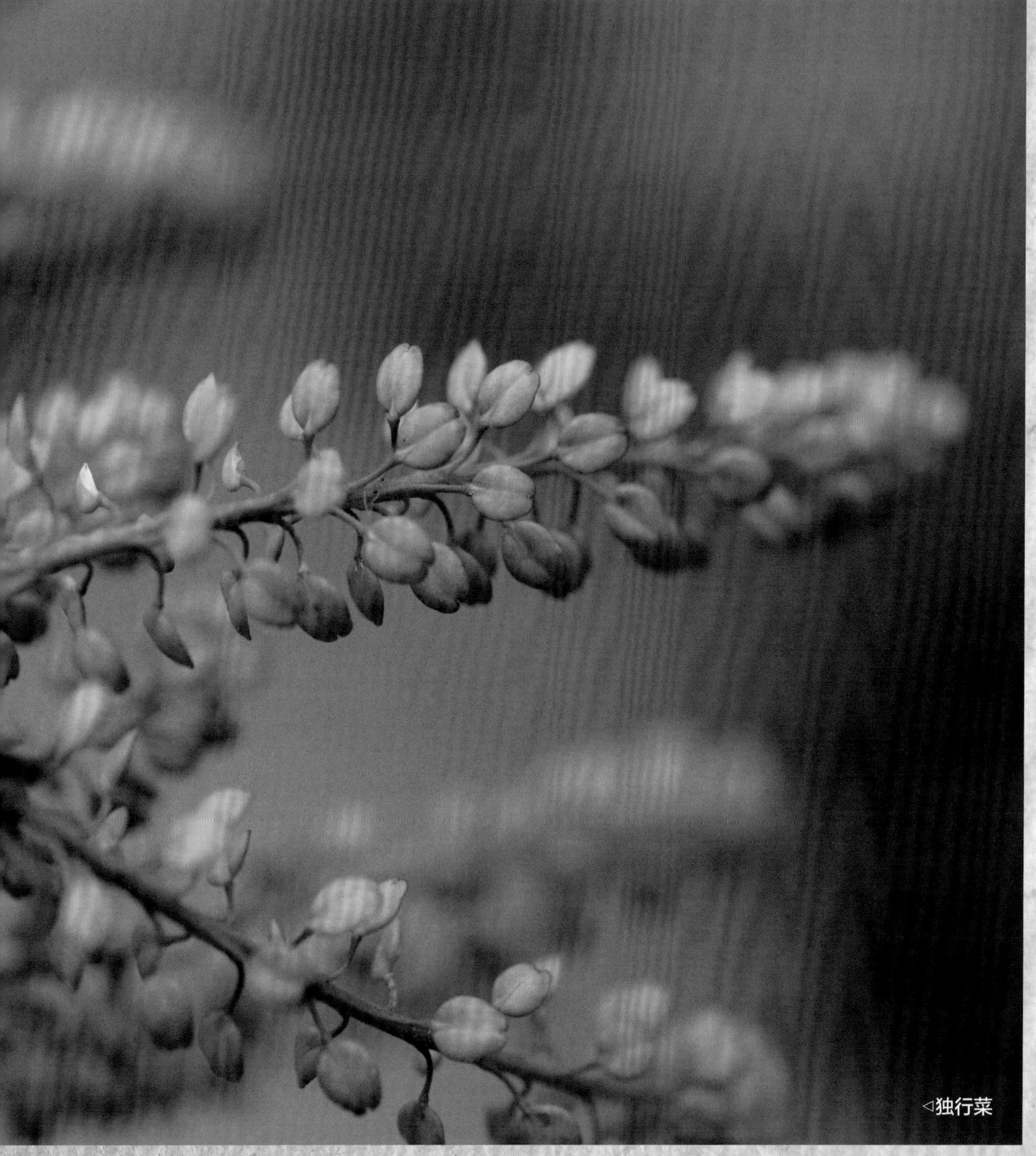
◁独行菜

‖ **基原** ‖

据《纲目图鉴》《纲目彩图》《中华本草》认为本品为车前科植物车前 *Plantago asiatica* L.。全国各地均有分布。《纲目彩图》《中华本草》《大辞典》《药典图鉴》认为还包括同属植物平车前 *P. depressa* Willd.，多分布在北方。《药典》收载车前子药材为车前科植物车前或平车前的干燥成熟种子；夏、秋二季种子成熟时采收果穗，晒干，搓出种子，除去杂质。收载车前草药材为车前或平车前的干燥全草；夏季采挖，除去泥沙，晒干。

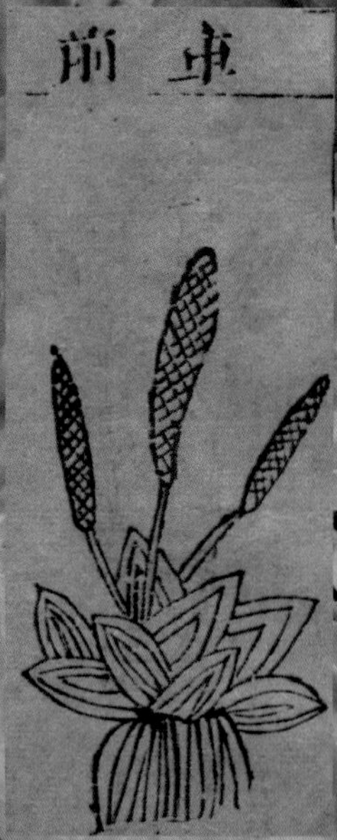

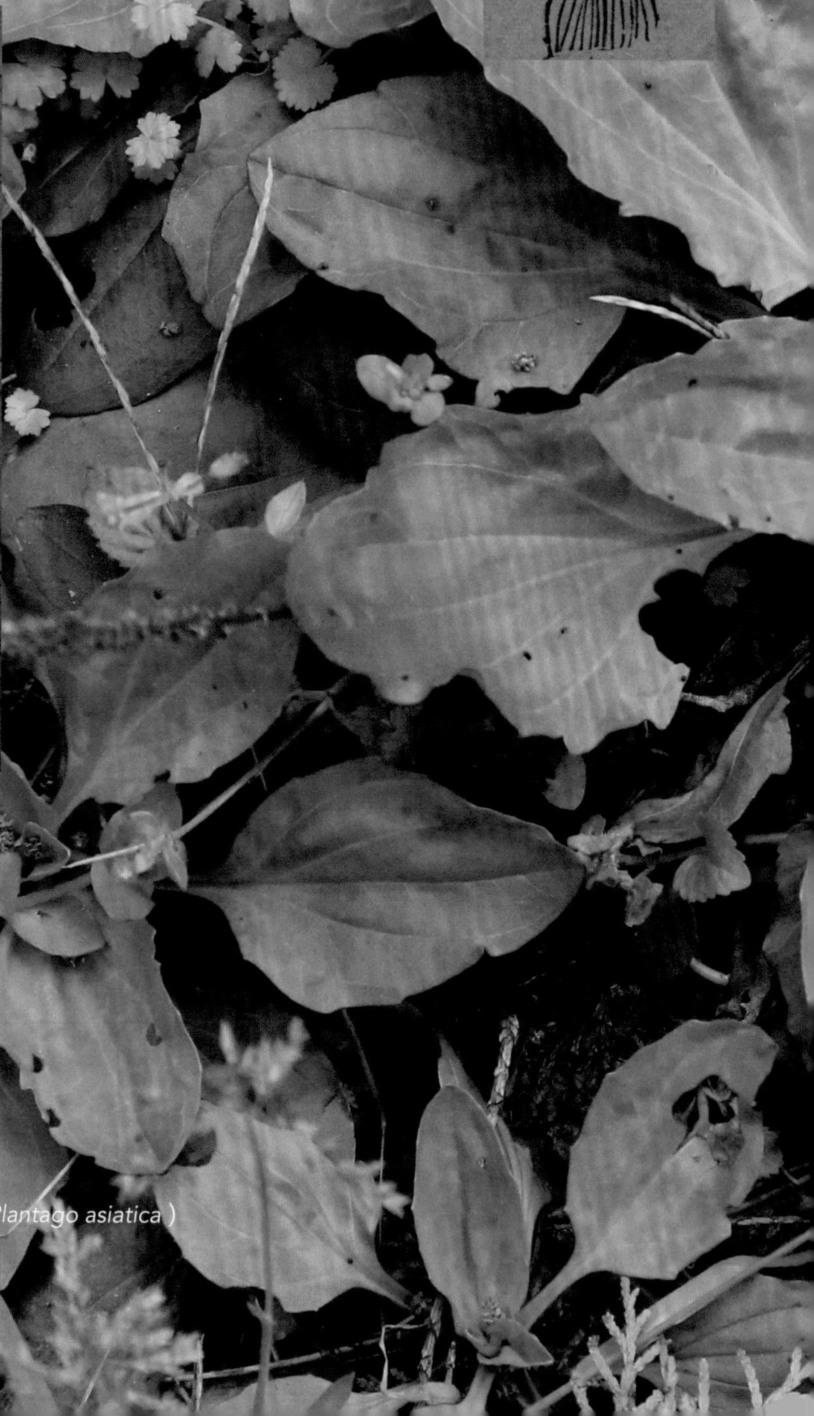

车前

车前

《本经》上品

▷车前（*Plantago asiatica*）

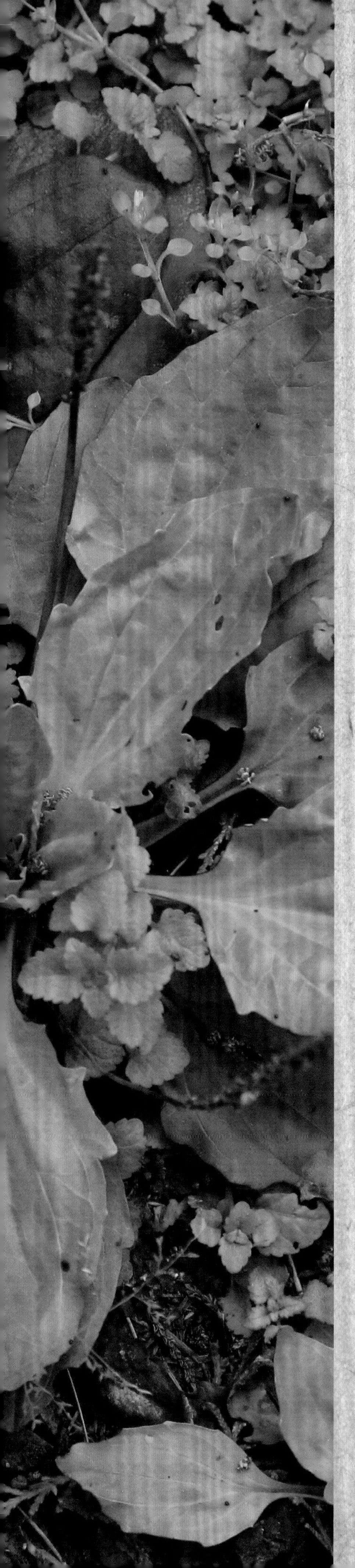

‖ **释名** ‖

当道本经**芣苡**音浮以。**马舄**音昔。**牛遗**并别录**牛舌**诗疏**车轮菜**救荒**地衣**纲目**蛤蟆衣**别录。[时珍曰] 按尔雅云：芣苡，马舄。马舄，车前。陆玑诗疏云：此草好生道边及牛马迹中，故有车前、当道、马舄、牛遗之名。舄，足履也。幽州人谓之牛舌。蛤蟆喜藏伏于下，故江东称为蛤蟆衣。又韩诗外传言，直曰车前，瞿曰芣苡，恐亦强说也。瞿乃生于两旁者。

‖ **集解** ‖

[别录曰] 车前生真定平泽丘陵阪道中，五月五日采，阴干。[弘景曰] 人家及路边甚多。韩诗言芣苡是木似李，食其实宜子孙者，谬矣。[恭曰] 今出开州者胜。[颂曰] 今江湖、淮甸、近汴、北地处处有之。春初生苗，叶布地如匙面，累年者长及尺余。中抽数茎，作长穗如鼠尾。花甚细密，青色微赤。结实如葶苈，赤黑色。今人五月采苗，七月、八月采实。人家园圃或种之，蜀中尤尚。北人取根日干，作紫菀卖之，甚误所用。陆玑言嫩苗作茹大滑，今人不复啖之。[时珍曰] 王旻山居录有种车前剪苗食法，则昔人常以为蔬矣。今野人犹采食之。

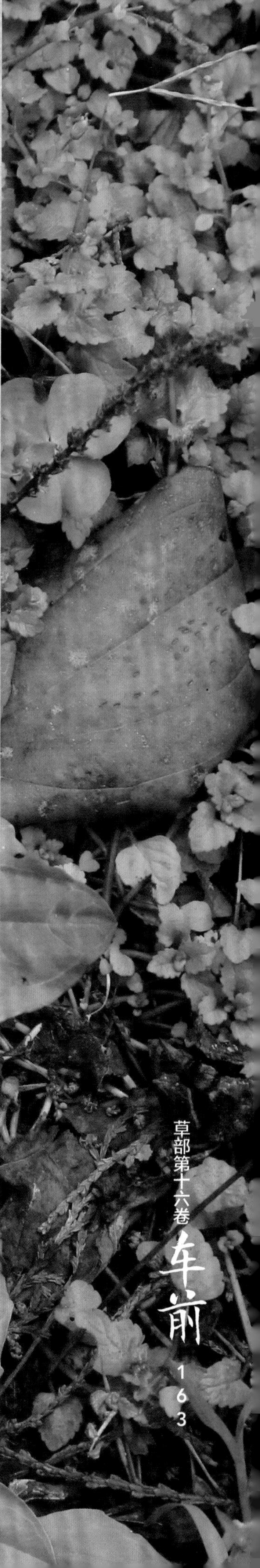

子

‖ **修治** ‖

[时珍曰] 凡用须以水淘洗去泥沙，晒干。入汤液，炒过用；入丸散，则以酒浸一夜，蒸熟研烂，作饼晒干，焙研。

‖ **气味** ‖

甘，寒，无毒。[别录曰] 咸。[权曰] 甘，平。[大明曰] 常山为之使。

‖ **主治** ‖

气癃止痛，利水道小便，除湿痹。久服轻身耐老。本经。**男子伤中，女子淋沥不欲食，养肺强阴益精，令人有子，明目疗赤痛。**别录。**去风毒，肝中风热，毒风冲眼，赤痛障翳，脑痛泪出，压丹石毒，去心胸烦热。**甄权。**养肝。**萧炳。**治妇人难产。**陆玑。**导小肠热，止暑湿泻痢。**时珍。

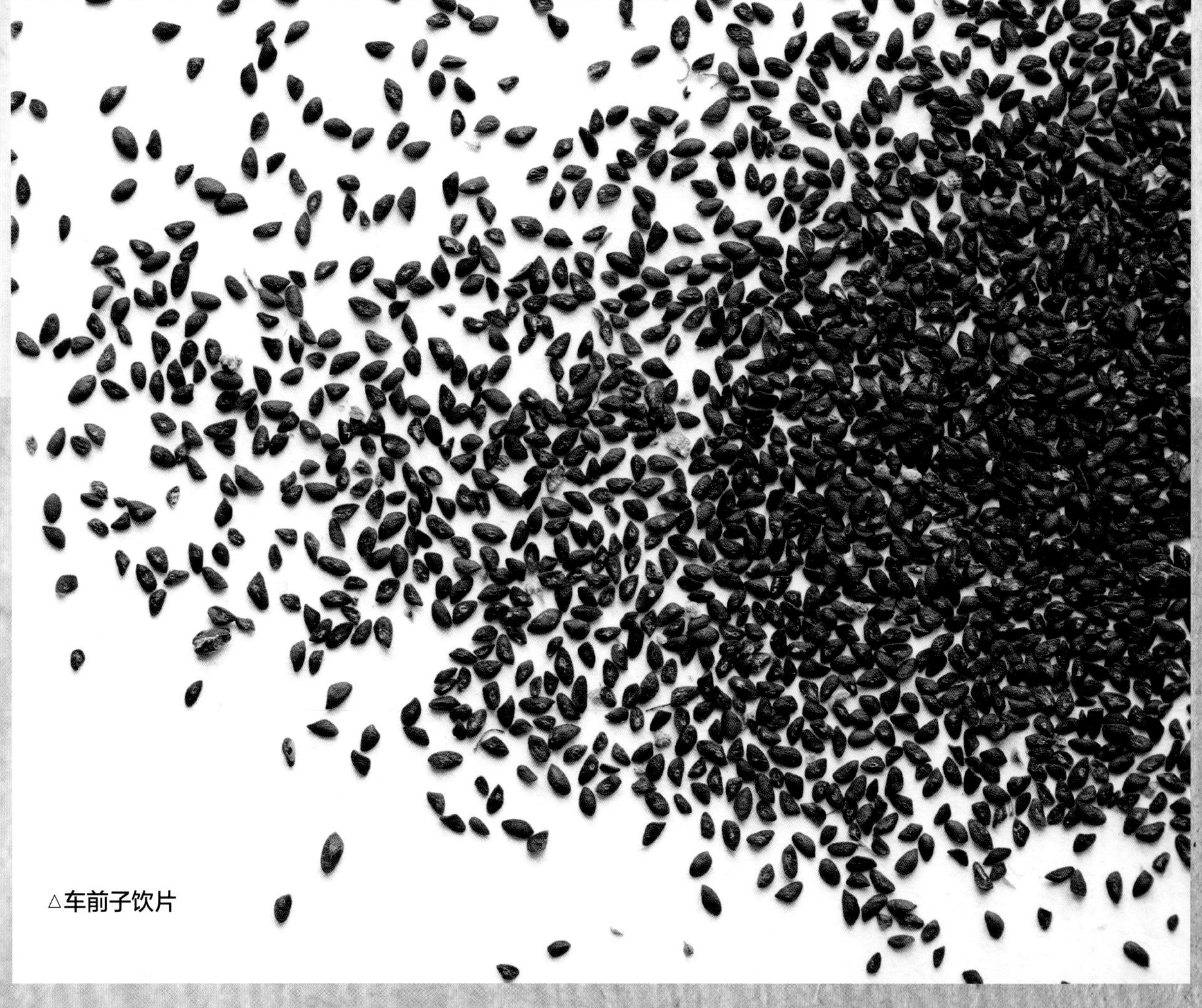

△车前子饮片

‖ **发明** ‖

[弘景曰] 车前子性冷利，仙经亦服饵之，云令人身轻，能跳越岸谷，不老长生也。[颂曰] 车前子入药最多。驻景丸用车前、菟丝二物，蜜丸食下服，古今以为奇方也。[好古曰] 车前子，能利小便而不走气，与茯苓同功。[时珍曰] 按神仙服食经车前一名地衣，雷之精也，服之形化，八月采之。今车前五月子已老，而云七、八月者，地气有不同尔。唐·张籍诗云：开州五月车前子，作药人皆道有神。惭愧文君怜病眼，三千里外寄闲人。观此亦以五月采开州者为良，又可见其治目之功。大抵入服食，须佐他药，如六味地黄之用泽泻可也。若单用则泄太过，恐非久服之物。欧阳公常得暴下病，国医不能治。夫人买市人药一帖，进之而愈。力叩其方，则车前子一味为末，米饮服二钱匕。云此药利水道而不动气，水道利则清浊分，而谷藏自止矣。

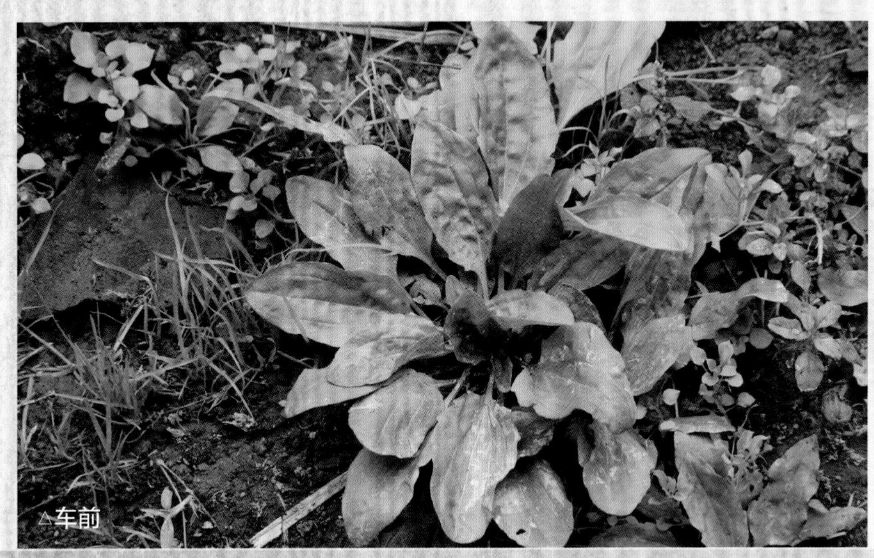

△车前

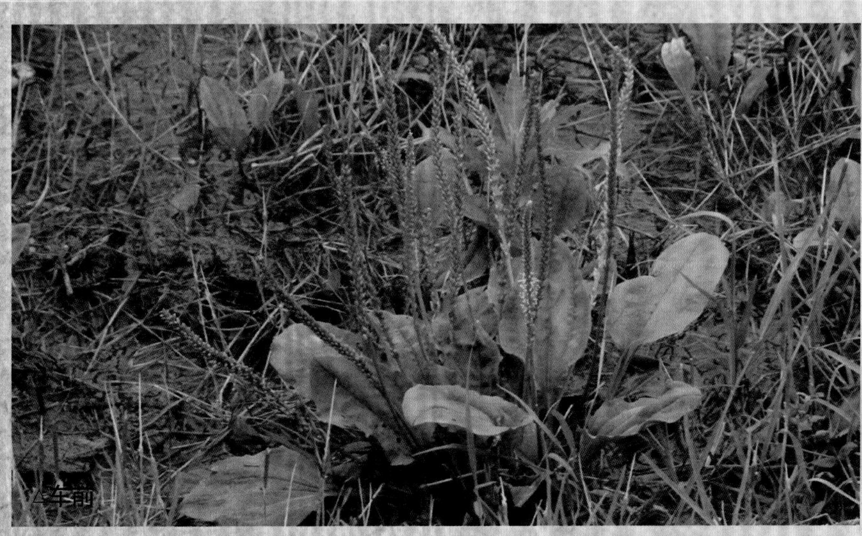

△车前

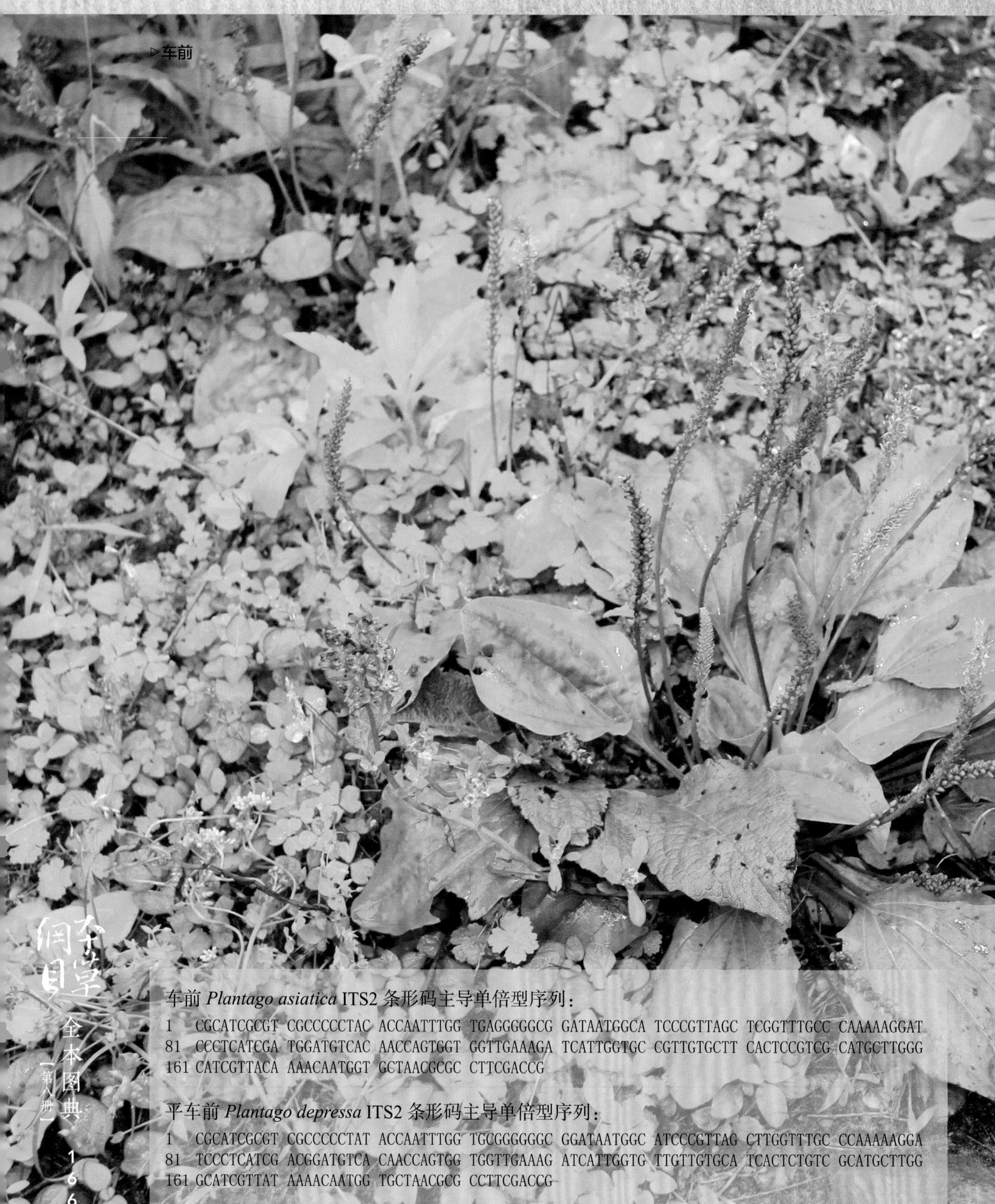

车前 *Plantago asiatica* ITS2 条形码主导单倍型序列：

1 CGCATCGCGT CGCCCCCTAC ACCAATTTGG TGAGGGGGCG GATAATGGCA TCCCGTTAGC TCGGTTTGCC CAAAAAGGAT
81 CCCTCATCGA TGGATGTCAC AACCAGTGGT GGTTGAAAGA TCATTGGTGC CGTTGTGCTT CACTCCGTCG CATGCTTGGG
161 CATCGTTACA AAACAATGGT GCTAACGCGC CTTCGACCG

平车前 *Plantago depressa* ITS2 条形码主导单倍型序列：

1 CGCATCGCGT CGCCCCCTAT ACCAATTTGG TGCGGGGGGC GGATAATGGC ATCCCGTTAG CTTGGTTTGC CCAAAAAGGA
81 TCCCTCATCG ACGGATGTCA CAACCAGTGG TGGTTGAAAG ATCATTGGTG TTGTTGTGCA TCACTCTGTC GCATGCTTGG
161 GCATCGTTAT AAAACAATGG TGCTAACGCG CCTTCGACCG

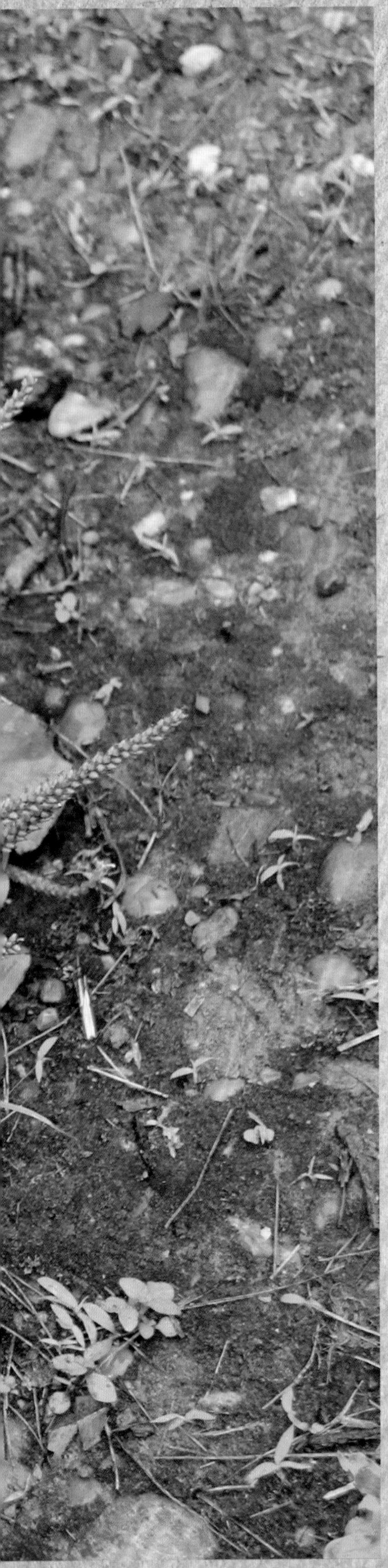

‖**附方**‖

旧七，新五。**小便血淋**作痛。车前子晒干为末，每服二钱，车前叶煎汤下。普济方。**石淋作痛**车前子二升，以绢袋盛，水八升，煮取三升，服之，须臾石下。肘后方。**老人淋病**身体热甚。车前子五合，绵裹煮汁，入青粱米四合，煮粥食。常服明目。寿亲养老书。**孕妇热淋**车前子五两，葵根切一升，以水五升，煎取一升半，分三服，以利为度。梅师方。**滑胎易产**车前子为末。酒服方寸匕。不饮酒者，水调服。诗云：采采芣苡，能令妇人乐有子也。陆玑注云：治妇人产难故也。妇人良方。**横产不出**车前子末，酒服二钱。子母秘录。**阴冷闷疼**渐入囊内，肿满杀人。车前子末，饮服方寸匕，日二服。千金方。**隐疹入腹**体肿舌强。车前子末粉之，良。千金方。**阴下痒痛**车前子煮汁频洗。外台秘要。**久患内障**车前子、干地黄、麦门冬等分，为末。蜜丸如梧子大，服之。累试有效。圣惠方。**补虚明目**驻景丸：治肝肾俱虚，眼昏黑花，或生障翳，迎风有泪。久服补肝肾，增目力。车前子、熟地黄酒蒸焙三两，菟丝子酒浸五两，为末，炼蜜丸梧子大。每温酒下三十丸，日二服。和剂局方。**风热目暗**涩痛。车前子、宣州黄连各一两，为末。食后温酒服一钱，日二服。圣惠方。

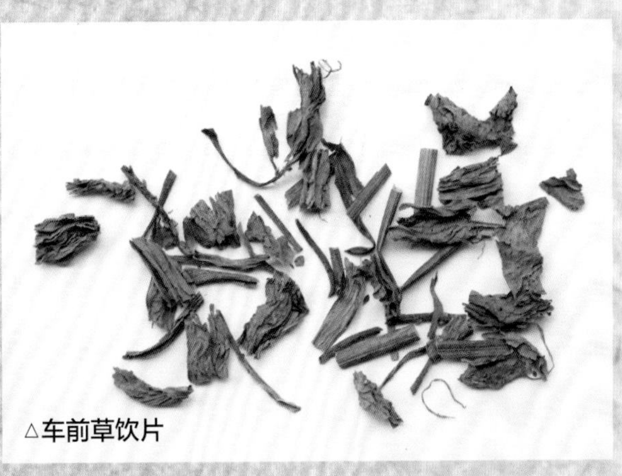

△车前草饮片

草及根

‖ **修治** ‖

[敩曰] 凡使须一窠有九叶，内有蕊，茎可长一尺二寸者。和蕊叶根，去土了，称一镒者，力全。使叶勿使蕊茎，剉细，于新瓦上摊干用。

‖ **气味** ‖

甘，寒，无毒。[土宿真君曰] 可伏硫黄，结草砂，伏五矾、粉霜。

‖ **主治** ‖

金疮，止血衄鼻，瘀血血瘕，下血，小便赤，止烦下气，除小虫。别录。**主阴㿉。**之才。**叶：主泄精病，治尿血。能补五脏，明目，利小便，通五淋。**甄权。

‖ **发明** ‖

[弘景曰] 其叶捣汁服，疗泄精甚验。[宗奭曰] 陶说大误矣。此药甘滑，利小便，泄精气。有人作菜频食，小便不禁，几为所误也。

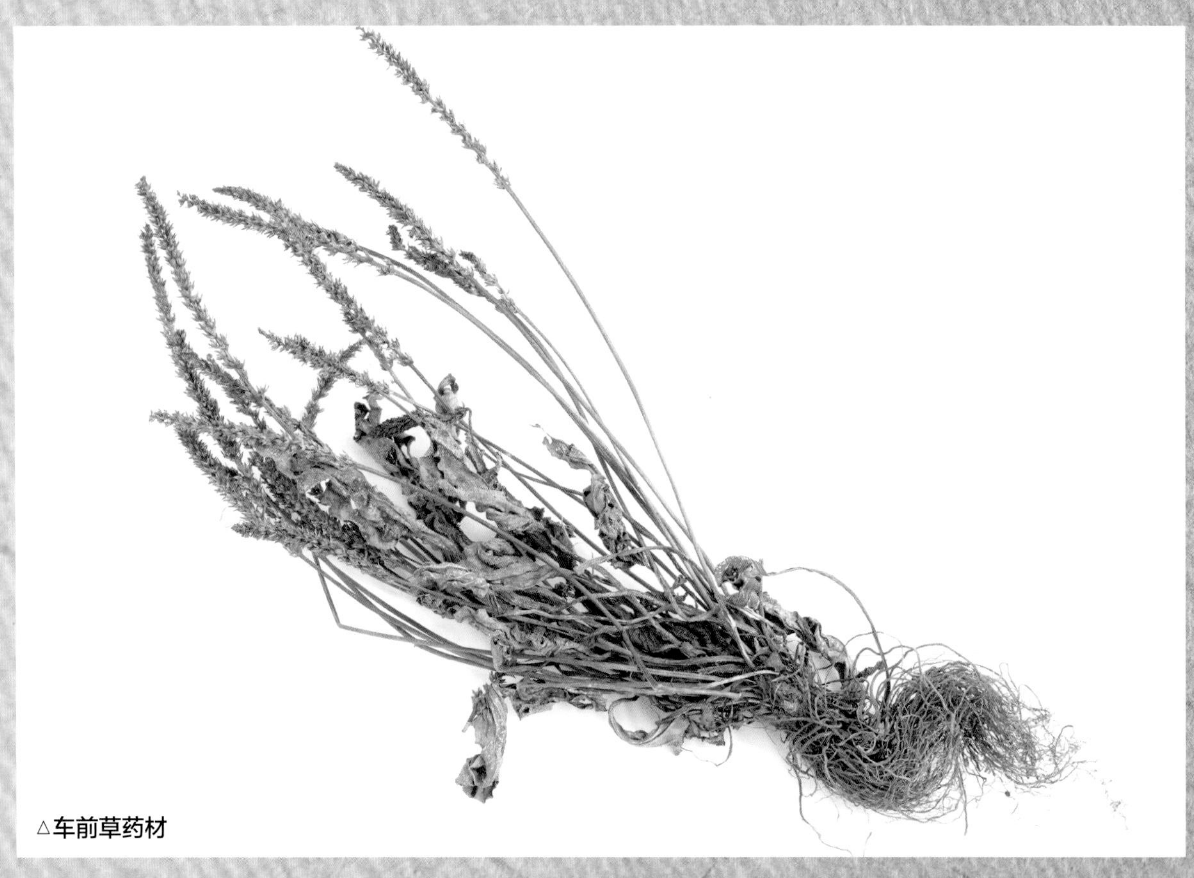

△车前草药材

‖ **附方** ‖

旧四，新七。**小便不通**车前草一斤，水三升，煎取一升半，分三服。一方，入冬瓜汁。一方，入桑叶汁。百一方。**初生尿涩**不通。车前捣汁，入蜜少许，灌之。全幼心鉴。**小便尿血**车前捣汁五合，空心服。外台秘要。**鼻衄不止**生车前叶，捣汁饮之甚善。图经本草。**金疮血出**车前叶捣傅之。千金方。**热痢不止**车前叶捣汁，入蜜一合煎，温服。圣惠方。**产后血渗**入大小肠。车前草汁一升，入蜜一合，和煎一沸，分二服。崔氏方。**湿气腰痛**蛤蟆草连根七科，葱白连须七科，枣七枚，煮酒一瓶，常服，终身不发。简便方。**喉痹乳蛾**蛤蟆衣、凤尾草擂烂，入霜梅肉、煮酒各少许，再研绞汁，以鹅翎刷患处，随手吐痰，即消也。赵溍养疴漫笔。**目赤作痛**车前草自然汁，调朴消末，卧时涂眼胞上，次早洗去。小儿目痛，车前草汁，和竹沥点之。圣济总录。**目中微翳**车前叶、枸杞叶等分，手中揉汁出，以桑叶两重裹之，悬阴处一夜，破桑叶取点，不过三五度。十便良方。

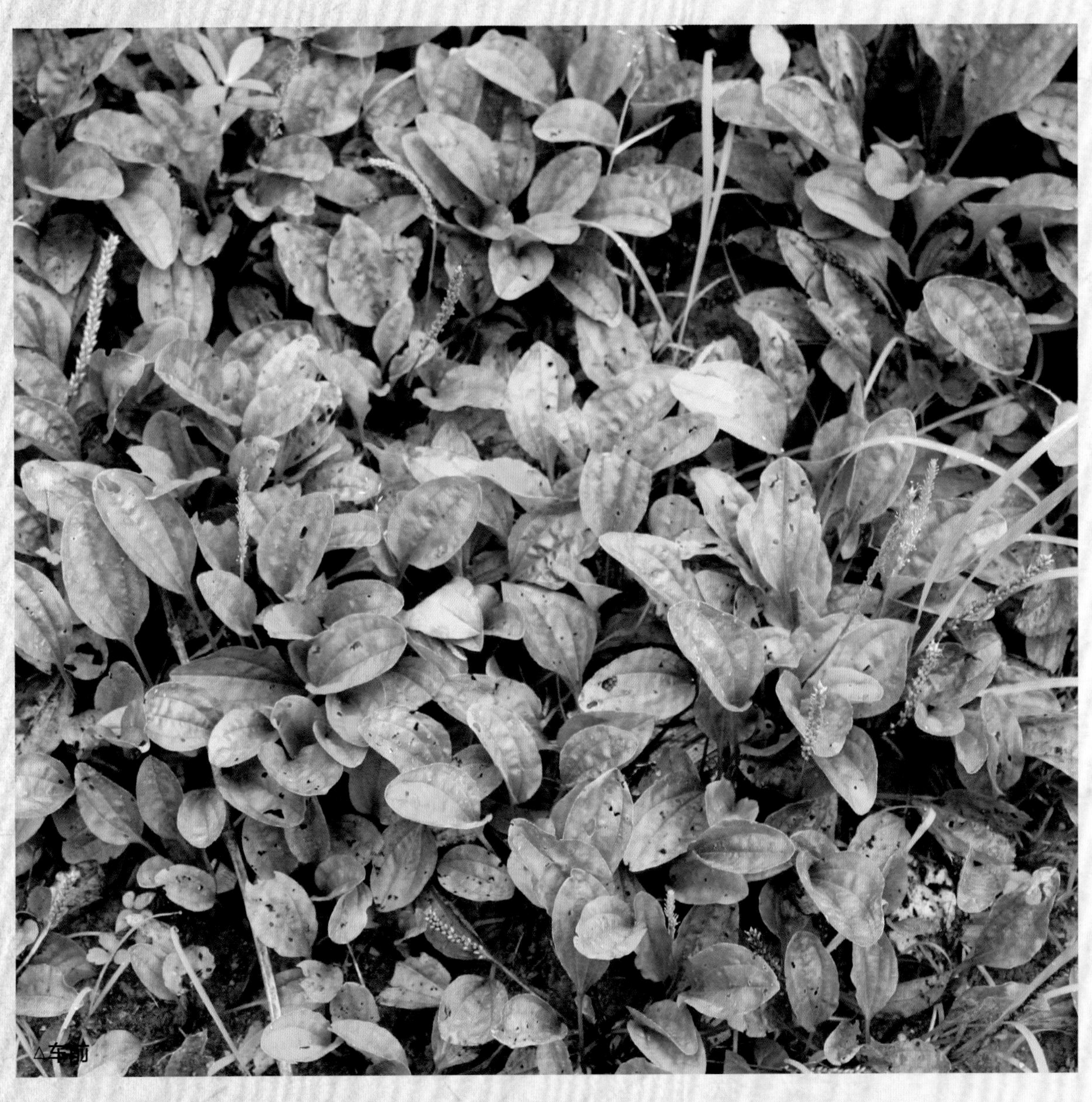

△车前

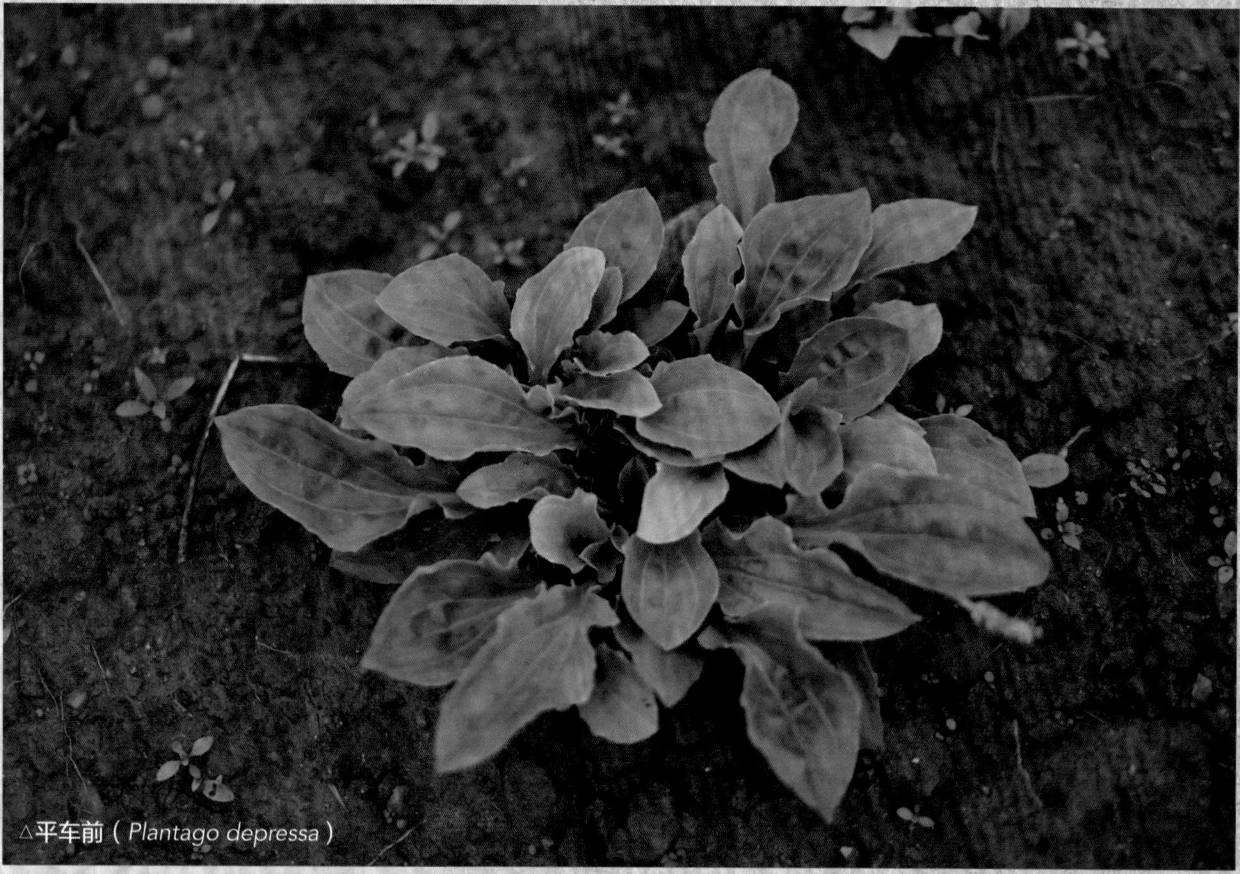

△平车前（*Plantago depressa*）

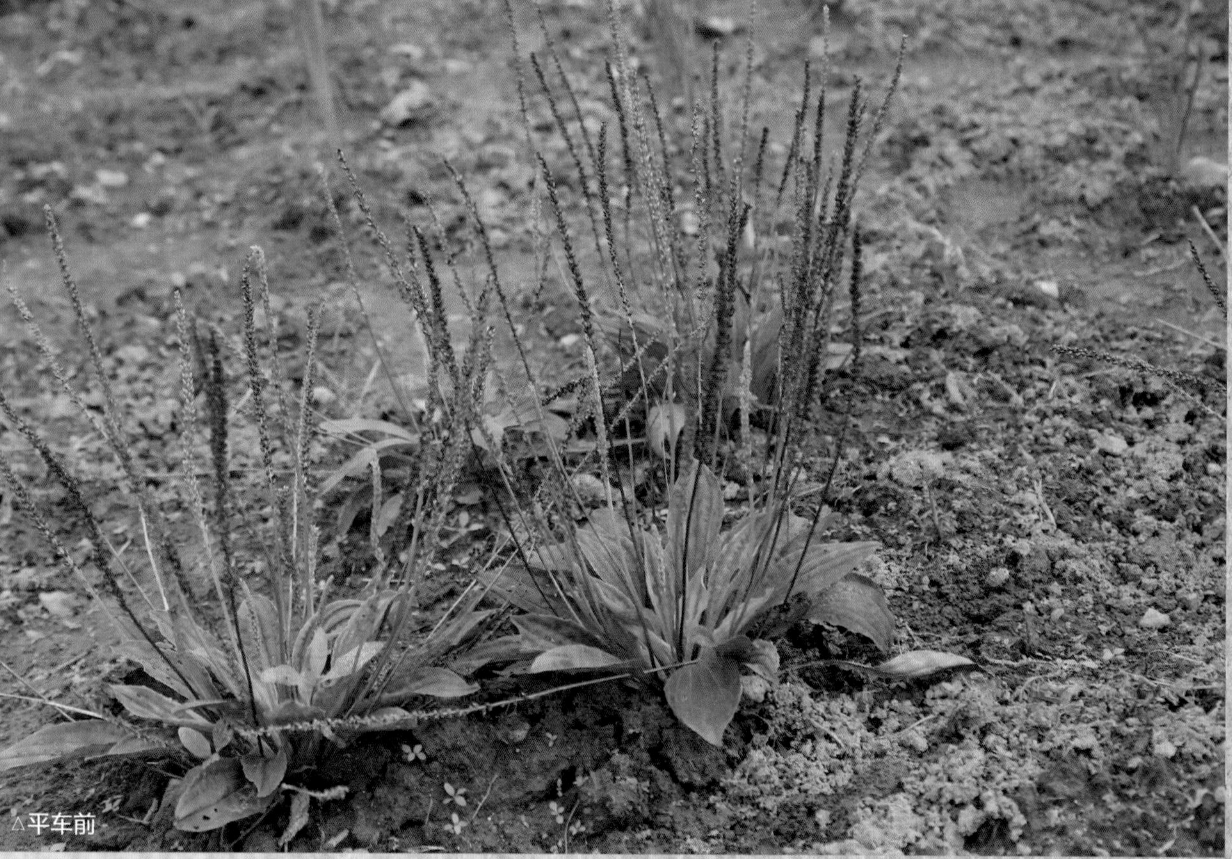

△平车前

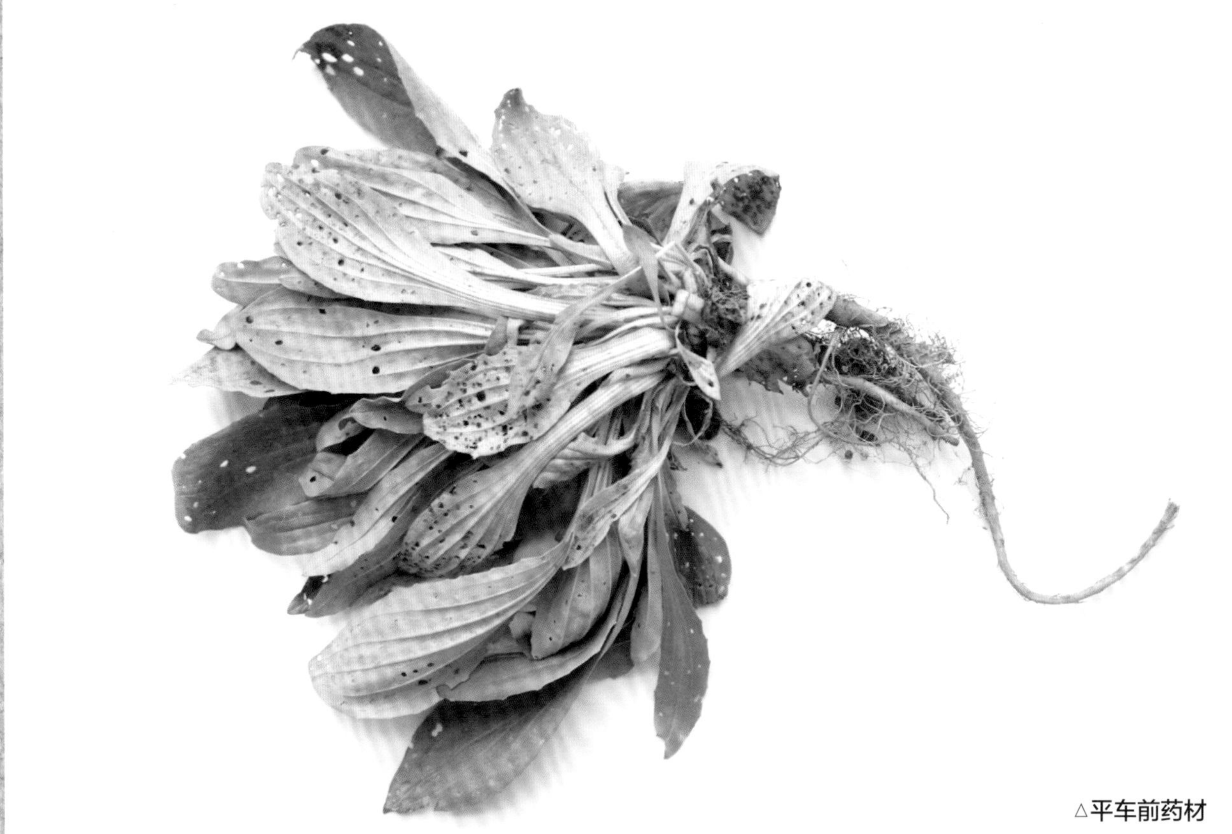

△平车前药材

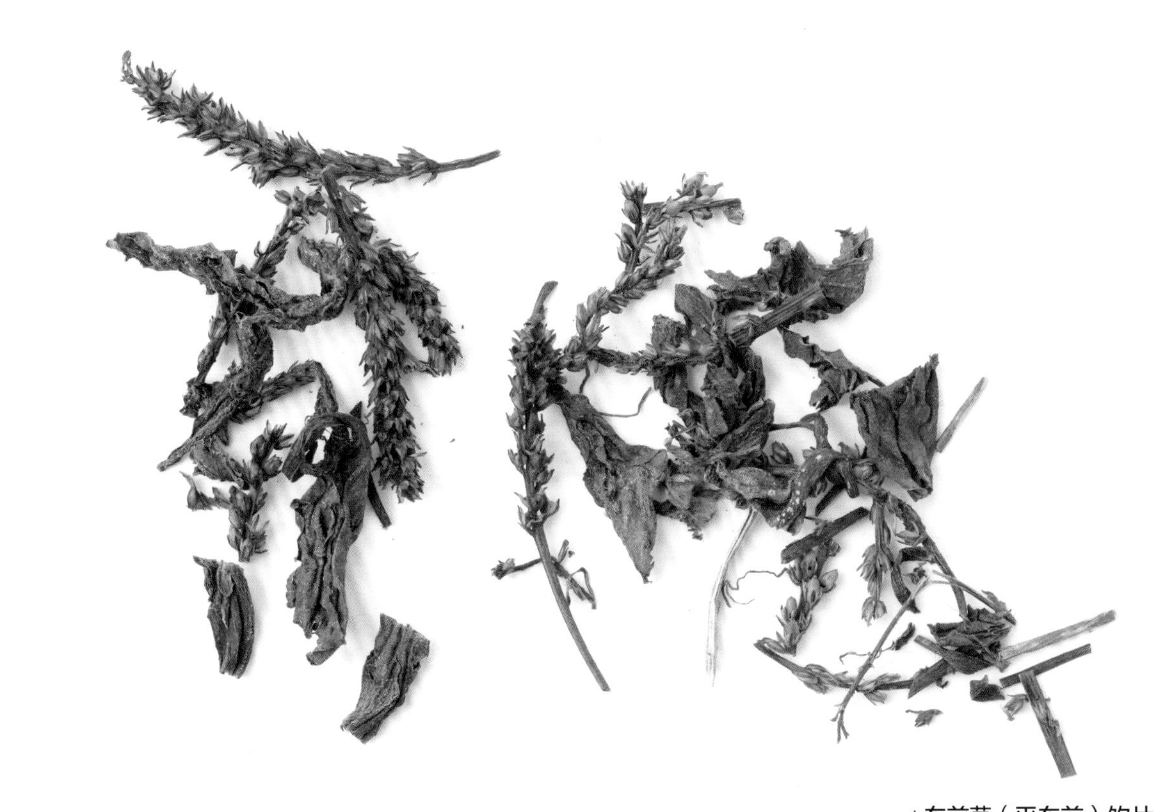

△车前草（平车前）饮片

‖ **基原** ‖

据《纲目图鉴》《纲目彩图》《中华本草》《大辞典》等综合分析考证，本品为菊科植物狗舌草 *Senecio kirilowii* (Turcz. ex DC.) Holub。分布于我国东北及西南地区。

狗舌草

狗舌草

《唐本草》

▷狗舌草（*Senecio kirilowii*）

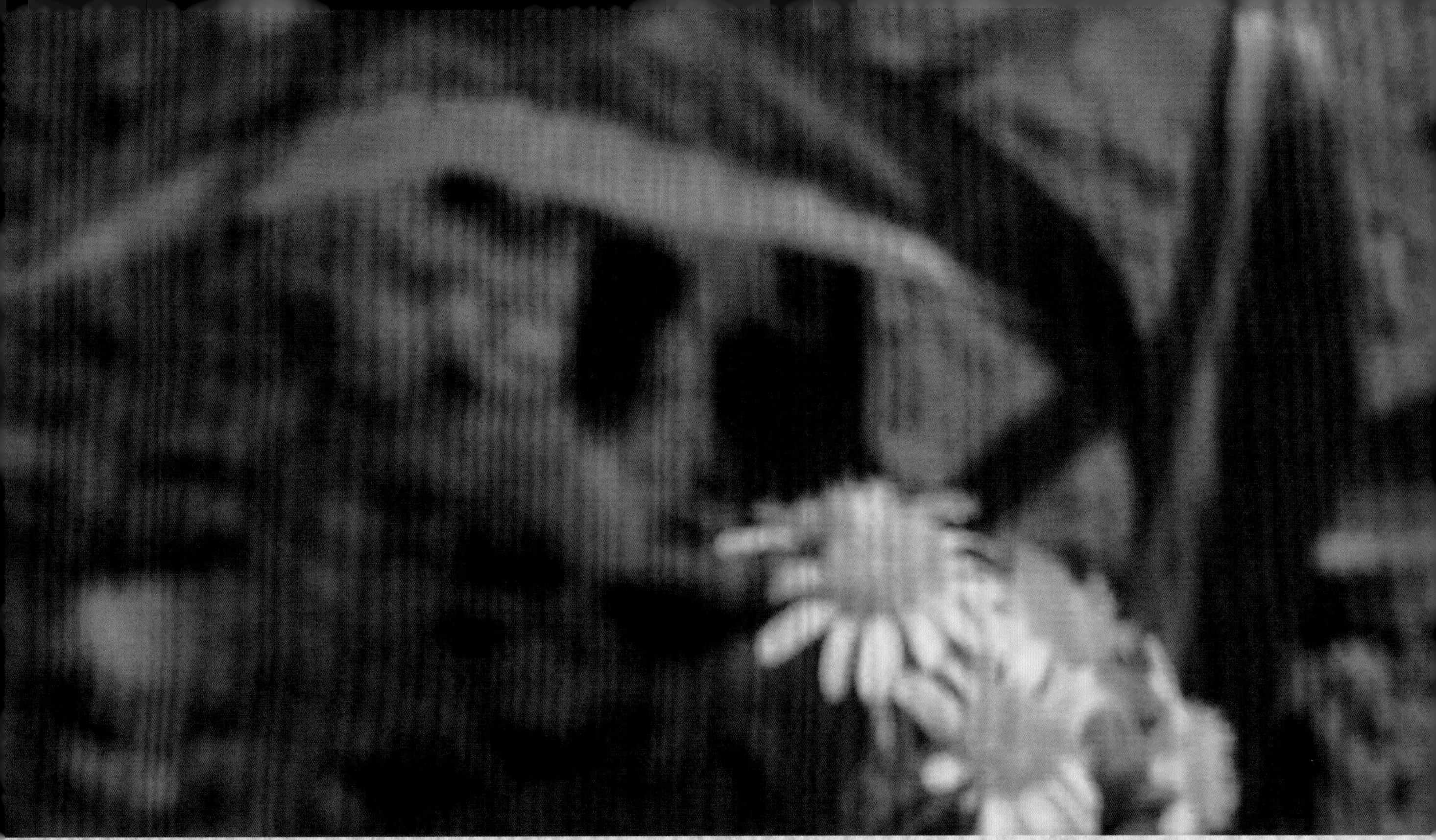

‖集解‖

[恭曰] 狗舌草生渠堑湿地，丛生。叶似车前而无文理，抽茎开花，黄白色。四月、五月采茎，暴干。

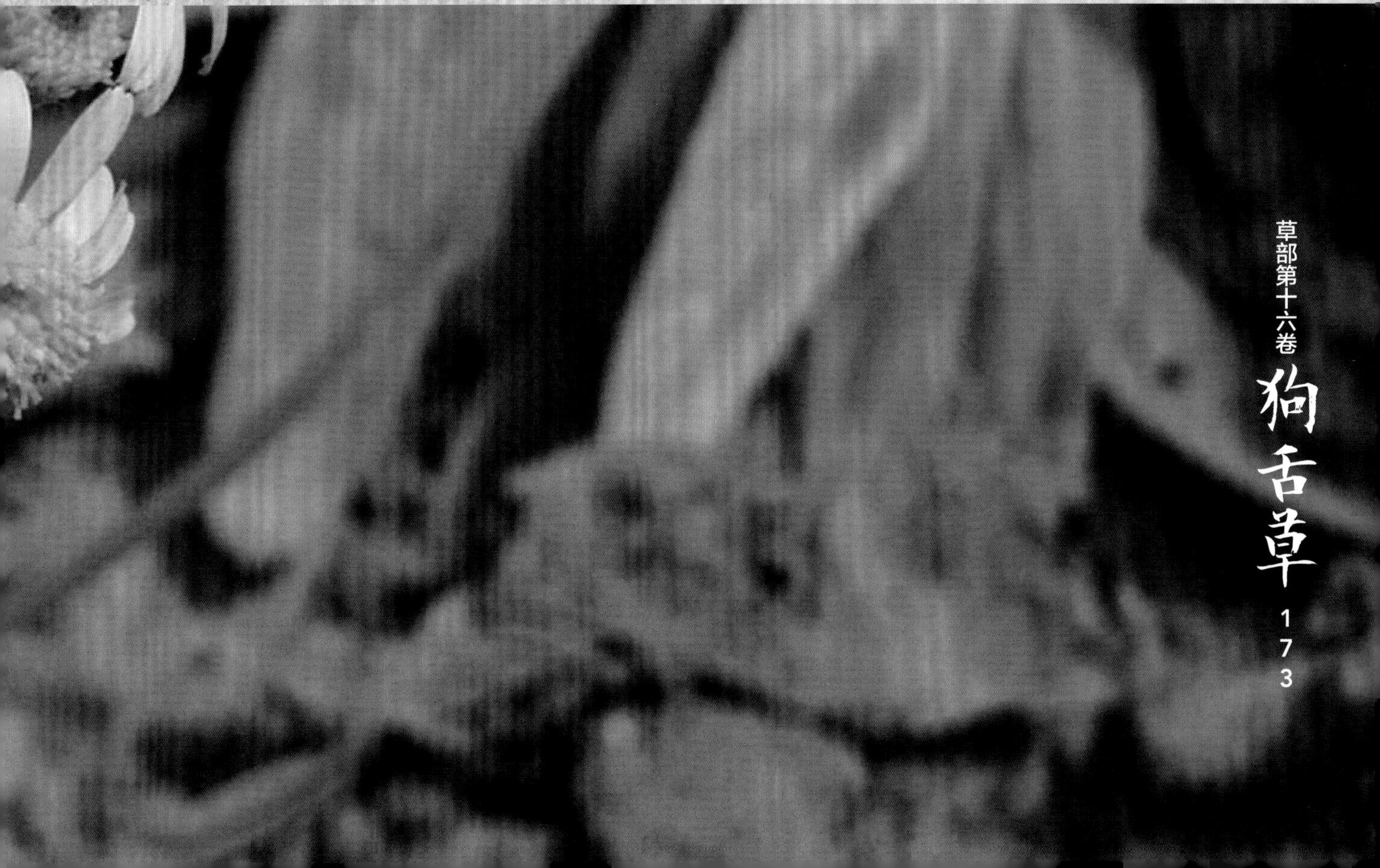

‖ **气味** ‖

苦，寒，有小毒。

‖ **主治** ‖

蛊疥瘙疮，杀小虫。为末和涂之，即瘥。苏恭。

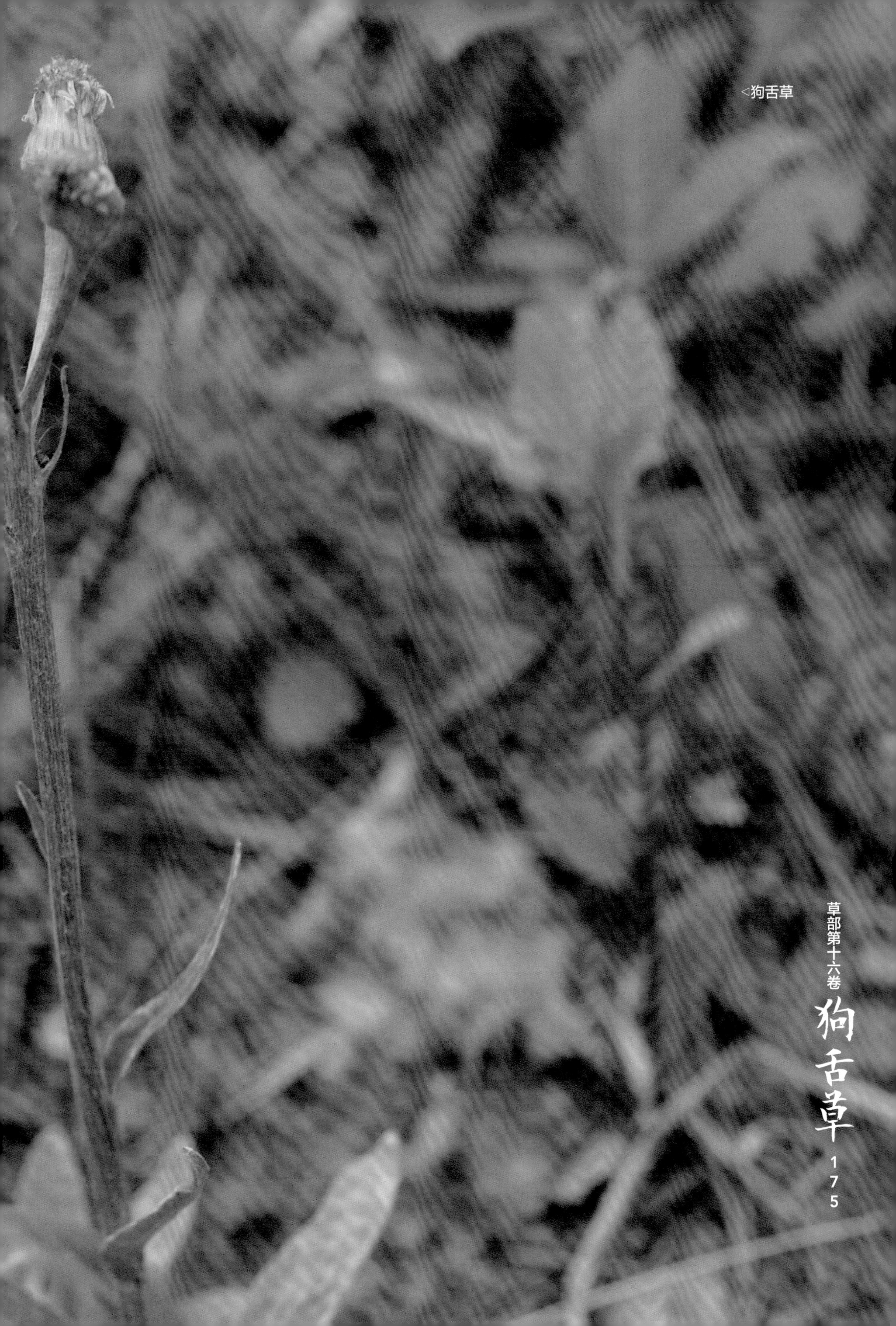

◁狗舌草

‖ **基原** ‖

据《纲目彩图》《药典图鉴》《纲目图鉴》《中华本草》等综合分析考证，本品为马鞭草科植物马鞭草 *Verbena Officinalis* L.。分布于华东、中南、华南、西南及新疆等地。《药典》收载马鞭草药材为马鞭草科植物马鞭草的干燥地上部分；6 ~ 8 月花开时采割，除去杂质，晒干。

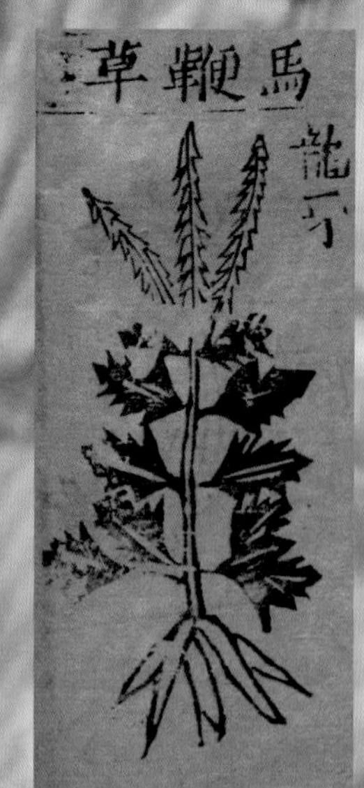

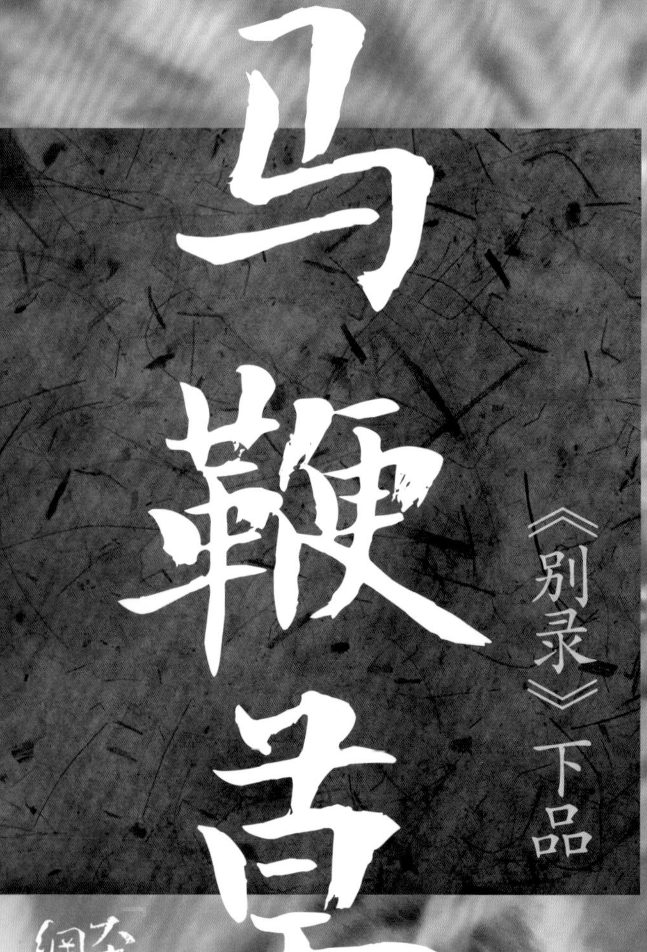

马鞭草

《别录》下品

▷马鞭草（*Verbena Officinalis*）

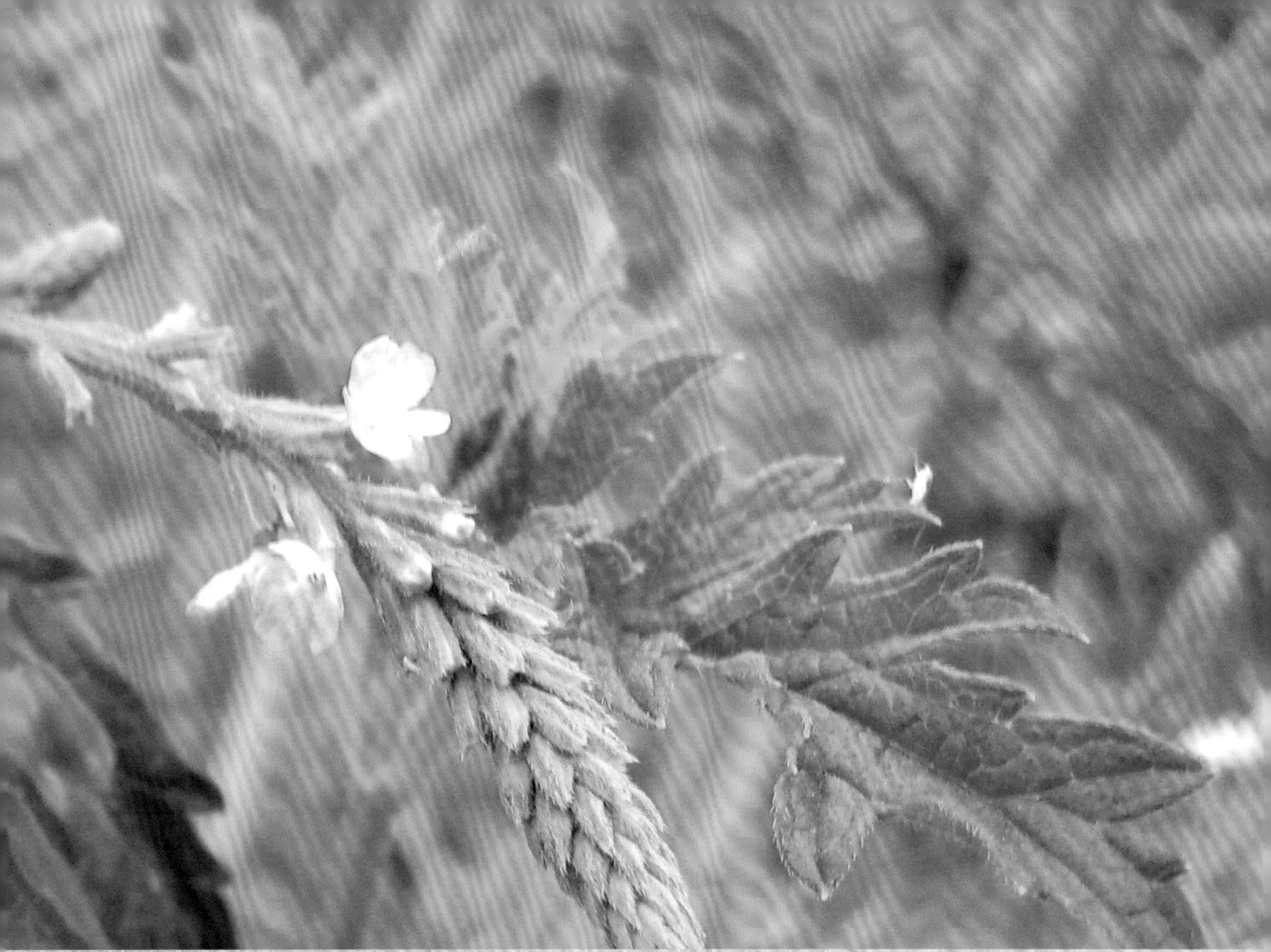

校正：并入图经龙牙草。

‖ 释名 ‖

龙牙草图经**凤颈草。**[恭曰] 穗类鞭鞘，故名马鞭。[藏器曰] 此说未近，乃其节生紫花如马鞭节耳。[时珍曰] 龙牙凤颈，皆因穗取名。苏颂图经外类重出龙牙，今并为一。又今方士谬立诸草为各色龙牙之名，甚为淆乱，不足凭信。

‖ 集解 ‖

[弘景曰] 村墟陌甚多。茎似细辛，花紫色，微似蓬蒿也。[恭曰] 叶似狼牙及茺蔚，抽三四穗，紫花，似车前，穗类鞭鞘，都不似蓬蒿也。[保升曰] 花白色，七月、八月采苗叶，日干用。[颂曰] 今衡山、庐山、江淮州郡皆有之。苗类益母而茎圆，高二三尺。又曰：龙牙草生施州，高二尺以来。春夏有苗叶，至秋冬而枯。采根洗净用。[时珍曰] 马鞭下地甚多。春月生苗，方茎，叶似益母，对生，夏秋开细紫花，作穗如车前穗，其子如蓬蒿子而细，根白而小。陶言花似蓬蒿，韩言花色白，苏言茎圆，皆误矣。

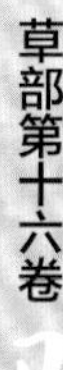

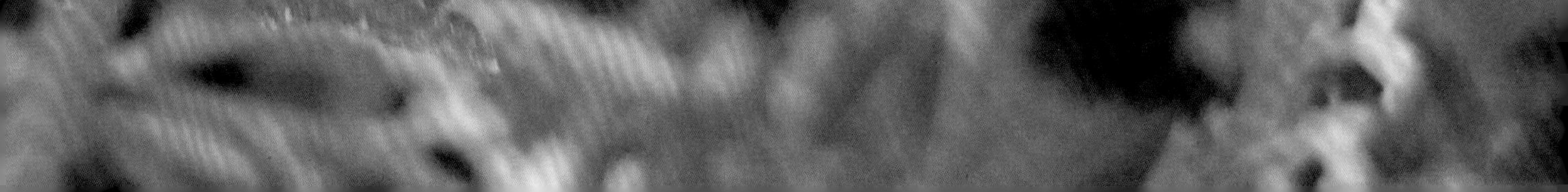

苗叶

‖**气味**‖

苦，微寒，无毒。保升。[大明曰] 辛，凉，无毒。[权曰]苦，有毒。伏丹砂、硫黄。

‖**主治**‖

下部𧏾疮。别录。**癥瘕血瘕，久疟，破血杀虫。捣烂煎取汁，熬如饴，每空心酒服一匕。**藏器。**治妇人血气肚胀，月候不匀，通月经。**大明。**治金疮，行血活血。**震亨。**捣涂痈肿及蠼螋尿疮，男子阴肿。**时珍。

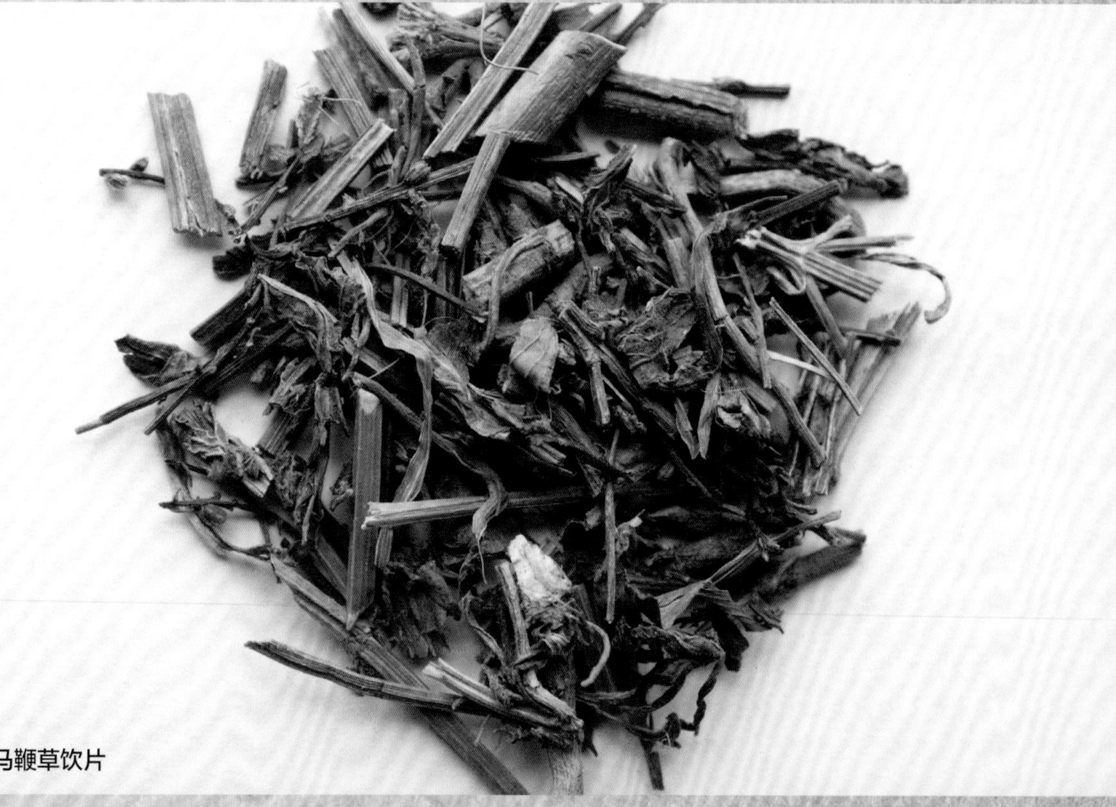

△马鞭草饮片

‖ **附方** ‖

旧五，新十。**疟痰寒热**马鞭草捣汁五合，酒二合，分二服。千金方。**鼓胀烦渴**身干黑瘦。马鞭草细剉，曝干，勿见火。以酒或水同煮，至味出，去滓温服。以六月中旬，雷鸣时采者有效。卫生易简方。**大腹水肿**马鞭草、鼠尾草各十斤，水一石，煮取五斗，去滓，再煎令稠，以粉和丸大豆大。每服二三丸，加至四五丸，神效。肘后方。**男子阴肿**大如升，核痛，人所不能治者。马鞭草捣涂之。集验方。**妇人疝痛**名小肠气。马鞭草一两，酒煎滚服，以汤浴身，取汗甚妙。纂要奇方。**妇人经闭**结成瘕块，肋胀大欲死者。马鞭草根苗五斤，剉细，水五斗，煎至一斗，去滓，熬成膏。每服半匙，食前温酒化下，日二服。圣惠方。**酒积下血**马鞭草灰四钱，白芷灰一钱，蒸饼丸梧子大。每米饮下五十丸。摘玄方。**鱼肉癥瘕**凡食鱼鲙及生肉，在胸膈不化，成癥瘕。马鞭草捣汁，饮一升，即消。千金方。**马喉痹风**躁肿连颊，吐气数者。马鞭草一握，勿见风，截去两头，捣汁饮之，良。千金方。**乳痈肿痛**马鞭草一握，酒一碗，生姜一块，擂汁服，渣傅之。卫生易简方。**白癞风疮**马鞭草为末。每服一钱，食前荆芥、薄荷汤下，日三服。忌铁器。太平圣惠方。**人疥马疥**马鞭草不犯铁器，捣自然汁半盏，饮尽，十日内愈，神效。董炳集验方。**赤白下痢**龙牙草五钱，陈茶一撮，水煎服，神效。医方摘要。**发背痈毒**痛不可忍。龙牙草捣汁饮之，以滓傅患处。集简方。**杨梅恶疮**马鞭草煎汤，先熏后洗，气到便爽，痛肿随减。陈嘉谟本草蒙筌。

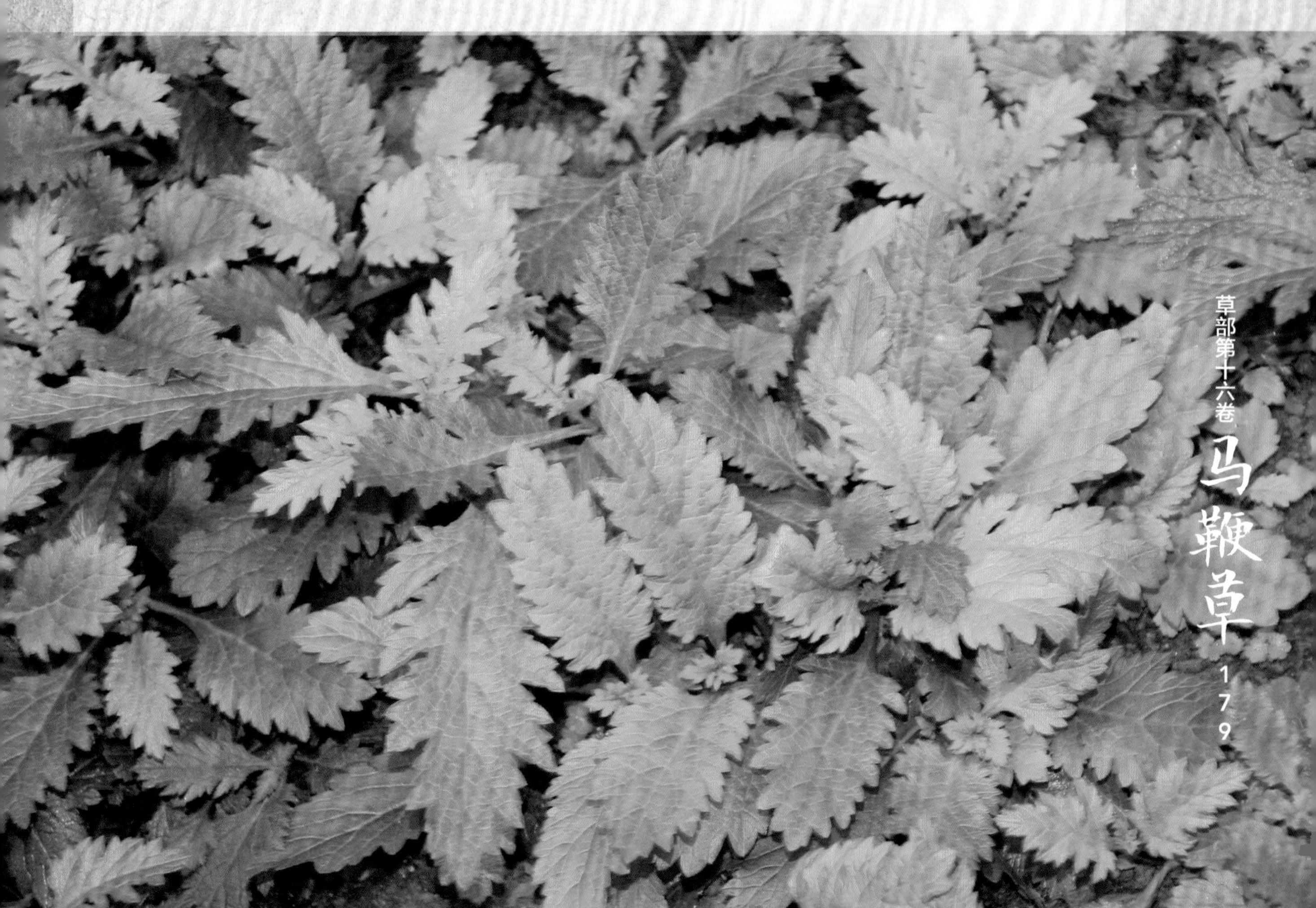

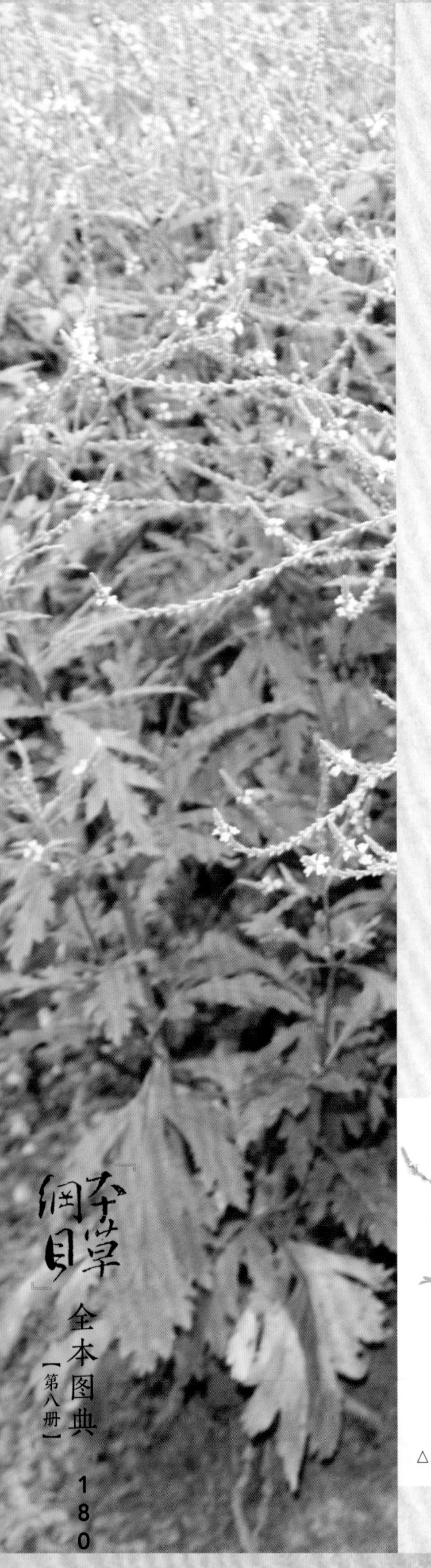

根

‖ **气味** ‖

辛，涩，温，无毒。

‖ **主治** ‖

赤白下痢初起，焙捣罗末，每米饮服一钱匕，无所忌。苏颂。

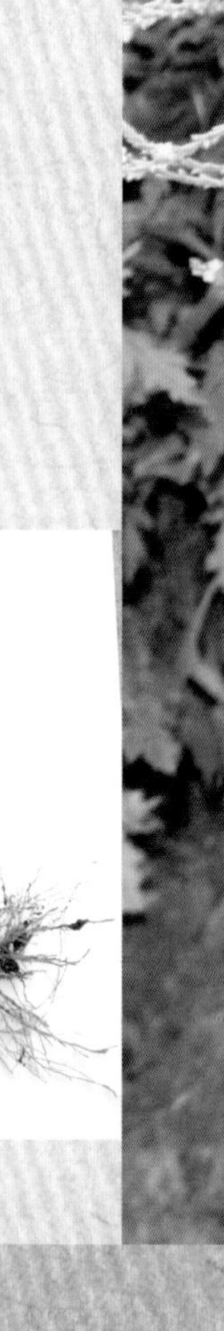

△马鞭草（植株）

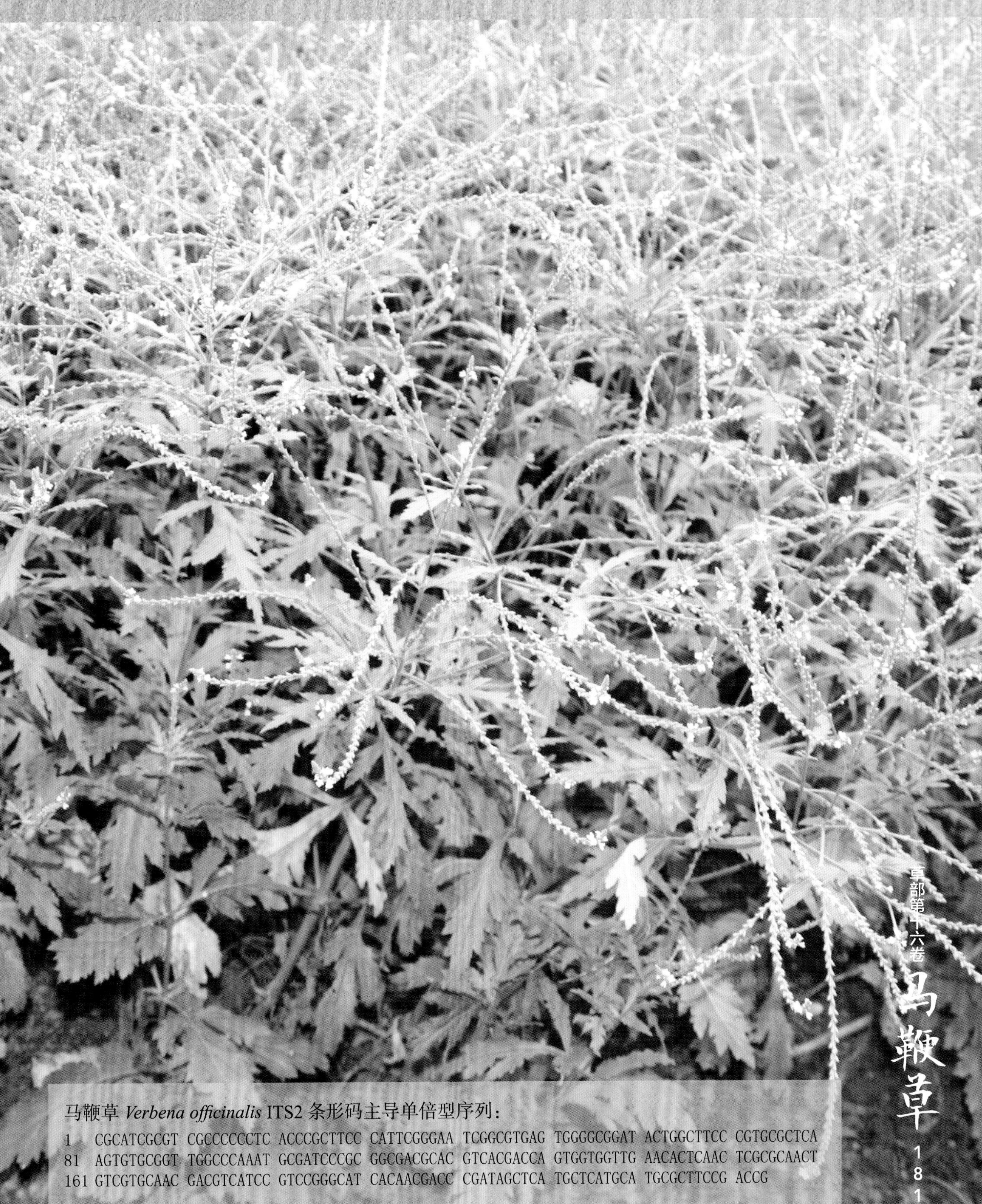

马鞭草 *Verbena officinalis* ITS2 条形码主导单倍型序列：

1 CGCATCGCGT CGCCCCCCTC ACCCGCTTCC CATTCGGGAA TCGGCGTGAG TGGGGCGGAT ACTGGCTTCC CGTGCGCTCA
81 AGTGTGCGGT TGGCCCAAAT GCGATCCCGC GGCGACGCAC GTCACGACCA GTGGTGGTTG AACACTCAAC TCGCGCAACT
161 GTCGTGCAAC GACGTCATCC GTCCGGGCAT CACAACGACC CGATAGCTCA TGCTCATGCA TGCGCTTCCG ACCG

马鞭草

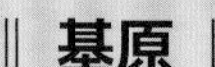
‖ **基原** ‖

据《纲目彩图》《纲目图鉴》《汇编》《大辞典》等综合分析考证，本品为蔷薇科植物蛇含 *Potentilla kleiniana* Wight et Arn.。分布于东北、华北、中南、西南及陕西等地。

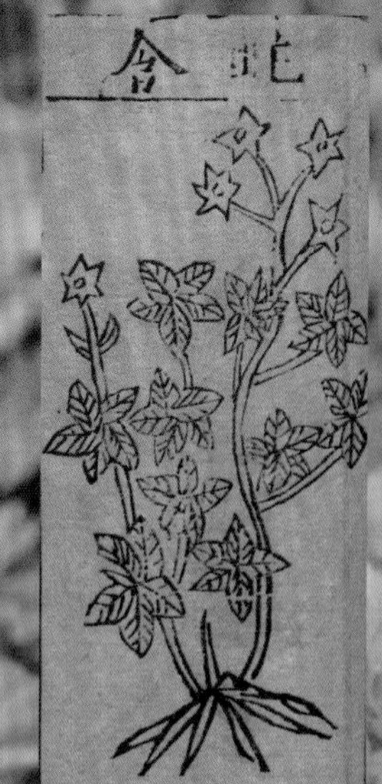

蛇含

《本经》下品

▷蛇含（*Potentilla kleiniana*）

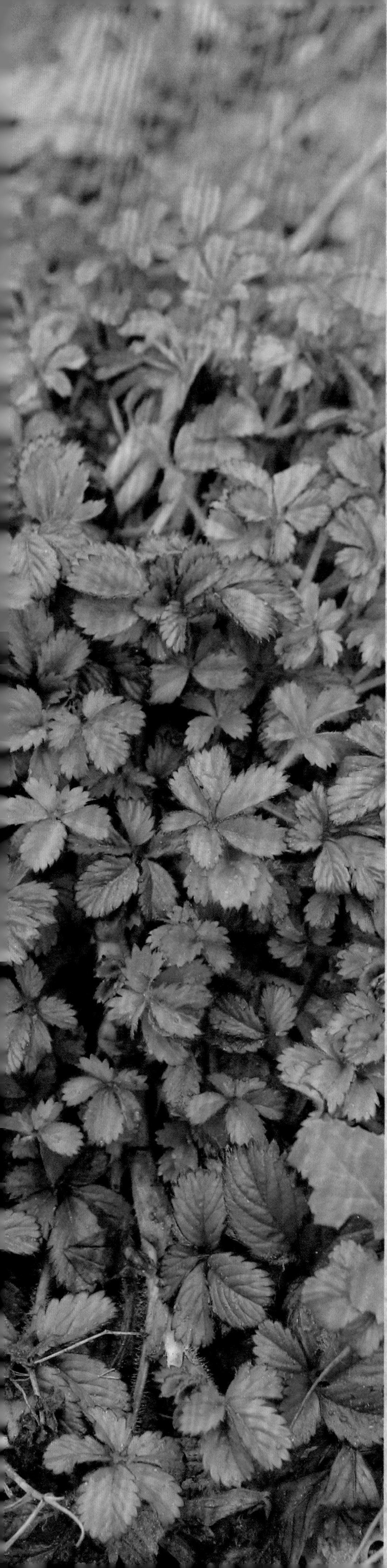

校正：并入图经紫背龙牙。

‖ **释名** ‖

蛇衔本经**威蛇**大明**小龙牙**纲目**紫背龙牙。**[恭曰] 陶氏本草作蛇合，合乃含字之误也。含、衔义同。见古本草。[时珍曰] 按刘敬叔异苑云：有田父见一蛇被伤，一蛇衔一草着疮上，经日伤蛇乃去。田父因取草治蛇疮皆验，遂名曰蛇衔草也。其叶似龙牙而小，背紫色，故俗名小龙牙，又名紫背龙牙。苏颂图经重出紫背龙牙，今并为一。

‖ **集解** ‖

[别录曰] 蛇含生益州山谷，八月采，阴干。[弘景曰] 蛇衔处处有之。有两种，并生石上，亦生黄土地。当用细叶有黄花者。[颂曰] 出益州，今近处亦有。生土石上，或下湿地，蜀中人家亦种之，辟蛇。一茎五叶或七叶，有两种。八月采根阴干，日华子云，茎叶俱用。五月采之。又曰：紫背龙牙，生蜀中，春夏生叶，采无时。[时珍曰] 此二种：细叶者名蛇衔，大叶者名龙衔。龙衔亦入疮膏用。[敩曰]蛇衔只用叶晒干，勿犯火。根茎不用。勿误用有蘖尖叶者，号竟命草，其味酸涩。误服令人吐血不止，速服知时子解。

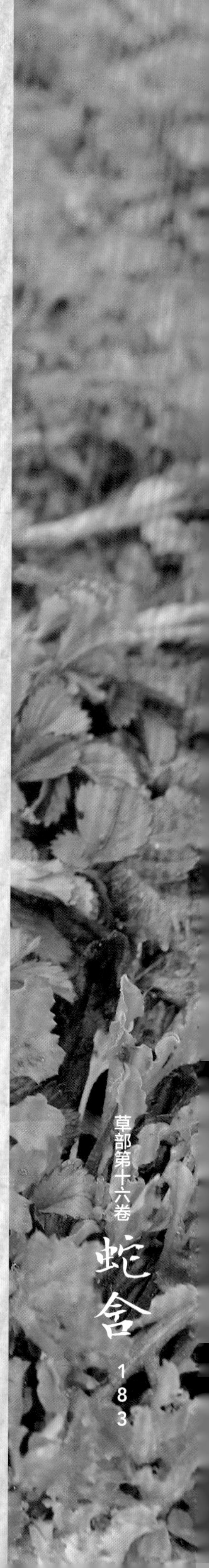

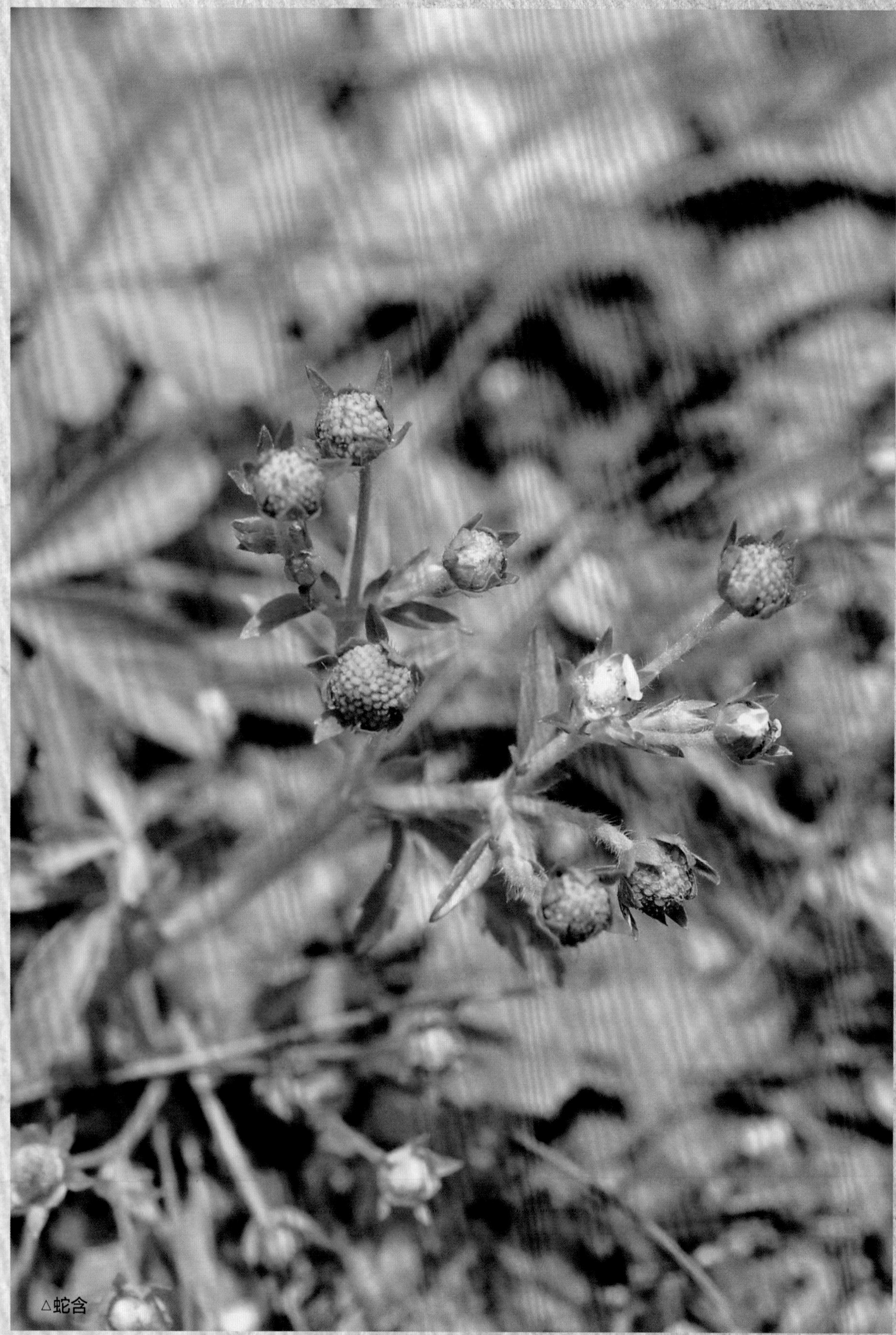

△蛇含

‖ **气味** ‖

苦，微寒，无毒。[权曰] 有毒。[颂曰] 紫背龙牙，辛，寒，无毒。

‖ **主治** ‖

惊痫。寒热邪气，除热，金疮疽痔，鼠瘘疮，头疡。本经。**疗心腹邪气，腹痛湿痹，养胎，利小儿。**别录。**治小儿寒热丹疹。**甄权。**止血协风毒，痈肿赤眼。汁傅蛇虺蜂毒。**大明。**紫背龙牙：解一切蛇毒。治咽喉中痛，含咽之便效。**苏颂。

‖ **发明** ‖

[藏器曰] 蛇含治蛇咬。今以草纳蛇口中，纵伤人亦不能有毒也。种之，亦令无蛇。[颂曰] 古今治丹毒疮肿方通用之。古今录验治赤疹，用蛇衔草，捣极烂傅之即瘥。赤疹由冷湿搏于肌中，甚即为热，乃成赤疹。天热则剧，冷则减是也。[时珍曰] 按葛洪抱朴子云：蛇衔膏连已断之指。今考葛洪肘后方载蛇衔膏云：治痈肿瘀血，产后积血，耳目诸病，牛领马鞍疮。用蛇衔、大黄、附子、芍药、大戟、细辛、独活、黄

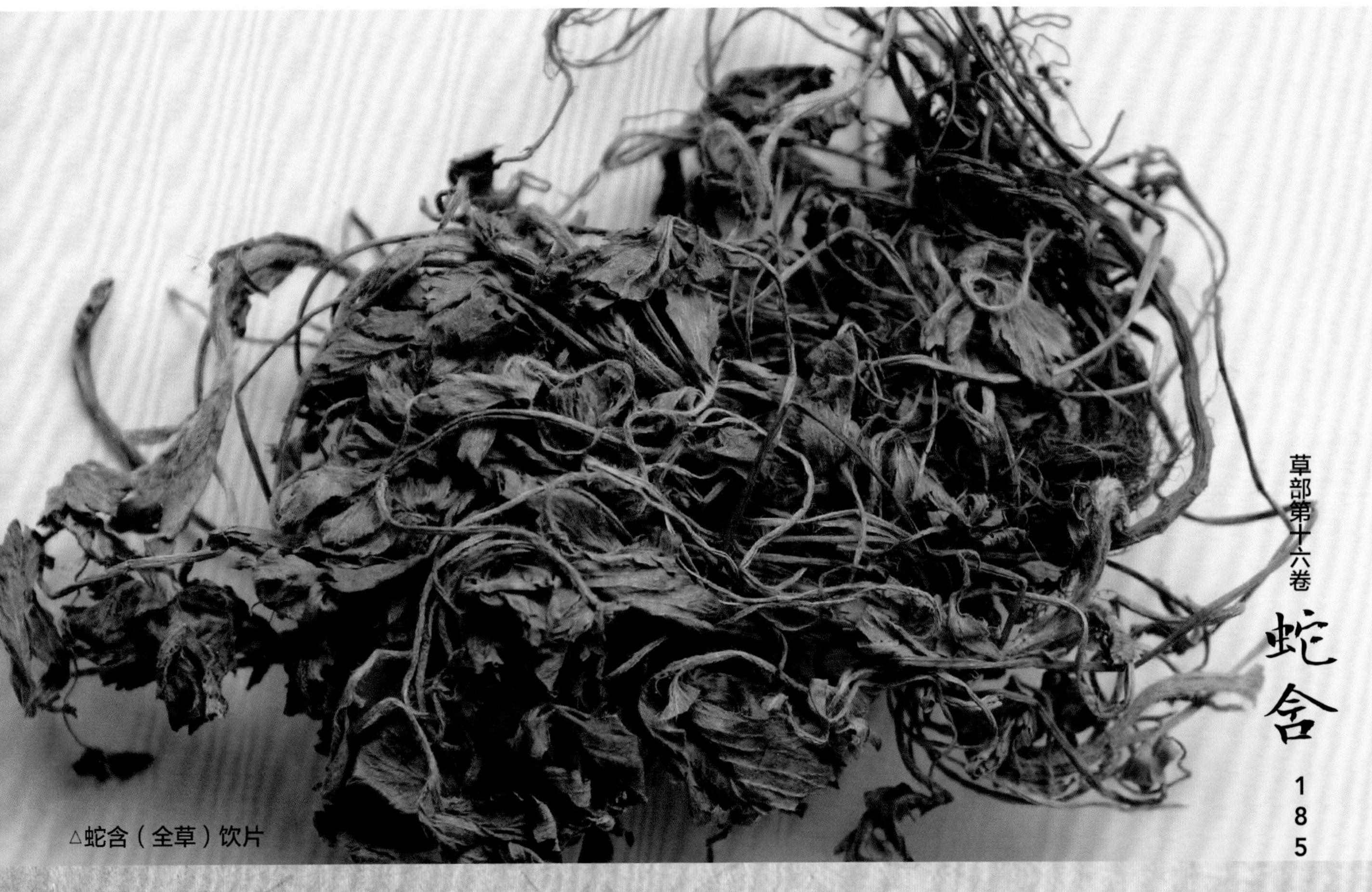

△蛇含（全草）饮片

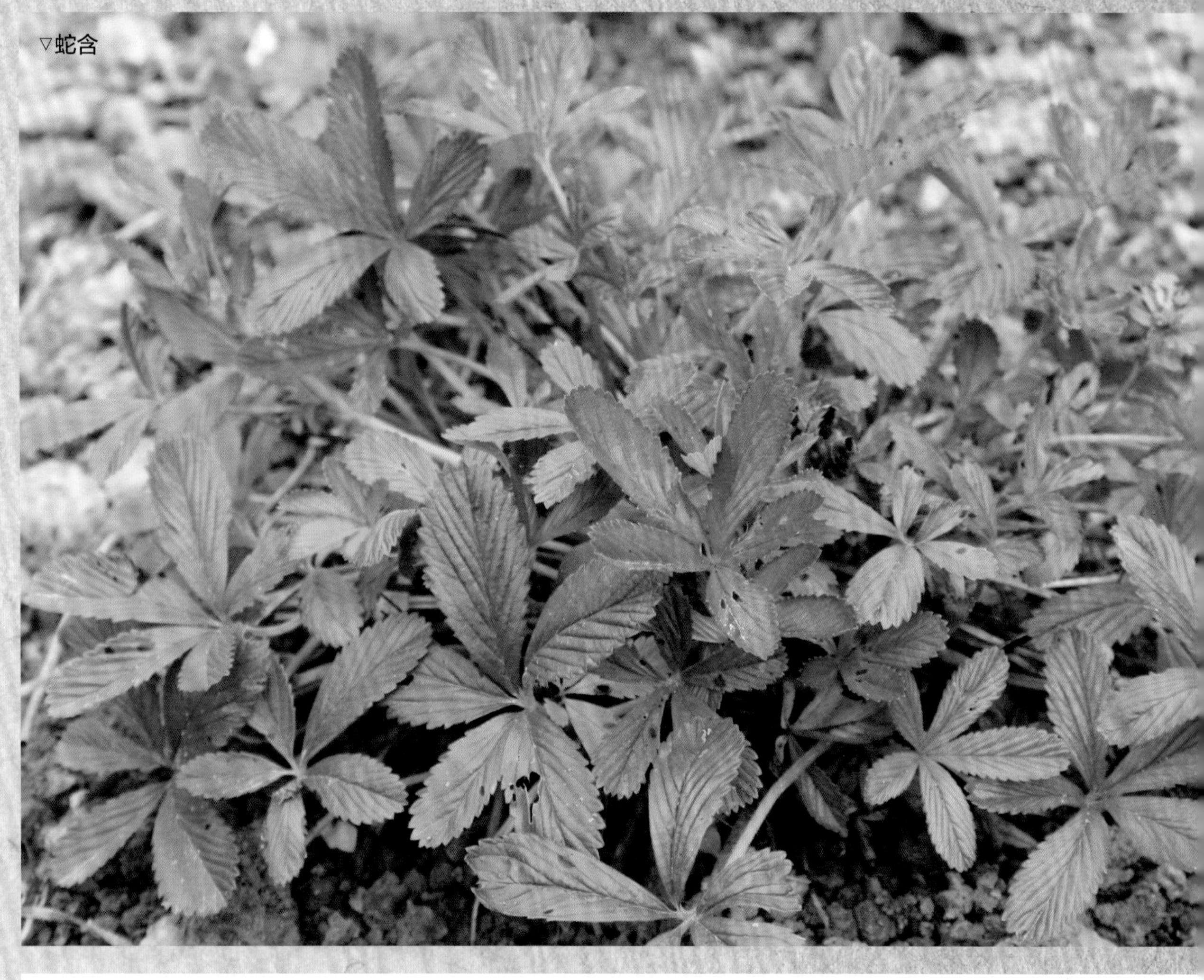
▽蛇含

芩、当归、莽草、蜀椒各一两，薤白十四枚。上为末，以苦酒淹一宿，以猪膏二斤，七星火上煎沸，成膏收之。每温酒服一弹丸，日再服。病在外，摩之傅之；在耳，绵裹塞之；在目，点之。若入龙衔藤一两，则名龙衔膏也。所谓连断指者，不知即此膏否。

‖ **附方** ‖

旧三，新一。**产后泻痢**小龙牙根一握，浓煎服之甚效，即蛇含是也。斗门方。**金疮出血**蛇含草捣傅之。肘后方。**身面恶癣**紫背草入生矾研，傅二三次断根。直指方。**蜈蚣蝎伤**蛇衔挼傅之。古今录验。

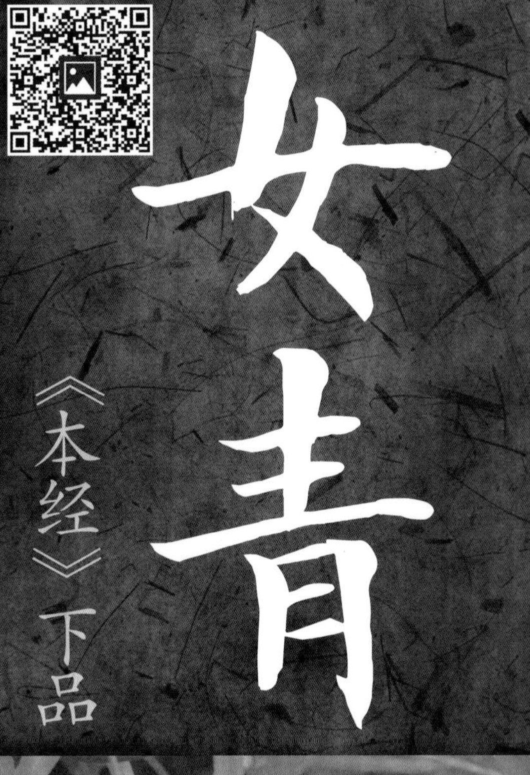

女青
《本经》下品

‖ 基原 ‖

据《纲目彩图》《纲目图鉴》等综合分析考证，为萝藦科植物地梢瓜 *Cynanchum thesioides* (Freyn) K. Schum.。分布于吉林、河北、河南、山西、宁夏、山东、安徽等地。

‖ **释名** ‖

雀瓢本经。

‖ **集解** ‖

[别录曰] 女青，蛇衔根也。生朱崖，八月采，阴干。[弘景曰] 若是蛇衔根，不应独生朱崖。俗用者是草叶，别是一物，未详孰是。术云，带此一两，则疫疠不犯，弥宜识真者。又云：今市人用一种根，形状如续断，茎叶至苦，乃云是女青根，出荆州。[恭曰] 此草即雀瓢也。生平泽，叶似萝摩，两相对，子似瓢形，大如枣许，故名雀瓢。根似白薇。茎叶并臭。其蛇衔都非其类。又别录云：叶嫩时似萝摩，圆端大茎，实黑，茎叶汁黄白。亦与前说相似。若是蛇衔根，何得苗生益州，根在朱崖，相去万里余也。萝摩叶似女青，故亦名雀瓢。[藏器曰] 萝摩是白环藤，雀瓢是女青，二物相似，不能分别，终非一物也。[机曰] 萝摩以子言，女青以根言，蛇衔以苗言，三者气味功用大有不同。诸注因其同名雀瓢，而疑为一物，又因其各出州郡，而复疑为二物。本草明言女青是蛇衔根，岂可以根苗异地而致疑？如蘼芜、芎 所产不同，亦将分为二物乎？如赤箭、徐长卿同名鬼督邮，亦将合为一物耶？[时珍曰] 女青有二：一是藤生，乃苏恭所说似萝摩者；一种草生，则蛇衔根也。蛇衔有大、小二种：叶细者蛇衔，用苗茎叶；大者为龙衔，用根。故王焘外台秘要龙衔膏，用龙衔根煎膏治痈肿金疮者，即此女青也。陈藏器言女青、萝摩不能分别，张揖广雅言女青是葛类，皆指藤生女青，非此女青也。别录明说女青是蛇衔根，一言可据。诸家止因其生朱崖致疑，非矣。方土各有相传不同尔，况又不知有两女青乎？又罗浮山记云：山有男青似女青。此则不知是草生藤生者也。

根

‖ **气味** ‖

辛，平，有毒。[权曰] 苦，无毒。蛇衔为使。

‖ **主治** ‖

蛊毒，逐邪恶气，杀鬼温疟，辟不祥。本经。

△地梢瓜（*Cynanchum thesioides*）

‖ **附方** ‖

旧二，新一。**人卒暴死**捣女青屑一钱，安咽中，以水或酒送下，立活也。南岳魏夫人内传。**吐利卒死**及大人小儿，卒腹皮青黑赤，不能喘息。即急用女青末纳口中，酒送下。子母秘录。**辟禳瘟疫**正月上寅日，捣女青末，三角绛囊盛，系帐中，大吉。肘后方。

‖ **基原** ‖

据《纲目彩图》《纲目图鉴》《中华本草》《大辞典》等综合分析考证，本品为唇形科植物鼠尾草 *Salvia japonica* Thunb.。分布于华东及湖北、台湾、广东、广西等地。

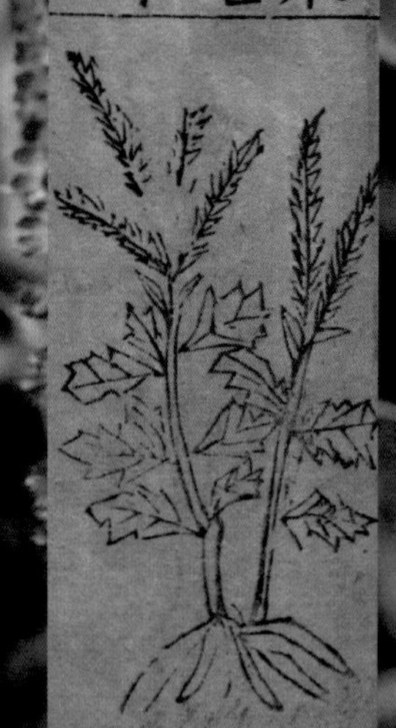

鼠尾草

《别录》下品

▷鼠尾草（*Salvia japonica*）

‖ **释名** ‖

葝音勍**山陵翘**吴普**乌草**拾遗**水青**拾遗。[时珍曰] 鼠尾以穗形命名。尔雅云：葝，鼠尾也。可以染皂，故名乌草，又曰水青。苏颂图经谓鼠尾一名陵时者，乃陵翘之误也。

‖ **集解** ‖

[别录曰] 鼠尾生平泽中，四月采叶，七月采花，阴干。[弘景曰] 田野甚多，人采作滋染皂。[保升曰] 所在下湿地有之，惟黔中人采为药。叶如蒿，茎端夏生四五穗，穗若车前，花有赤白二种。[藏器曰] 紫花，茎叶俱可染皂用。

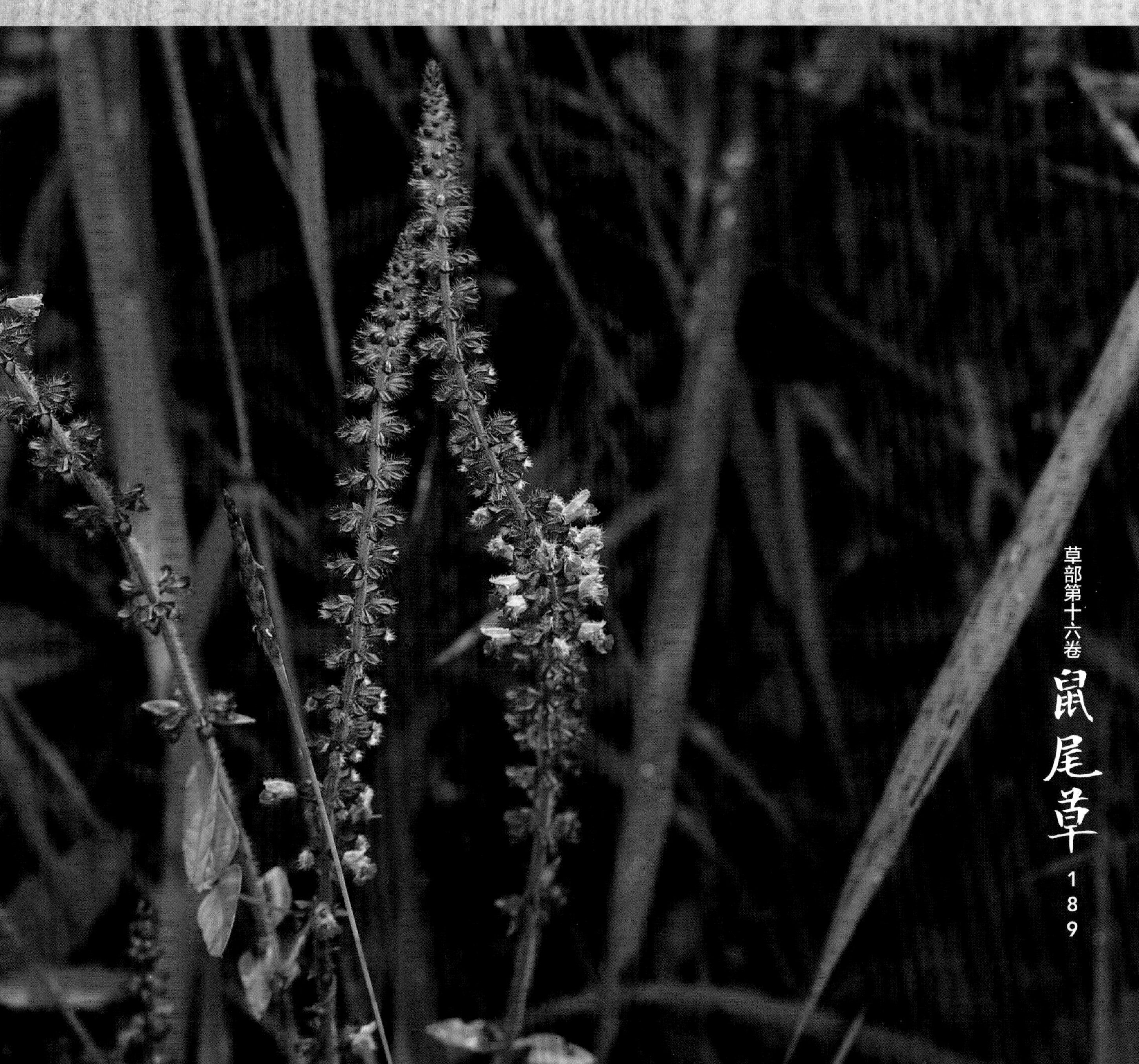

花、叶

‖ **气味** ‖

苦，微寒，无毒。[藏器曰] 平。

‖ **主治** ‖

鼠瘘寒热，下痢脓血不止。白花者主白下，赤花者主赤下。别录。**主疟疾水蛊。**时珍。

‖ **发明** ‖

[弘景曰] 古方疗痢多用之。当浓煮令可丸服之，或煎如饴服。今人亦用作饮，或末服亦得。日三服。

‖ **附方** ‖

旧一，新三。**大腹水蛊**方见马鞭草下。**久痢休息**时止时作。鼠尾草花捣末，饮服一钱。圣惠方。**下血连年**鼠尾草、地榆二两，水二升，煮一升，顿服。二十年者，不过再服。亦可为末，饮服之。千金方。**反花恶疮**内生恶肉，如饭粒，破之血出，随生反出于外。鼠尾草根切，同猪脂捣傅。圣济总录。

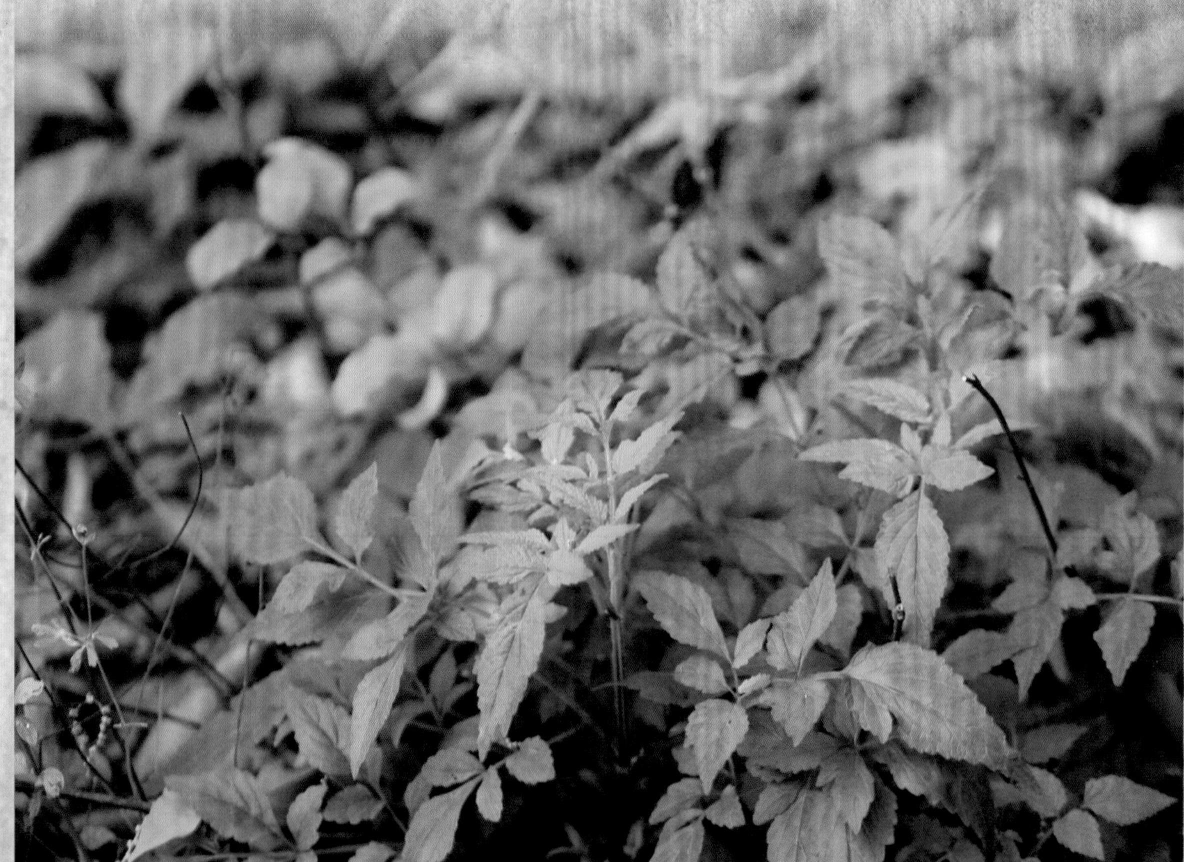

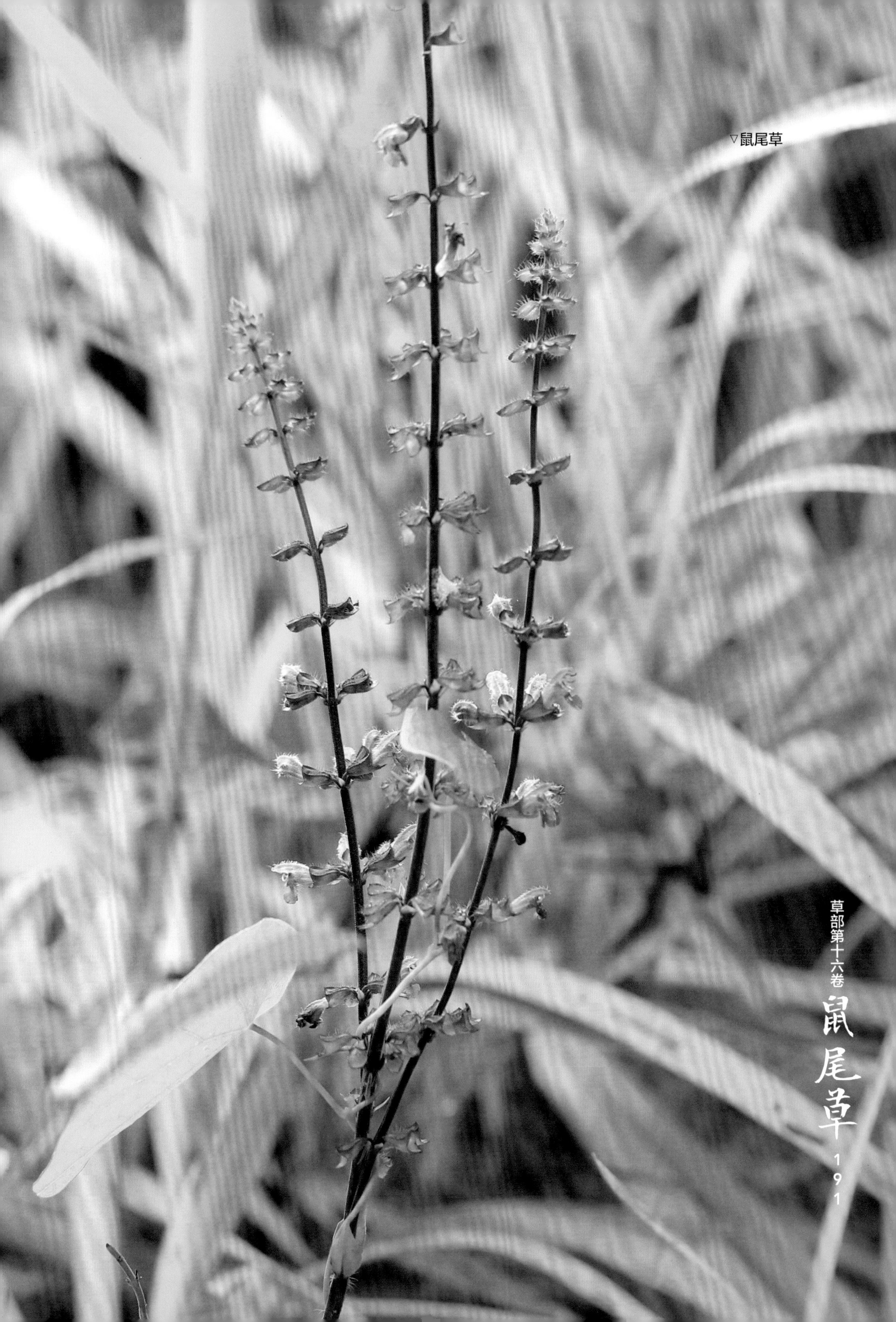

▽鼠尾草

狼把草

宋《开宝》

‖ **基原** ‖

据《纲目图鉴》《纲目彩图》《中华本草》《大辞典》等综合分析考证，本品为菊科植物狼把草 *Bidens tripartita* L.，分布于全国各地。《中华本草》《大辞典》认为还包括同属植物矮狼把草 *B. tripartita* Linn. var. *repens* (D.Don.) Sherff，分布于河北、陕西、新疆、四川、云南等地。

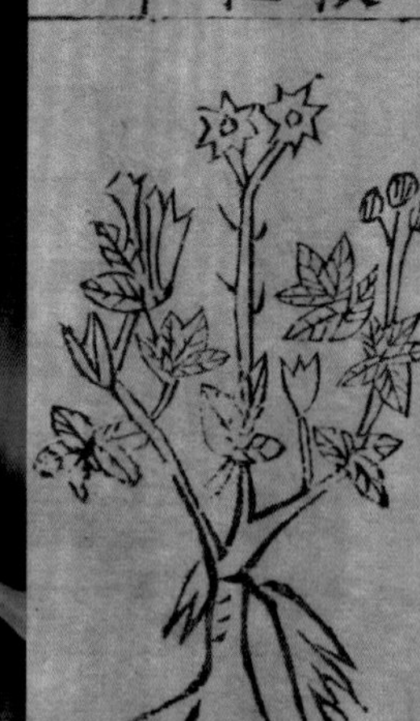

▷狼把草（*Bidens tripartita*）

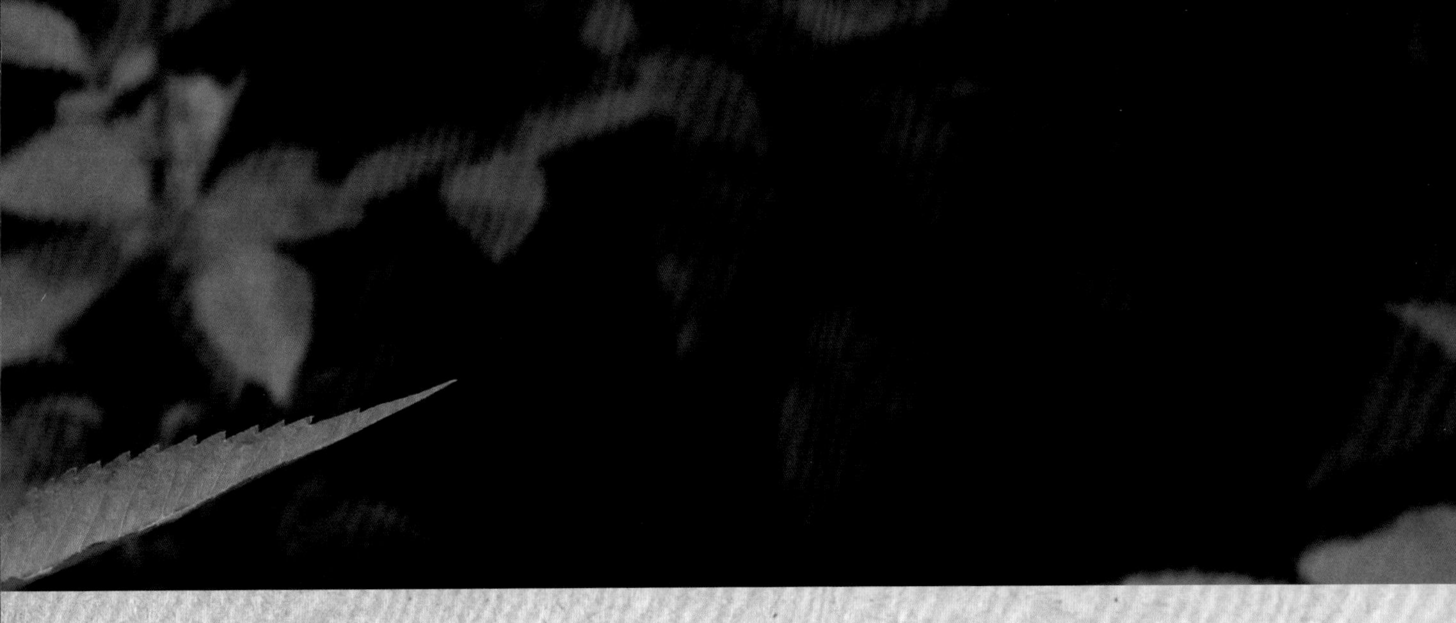

校正：并入拾遗郎耶草。

‖**释名**‖

郎耶草。[时珍曰] 此即陈藏器本草郎耶草也。闽人呼爷为郎罢，则狼把当作郎罢乃通。又方士言此草即鼠尾草，功用亦近之，但无的据耳。

‖**集解**‖

[藏器曰] 狼把草生山道旁，与秋穗子并可染皂。[又曰] 郎耶草生山泽间，高三四尺，叶作雁齿，如鬼针苗。鬼针，即鬼钗也。其叶有桠，如钗脚状。[禹锡曰] 狼把草出近道，古方未见用者，惟陈藏器言之而不详。文宗黄帝御书记其主疗血痢，甚为精至。谨用书于本草图经外类篇首。

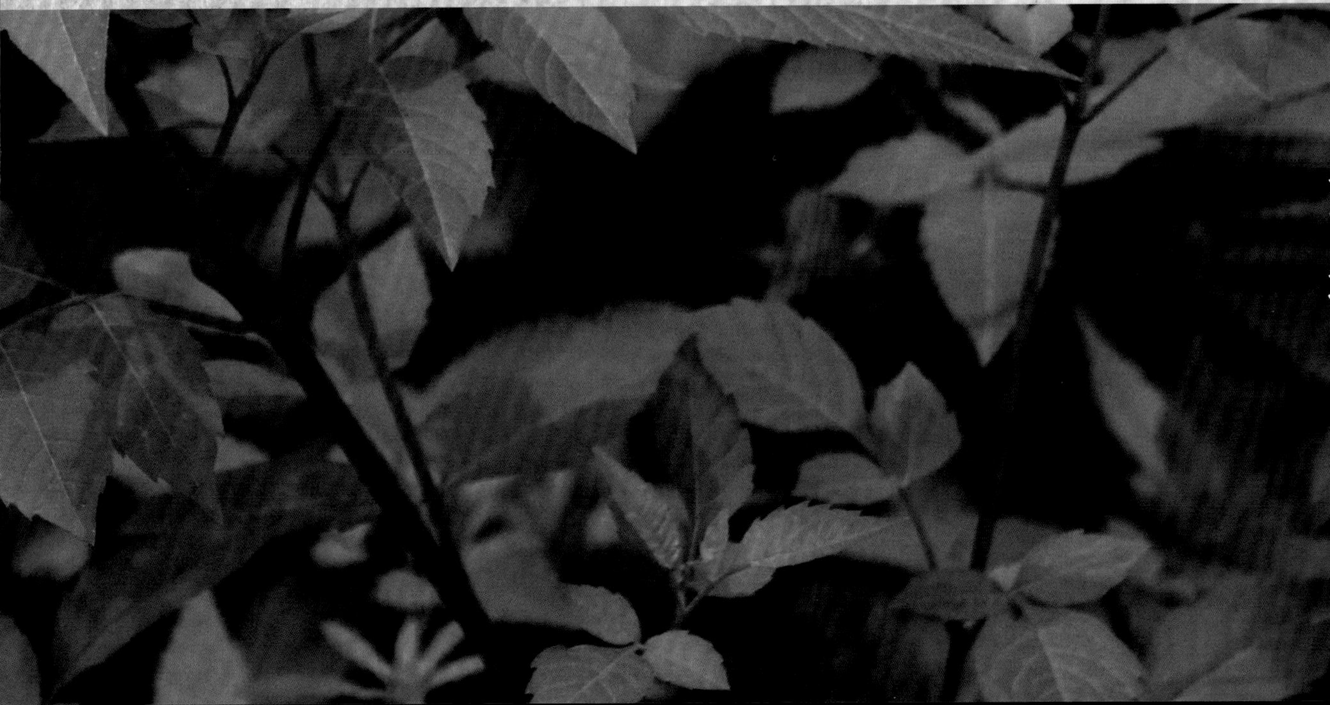

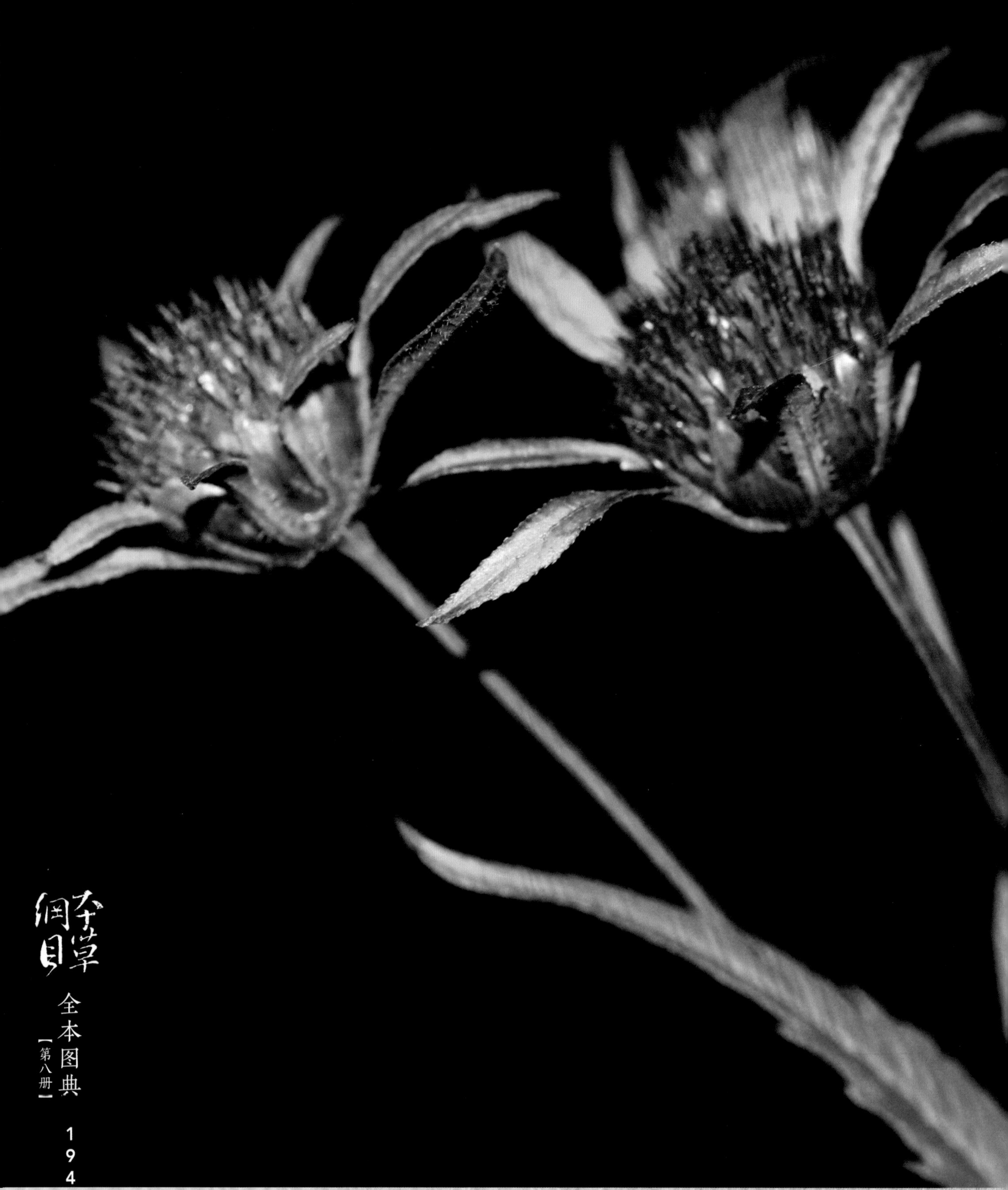

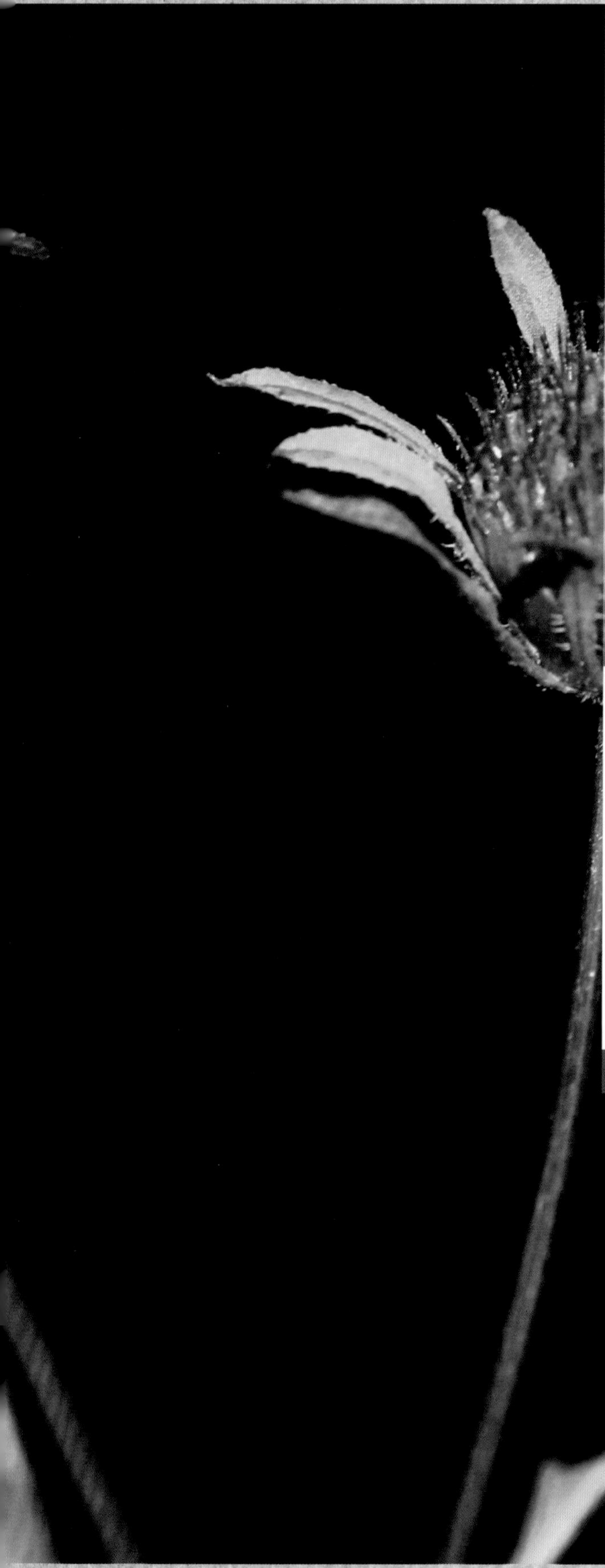

‖ **气味** ‖

苦，平，无毒。

‖ **主治** ‖

黑人发，令人不老。又云：郎耶草：主赤白久痢，小儿大腹痞满，丹毒寒热。取根茎煮汁服。藏器。狼把草：主丈夫血痢，不疗妇人。根：治积年疳痢。取草二斤，捣绞取汁一小升，纳白面半鸡子许，和匀。空腹顿服。极重者，不过三服。或收苗阴干，捣末，蜜水半盏，服一方寸匕。图经。可染须发，治积年癣，天阴即痒，搔出黄水者，捣末掺之。时珍。

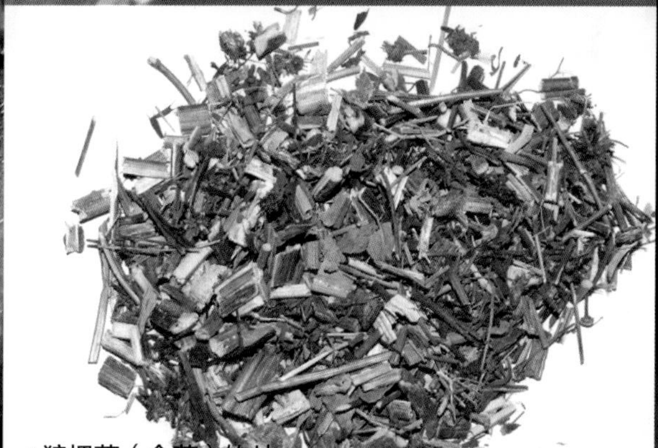

△狼把草（全草）饮片

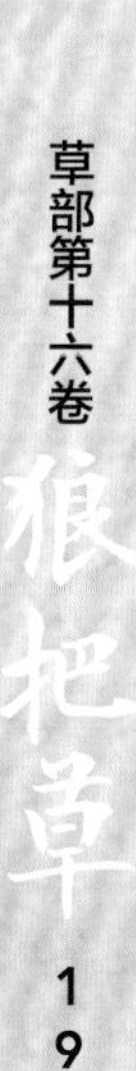

‖ **基原** ‖

据《纲目图鉴》《中华本草》《大辞典》《汇编》等综合分析考证，本品为禾本科植物狗尾草 *Setaria viridis* (L.) Beauv.。分布于全国南北各省区。

狗尾草《纲目》

▷狗尾草（*Setaria viridis*）

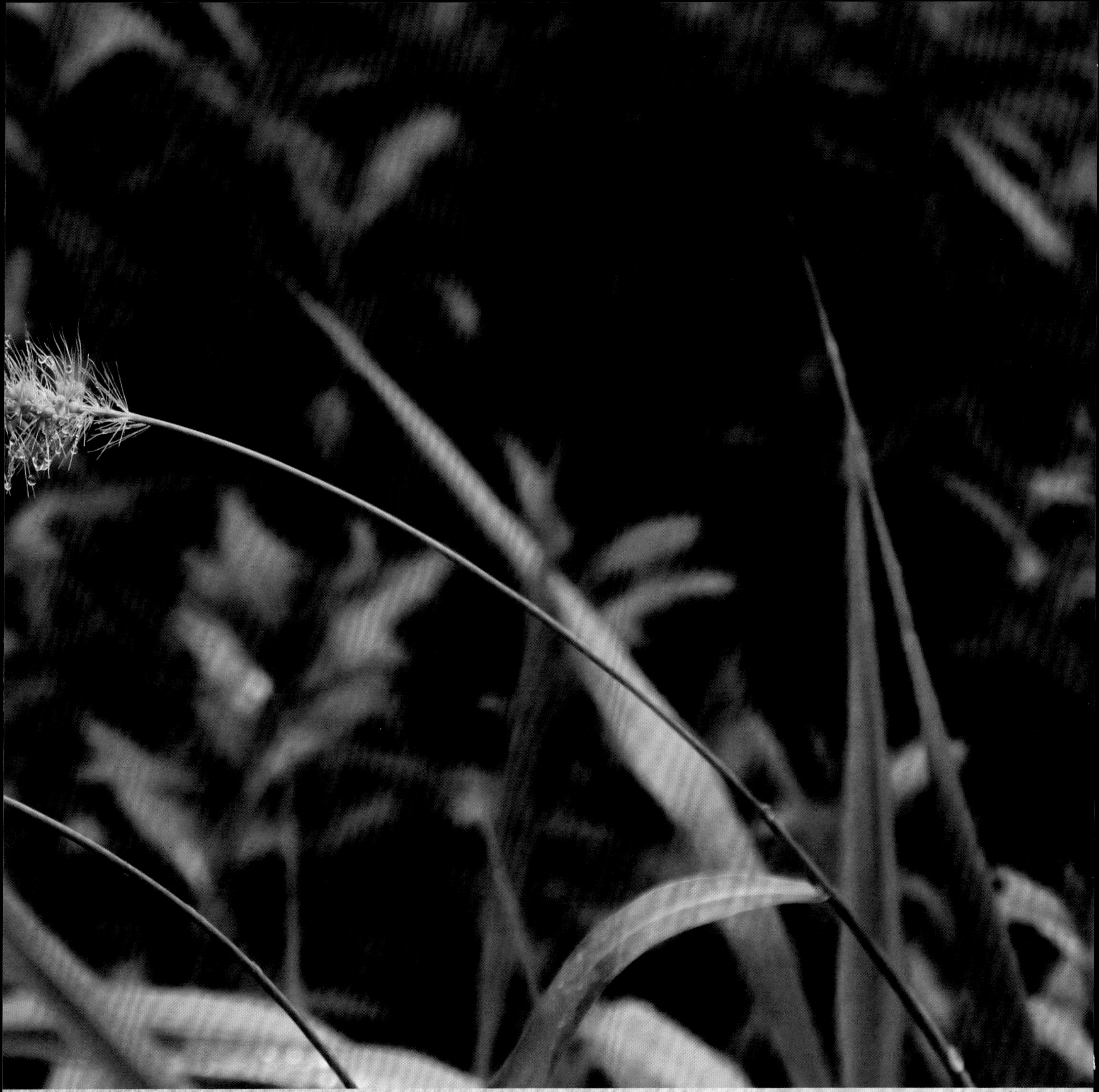

‖释名‖

莠音酉**光明草**纲目**阿罗汉草。**[时珍曰] 莠草秀而不实，故字从秀。穗形象狗尾，故俗名狗尾。其茎治目痛，故方士称为光明草、阿罗汉草。

‖集解‖

[时珍曰] 原野垣墙多生之。苗叶似粟而小，其穗亦似粟，黄白色而无实。采茎筒盛，以治目病。恶莠之乱苗，即此也。

茎

‖ **主治** ‖

疣目，贯发穿之，即干灭也。凡赤眼拳毛倒睫者，翻转目睑，以一二茎蘸水戛去恶血，甚良。时珍。

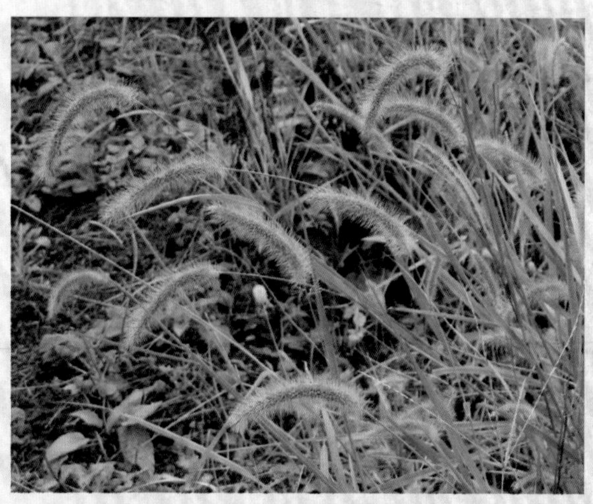

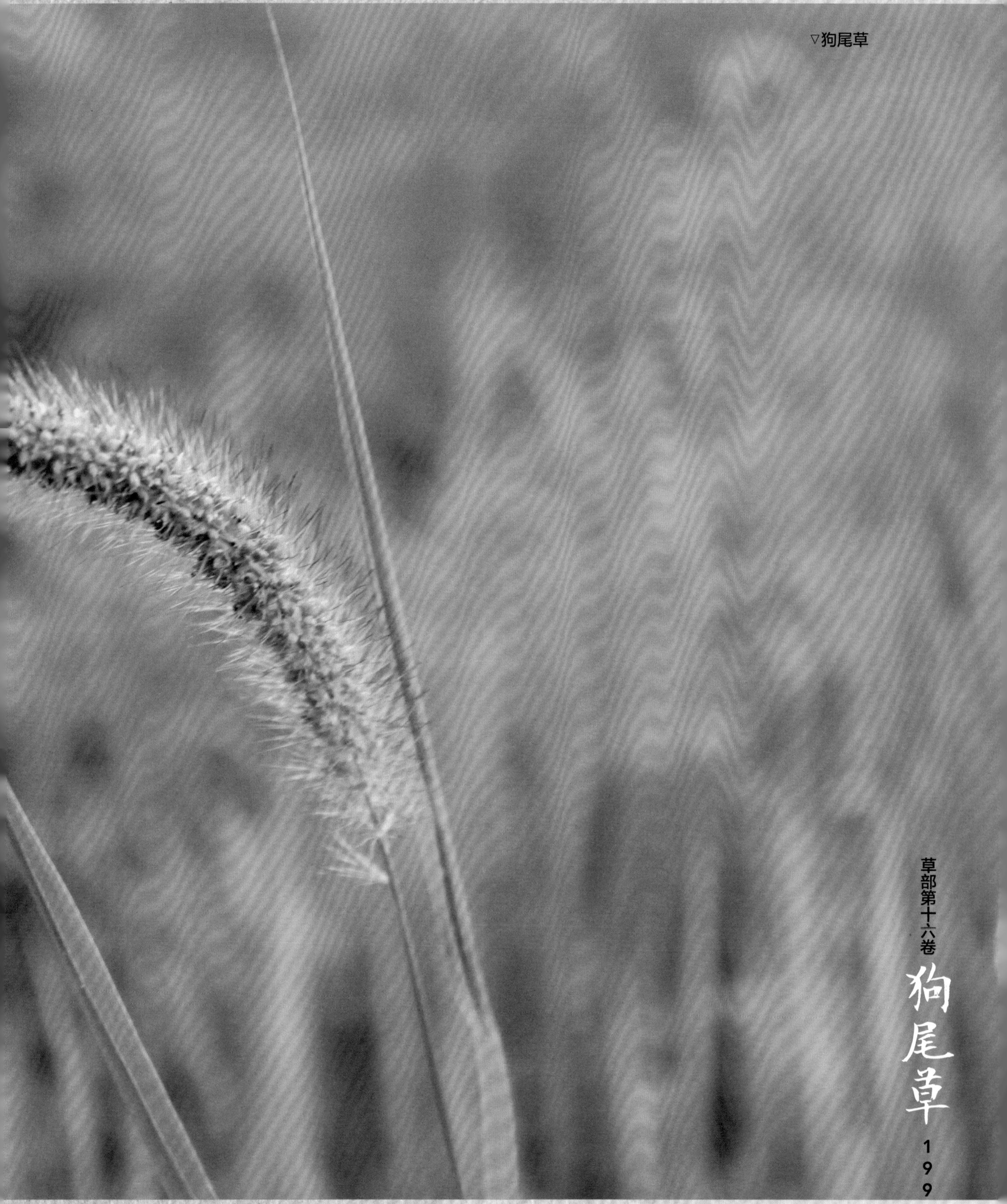

▽狗尾草

狗尾草

鳢肠

《唐本草》

‖ **基原** ‖

据《纲目彩图》《纲目图鉴》等综合分析，认为本品为菊科植物鳢肠 *Eclipta prostrata* (Linn.) Linn.，分布于华东、中南、西南及辽宁、陕西等地。《纲目图鉴》认为还包括金丝桃科植物湖南连翘（红旱莲）*Hypericum ascyron* L. 的全草，分布于东北、西北、华东、华中及内蒙古、台湾等地。《药典》收载墨旱莲药材为菊科植物鳢肠的干燥地上部分；花开时采割，晒干。《药典》四部收载墨旱莲草汁药材为菊科植物墨旱莲草的鲜茎加水少许，压榨滤过取汁。

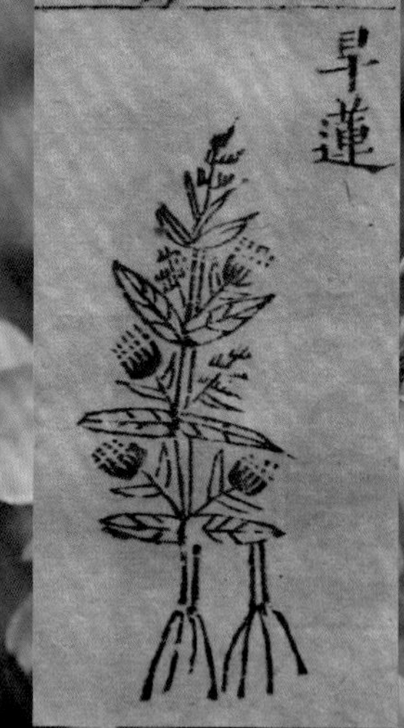

△鳢肠（*Eclipta prostrata*）

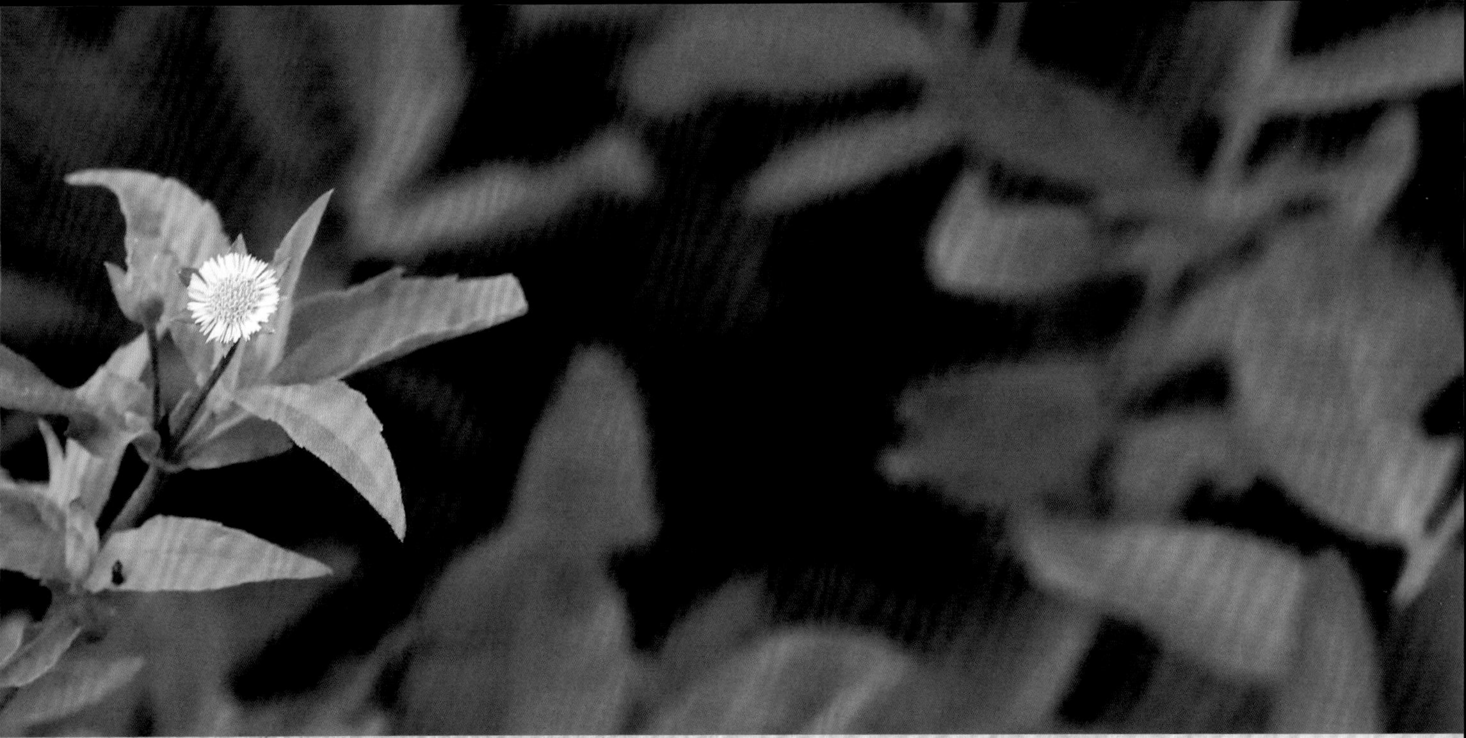

‖ **释名** ‖

莲子草唐本**旱莲草**图经**金陵草**图经**墨烟草**纲目**墨头草**纲目**墨菜**纲目**猢孙头**必用**猪牙草。**[时珍曰] 鳢，乌鱼也，其肠亦乌。此草柔茎，断之有墨汁出，故名，俗呼墨菜是也。细实颇如莲房状，故得莲名。

‖ **集解** ‖

[恭曰] 鳢肠生下湿地，所在坑渠间多有。苗似旋覆。二月、八月采，阴干。[颂曰] 处处有之，南方尤多。此有二种：一种叶似柳而光泽，茎似马齿苋，高一二尺，开花细而白，其实若小莲房，苏恭谓似旋覆者是也；一种苗梗枯瘦，颇似莲花而黄色，实亦作房而圆，南人谓之连翘者。二种折其苗皆有汁出，须臾而黑，俗谓之旱莲子，亦谓之金陵草。[时珍曰] 旱莲有二种：一种苗似旋覆而花白细者，是鳢肠；一种花黄紫而结房如莲房者，乃是小莲翘也，炉火家亦用之，见连翘条。

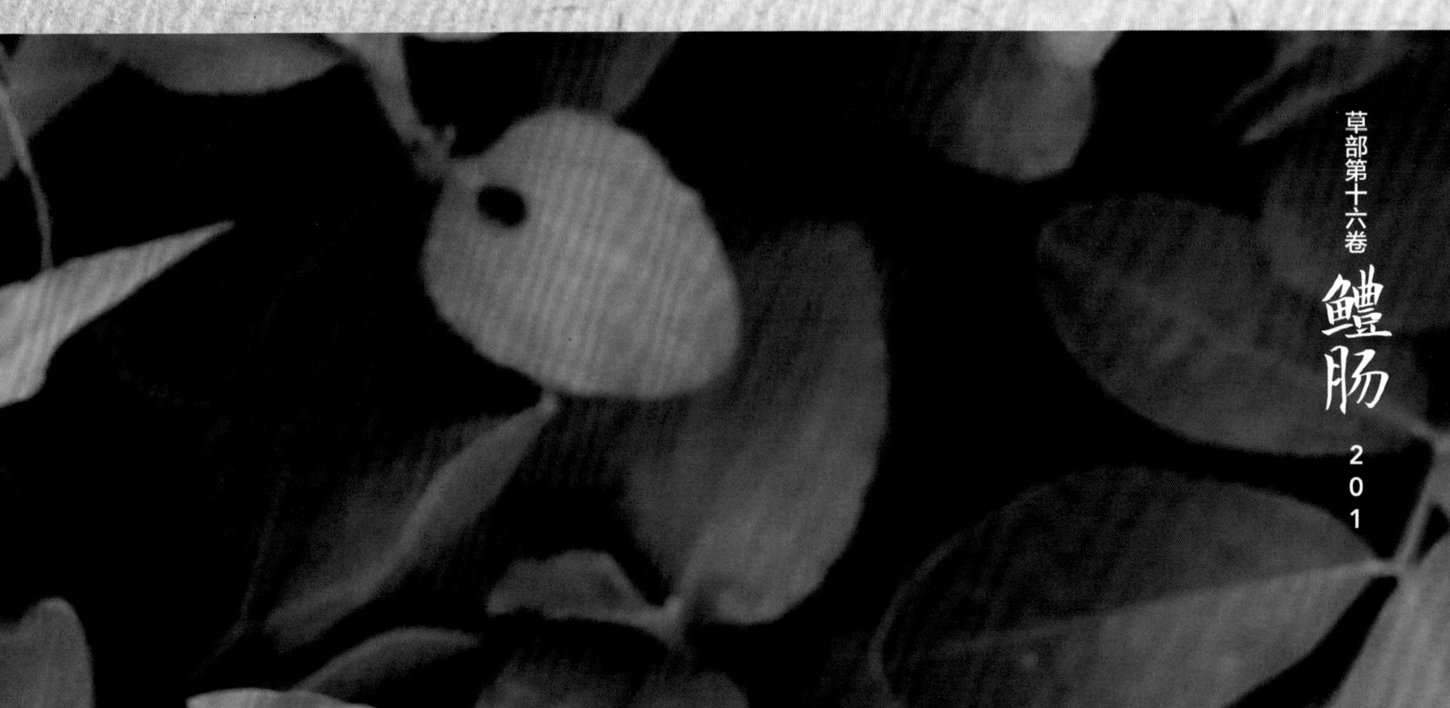

鳢肠

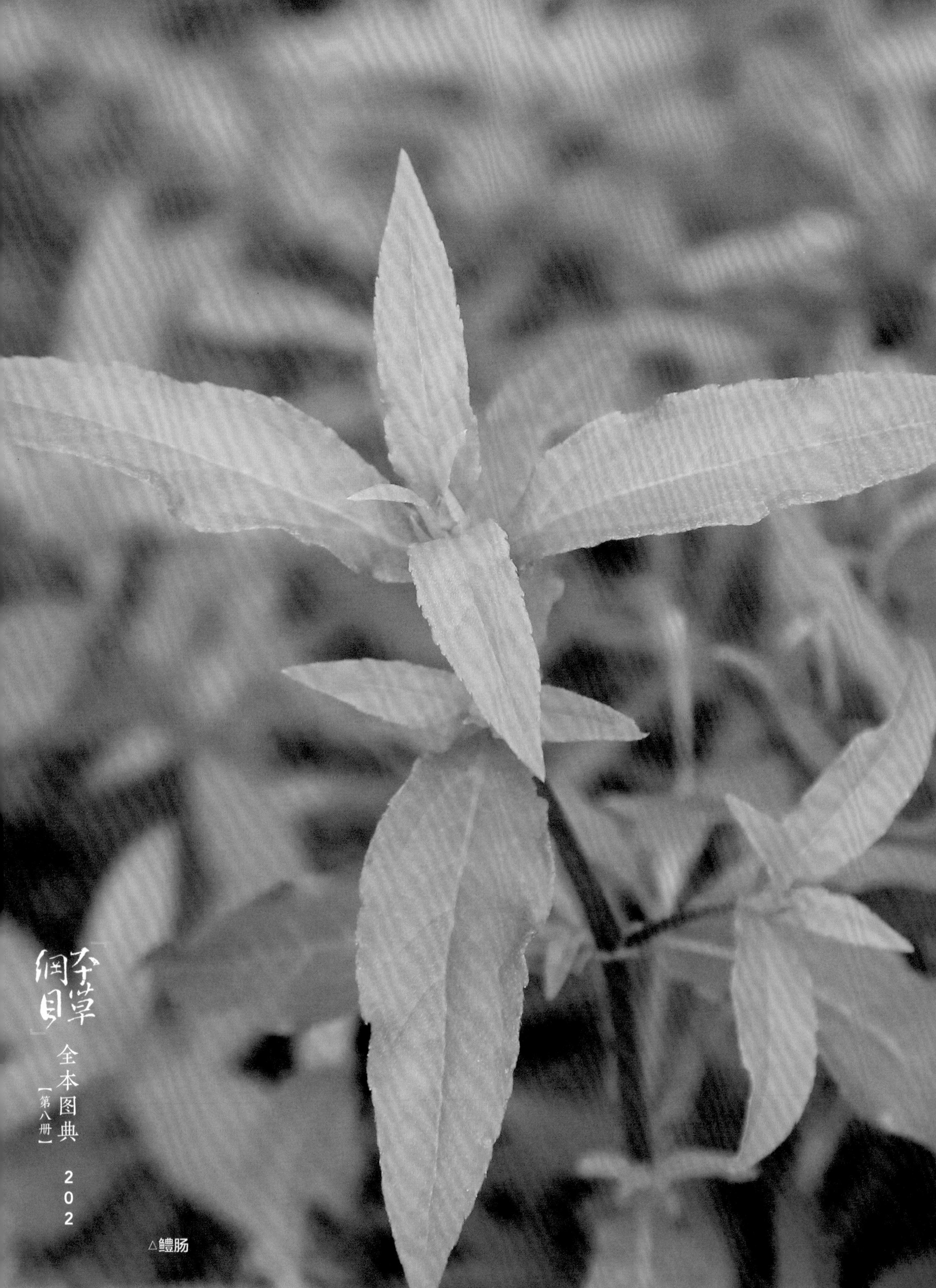

△鳢肠

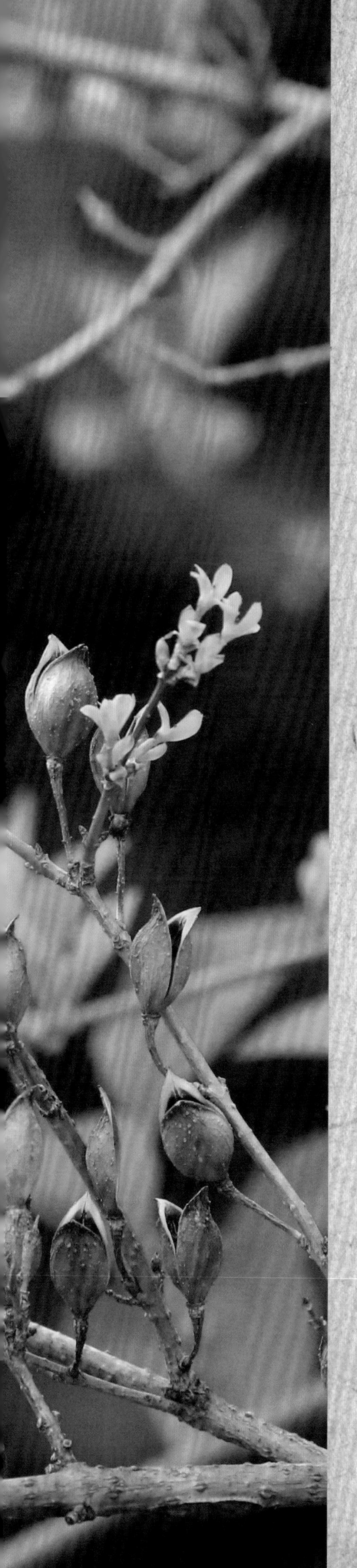

校正： 并入有名未用本经翘根。

‖ **释名** ‖

连尔雅**异翘**尔雅**旱莲子**药性**兰华**吴普**三廉**别录**根名连轺**仲景**竹根**别录。[恭曰] 其实似莲作房，翘出众草，故名。[宗奭曰] 连翘亦不翘出众草。太山山谷间甚多。其子折之，片片相比如翘，应以此得名耳。[时珍曰] 按尔雅云：连，异翘。则是本名连，又名异翘，人因合称为连翘矣。连轺亦作连苕，即本经下品翘根是也。唐·苏恭修本草退入有名未用中，今并为一。旱莲乃小翘，人以为鳢肠者，故同名。

‖ **集解** ‖

[别录曰] 连翘生太山山谷。八月采，阴干。[弘景曰] 处处有之。今用茎连花实。[恭曰] 此物有两种：大翘，小翘。大翘生下湿地，叶狭长如水苏。花黄可爱，着子似椿实之未开者，作房翘出众草。其小翘生冈原之上，叶花实皆似大翘而小细。山南人并用之，今长安惟用大翘子，不用茎花也。[颂曰] 今近汴京及河中、江宁、润、淄、泽、兖、鼎、岳、利诸州，南康军皆用之。有大小二种：大翘生下湿地或山冈上，青叶狭长，如榆叶、水苏辈，茎赤色，高三四尺，独茎。梢间开花黄色，秋结实似莲，内作房瓣，根黄如蒿根，八月采房。其小翘生冈原之上，花叶实皆似大翘而细。南方生者，叶狭而小，茎短，才高一二尺，花亦黄，实房黄黑，内含黑子如粟粒，亦名旱莲，南人用花叶。今南方医家说，云连翘有两种：一种似椿实之未开者，壳小坚而外完，无跗萼，剖之则中解，气甚芳馥，其实才干，振之皆落，不着茎也；一种乃如菡萏，壳柔，外有跗萼抱之，而无解脉，赤无香气，干之虽久，着茎不脱，此甚相异，此种江南下泽间极多。如椿实者，乃自蜀中来，入用胜似江南者。据本草则亦常蜀中者为胜，然未见其茎叶也。

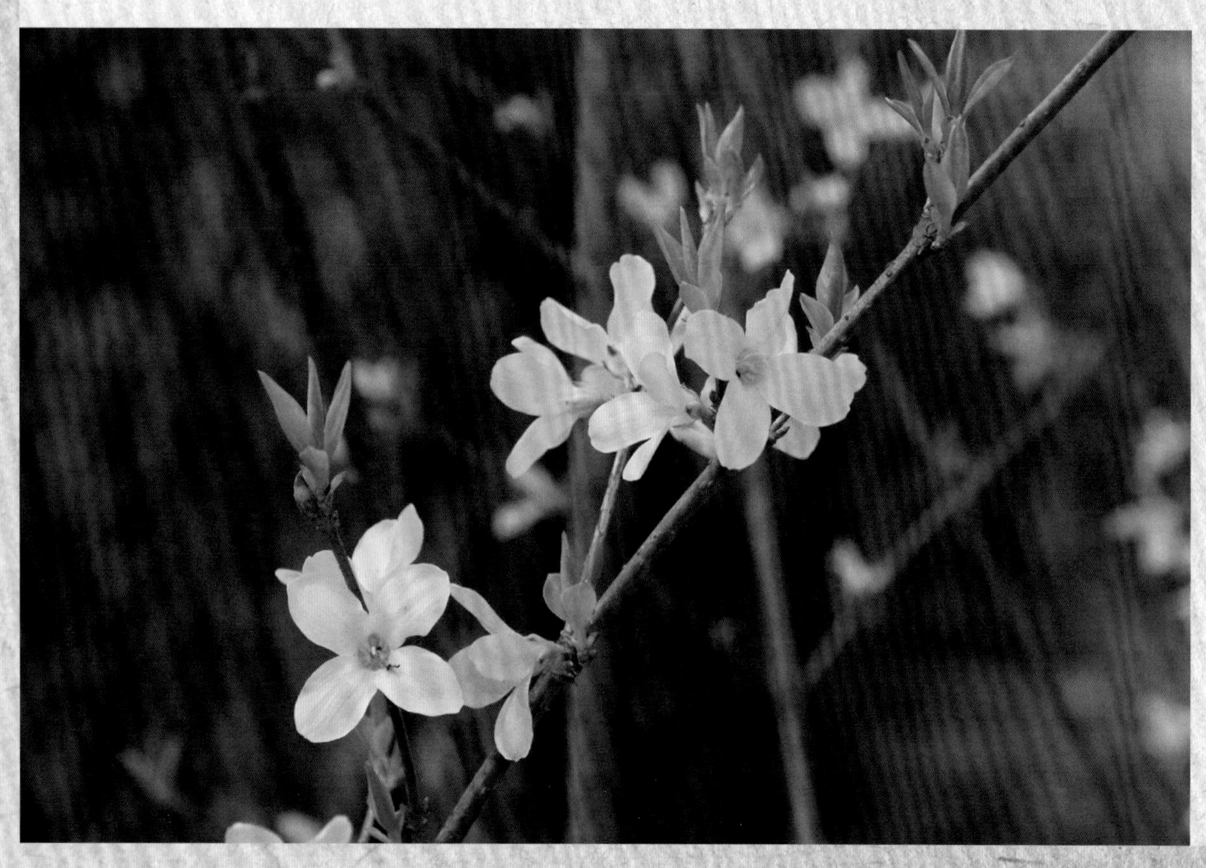

‖ **气味** ‖

苦，平，无毒。[元素曰] 性凉味苦，气味俱薄，轻清而浮，升也阳也。手搓用之。[好古曰] 阴中阳也。入手足少阳手阳明经，又入手少阴经。[时珍曰] 微苦、辛。

‖ **主治** ‖

寒热鼠瘘瘰疬，痈肿恶疮瘿瘤，结热蛊毒。本经。**去白虫。**别录。**通利五淋，小便不通，除心家客热。**甄权。**通小肠，排脓，治疮疖，止痛，通月经。**大明。**散诸经血结气聚，消肿。**李杲。**泻心火，除脾胃湿热，治中部血证，以为使。**震亨。**治耳聋浑浑焞焞。**好古。

‖ **发明** ‖

[元素曰] 连翘之用有三：泻心经客热，一也；去上焦诸热，二也；为疮家圣药，三也。[杲曰] 十二经疮药中不可无此，乃结者散之之义。[好古曰] 手足少阳之药，治疮疡瘤瘿结核有神，与柴胡同功，但分气血之异尔。与鼠粘子同用治疮疡，别有神功。[时珍曰] 连翘状似人心，两片合成，其中有仁甚香，乃少阴心经、厥阴包络气分主药也。诸痛痒疮疡皆属心火，故为十二经疮家圣药，而兼治手足少阳手阳明三经气分之热也。

‖ **附方** ‖

旧一，新二。**瘰疬结核**连翘、脂麻等分，为末，时时食之。简便方。**项边马刀**属少阳经。用连翘二斤，瞿麦一斤，大黄三两，甘草半两。每用一两，以水一碗半，煎七分，食后热服。十余日后，灸临泣穴二七壮，六十日决效。张洁古活法机要。**痔疮肿痛**连翘煎汤熏洗，后以刀上飞过绿矾入麝香贴之。集验方。

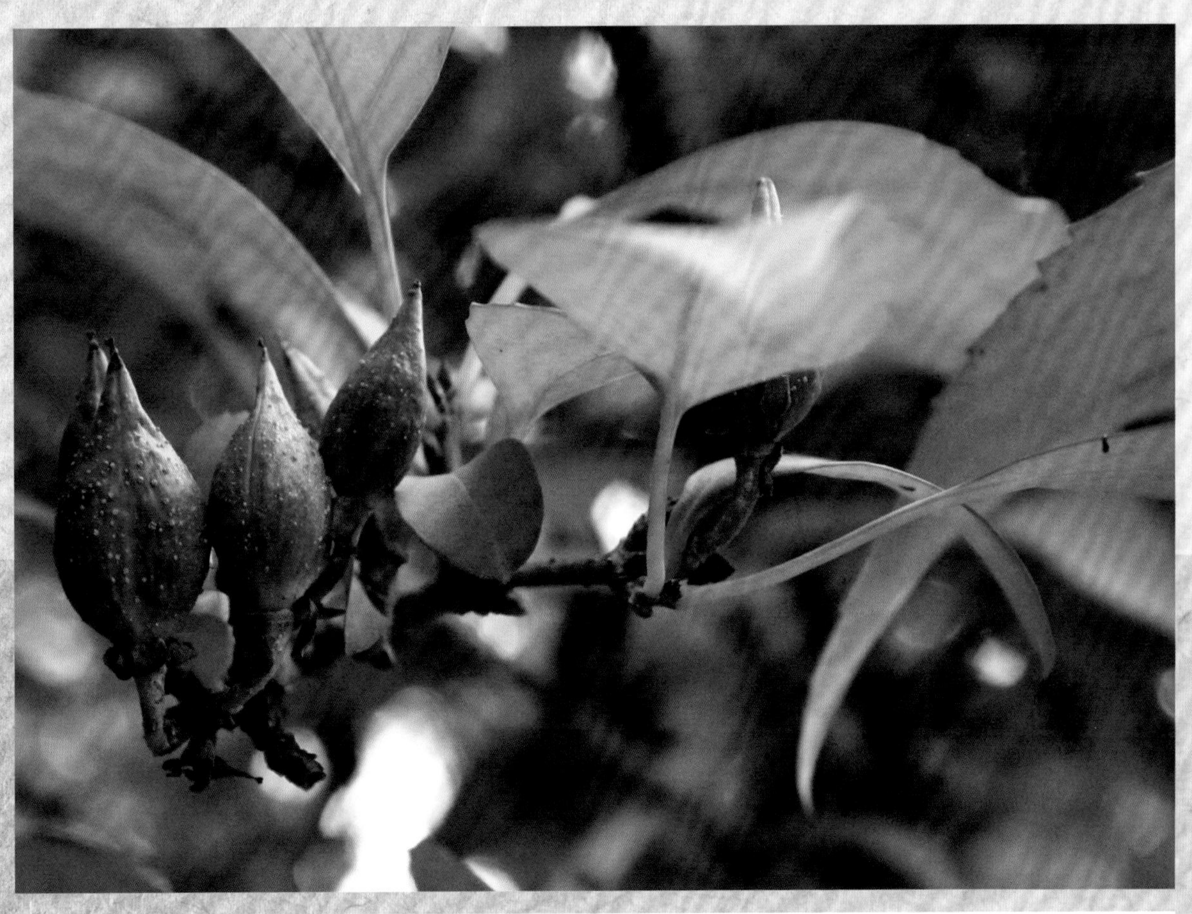

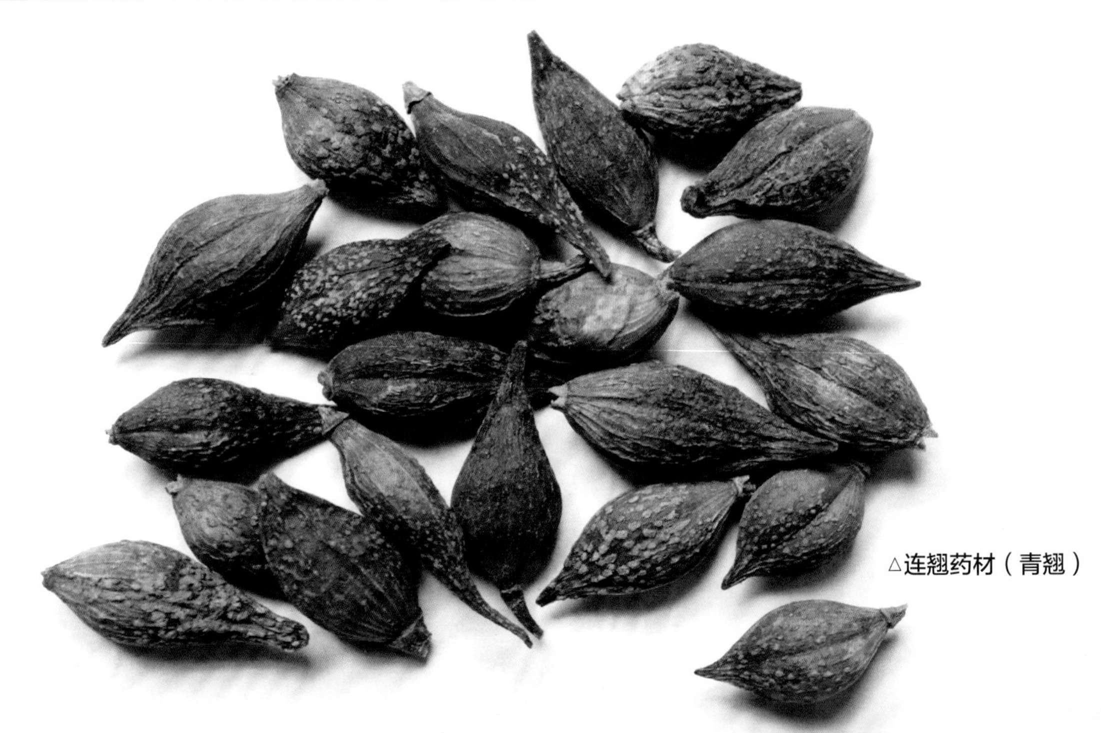

△连翘药材（青翘）

茎叶

‖**主治**‖

心肺积热。时珍。

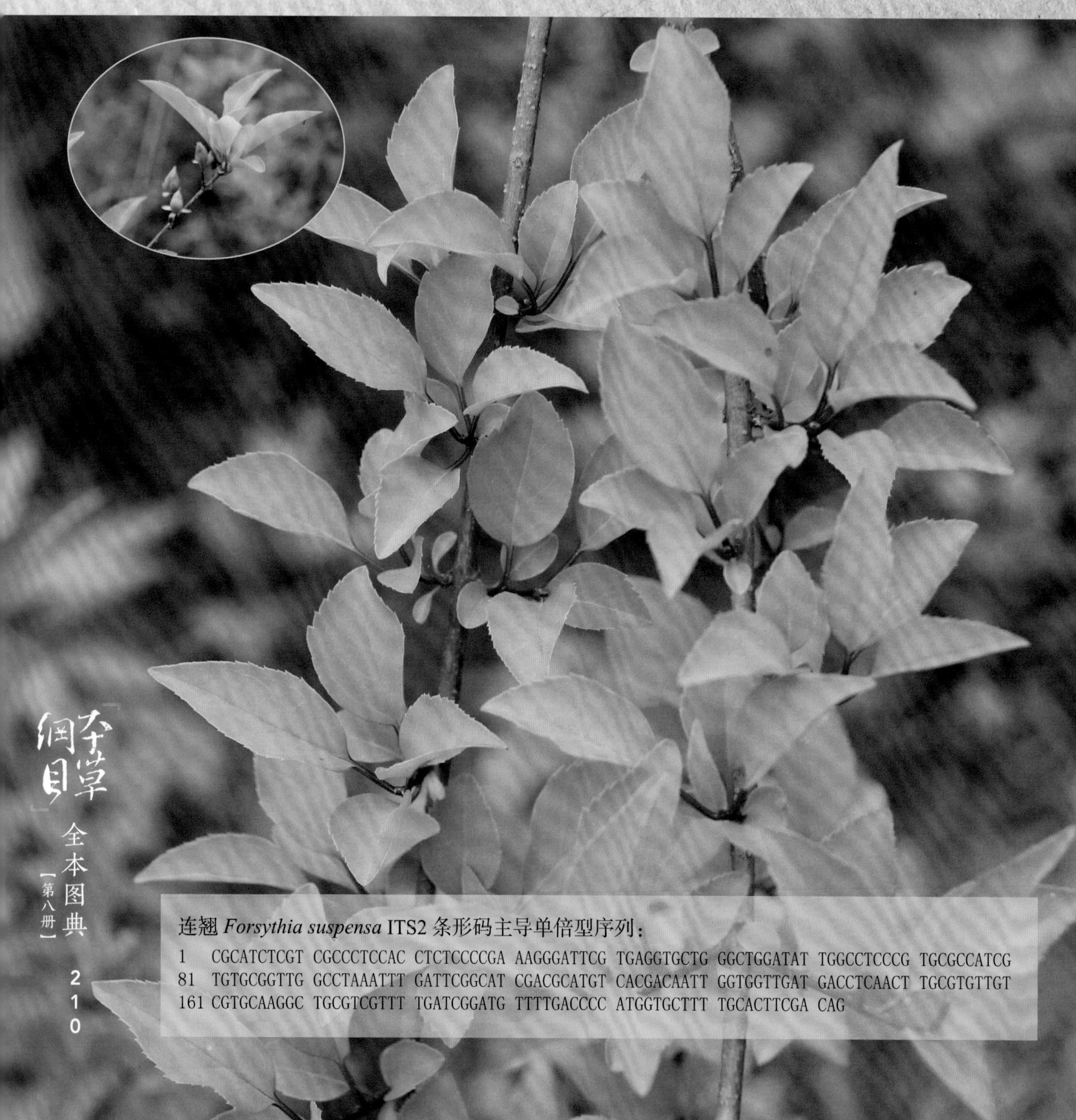

连翘 *Forsythia suspensa* ITS2 条形码主导单倍型序列：

1　CGCATCTCGT CGCCCTCCAC CTCTCCCCGA AAGGGATTCG TGAGGTGCTG GGCTGGATAT TGGCCTCCCG TGCGCCATCG

81　TGTGCGGTTG GCCTAAATTT GATTCGGCAT CGACGCATGT CACGACAATT GGTGGTTGAT GACCTCAACT TGCGTGTTGT

161 CGTGCAAGGC TGCGTCGTTT TGATCGGATG TTTTGACCCC ATGGTGCTTT TGCACTTCGA CAG

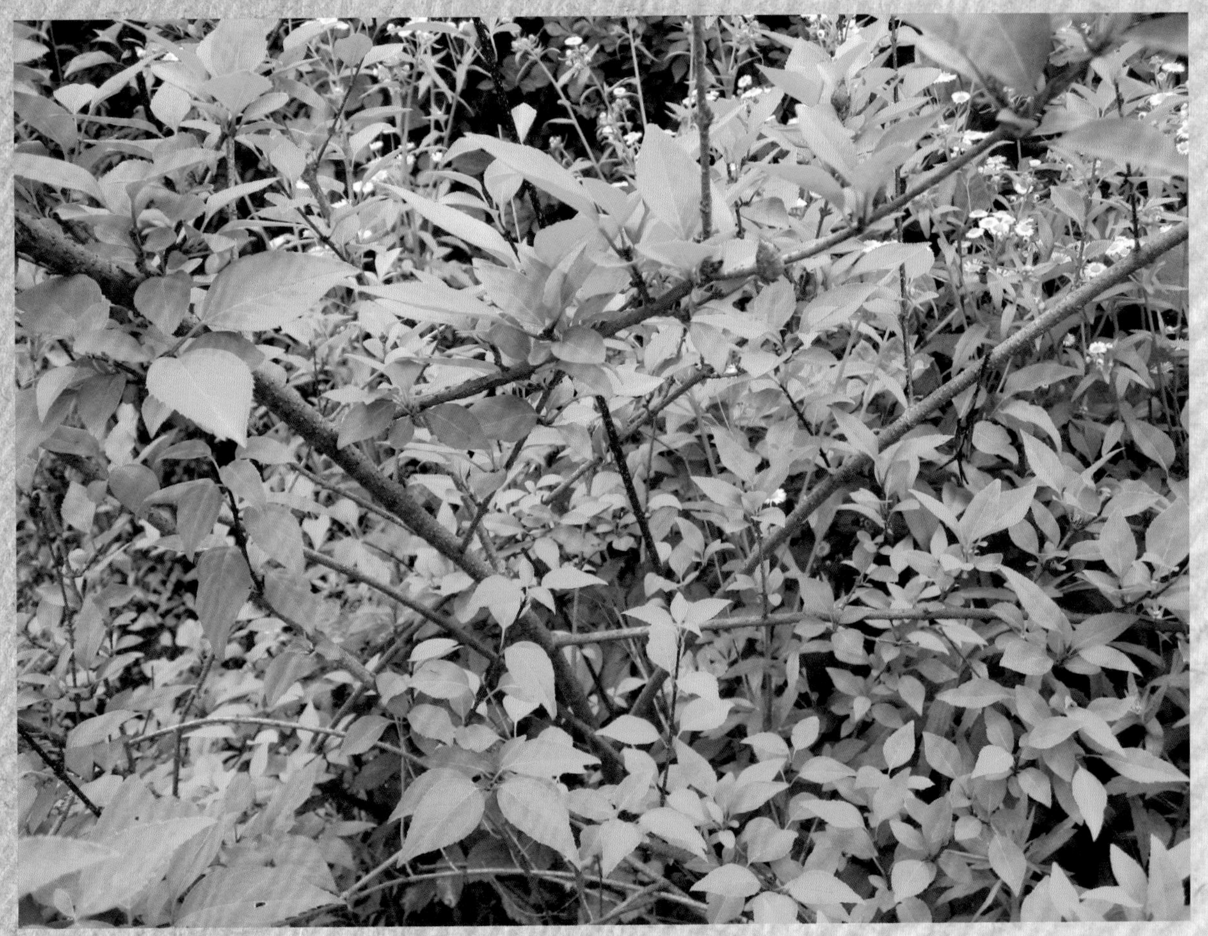

翘根

‖ **气味** ‖

甘，寒、平，有小毒。[普曰]神农、雷公：甘，有毒。李当之：苦。[好古曰]苦，寒。

‖ **主治** ‖

下热气，益阴精，令人面悦好，明目。久服轻身耐老。本经。**以作蒸饮酒病人。**别录。**治伤寒瘀热欲发黄。**时珍。

‖ **发明** ‖

[本经曰]翘根生蒿高平泽，二月、八月采。[弘景曰]方药不用，人无识者。[好古曰]此即连翘根也，能下热气。故张仲景治伤寒瘀热在里，麻黄连轺赤小豆汤用之。注云：即连翘根也。

‖ **附方** ‖

新一。**痈疽肿毒**连翘草及根各一升，水一斗六升，煮汁三升服取汗。外台秘要。

‖ 基原 ‖
据《纲目彩图》《纲目图鉴》《大辞典》《中华本草》等综合分析考证，本品为忍冬科植物陆英 *Sambucus chinensis* Lindl.。分布于华北、华东、华南、西南及陕西、甘肃、宁夏等地。
陆英
《本经》下品

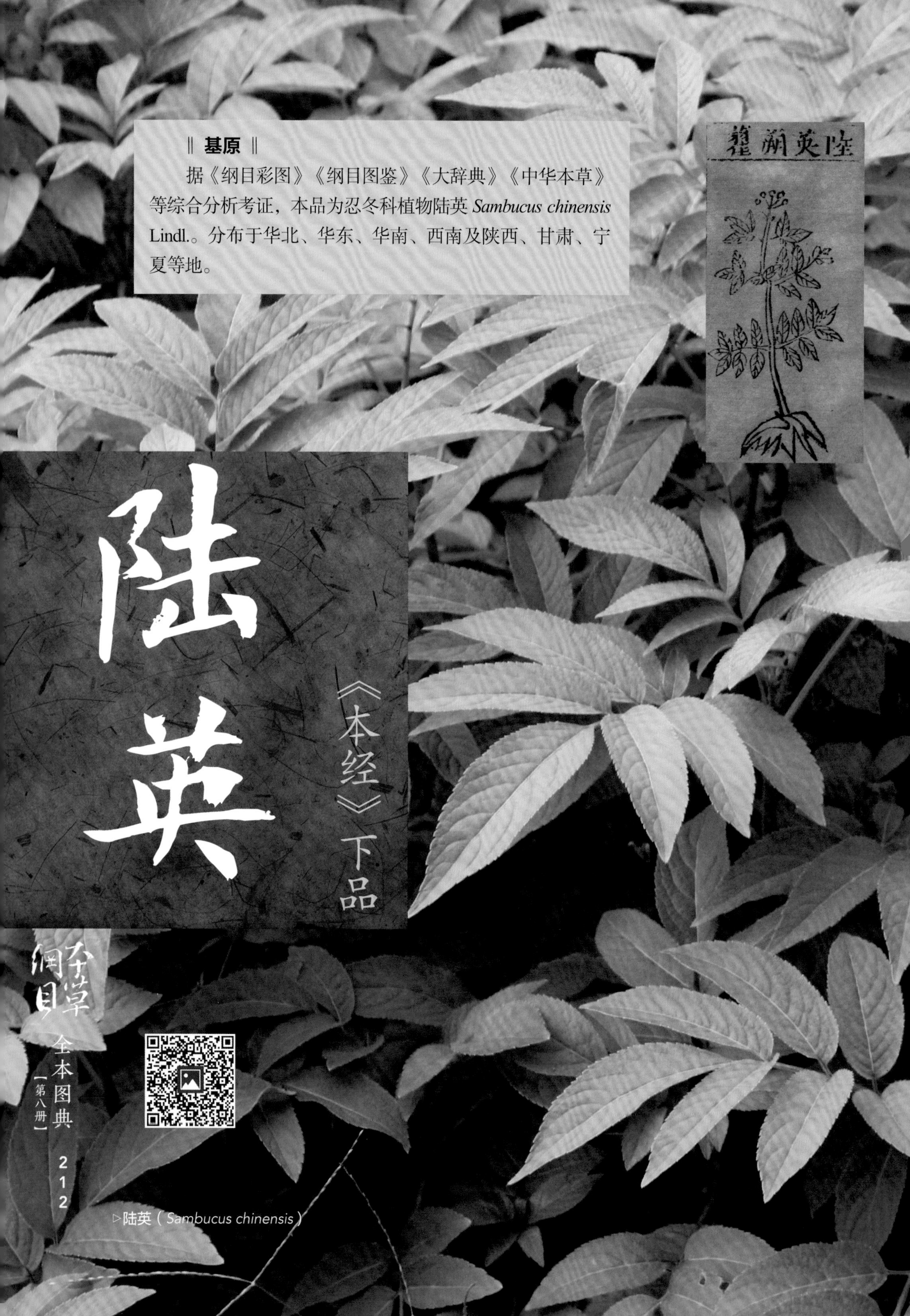

▷陆英（*Sambucus chinensis*）

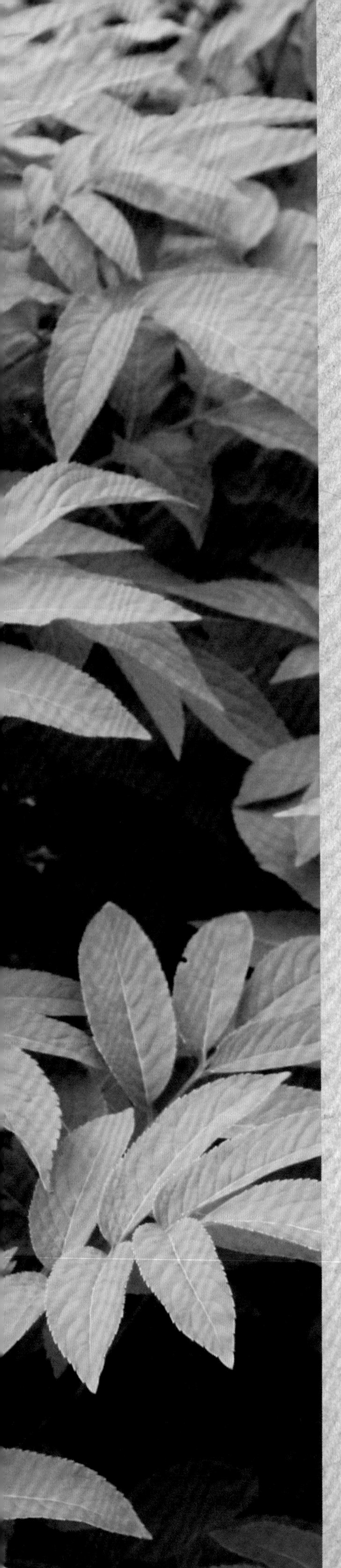

‖ **释名** ‖

解见下文。

‖ **集解** ‖

[别录曰] 陆英生熊耳川谷及冤句，立秋采。[恭曰] 此即蒴藋也。古方无蒴藋，惟言陆英。后人不识，浪出蒴藋条。此叶似芹及接骨花，三物亦同一类。故芹名水英，此名陆英，接骨树名木英，此三英也，花叶并相似。[志曰] 苏恭以陆英、蒴藋为一物。今详陆英味苦寒无毒，蒴藋味酸温有毒，既此不同，难谓一种，盖其类尔。[宗奭曰] 蒴藋与陆英性味及出产皆不同，治疗又别，自是二物，断无疑矣。[颂曰] 本草陆英生熊耳川谷及冤句。蒴藋不载所出州土，但云生田野，所在有之。春抽苗，茎有节，节间生枝，叶大似水芹。春夏采叶，秋冬采根茎。陶、苏皆以为一物。马志以性味不同，疑非一种，亦不能细别。但尔雅：木谓之华，草谓之荣，不荣而实谓之秀，荣而不实谓之英。此物既有英名，当是其花。故本经云，立秋采，正是其花时也。[时珍曰] 陶、苏本草，甄权药性论，皆言陆英即蒴藋，必有所据。马志、寇宗奭虽破其说。而无的据。仍当是一物，分根茎花叶用，如苏颂所云也。

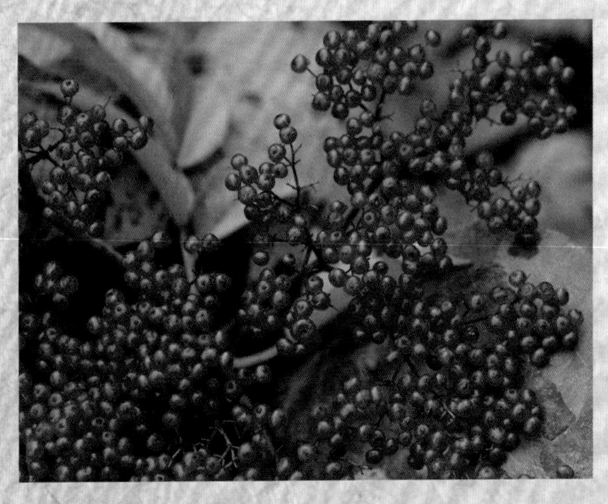

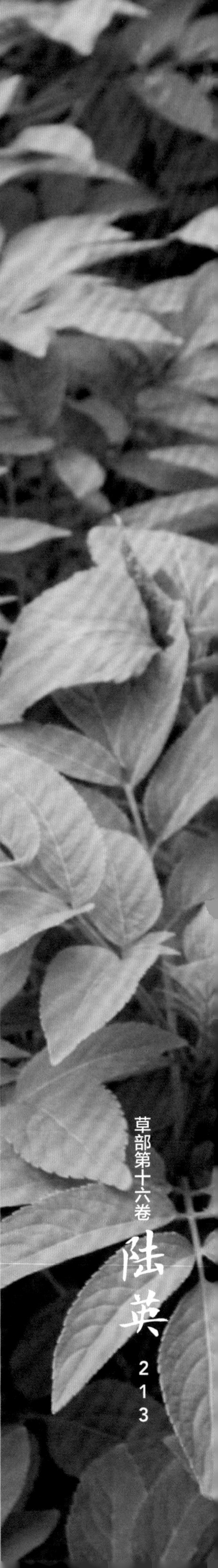

‖ **气味** ‖

苦，寒，无毒。[权曰] 陆英一名蒴藋，味苦、辛，有小毒。

‖ **主治** ‖

骨间诸痹，四肢拘挛疼酸，膝寒痛，阴痿，短气不足，脚肿。本经。**能捋风毒，脚气上冲，心烦闷绝，水气虚肿。风瘙皮肌恶痒，煎汤入少酒浴之，妙。**甄权。

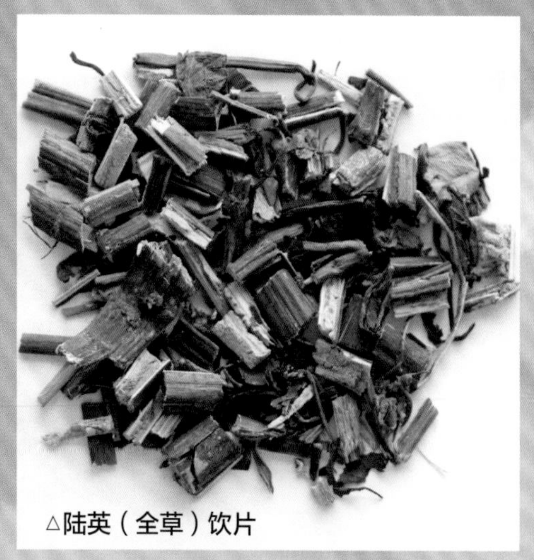

△陆英（全草）饮片

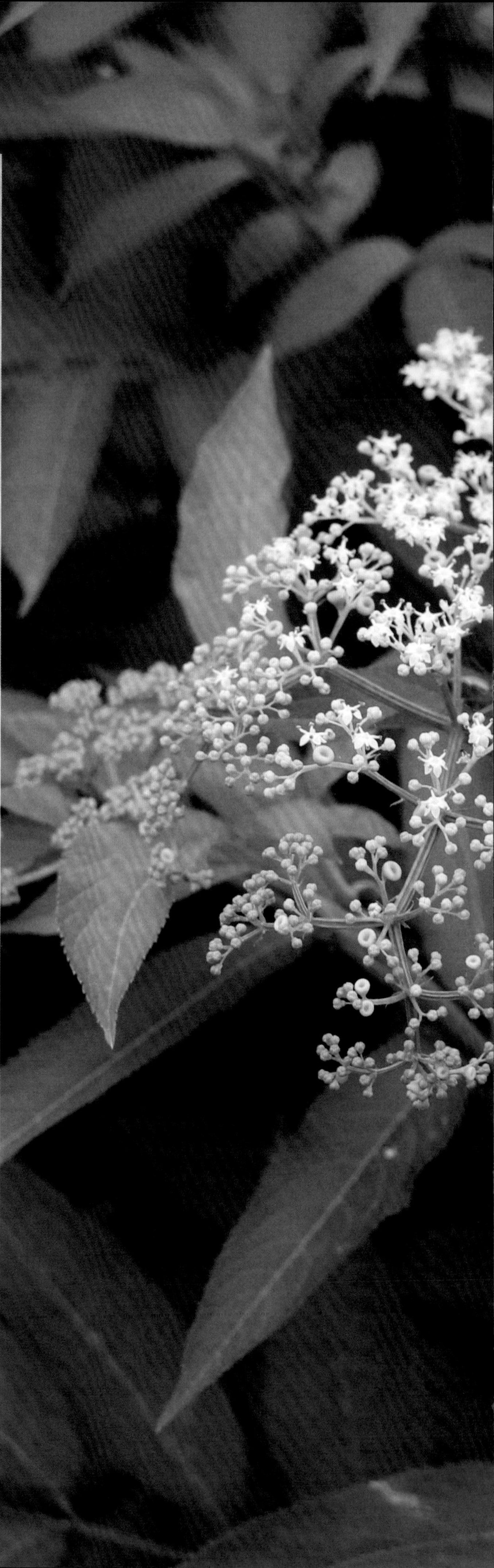

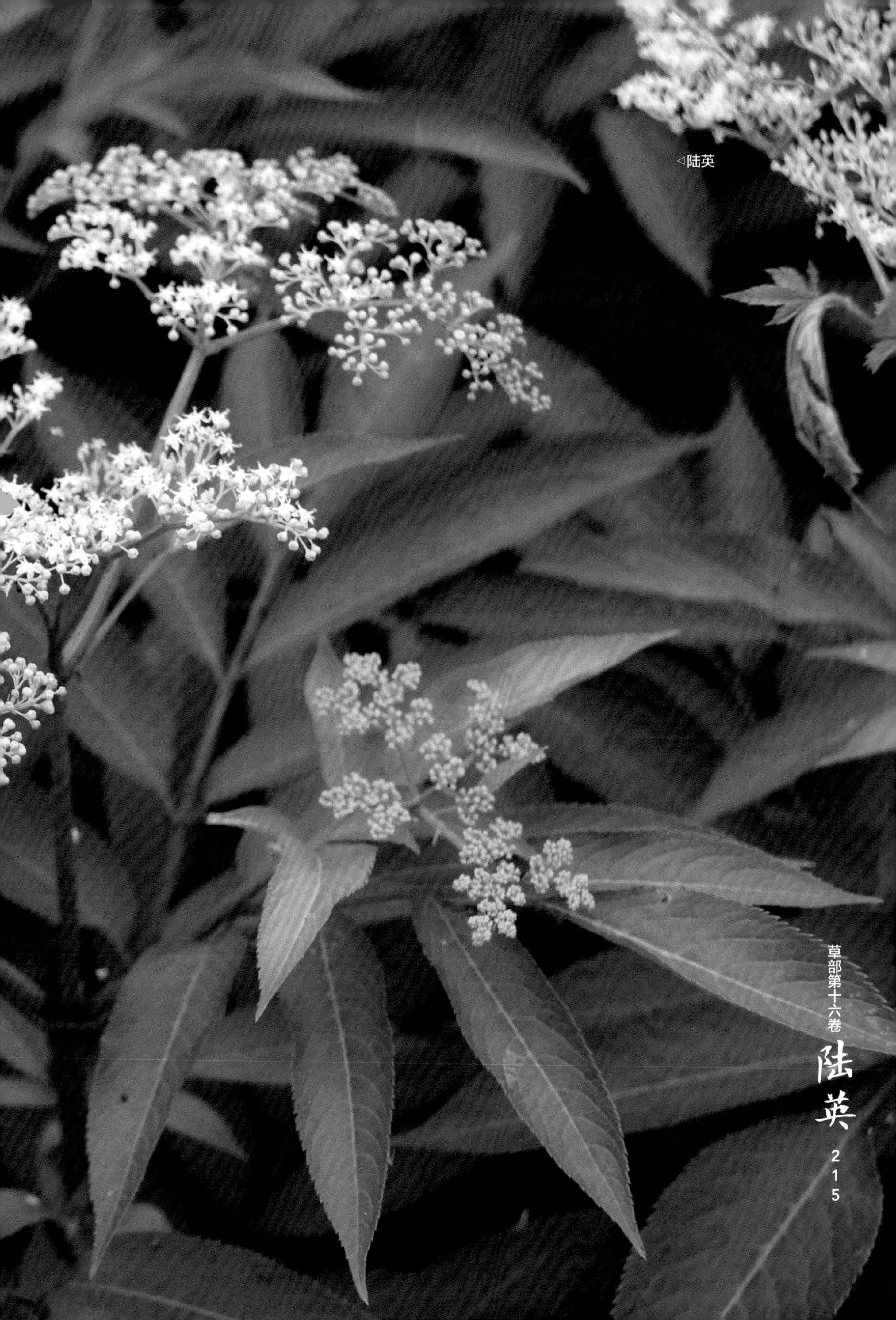

◁陆英

‖ **基原** ‖

《纲目彩图》认为本品为忍冬科植物蒴藋 *Sambucus javanica* Reinw.。分布于我国东部及中南部地区。《纲目图鉴》认为蒴藋与陆英同为一物，为忍冬科植物陆英 *Sambucus chinensis* Lindl.，分布参见本卷“陆英”项下。

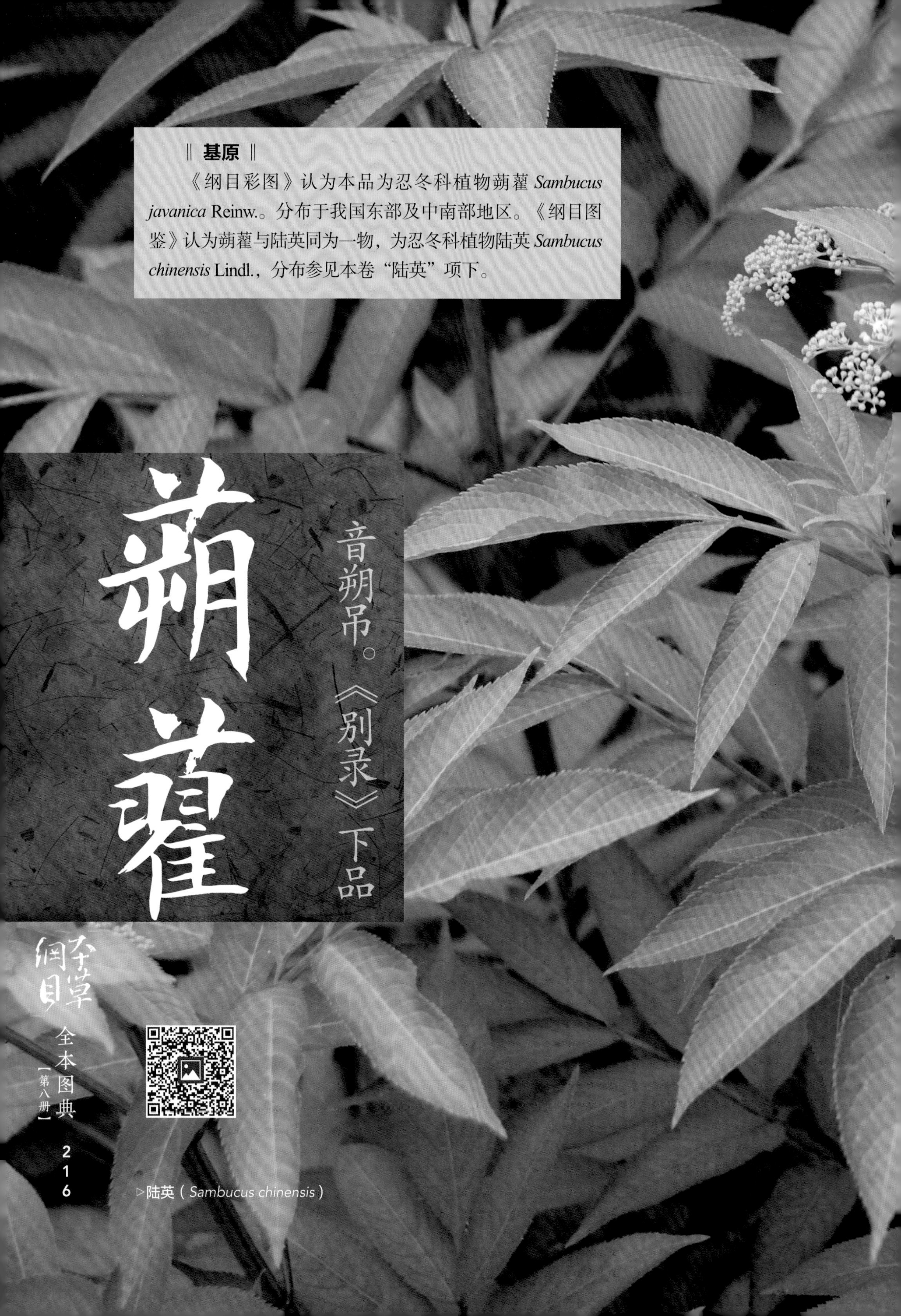

蒴藋

音朔吊。《别录》下品

▷陆英（*Sambucus chinensis*）

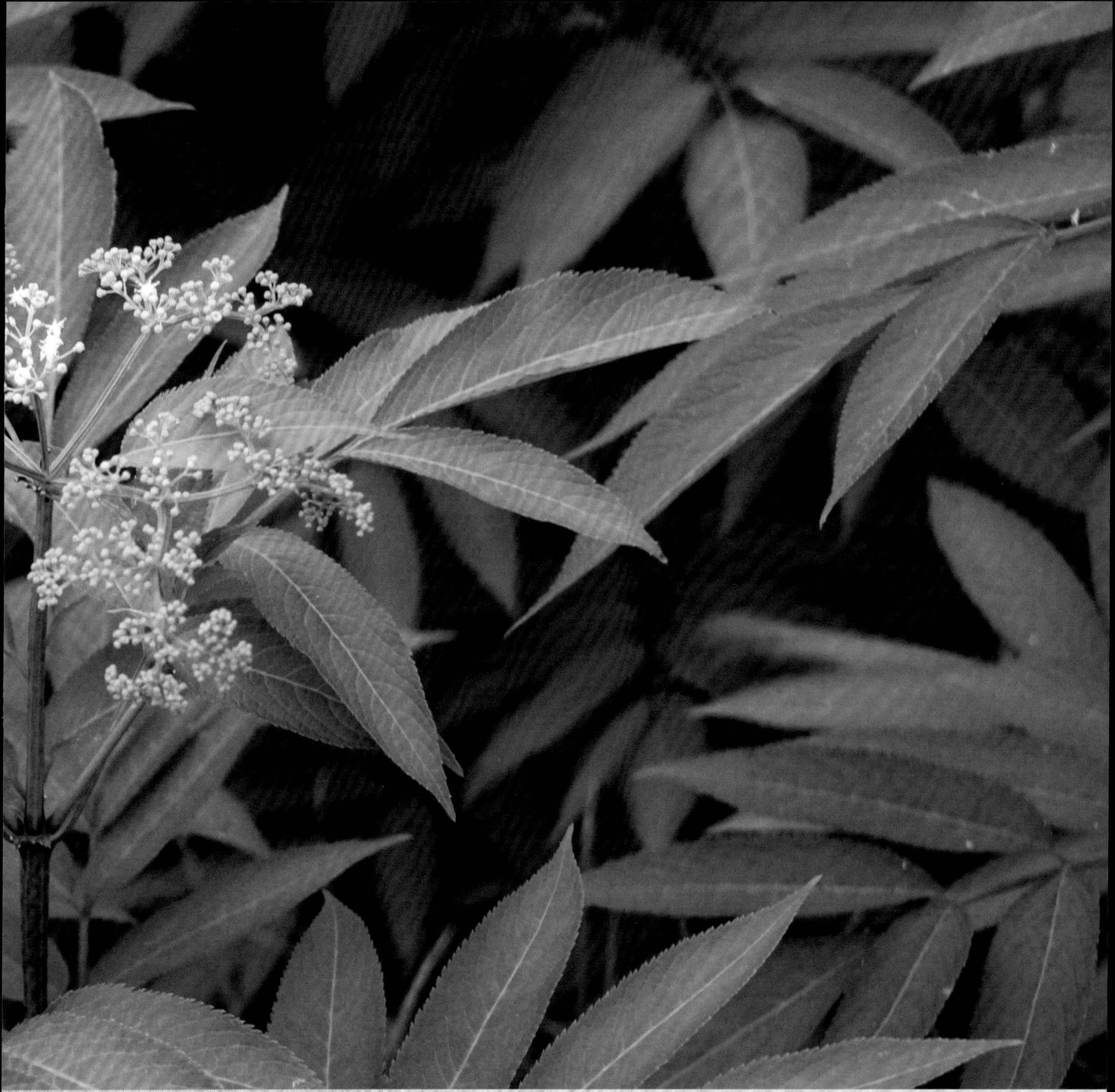

‖ **释名** ‖

堇草别录**芨**别录**接骨草**。

‖ **集解** ‖

[别录曰] 蒴藋生田野。春夏采叶，秋冬采茎根。[弘景曰] 田野墟村甚多。[恭曰] 此陆英也，剩出此条。尔雅云：芨，堇草。郭璞注云：乌头苗也。检三堇别名亦无此者。别录言此一名堇草，不知所出处。[宗奭曰] 蒴藋花白，子初青如绿豆颗，每朵如盏面大，又平生，有一二百子，十月方熟红。[时珍曰] 每枝五叶。说见陆英下。

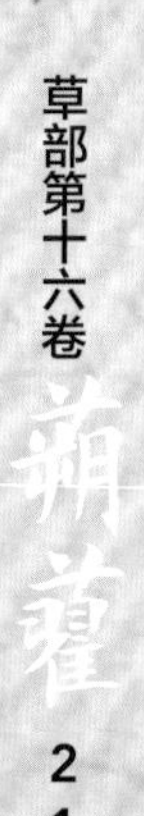

‖ **气味** ‖

酸，温，有毒。[大明曰]苦，凉，无毒。

‖ **主治** ‖

风瘙隐疹，身痒湿痹，可作浴汤。别录。**浴病癞风痹。**大明。

‖ **附方** ‖

旧十二，新七。**手足偏风**蒴藋叶，火燎，厚铺床上，趁热眠于上，冷复易之。冬月取根，舂碎熬热用。外台秘要。**风湿冷痹**方同上。**寒湿腰痛**方同上。**脚气胫肿**骨疼。蒴藋根研碎，和酒醋共三分，根下合蒸熟，封裹肿上，一二日即消。亦治不仁。千金方。**浑身水肿**坐卧不得。取蒴藋根去皮，捣汁一合，和酒一合，暖服，当微吐利。梅师方。**头风作痛**蒴藋根二升，酒二升，煮服，汗出止。千金方。**头风旋运**起倒无定。蒴藋、独活、白石膏各一两，枳实炒七钱半。每服三钱，酒一盏，煎六分服。圣惠方。**产后血运**心闷烦热。用接骨草，即蒴藋，破如算子一握，水一升，煎半升，分二服。或小便出血者，服之亦瘥。卫生易简方。**产后恶露**不除。续骨木二十两剉，水一斗，煮三升，分三服，即下。千金方。**疟疾不止**蒴藋一大握，炙令赤色，以水浓煎一盏，欲发前服。斗门方。**卒暴癥块**坚如石，作痛欲死。取蒴藋根一小束，洗净细擘，以酒二升，渍三宿，温服五合至一升，日三服。若欲速用，于热灰中温出药味服之。此方无毒，已愈十六人矣，神验。药尽再作之。古今录验。**鳖瘕坚硬**肿起如盆，眠卧不得。蒴藋根白皮一握，捣汁和水服。千金方。**下部闭塞**蒴藋根一把，捣汁水和，绞去滓。强人每服一升。外台秘要。**一切风疹**蒴藋煮汤，和少酒涂之，无不瘥。梅师方。**小儿赤游**上下游行，至心即死。蒴藋煎汁洗之。子母秘录。**五色丹毒**蒴藋叶捣傅之。千金方。**痈肿恶肉**不消者。蒴藋灰、石灰各淋取汁，合煎如膏，傅之。能蚀恶肉，亦去痣疵。此药过十日即不中用也。千金方。**手足疣目**蒴藋子，揉烂，涂目上。圣惠方。**熊罴伤人**蒴藋一大把，以水一升渍，须臾，取汁饮，以滓封之。张文仲备急方。

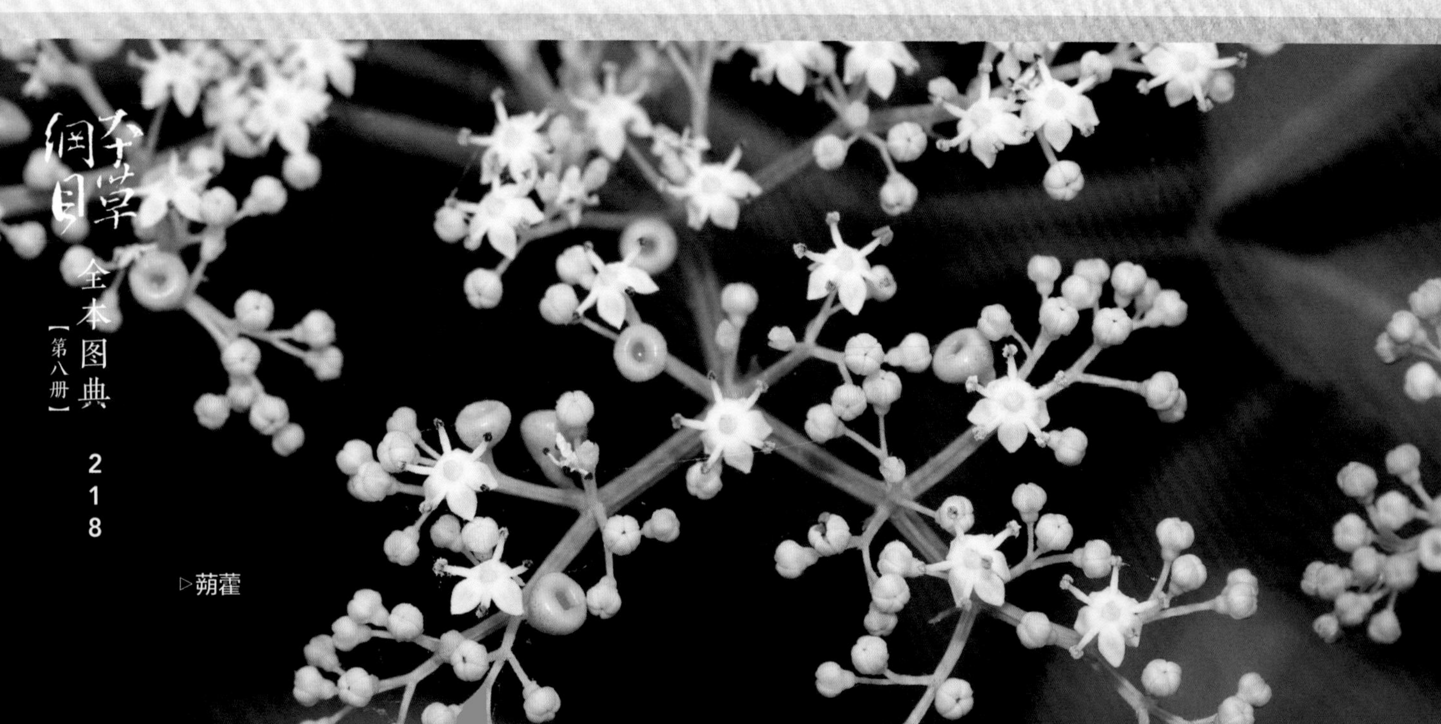

▷蒴藋

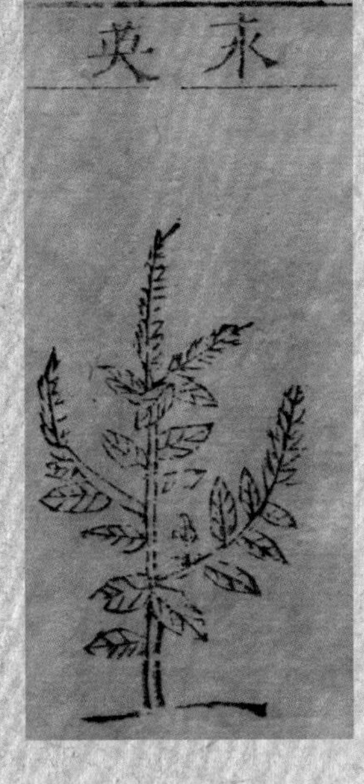

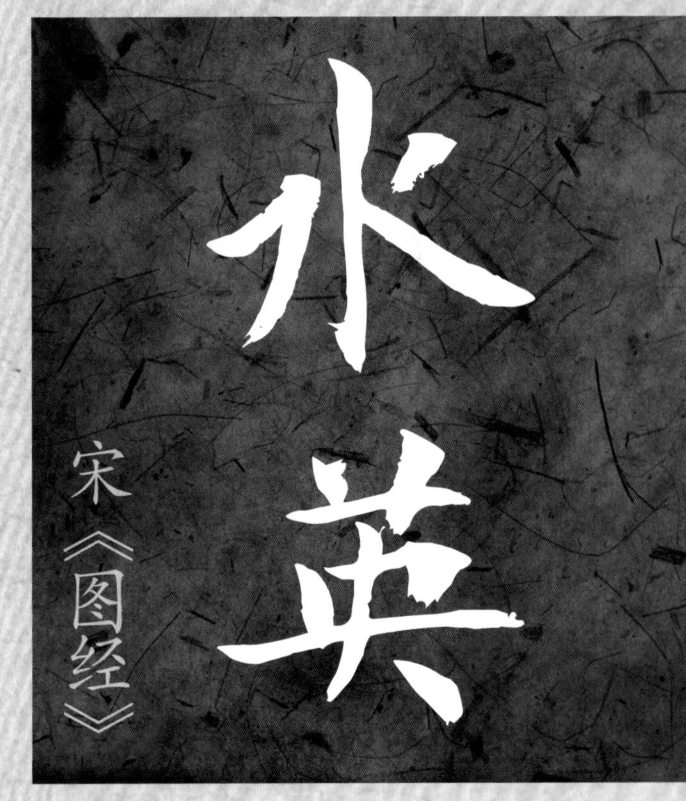

水英

宋《图经》

‖**释名**‖

鱼津草。[颂曰] 唐天宝单方图言：此草原生永阳池泽及河海边。临汝人呼为牛荭草，河北信都人名水节，河内连内黄呼为水棘，剑南、遂宁等郡名龙移草，淮南诸郡名海荏。岭南亦有，土地尤宜，茎叶肥大，名海精木，亦名鱼津草。[时珍曰] 此草不著形状气味，无以考证。芹菜亦名水英，不知是此否也。

‖**气味**‖

缺。

‖**主治**‖

骨风。苏颂。

‖**发明**‖

[颂曰] 蜀人采其花合面药。凡丈夫妇人无故两脚肿满，连膝胫中痛，屈申急强者，名骨风。其疾不宜针灸及服药，惟每日取此草五斤，以水一石，煮三斗，及热浸并淋膝上，日夜三四度。不经五日即瘥，数用神验。其药春取苗，夏采叶及花，冬用根。肿甚者，加生椒目三升、水二斗。用毕，即摩粉避风。忌油腻生菜猪鱼等物。

‖ **基原** ‖

据《纲目图鉴》《中华本草》《大辞典》等综合分析考证，本品为蓼科植物蓼蓝 *Polygonum tinctorium* Ait.、爵床科植物马蓝 *Baphicacanthus cusia* (Nees) Bremek.、十字花科植物菘蓝 *Isatis indigotica* Fort. 或豆科植物木蓝 *Indigofera tinctoria* Linn.。蓼蓝分布于东北及福建、广东、四川、陕西等地，马蓝分布于华东、华南及台湾、等地，松蓝主产于河北安国、江苏南通及安徽、陕西等地，木蓝分布于广东、广西、云南、福建等地。《药典》收载蓼大青叶药材为蓼科植物蓼蓝的干燥叶；夏、秋二季枝叶茂盛时采收两次，除去茎枝和杂质，干燥。收载大青叶药材为十字花科植物菘蓝的干燥叶；夏、秋二季分 2 ~ 3 次采收，除去杂质，晒干。收载板蓝根药材为菘蓝的干燥根；秋季采挖，除去泥沙，晒干。收载南板蓝根药材为爵床科植物马蓝的干燥根茎和根；夏、秋二季采挖，除去地上茎，洗净，晒干。

蓝

《本经》上品

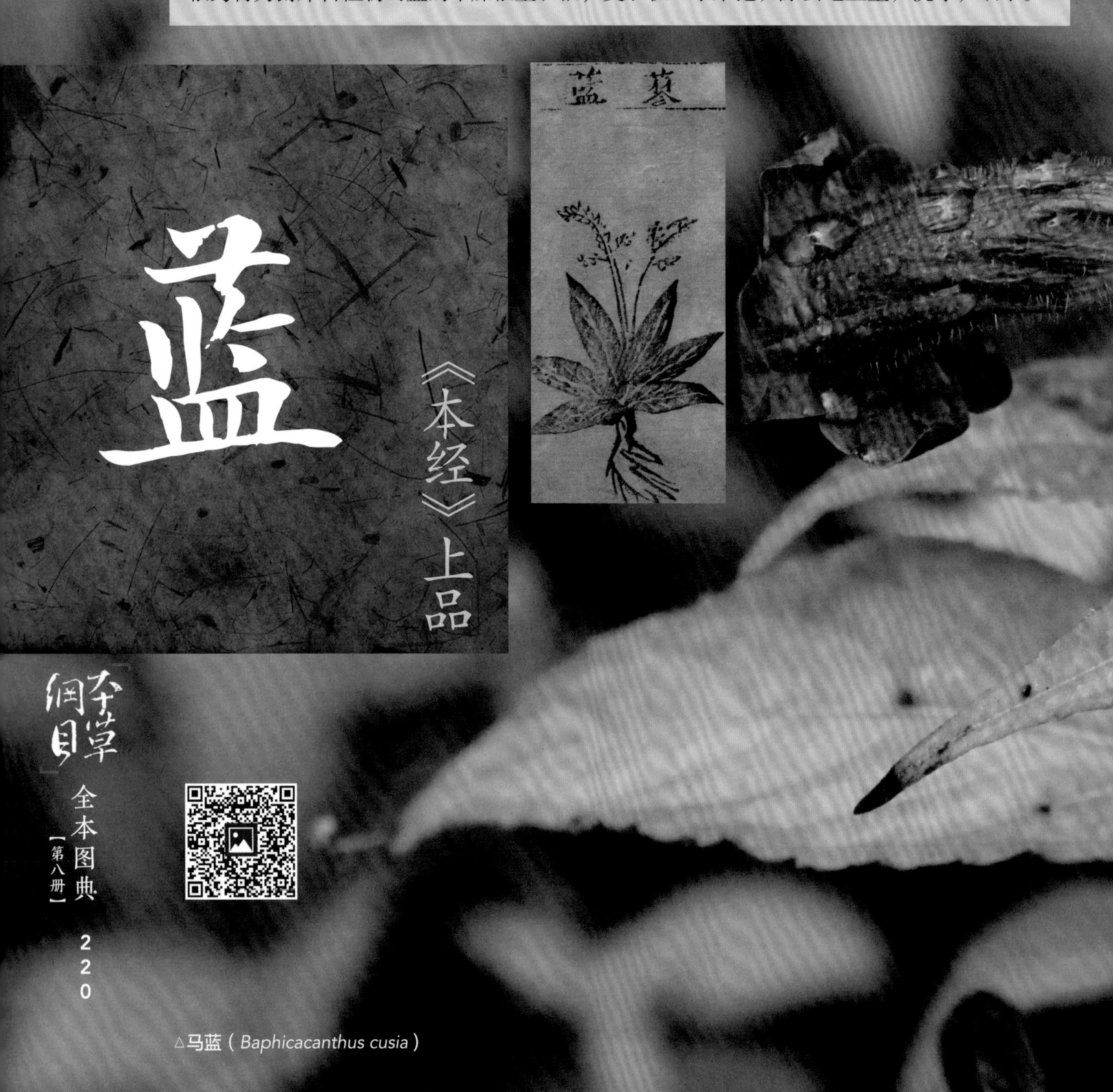

△马蓝（*Baphicacanthus cusia*）

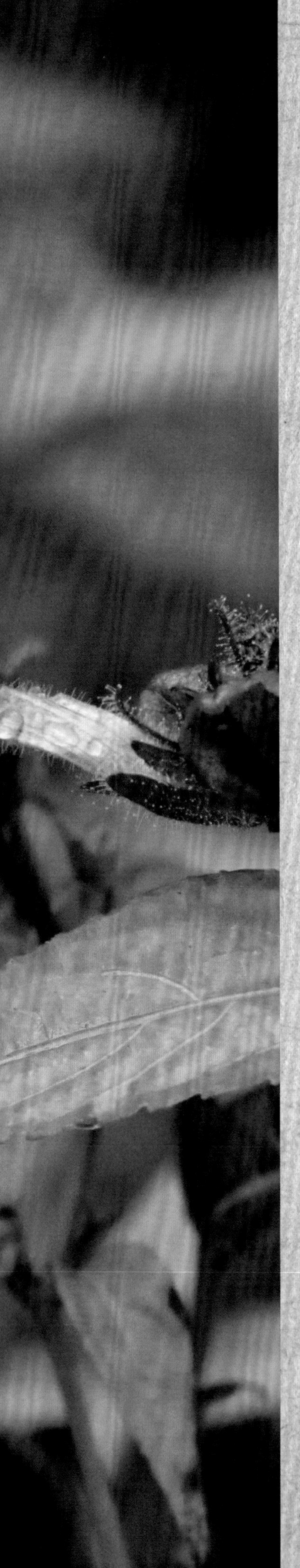

‖ **释名** ‖

[时珍曰] 按陆佃埤雅云：月令仲夏令民无刈蓝以染。郑玄言恐伤长养之气也。然则刈蓝先王有禁，制字从监，以此故也。

‖ **集解** ‖

[别录曰] 蓝实生河内平泽，其茎叶可以染青。[弘景曰] 此即今染襟碧所用者，以尖叶者为胜。[恭曰] 蓝有三种：一种叶围径二寸许，厚三四分者，堪染青，出岭南，太常名为木蓝子；陶氏所说乃是菘蓝，其汁抨为淀甚青者；本经所用乃是蓼蓝实也，其苗似蓼而味不辛，不堪为淀，惟作碧色尔。[颂曰] 蓝处处有之，人家蔬圃作畦种。至三月、四月生苗，高三二尺许，叶似水蓼，花红白色，实亦若蓼子而大，黑色，五月、六月采实。但可染碧，不堪作淀，此名蓼蓝，即医方所用者也。别有木蓝，出岭南，不入药。有菘蓝，可为淀，亦名马蓝，尔雅所谓葴，马蓝是也。又扬州一种马蓝，四时俱有，叶类苦荬菜，土人连根采服，治败血。江宁一种吴蓝，二月内生，如蒿，叶青花白，亦解热毒。此二种虽不类，而俱有蓝名，且古方多用吴蓝，或恐是此，故并附之。[宗奭曰] 蓝实即大蓝实也。谓之蓼蓝者，非是。乃尔雅所谓马蓝者。解诸药毒不可阙也。实与叶两用。注不解实，只解叶，为未尽。[时珍曰] 蓝凡五种，各有主治，惟蓝实专取蓼蓝者。蓼蓝：叶如蓼，五六月开花，成穗细小，浅红色，子亦如蓼，岁可三刈，故先王禁之。菘蓝：叶如白菘。马蓝：叶如苦荬，即郭璞所谓大叶冬蓝，俗中所谓板蓝者。二蓝花子并如蓼蓝。吴蓝：长茎如蒿而花白，吴人种之。木蓝：长茎如决明，高者三四尺，分枝布叶，叶如槐叶，七月开淡红花，结角长寸许，累累如小豆角，其子亦如马蹄决明子而微小，迥与诸蓝不同，而作淀则一也。别有甘蓝，可食，见本条。苏恭以马蓝为木蓝，苏颂以菘蓝为马蓝，宗奭以蓝实为大叶蓝之实，皆非矣。今并列于下。

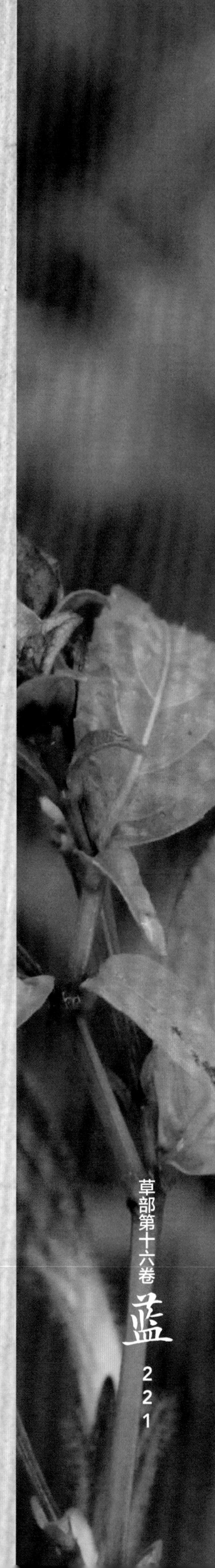

蓝实

‖ **气味** ‖

苦，寒，无毒。[权曰] 甘。

‖ **主治** ‖

解诸毒，杀蛊蚑疰鬼螫毒。久服头不白，轻身。本经。蚑音其，小儿鬼也。**填骨髓，明耳目，利五脏，调六腑，通关节，治经络中结气，使人健少睡，益心力。**甄权。**疗毒肿。**苏恭。

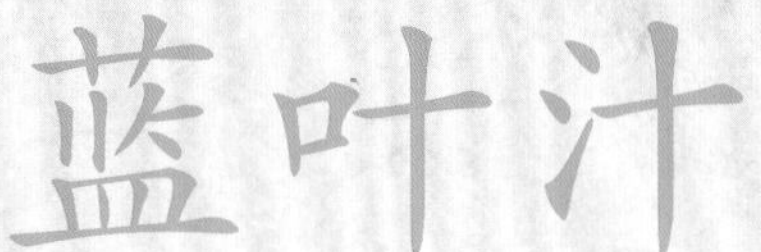

此蓼蓝也。

‖ **气味** ‖

苦、甘，寒，无毒。

‖ **主治** ‖

杀百药毒，解狼毒、射罔毒。别录。[弘景曰] 解毒不得生蓝汁，以青襟布渍汁亦善。**汁涂五心，止烦闷，疗蜂螫毒。**弘景。**斑蝥、芫青、樗鸡毒。朱砂、砒石毒。**时珍。

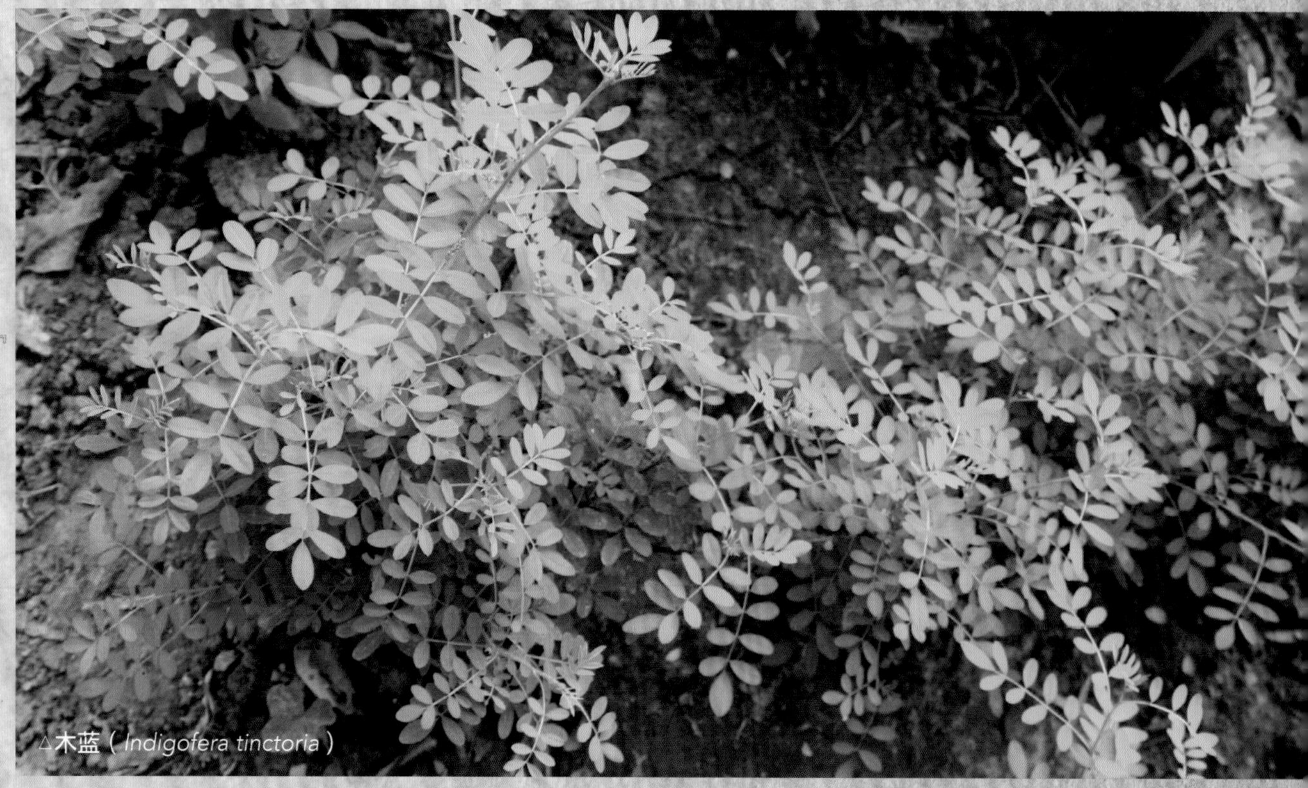

△木蓝（*Indigofera tinctoria*）

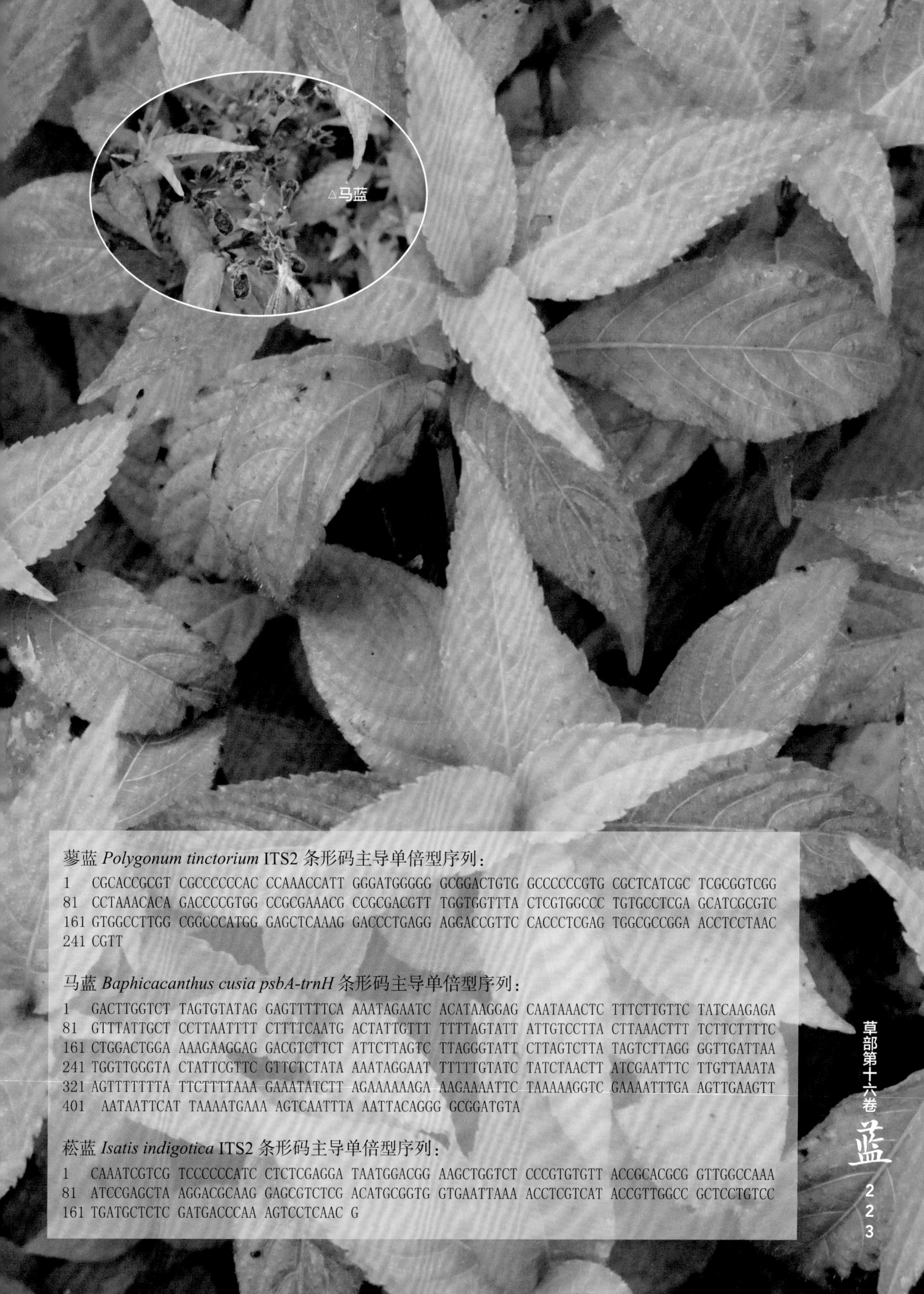

蓼蓝 *Polygonum tinctorium* ITS2 条形码主导单倍型序列：

1 CGCACCGCGT CGCCCCCCAC CCAAACCATT GGGATGGGGG GCGGACTGTG GCCCCCCGTG CGCTCATCGC TCGCGGTCGG
81 CCTAAACACA GACCCCGTGG CCGCGAAACG CCGCGACGTT TGGTGGTTTA CTCGTGGCCC TGTGCCTCGA GCATCGCGTC
161 GTGGCCTTGG CGGCCCATGG GAGCTCAAAG GACCCTGAGG AGGACCGTTC CACCCTCGAG TGGCGCCGGA ACCTCCTAAC
241 CGTT

马蓝 *Baphicacanthus cusia psbA-trnH* 条形码主导单倍型序列：

1 GACTTGGTCT TAGTGTATAG GAGTTTTTCA AAATAGAATC ACATAAGGAG CAATAAACTC TTTCTTGTTC TATCAAGAGA
81 GTTTATTGCT CCTTAATTTT CTTTTCAATG ACTATTGTTT TTTTAGTATT ATTGTCCTTA CTTAAACTTT TCTTCTTTTC
161 CTGGACTGGA AAAGAAGGAG GACGTCTTCT ATTCTTAGTC TTAGGGTATT CTTAGTCTTA TAGTCTTAGG GGTTGATTAA
241 TGGTTGGGTA CTATTCGTTC GTTCTCTATA AAATAGGAAT TTTTTGTATC TATCTAACTT ATCGAATTTC TTGTTAAATA
321 AGTTTTTTTA TTCTTTTAAA GAAATATCTT AGAAAAAAGA AAGAAAATTC TAAAAAGGTC GAAAATTTGA AGTTGAAGTT
401 AATAATTCAT TAAAATGAAA AGTCAATTTA AATTACAGGG GCGGATGTA

菘蓝 *Isatis indigotica* ITS2 条形码主导单倍型序列：

1 CAAATCGTCG TCCCCCCATC CTCTCGAGGA TAATGGACGG AAGCTGGTCT CCCGTGTGTT ACCGCACGCG GTTGGCCAAA
81 ATCCGAGCTA AGGACGCAAG GAGCGTCTCG ACATGCGGTG GTGAATTAAA ACCTCGTCAT ACCGTTGGCC GCTCCTGTCC
161 TGATGCTCTC GATGACCCAA AGTCCTCAAC G

马蓝

‖**主治**‖

妇人败血。连根焙捣下筛，酒服一钱匕。苏颂。

吴蓝

‖**气味**‖

苦、甘，冷，无毒。

‖**主治**‖

寒热头痛，赤眼，天行热狂，丁疮，游风热毒，肿毒风疹，除烦止渴，杀疳，解毒药毒箭，金疮血闷，毒刺虫蛇伤，鼻衄吐血，排脓，产后血运，小儿壮热。解金石药毒、狼毒、射罔毒。大明。

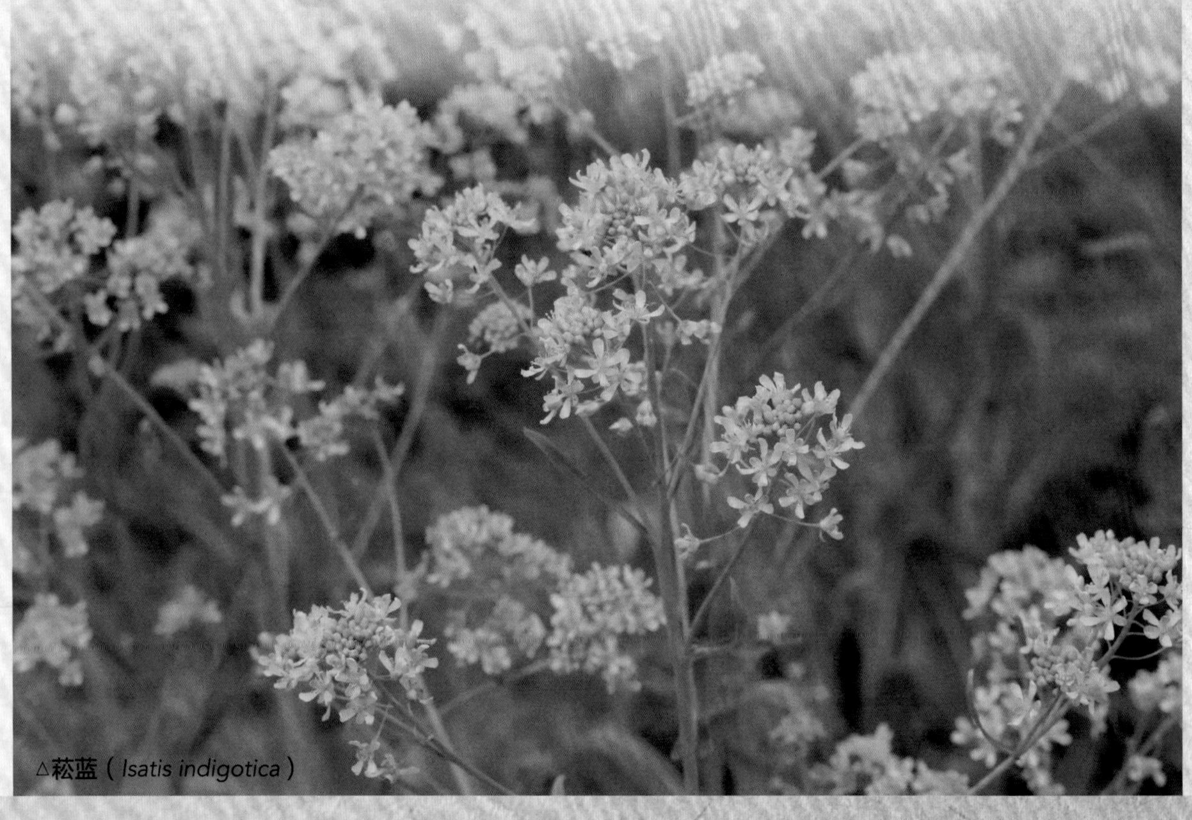

△菘蓝（*Isatis indigotica*）

‖ **发明** ‖

[震亨曰] 蓝属水，能使败血分归经络。[时珍曰] 诸蓝形虽不同，而性味不远，故能解毒除热。惟木蓝叶力似少劣，蓝子则专用蓼蓝者也。至于用淀与青布，则是刘蓝浸水入石灰澄成者，性味不能不少异，不可与蓝汁一概论也。有人病呕吐，服玉壶诸丸不效，用蓝汁入口即定，盖亦取其杀虫降火尔。如此之类，不可不知。[颂曰] 蓝汁治虫豸伤。刘禹锡传信方著其法云：取大蓝汁一碗，入雄黄、麝香二物少许，以点咬处，仍细服其汁，神异之极也。张荐员外住剑南，张延赏判官，忽被斑蜘蛛咬头上。一宿，咬处有二道赤色，细如箸，绕项上，从胸前下至心。经两宿，头面肿痛，大如数升碗，肚渐肿，几至不救。张公出钱五百千，并荐家财又数百千，募能疗者。忽一人应召，云可治。张公甚不信之，欲验其方。其人云：不惜方，但疗人性命尔。遂取大蓝汁一碗，以蜘蛛投之，至汁而死。又取蓝汁加麝香、雄黄，更以一蛛投入，随化为水。张公因甚异之，遂令点于咬处。两日悉平，作小疮而愈。

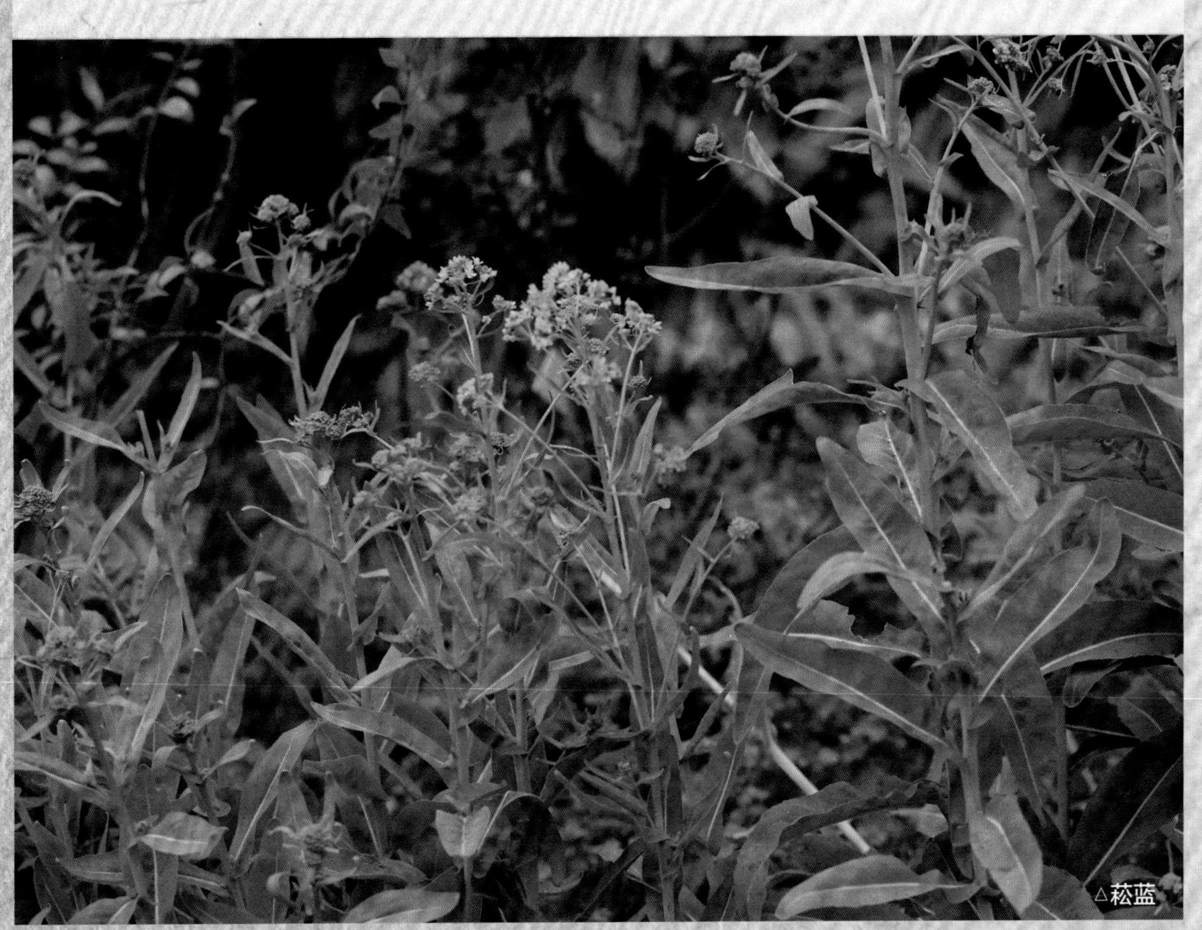
△菘蓝

‖ **附方** ‖

旧十一。新六。**小儿赤痢**捣青蓝汁二升，分四服。子母秘录。**小儿中蛊**下血欲死。捣青蓝汁，频服之。圣惠方。**阴阳易病**伤寒初愈，交合阴阳，必病拘急，手足拳，小腹急热，头不能举，名阴阳易，当汗之。满四日难治。蓝一把，雄鼠屎三十枚，水煎服，取汗。圣惠方。**惊痫发热**干蓝、凝水石等分，为末，水调傅头上。圣惠方。**上气咳嗽**呷呀息气，喉中作声，唾粘。以蓝叶水浸捣汁一升，空腹频服。须臾以杏仁研汁，煮粥食之。一两日将息，依前法更服，吐痰尽方瘥。梅师方。**飞血赤目**热痛。干蓝叶切二升，车前草半两，淡竹叶切三握，水四升，煎二升，去滓温洗。冷即再暖，以瘥为度。圣济总录。**腹中鳖癥**蓝叶一升，捣，以水三升，绞汁服一升，日二次。千金方。**应声虫病**腹中有物作声，随人语言，名应声虫病。用板蓝汁一盏，分五服，效。夏子益奇疾方。**卒中水毒**捣蓝青汁，傅头身令匝。肘后方。**服药过剂**烦闷，及中毒烦闷欲死。捣蓝汁服数升。肘后方。**卒自缢死**以蓝汁灌之。千金方。**毒箭伤人**蓝青捣饮并傅之。如无蓝，以青布渍汁饮。肘后方。**唇边生疮**连年不瘥。以八月蓝叶一斤，捣汁洗之，不过三度瘥。千金方。**齿䘌肿痛**紫蓝烧灰傅之，日五度。圣惠方。**白头秃疮**粪蓝煎汁频洗。圣济录。**天泡热疮**蓝叶捣傅之，良。集简方。**疮疹不快**板蓝根一两，甘草一分，为末。每服半钱或一钱，取雄鸡冠血三二点，同温酒少许调下。钱氏小儿方。

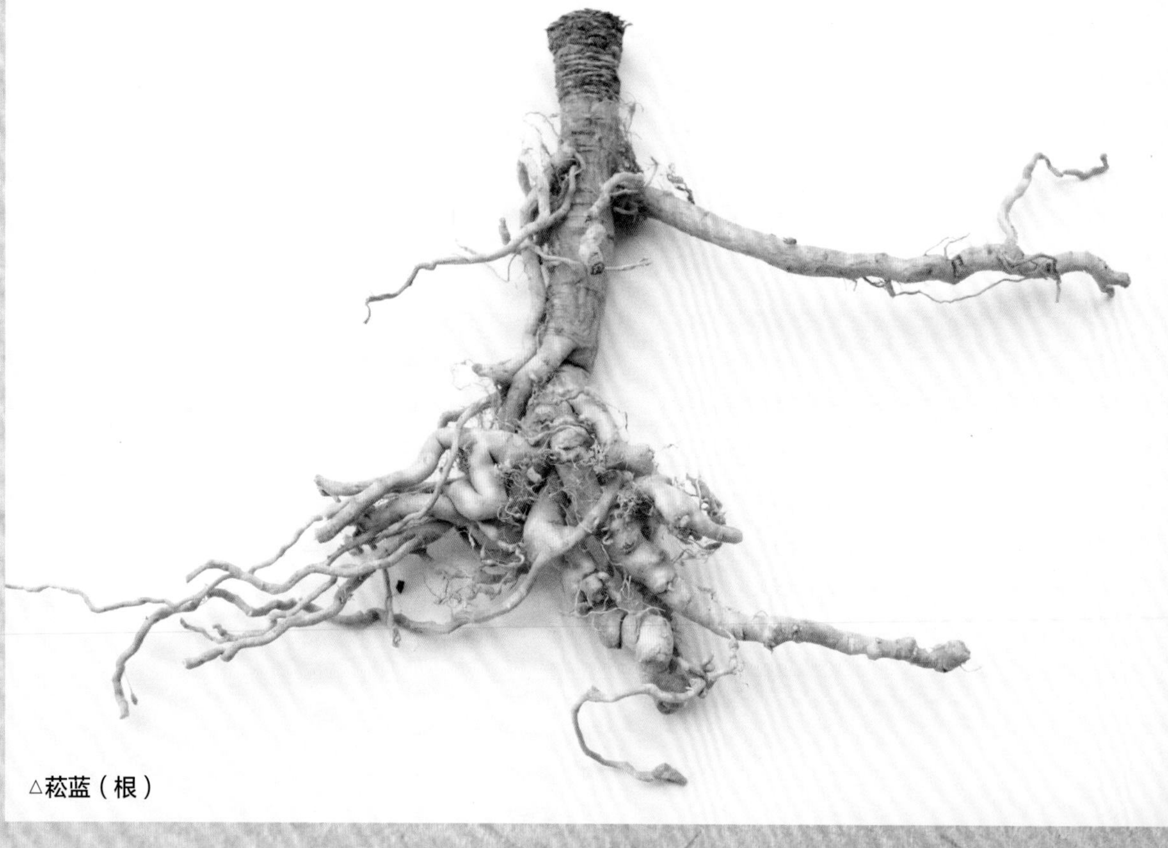

△菘蓝（根）

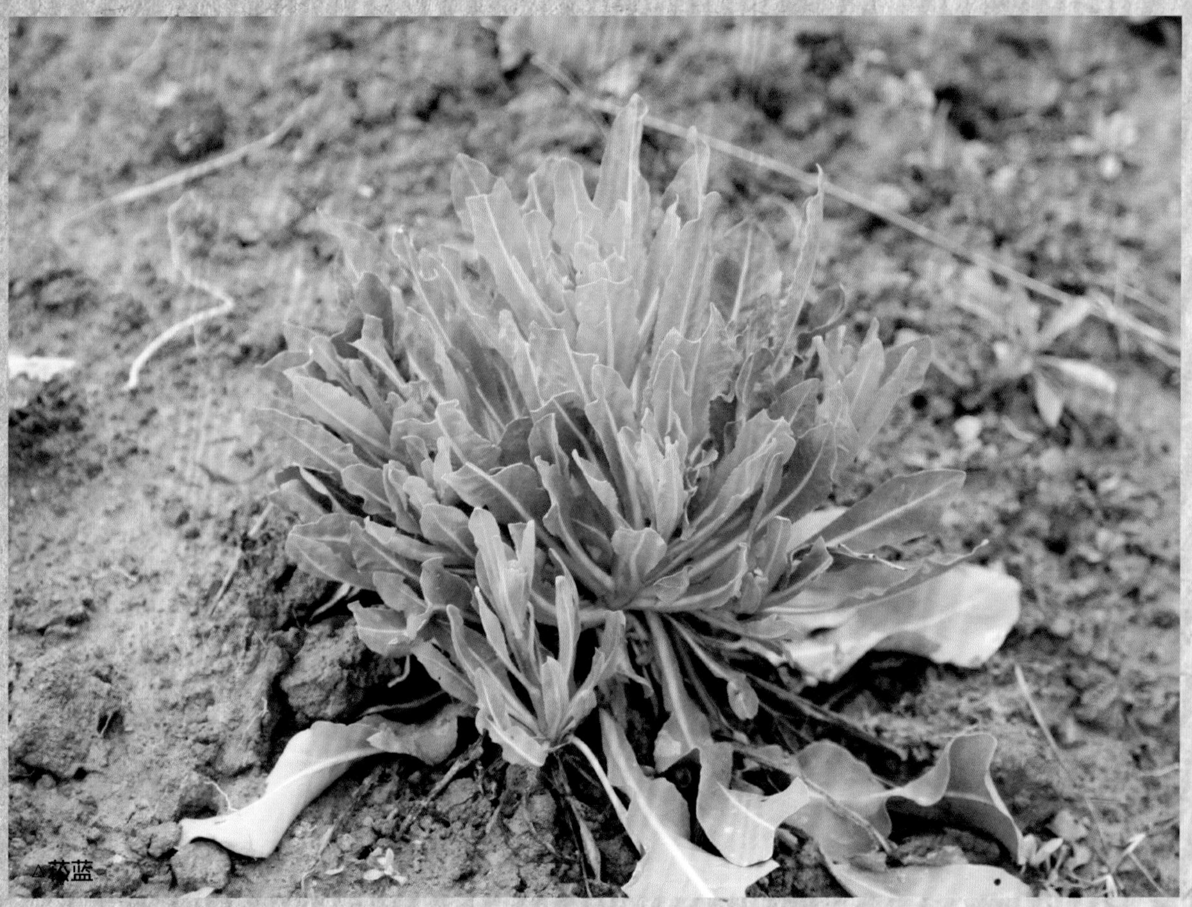

△菘蓝

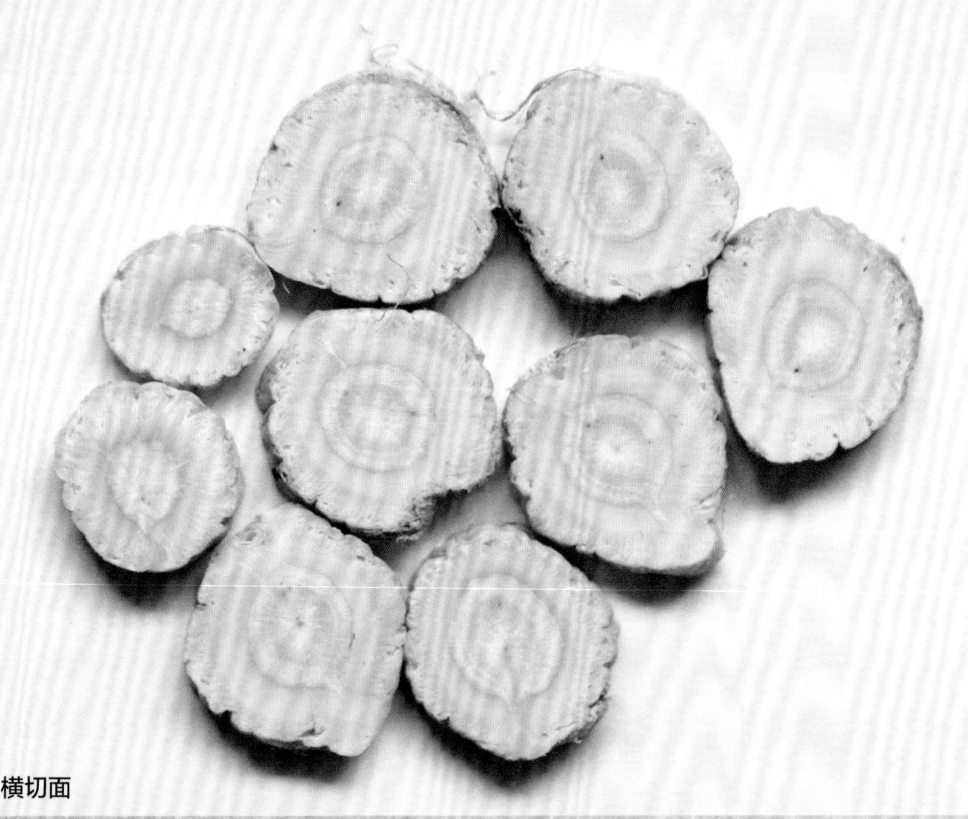

△菘蓝（根）横切面

蓝淀《纲目》

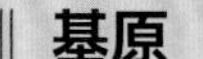

‖ **基原** ‖

据《纲目图鉴》《纲目彩图》《大辞典》等综合分析考证，本品为蓼科植物蓼蓝 *Polygonum tinctorium* Ait.、爵床科植物马蓝 *Baphicacanthus cusia* (Nees) Bremek.、十字花科植物菘蓝 *Isatis indigotica* Fort. 或豆科植物木蓝 *Indigofera tinctoria* Linn. 的茎叶与石灰的加工制成品。参见本卷“蓝”项下。

▷菘蓝（*Isatis indigotica*）

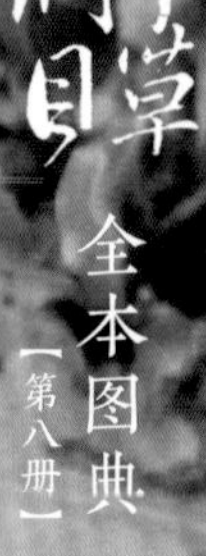

‖释名‖

[时珍曰] 澱，石殿也，其滓澄殿在下也。亦作淀，俗作靛。南人掘地作坑，以蓝浸水一宿，入石灰搅至千下，澄去水，则青黑色。亦可干收，用染青碧。其搅刈浮沫，掠出阴干，谓之靛花，即青黛，见下。

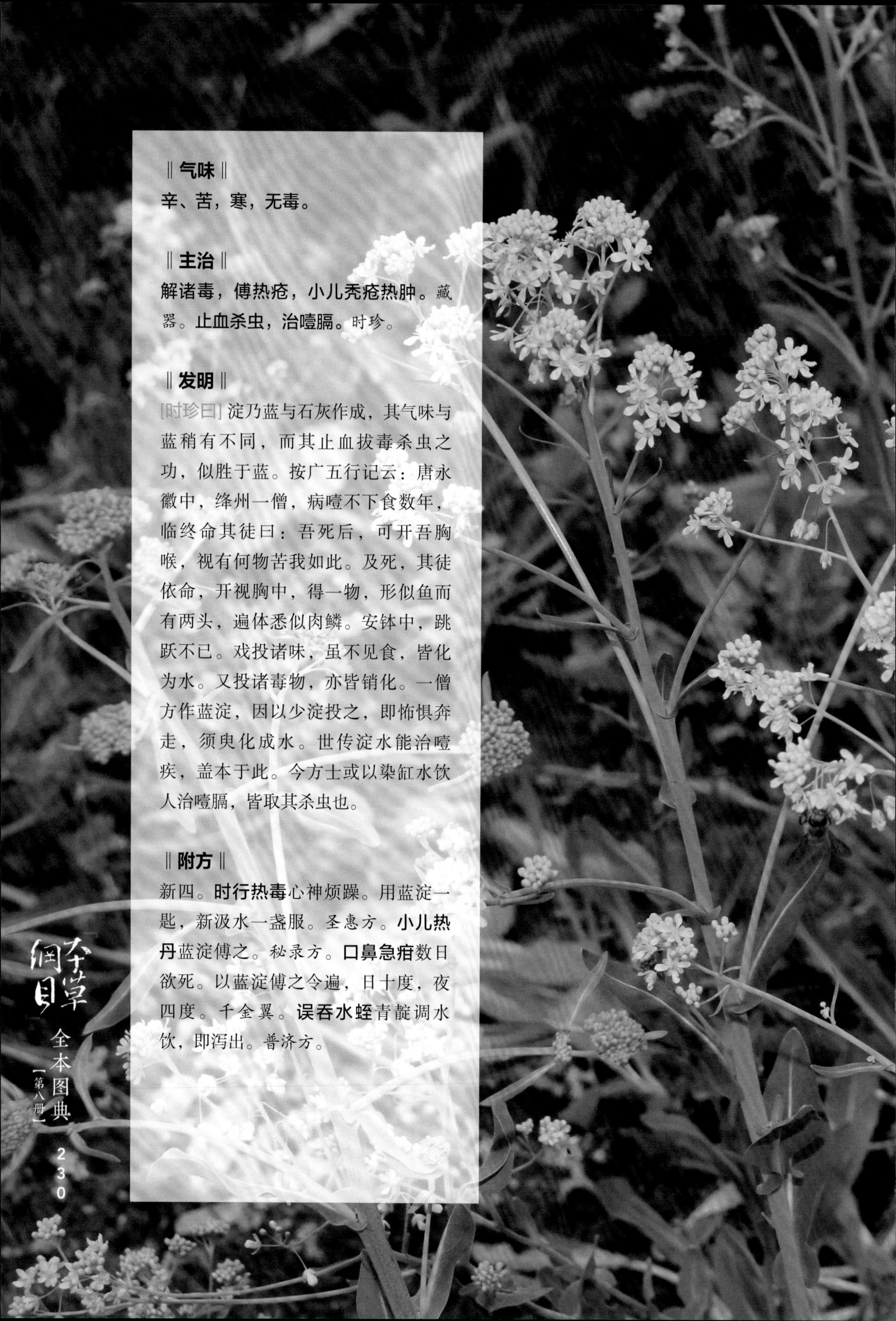

‖ **气味** ‖

辛、苦，寒，无毒。

‖ **主治** ‖

解诸毒，傅热疮，小儿秃疮热肿。藏器。**止血杀虫，治噎膈。**时珍。

‖ **发明** ‖

[时珍曰] 淀乃蓝与石灰作成，其气味与蓝稍有不同，而其止血拔毒杀虫之功，似胜于蓝。按广五行记云：唐永徽中，绛州一僧，病噎不下食数年，临终命其徒曰：吾死后，可开吾胸喉，视有何物苦我如此。及死，其徒依命，开视胸中，得一物，形似鱼而有两头，遍体悉似肉鳞。安钵中，跳跃不已。戏投诸味，虽不见食，皆化为水。又投诸毒物，亦皆销化。一僧方作蓝淀，因以少淀投之，即怖惧奔走，须臾化成水。世传淀水能治噎疾，盖本于此。今方士或以染缸水饮人治噎膈，皆取其杀虫也。

‖ **附方** ‖

新四。**时行热毒**心神烦躁。用蓝淀一匙，新汲水一盏服。圣惠方。**小儿热丹**蓝淀傅之。秘录方。**口鼻急疳**数日欲死。以蓝淀傅之令遍，日十度，夜四度。千金翼。**误吞水蛭**青靛调水饮，即泻出。普济方。

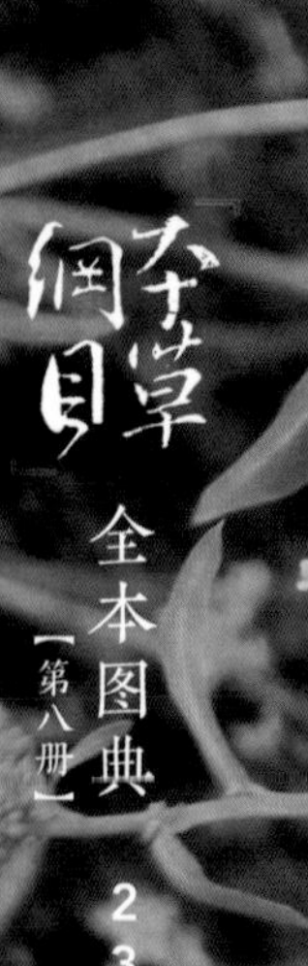

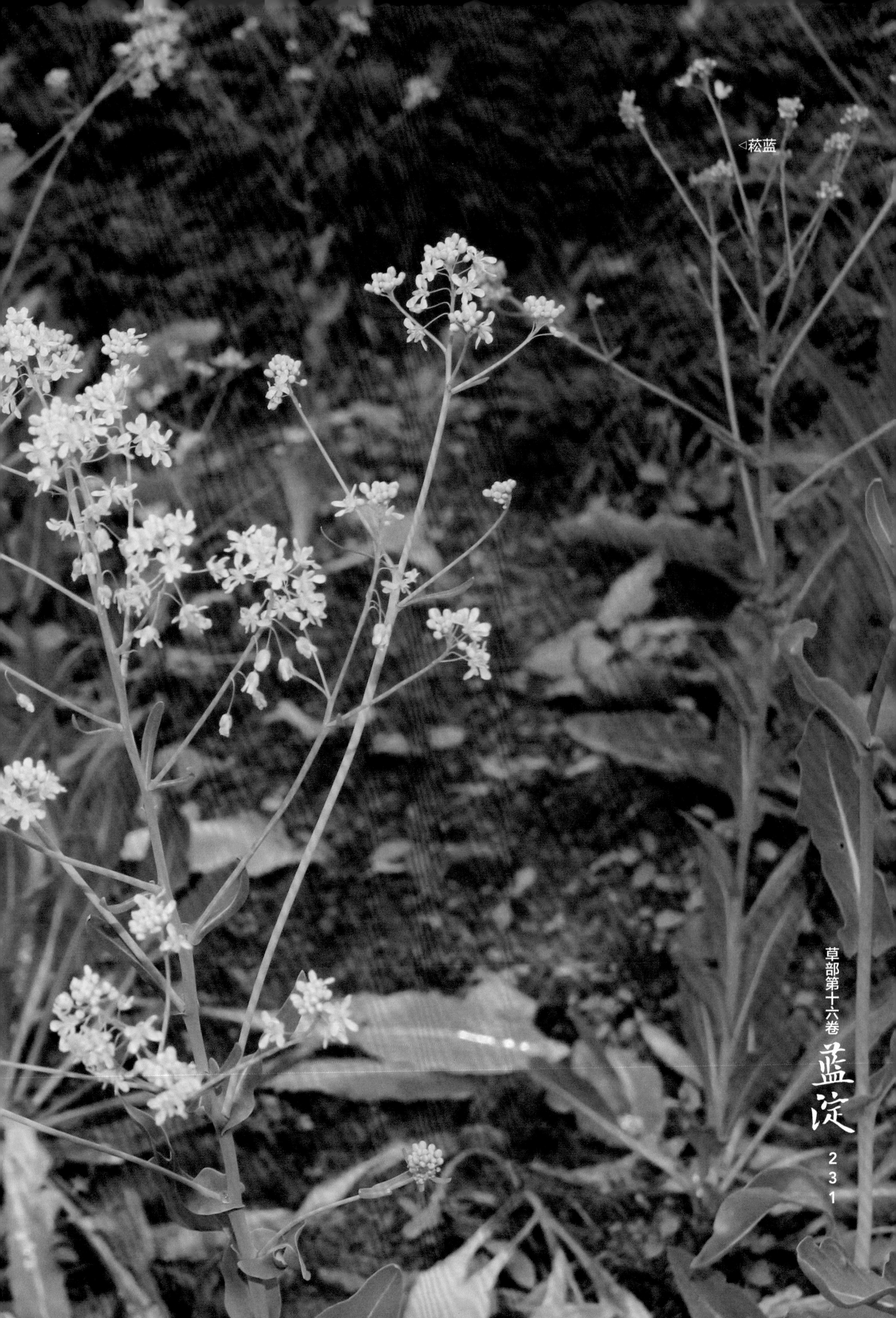
◁菘蓝

青黛

宋《开宝》

‖ **基原** ‖

据《纲目图鉴》《中华本草》《大辞典》等综合分析考证，本品为蓼科植物蓼蓝 *Polygonum tinctorium* Ait.、爵床科植物马蓝 *Baphicacanthus cusia* (Nees) Bremek.、十字花科植物菘蓝 *Isatis indigotica* Fort. 或豆科植物木蓝 *Indigofera tinctoria* Linn. 的叶或茎经加工制得的干燥粉末或团块。参见本卷“蓝”下。《药典》收载青黛药材为蓼科植物蓼蓝、爵床科植物马蓝或十字花科植物菘蓝的叶或茎叶经加工制得的干燥粉末、团块或颗粒。

蓼蓝

▷马蓝（*Baphicacanthus cusia*）

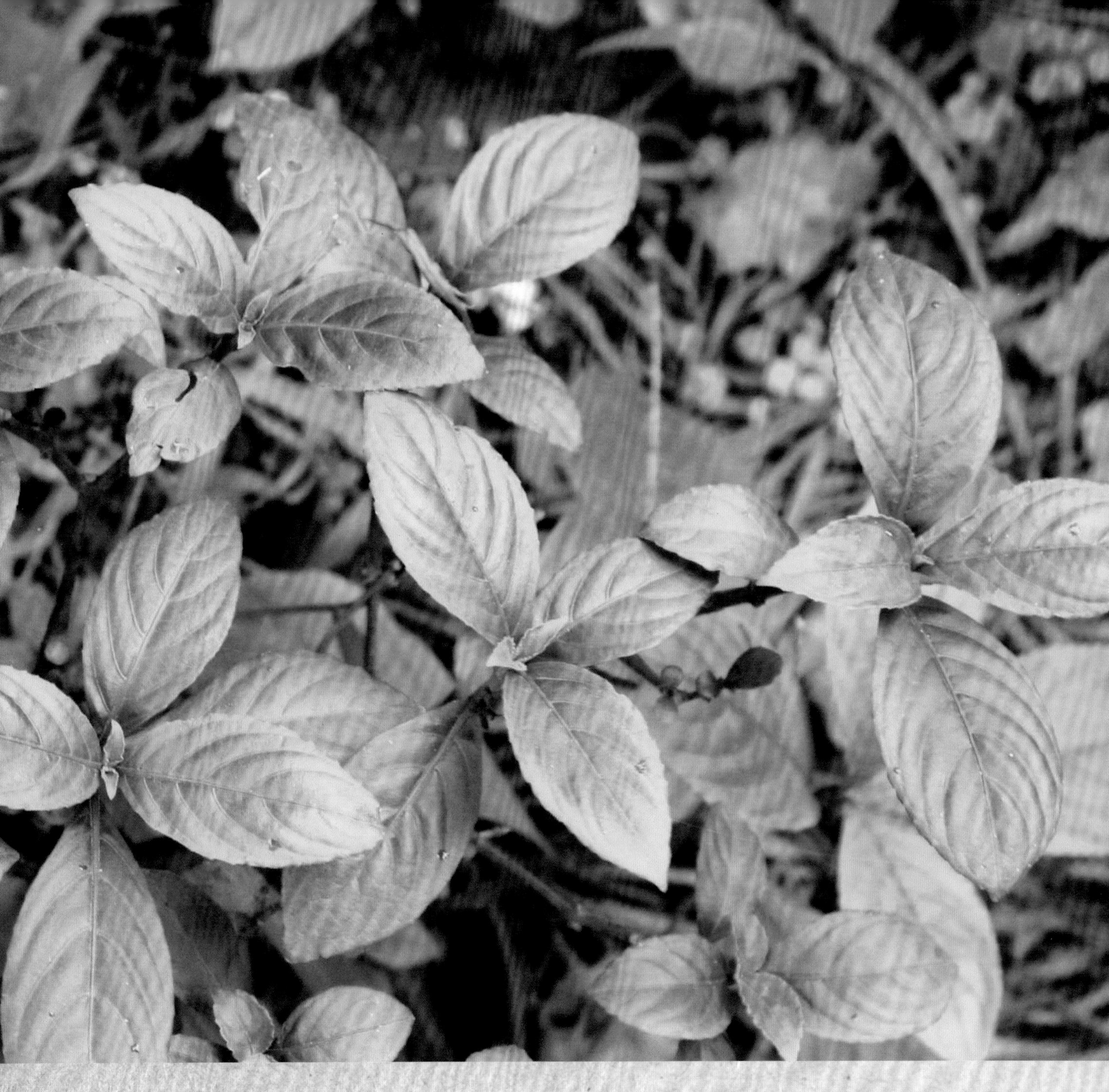

‖ **释名** ‖

靛花纲目 **青蛤粉**。[时珍曰] 黛，眉色也。刘熙释名云：灭去眉毛，以此代之，故谓之黛。

‖ **集解** ‖

[志曰] 青黛从波斯国来。今以太原并庐陵、南康等处，染淀瓮上沫紫碧色者用之，与青黛同功。[时珍曰] 波斯青黛，亦是外国蓝靛花，既不可得，则中国靛花亦可用。或不得已，用青布浸汁代之。货者复以干淀充之，然有石灰，入服饵药中当详之。

‖ **气味** ‖

咸，寒，无毒。[权曰] 甘，平。

‖ **主治** ‖

解诸药毒，小儿诸热，惊痫发热，天行头痛寒热，并水研服之。亦磨傅热疮恶肿，金疮下血，蛇犬等毒。开宝。**解小儿疳热，杀虫。**甄权。**小儿丹热，和水服之。同鸡子白、大黄末，傅疮痈蛇虺螫毒。**藏器。**泻肝，散五脏郁火，解热，消食积。**震亨。**去热烦，吐血咯血，斑疮阴疮，杀恶虫。**时珍。

‖ **发明** ‖

[宗奭曰] 青黛乃蓝为之者。有一妇人患脐下腹上，下连二阴，遍生湿疮，状如马爪疮，他处并无，痒而痛，大小便涩，出黄汁，食亦减，身面微肿。医作恶疮治，用鳗鲡鱼、松脂、黄丹之药涂之，热痛甚。问其人嗜酒食，喜鱼蟹发风等物。急令洗其膏药，以马齿苋四两，杵烂，入青黛一两，再研匀涂之。即时热减，痛痒皆去。仍以八正散，日三服之。分败客热。药干即上。如此二日，减三分之一，五日减三分之二，二十日愈。此盖中下焦蓄风热毒气也。若不出，当作肠痈内痔。仍须禁酒色发风物。然不能禁，后果患内痔。

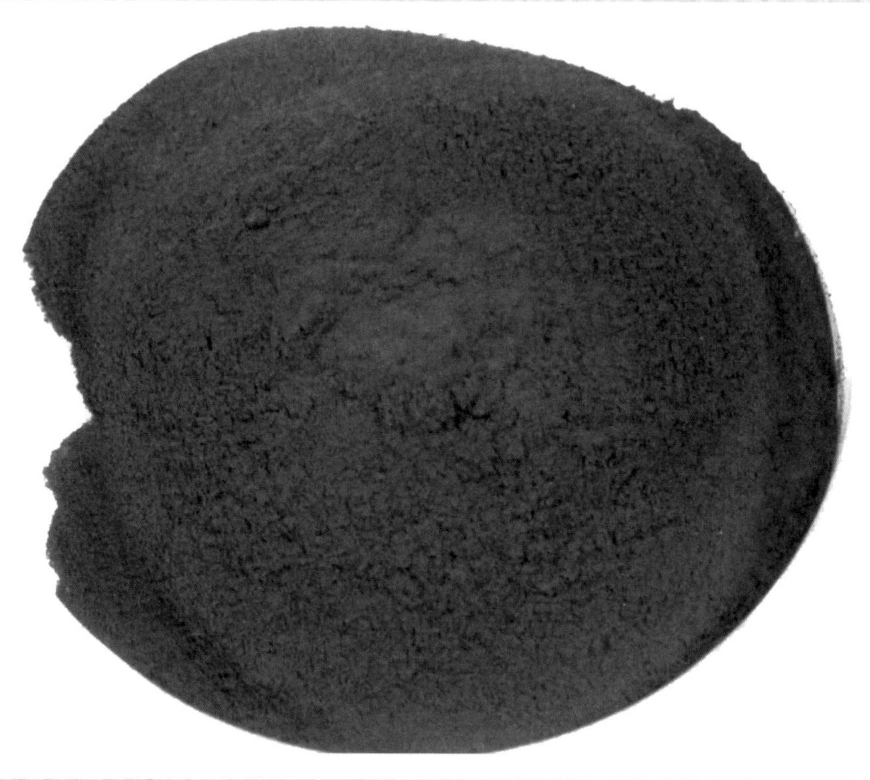

△青黛药材

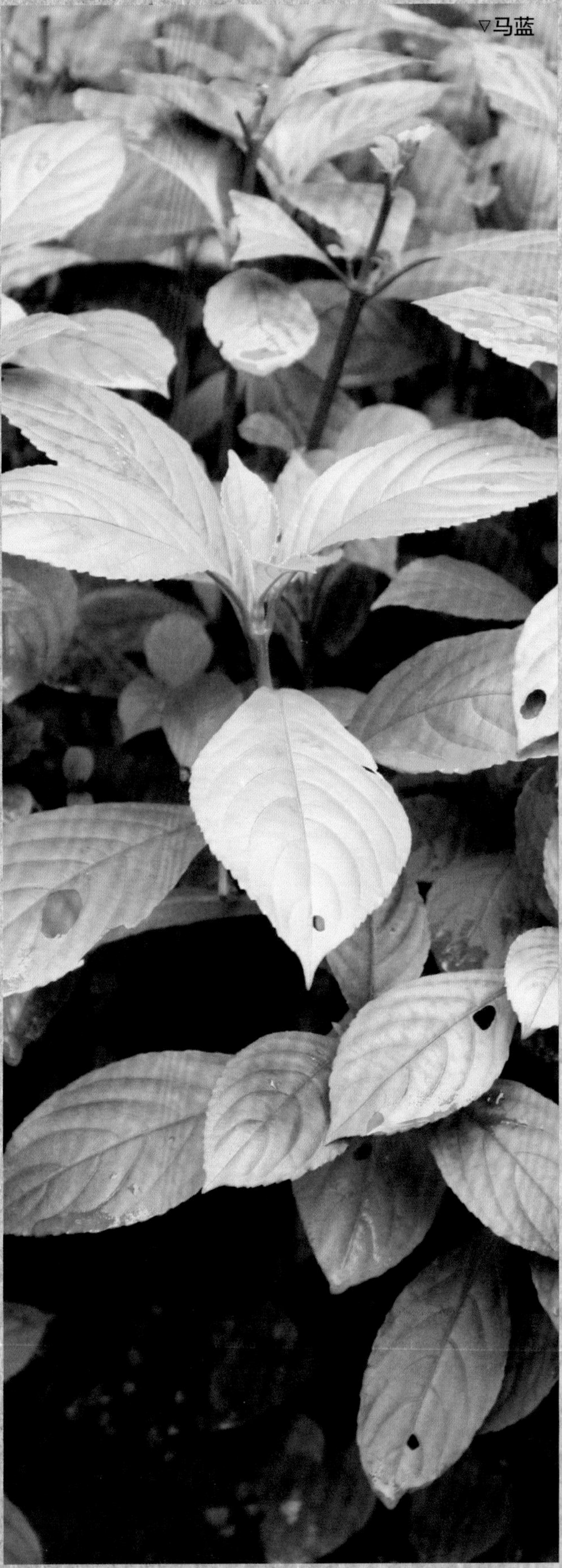

▽马蓝

‖ **附方** ‖

旧六，新七。**心口热痛**姜汁调青黛一钱服之。医学正传。**内热吐血**青黛二钱，新汲水下。圣惠方。**肺热咯血**青饼子：用青黛一两，杏仁以牡蛎粉炒过一两，研匀，黄蜡化和，作三十饼子。每服一饼，以干柿半个夹定，湿纸裹，煨香嚼食，粥饮送下。日三服。华佗中藏经。**小儿惊痫**青黛量大小，水研服之。生生编。**小儿夜啼**方同上。**小儿疳痢**宫气方歌云：孩儿杂病变成疳，不问强羸女与男。烦热毛焦鼻口燥，皮肤枯槁四肢瘫。腹中时时更下痢，青黄赤白一般般。眼涩面黄鼻孔赤，谷道开张不可看。此方便是青黛散，孩儿百病服之安。**耳疳出汁**青黛、黄檗末，干搽。谈野翁方。**烂弦风眼**青黛、黄连泡汤，日洗。明目方。**产后发狂**四物汤加青黛，水煎服。摘玄。**伤寒赤斑**青黛二钱，水研服。活人书。**豌豆疮毒**未成脓者。波斯青黛一枣许，水研服。梅师方。**瘰疬未穿**靛花、马齿苋同捣，日日涂傅，取效。简便方。**诸毒虫伤**青黛、雄黄等分，研末，新汲水服二钱。古今录验。

‖ **附录** ‖

雀翘[别录有名未用曰] 味咸。益气明目。生蓝中。叶细黄，茎赤有刺。四月实，锐黄中黑。五月采，阴干。一名去母，一名更生。

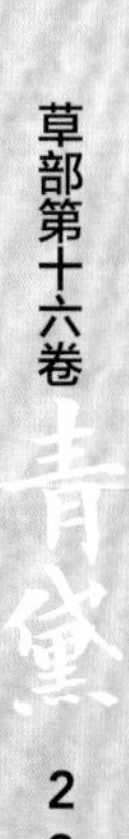

甘蓝

《拾遗》

‖ **基原** ‖

据《纲目彩图》《纲目图鉴》《中华本草》《草药大典》等综合分析考证，本品为十字花科植物甘蓝（卷心菜）*Brassica oleracea* Linnaeus var. *capitata* Linnaeus。为栽培品种，全国各地均有分布。

甘蓝

▷甘蓝（卷心菜）（*Brassica oleracea*）

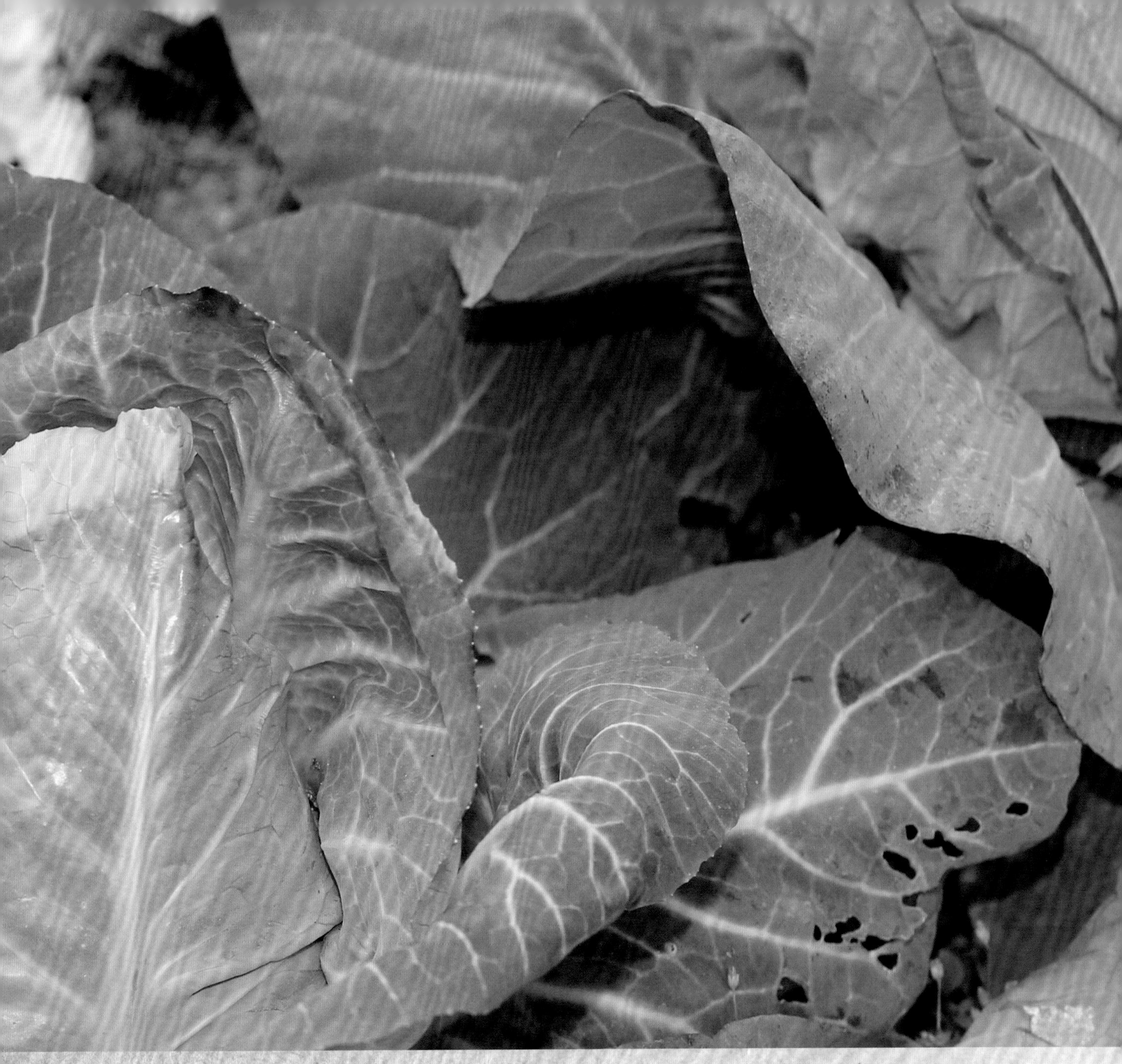

校正：自菜部移入此。

‖**释名**‖

蓝菜千金。

‖**集解**‖

[藏器曰] 此是西土蓝也。叶阔可食。[时珍曰] 此亦大叶冬蓝之类也。按胡洽居士云：河东、陇西羌胡多种食之，汉地少有。其叶长大而厚，煮食甘美。经冬不死，春亦有英。其花黄，生角结子。其功与蓝相近也。

‖ **气味** ‖

甘，平，无毒。

‖ **主治** ‖

久食，大益肾，填髓脑，利五脏六腑，利关节，通经络中结气，心下结伏气，明耳目，健人，少睡。益心力，壮筋骨。作菹经宿色黄，和盐食，治黄毒。藏器。

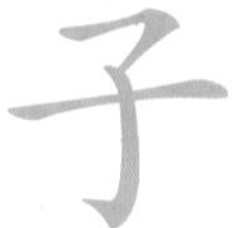

‖ **主治** ‖

人多睡。思邈。

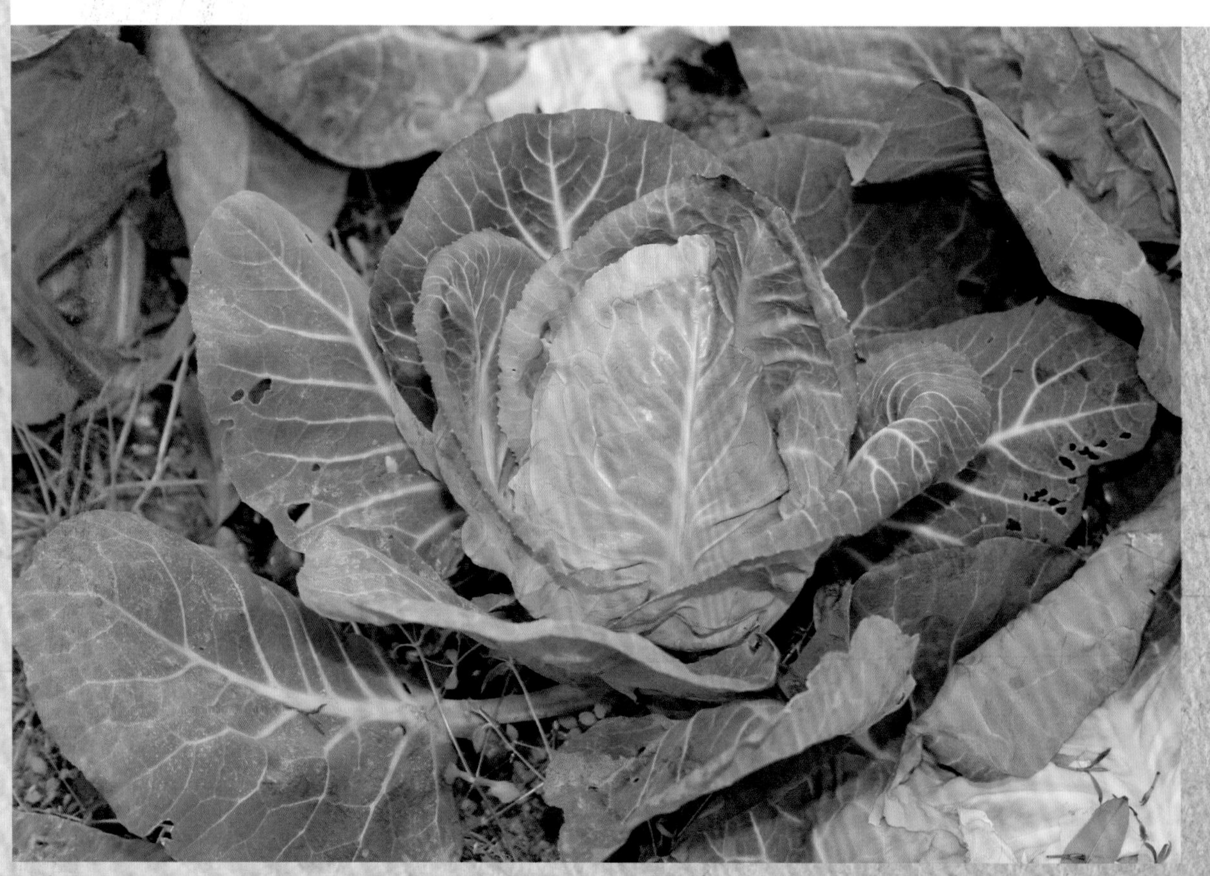

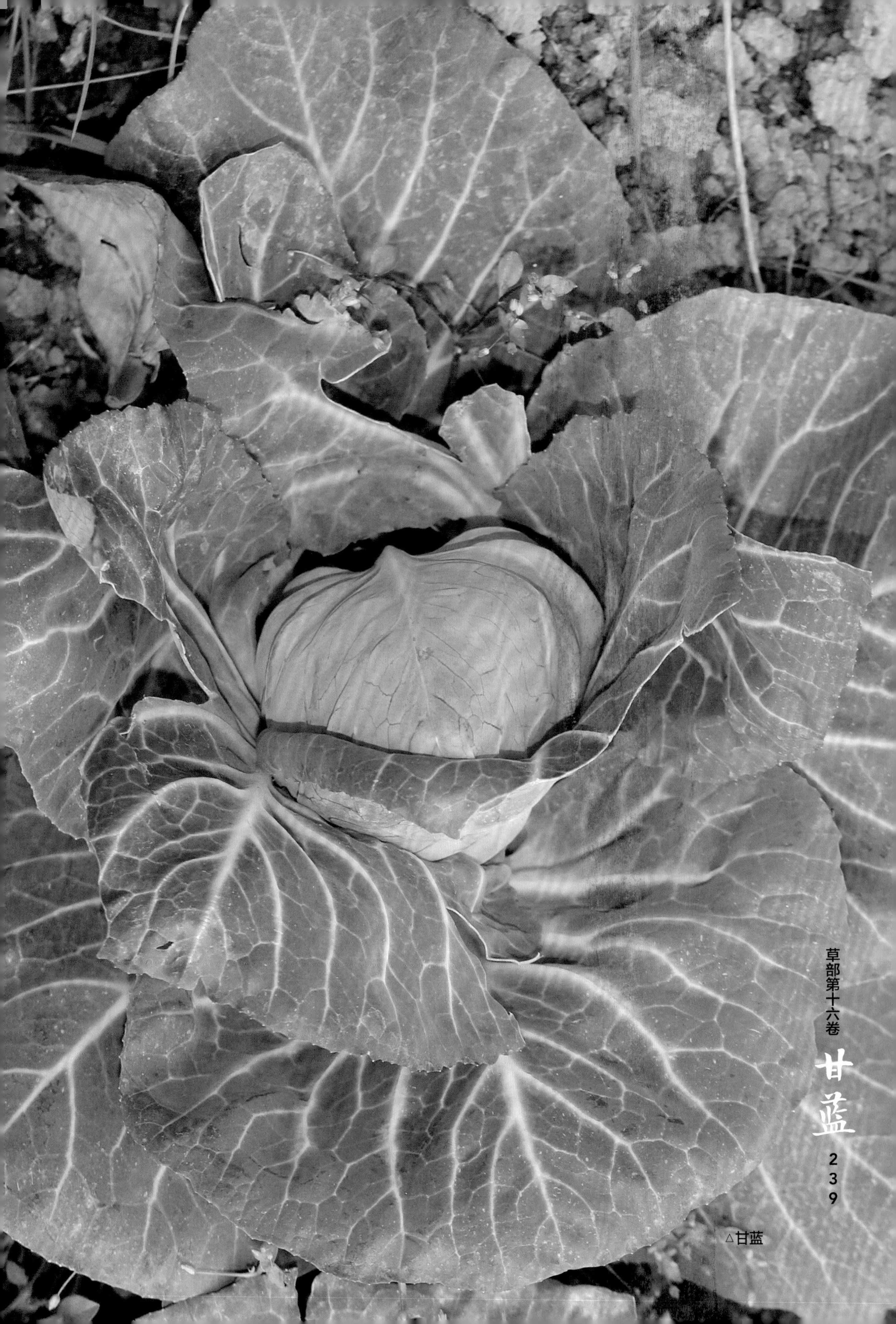

甘蓝

△甘蓝

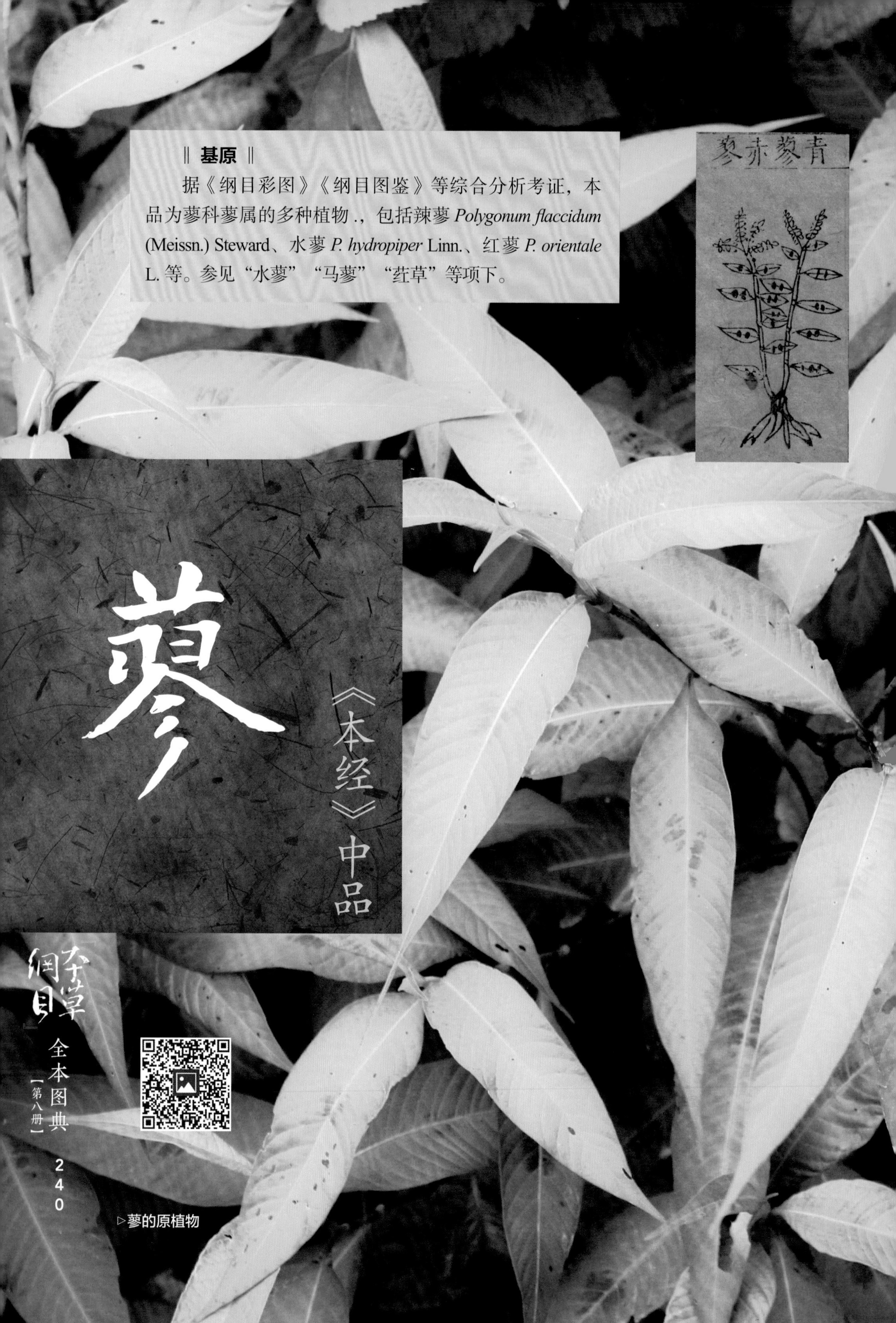
‖ 基原 ‖
据《纲目彩图》《纲目图鉴》等综合分析考证，本品为蓼科蓼属的多种植物.，包括辣蓼 Polygonum flaccidum (Meissn.) Steward、水蓼 P. hydropiper Linn.、红蓼 P. orientale L. 等。参见“水蓼”“马蓼”“荭草”等项下。
青蓼赤蓼
蓼
《本经》中品

▷蓼的原植物

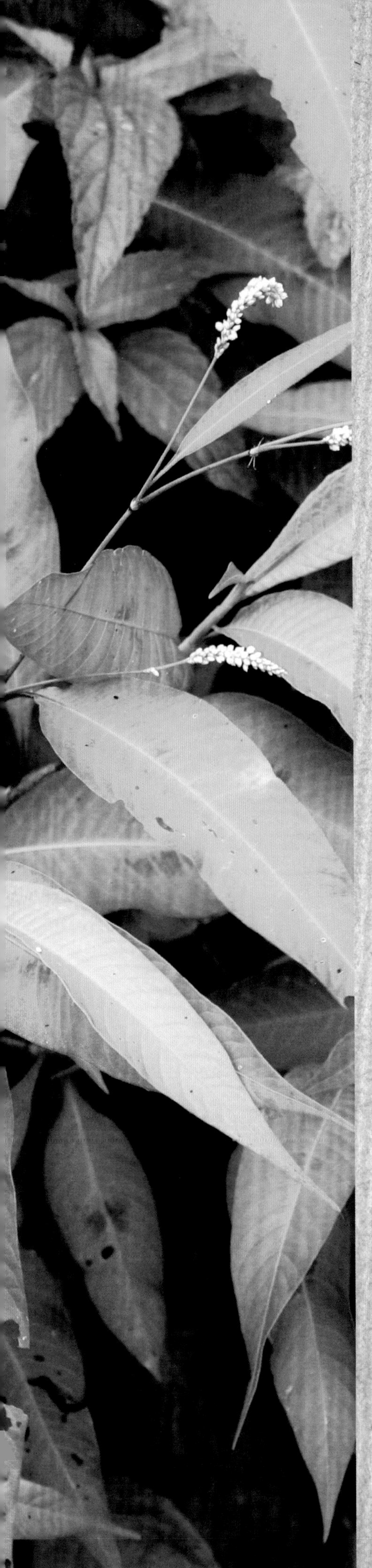

校正：自菜部移入此。

‖ **释名** ‖

[时珍曰] 蓼类皆高扬，故字从翏，音料，高飞貌。

‖ **集解** ‖

[别录曰] 蓼实生雷泽川泽。[弘景曰] 此类多人所食。有三种：一是青蓼，人家常用，其叶有圆有尖，以圆者为胜，所用即此也；一是紫蓼，相似而紫色；一是香蓼，相似而香，并不甚辛，好食。[保升曰] 蓼类甚多。有青蓼、香蓼、水蓼、马蓼、紫蓼、赤蓼、木蓼七种：紫、赤二蓼，叶小狭而厚；青、香二蓼，叶亦相似而俱薄；马、水二蓼，叶俱阔大，上有黑点；木蓼一名天蓼，蔓生，叶似柘叶。六蓼花皆红白，子皆大如胡麻，赤黑而尖扁；惟木蓼花黄白，子皮青滑。诸蓼并冬死，惟香蓼宿根重生，可为生菜。[颂曰] 木蓼亦有大小二种，皆蔓生。陶氏以青蓼入药，余亦无用。三茅君传有作白蓼酱方，药谱无白蓼，疑即青蓼也。[宗奭曰] 蓼实即草部下品水蓼之子也。彼言水蓼是用茎，此言蓼实是用子也。春初以壶卢盛水浸湿，高挂火上，日夜使暖，遂生红芽，取为蔬，以备五辛盘。[时珍曰] 韩保升所说甚明。古人种蓼为蔬，收子入药。故礼记烹鸡豚鱼鳖，皆实蓼于其腹中，而和羹脍亦须切蓼也。后世饮食不用，人亦不复栽，惟造酒曲者用其汁耳。今但以平泽所生香蓼、青蓼、紫蓼为良。

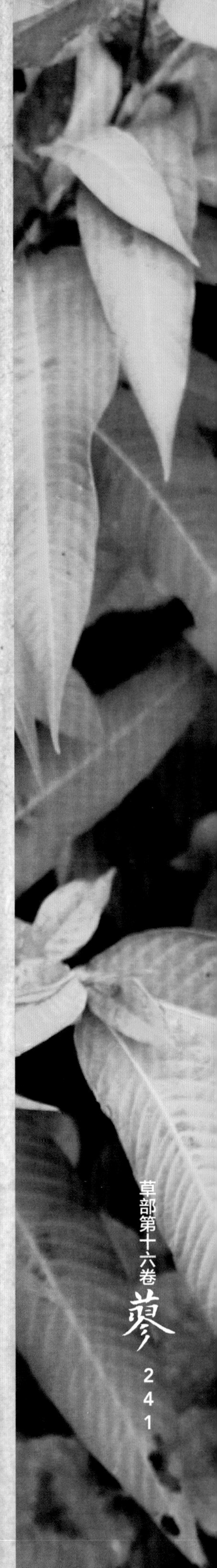

实

‖ **气味** ‖

辛，温，无毒。[诜曰] 多食吐水，壅气损阳。

‖ **主治** ‖

明目温中，耐风寒，下水气，面浮肿痈疡。本经。**归鼻，除肾气，去疬疡，止霍乱，治小儿头疮。**甄权。

‖ **附方** ‖

旧一，新三。**伤寒劳复**因交后卵肿，或缩入腹痛。蓼子一把，水挼汁，饮一升。肘后方。**霍乱烦渴**蓼子一两，香薷二两。每服二钱，水煎服。圣惠。**小儿头疮**蓼子为末，蜜和鸡子白同涂之，虫出不作痕。药性论。**蜗牛咬毒**毒行遍身者。蓼子煎水浸之，立愈。不可近阴，令弱也。陈藏器本草。

苗叶

‖ **气味** ‖

辛，温，无毒。[思邈曰] 黄帝云：食蓼过多，有毒，发心痛。和生鱼食，令人脱气，阴核痛求死。二月食蓼，伤人胃。扁鹊云：久食令人寒热，损髓减气少精。妇人月事来时食蓼、蒜，喜为淋。与大麦面相宜。

‖ **主治** ‖

归舌，除大小肠邪气，利中益志。别录。**干之酿酒，主风冷，大良。**弘景。**作生菜食，能入腰脚。煮汤捋脚，治霍乱转筋。煮汁日饮，治痃癖。捣烂，傅狐尿疮。**藏器。**脚暴软，赤蓼烧灰淋汁浸之，以桑叶蒸罯，立愈。**大明。**杀虫伏砒。**时珍。

‖ **附方** ‖

旧四，新三。**蓼汁酒**治胃脘冷，不能饮食，耳目不聪明，四肢有气，冬卧足冷。八月三日取蓼日干，如五升大，六十把，水六石，煮取一石，去滓，拌米饭，如造酒法，待熟，日饮之。十日后，目明气壮也。千金方。**肝虚转筋**吐泻。赤蓼茎叶切三合，水一盏，酒三合，煎至四合，分二服。圣惠方。**霍乱转筋**蓼叶一升，水三升，煮取汁二升，入香豉一升，更煮一升半，分三服。药性论。**夏月暍死**浓煮蓼汁一盏服。外台。**小儿冷痢**蓼叶捣汁服。千金。**血气攻心**痛不可忍。蓼根洗剉，浸酒饮。斗门。**恶犬咬伤**蓼叶捣泥傅。肘后。

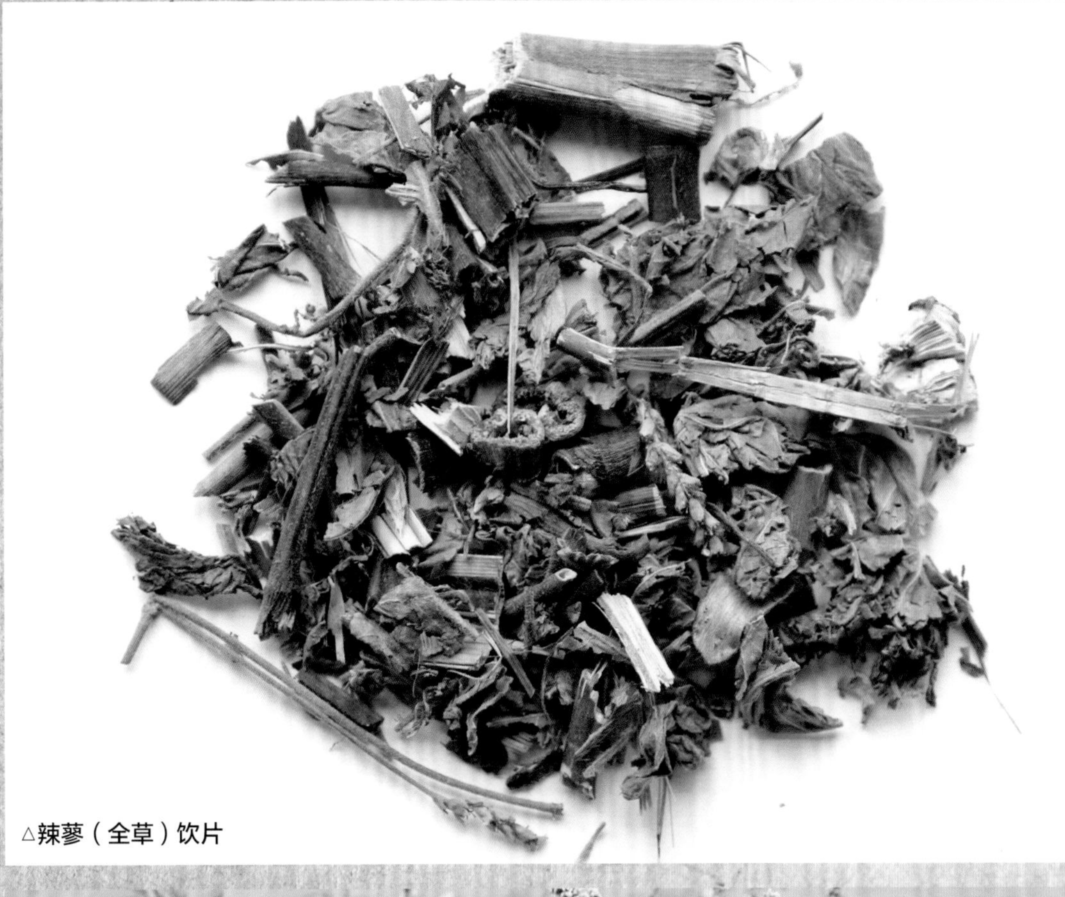

△辣蓼（全草）饮片

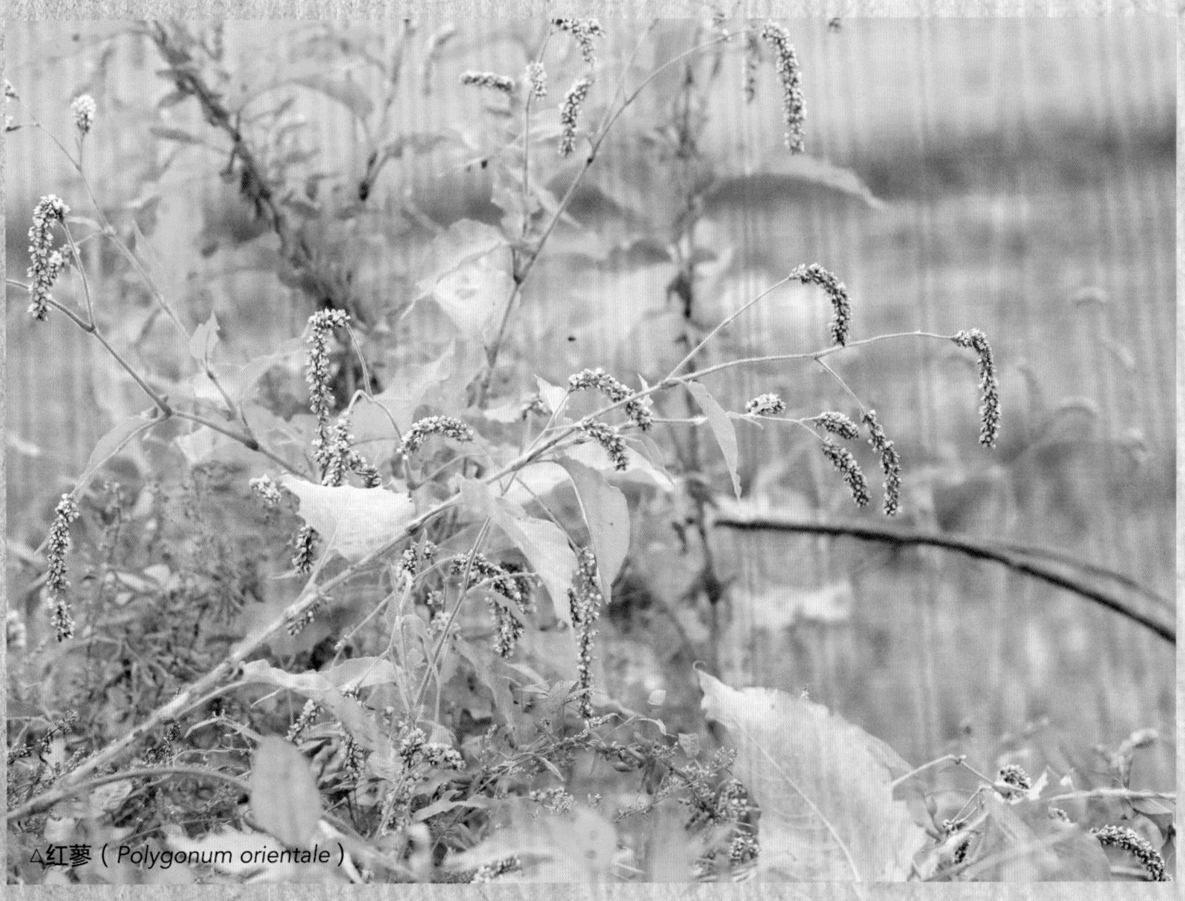

△红蓼（*Polygonum orientale*）

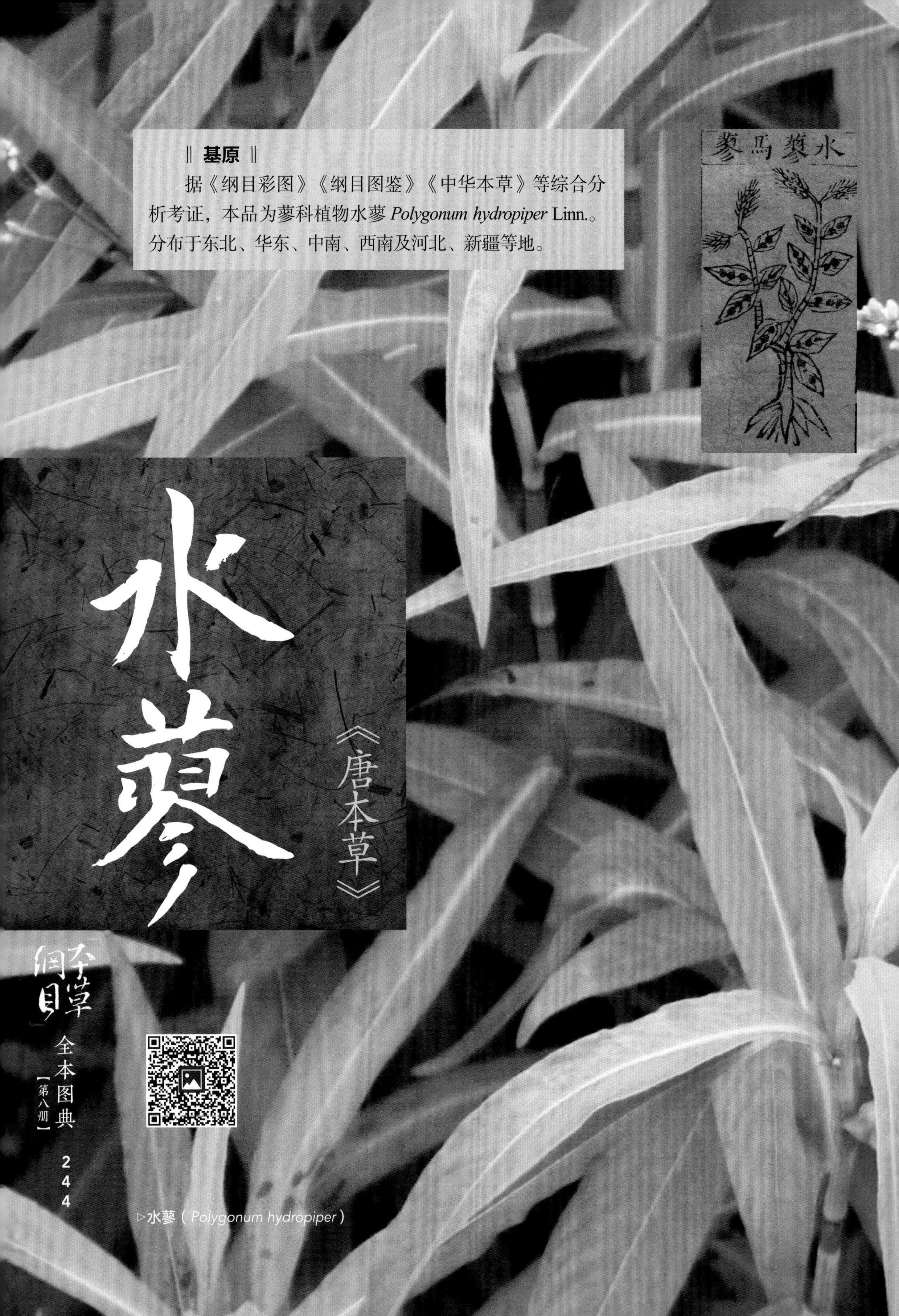

‖ **基原** ‖

据《纲目彩图》《纲目图鉴》《中华本草》等综合分析考证，本品为蓼科植物水蓼 *Polygonum hydropiper* Linn.。分布于东北、华东、中南、西南及河北、新疆等地。

▷水蓼（*Polygonum hydropiper*）

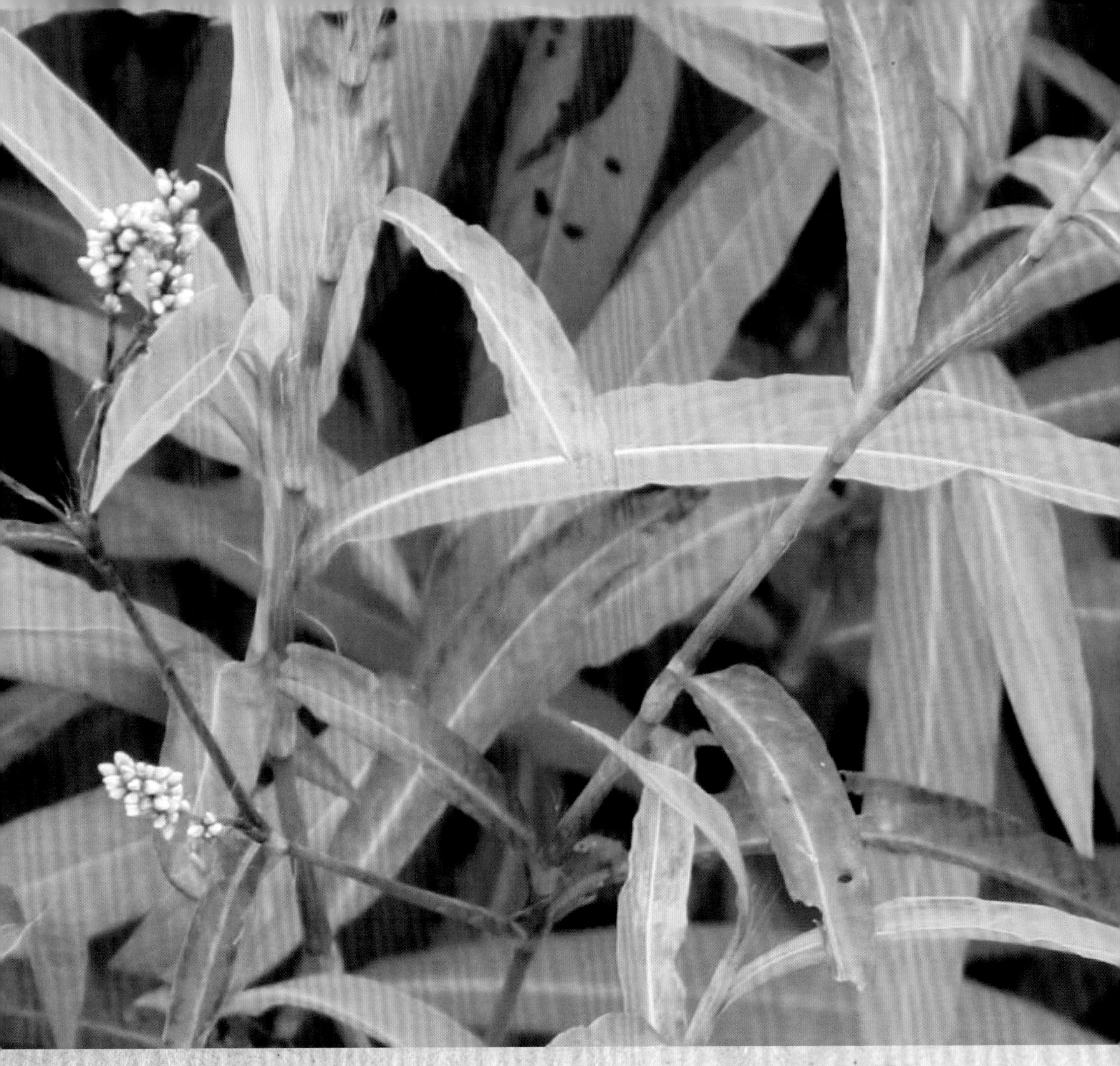

‖ **释名** ‖

虞蓼尔雅**泽蓼**。[志曰] 生于浅水泽中，故名水蓼。[时珍曰] 按尔雅云：蔷，虞蓼也。山夹水曰虞。

‖ **集解** ‖

[恭曰] 水蓼生下湿水旁。叶似马蓼，大于家蓼，茎赤色，水挼食之，胜于蓼子。[宗奭曰] 水蓼大概与水荭相似，但枝低耳。今造酒取叶，以水浸汁，和面作曲，亦取其辛耳。[时珍曰] 此乃水际所生之蓼，叶长五六寸，比水荭叶稍狭，比家蓼叶稍大，而功用仿佛。故寇氏谓蓼实即水蓼之子者，以此故。

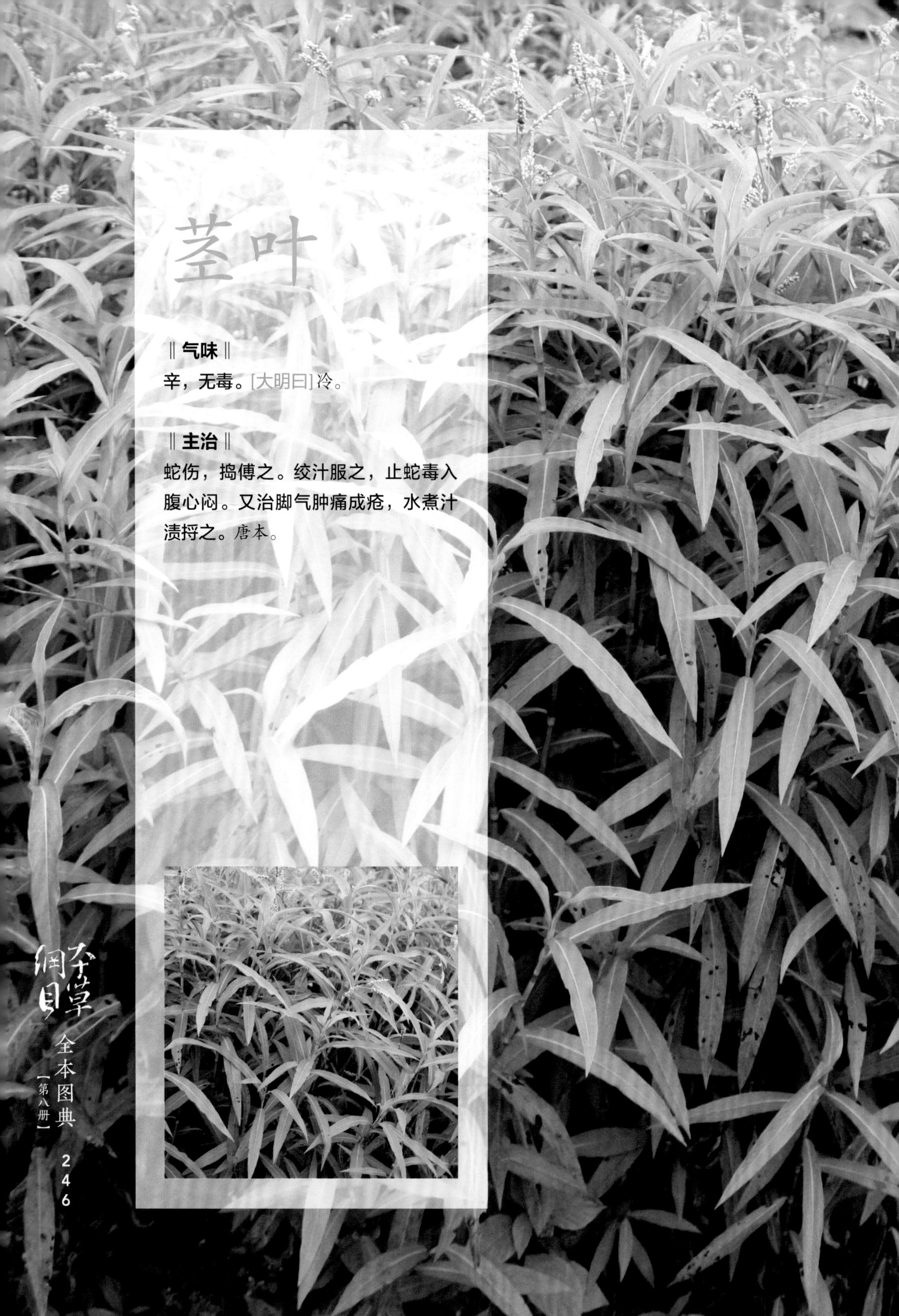

茎叶

‖ **气味** ‖

辛，无毒。[大明曰]冷。

‖ **主治** ‖

蛇伤，捣傅之。绞汁服之，止蛇毒入腹心闷。又治脚气肿痛成疮，水煮汁渍捋之。唐本。

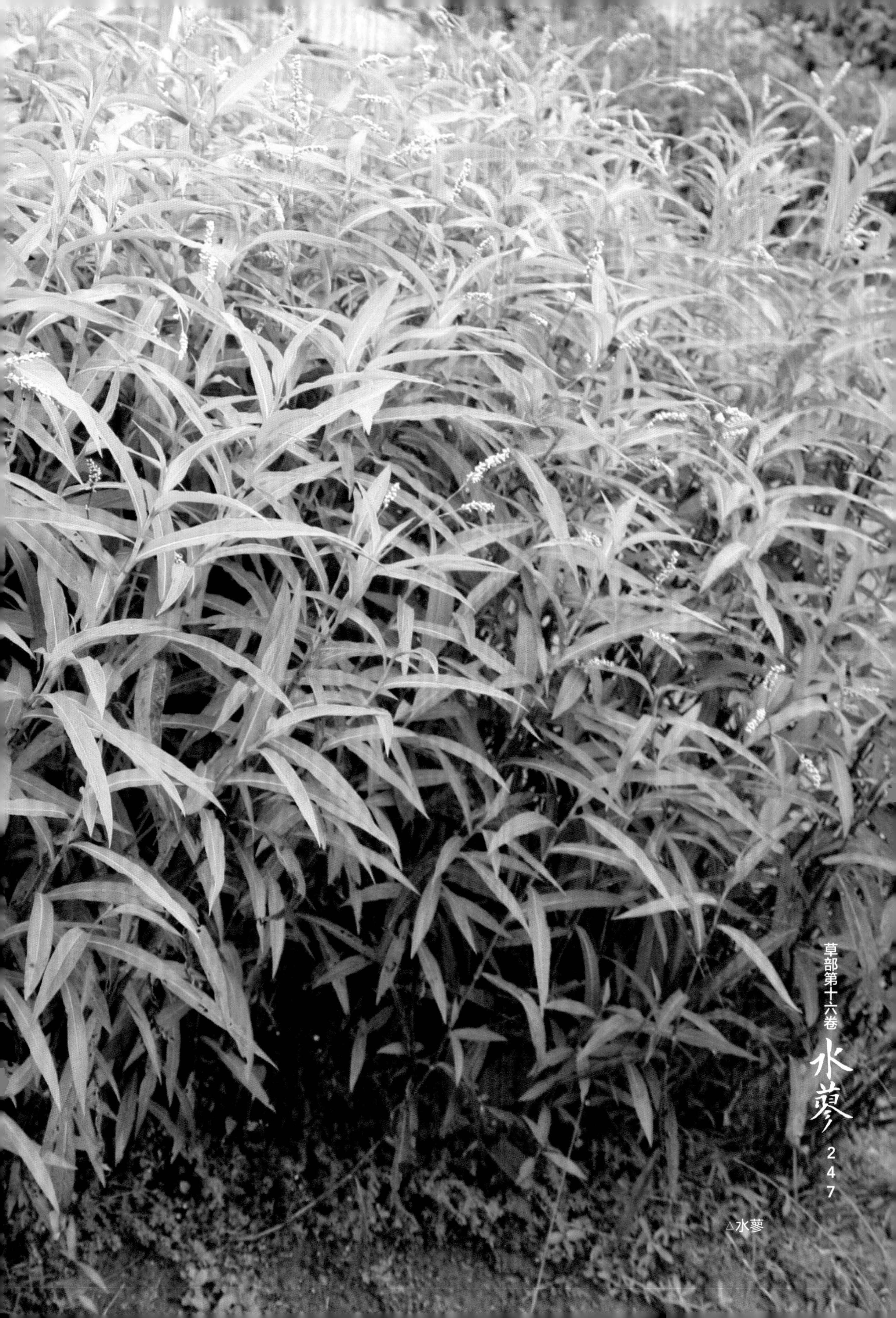

△水蓼

马蓼

《纲目》

‖ **基原** ‖

据《纲目图鉴》《纲目彩图》认为本品为蓼科植物酸模叶蓼 *Polygonum lapathifolium* Linn. 和节蓼 *P. nodosum*(L.).Pers.，酸模叶蓼分布于全国各地，节蓼分布于吉林、江西、四川等地。《中华本草》《大辞典》则认为本品为同属植物桃叶蓼 *P. persicaria* Linn. 的全草，分布于东北、华北、华东及陕西、河南、湖北等地。

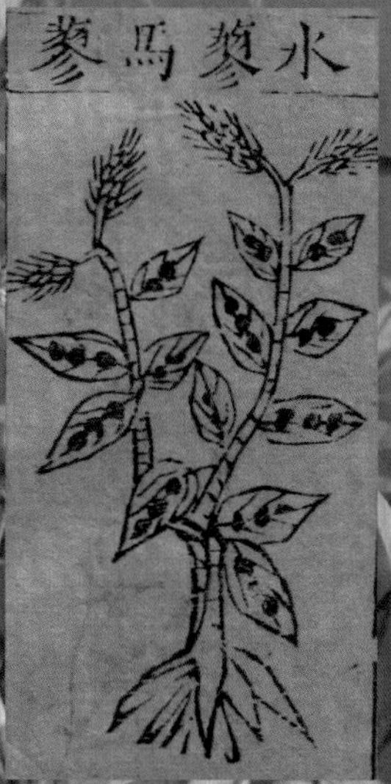

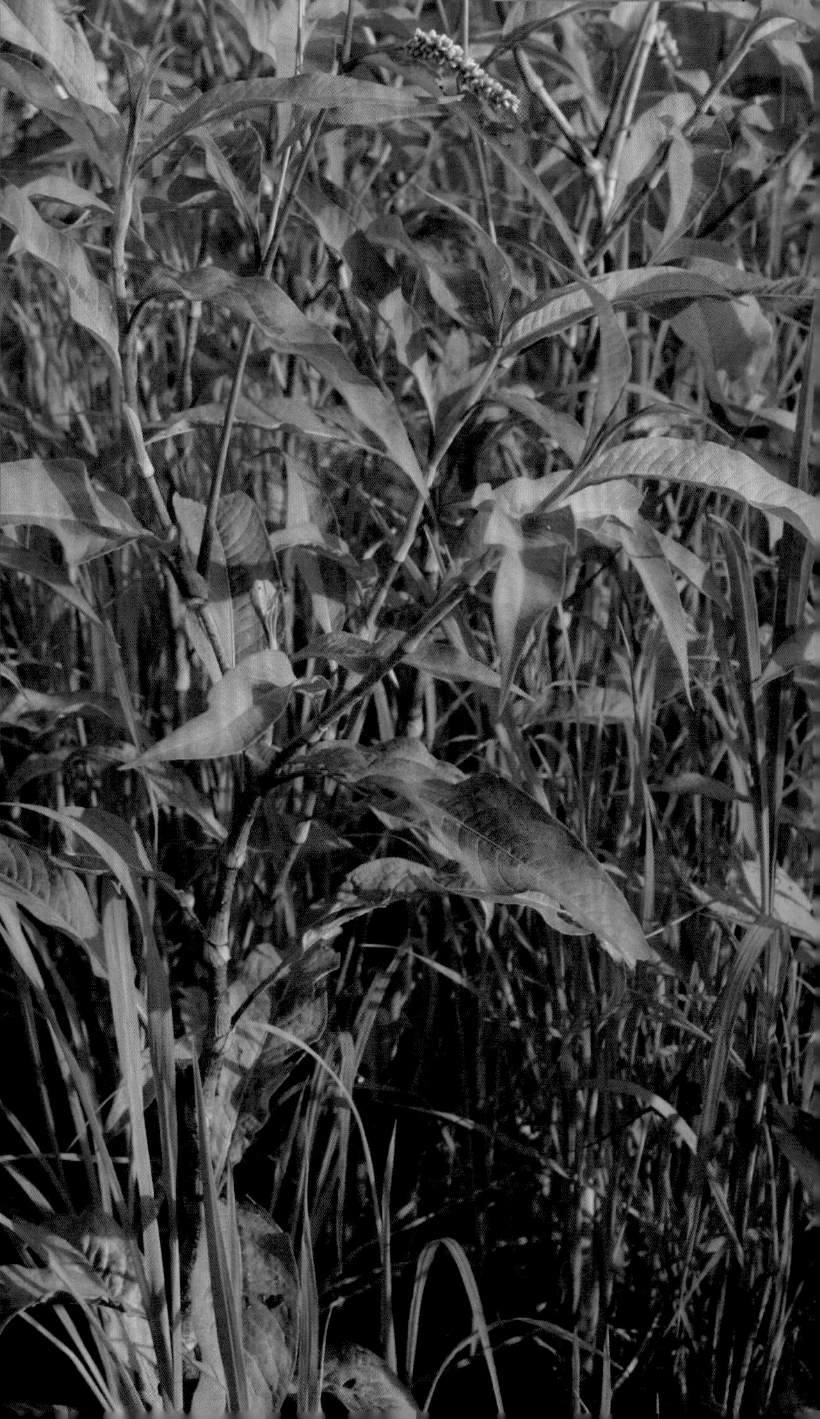

水蓼马蓼

▷酸模叶蓼（*Polygonum lapathifolium*）

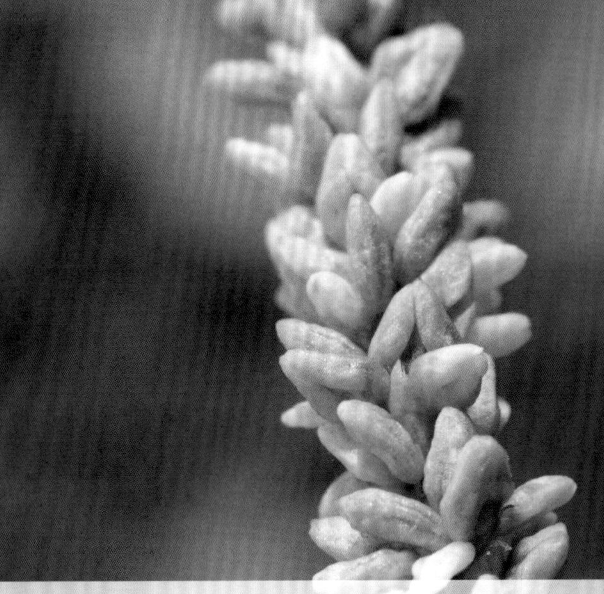

‖ **释名** ‖

大蓼纲目**墨记草。**[时珍曰] 凡物大者，皆以马名之，俗呼大蓼是也。高四五尺，有大小二种。但每叶中间有黑迹，如墨点记，故方士呼为墨记草。

‖ **集解** ‖

[弘景曰] 马蓼生下湿地，茎斑，叶大有黑点。亦有两三种，其最大者名茏鼓，即水荭也。

茎叶

‖ **气味** ‖

辛，温，无毒。[时珍曰] 伏丹砂、雌黄。

‖ **主治** ‖

去肠中蛭虫，轻身。本经。

‖ 基原 ‖
据《纲目彩图》《纲目图鉴》《大辞典》《中华本草》等综合分析考证，本品为蓼科植物红蓼 *Polygonum orientale* Linn.。分布几遍全国各地。
草 葒
葒草
《别录》中品

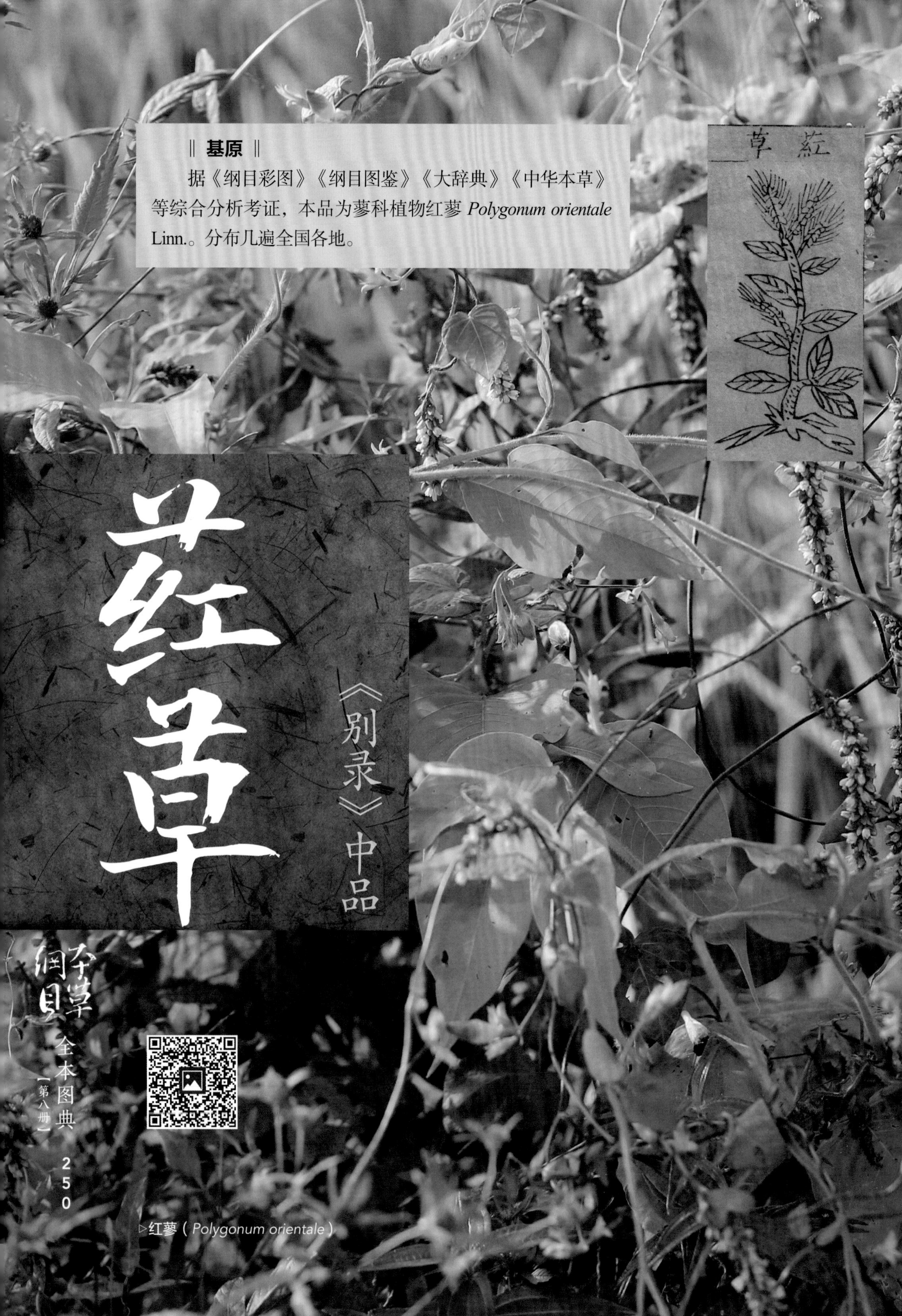

▷红蓼（*Polygonum orientale*）

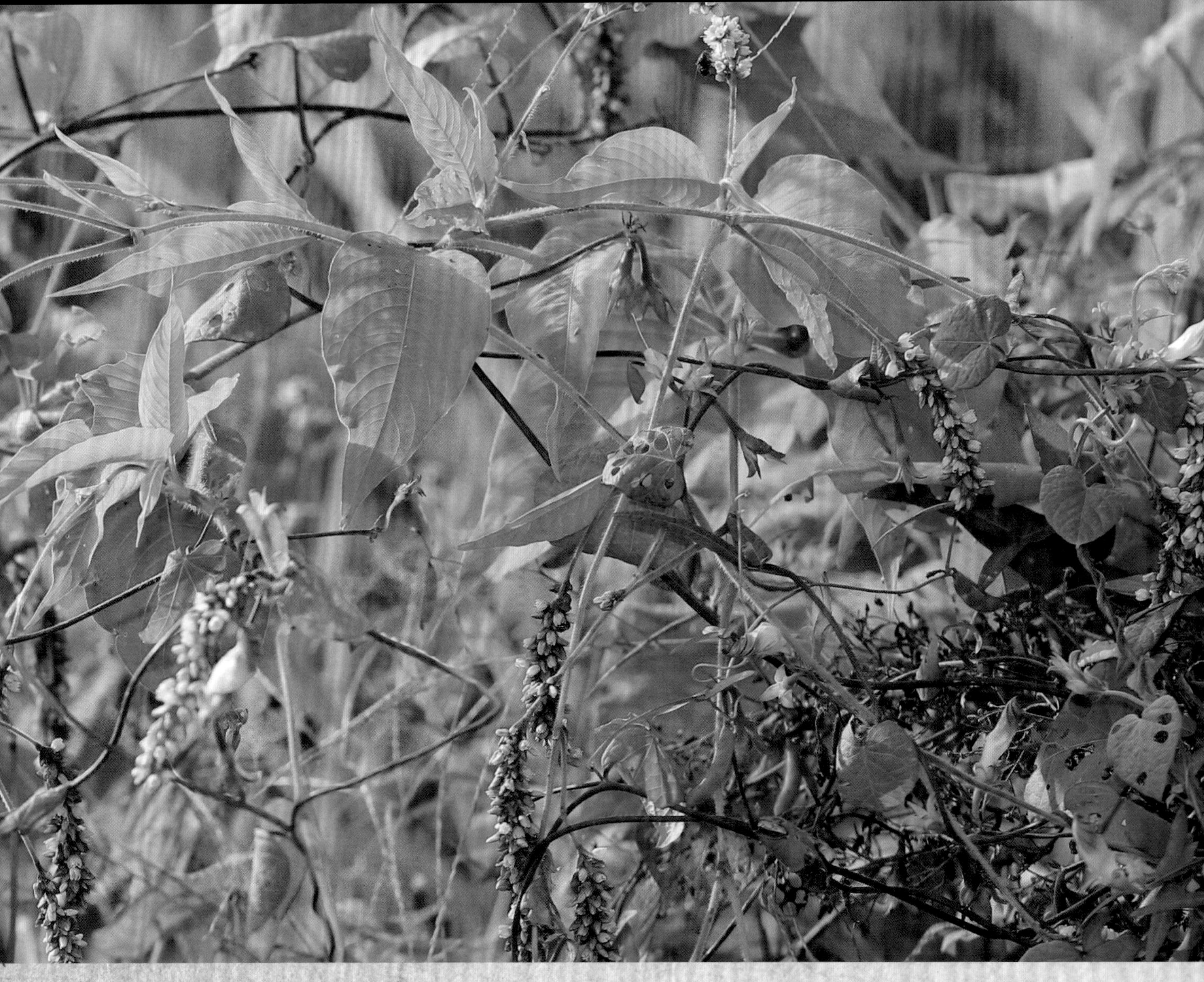

校正：并入有名未用别录天蓼。

‖ **释名** ‖

鸿藹音缬**茏古**一作鼓**游龙**诗经**石龙**别录**天蓼**别录**大蓼**。[时珍曰] 此蓼甚大而花亦繁红，故曰荭，曰鸿。鸿亦大也。别录有名未用草部中有天蓼，云一名石龙，生水中。陈藏器解云：天蓼即水荭，一名游龙，一名大蓼。据此，则二条乃一指其实，一指茎叶而言也。今并为一。

‖ **集解** ‖

[别录曰] 荭生水旁，如马蓼而大，五月采实。[弘景曰] 今生下湿地甚多，极似马蓼而甚长大。诗称隰有游龙，郭璞云，即茏古也。[颂曰] 荭即水荭也，似蓼而叶大。赤白色，高丈余。尔雅云：荭，茏古。其大者蘬，音诡。陆玑云：游龙一名马蓼。然马蓼自是一种也。[时珍曰] 其茎粗如拇指，有毛。其叶大如商陆，花色浅红，成穗。秋深子成，扁如酸枣仁而小，其色赤黑而肉白，不甚辛，炊炒可食。

实

‖ **气味** ‖

咸，微寒，无毒。

‖ **主治** ‖

消渴，去热明目益气。别录。

‖ **附方** ‖

旧一，新一。**瘰疬**水荭子不以多少，一半微炒，一半生用，同研末。食后好酒调服二钱，日三服。已破者亦治。久则效，效则止。寇宗奭本草衍义。**癖痞腹胀**及坚硬如杯碗者。用水荭花子一升，另研独颗蒜三十个去皮，新狗脑一个，皮消四两，石臼捣烂，摊在患处上，用油纸以长帛束之。酉时贴之，次日辰时取之。未效，再贴二三次。倘有脓溃，勿怪。仍看虚实，日逐间服钱氏白饼子、紫霜丸、塌气丸、消积丸，利之磨之。服至半月，甚者一月，无不瘥矣。以喘满身者为实，不喘者为虚。蔺氏经验方。

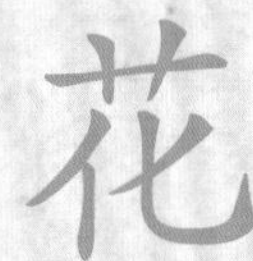

‖ **主治** ‖

散血，消积，止痛。时珍。

‖ **附方** ‖

新三。**胃脘血气**作痛。水荭花一大撮，水二钟，煎一钟服。百户毛菊庄屡验方也。董炳避水集验方。**心气疞痛**水荭花为末，热酒服二钱。又法：男用酒水各半煎服，女用醋水各半煎服。一妇年三十病此，一服立效。摘玄方。**腹中痞积**水荭花或子一碗，以水三碗，用桑柴文武火煎成膏，量痞大小摊贴，仍以酒调膏服。忌腥荤油腻之物。刘松石保寿堂方。

天蓼

别录。[时珍曰] 此指茎叶也。

‖ **气味** ‖

辛，有毒。

‖ **主治** ‖

恶疮，去痹气。别录。**根茎：除恶疮肿，水气脚气，煮浓汁渍之。**苏颂。

‖ **附方** ‖

新一。**生肌肉**水荭花根煎汤淋洗，仍以其叶晒干研末，撒疮上，每日一次。谈野翁试验方。

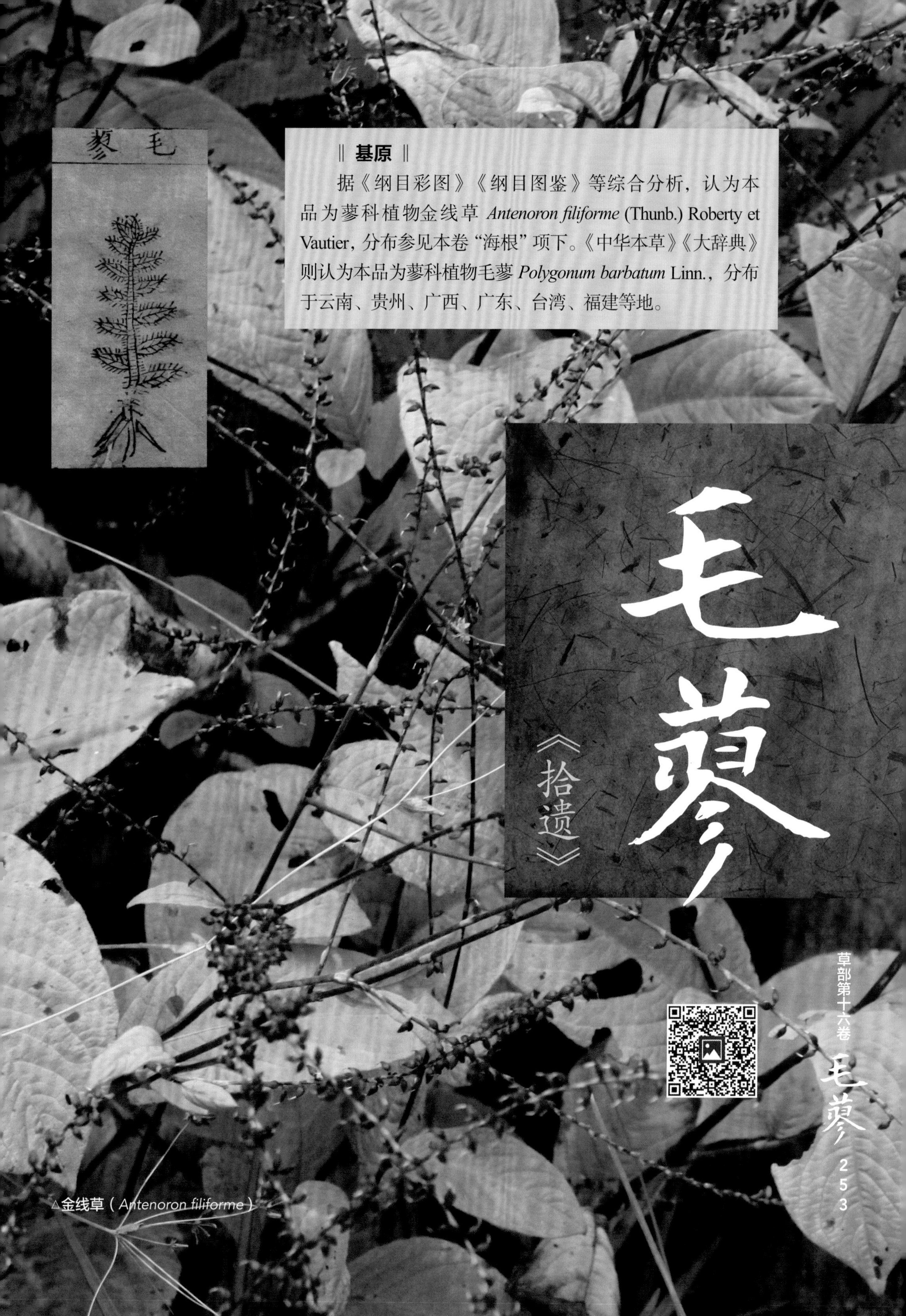

‖ 基原 ‖

据《纲目彩图》《纲目图鉴》等综合分析，认为本品为蓼科植物金线草 *Antenoron filiforme* (Thunb.) Roberty et Vautier，分布参见本卷“海根”项下。《中华本草》《大辞典》则认为本品为蓼科植物毛蓼 *Polygonum barbatum* Linn.，分布于云南、贵州、广西、广东、台湾、福建等地。

△金线草（*Antenoron filiforme*）

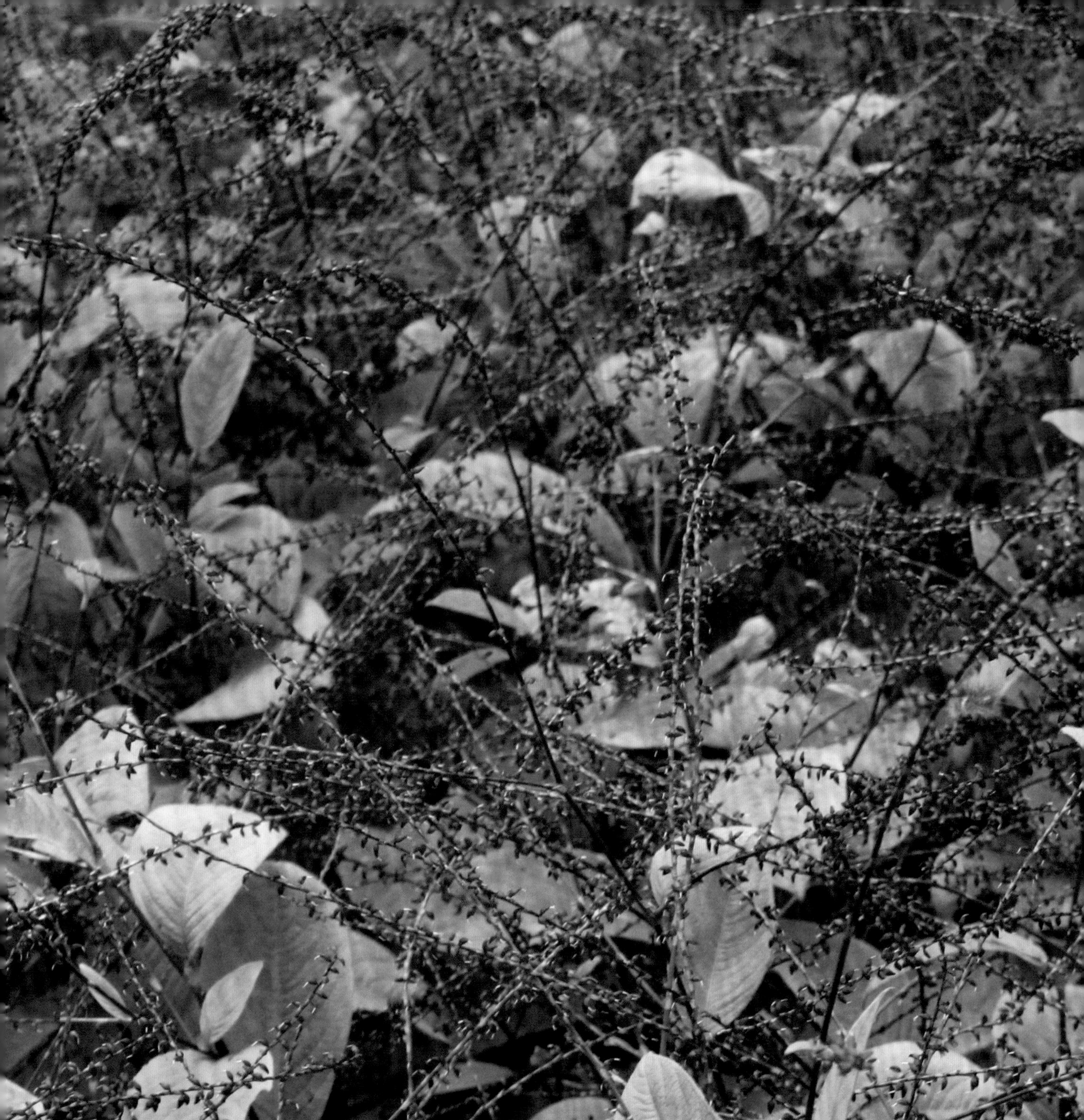

‖集解‖

[藏器曰] 毛蓼生山足，似马蓼，叶上有毛，冬根不死。[时珍曰] 此即蓼之生于山麓者，非泽隰之蓼也。

▷金线草

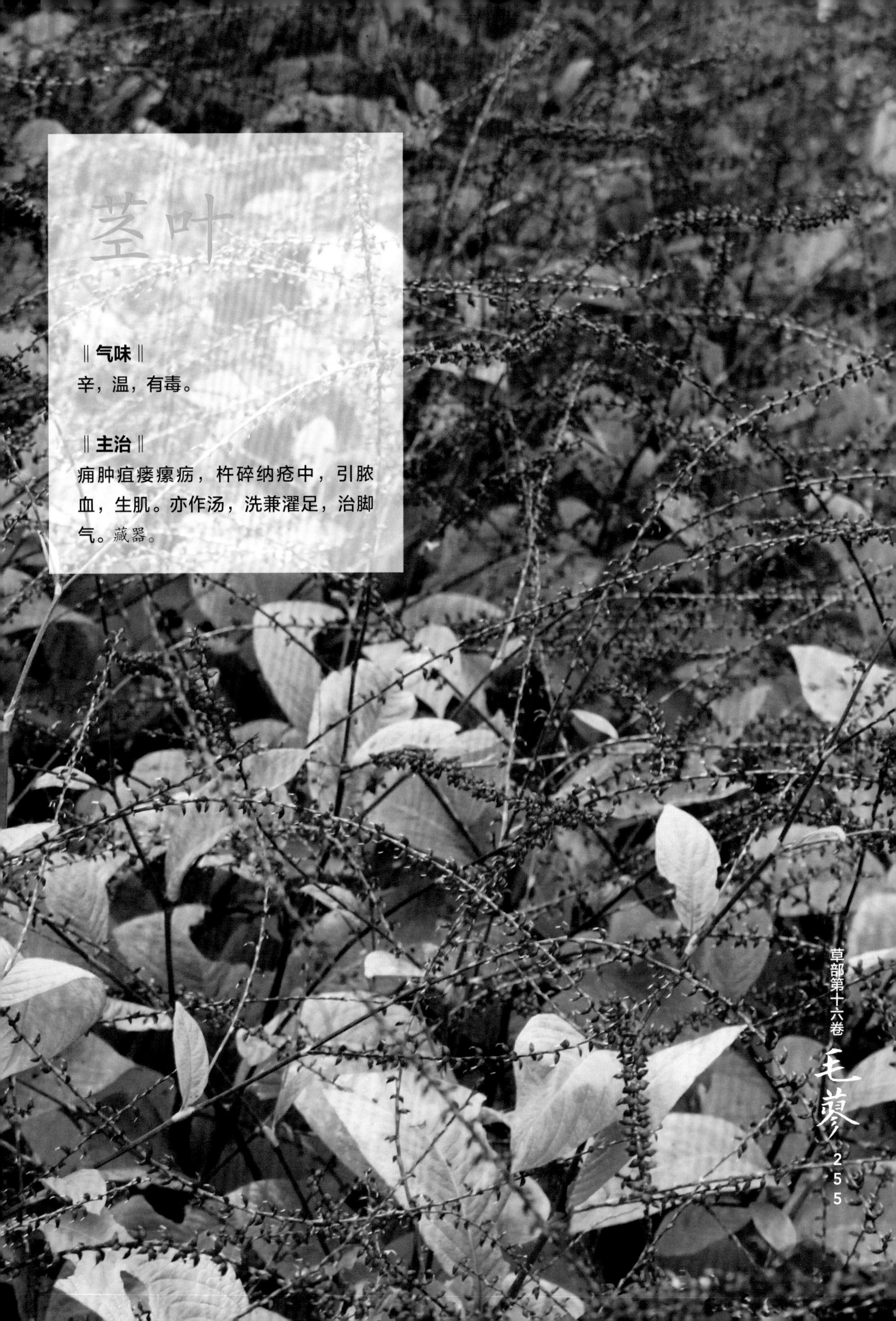

茎叶

‖ **气味** ‖

辛，温，有毒。

‖ **主治** ‖

痈肿疽瘘瘰疬，杵碎纳疮中，引脓血，生肌。亦作汤，洗兼濯足，治脚气。藏器。

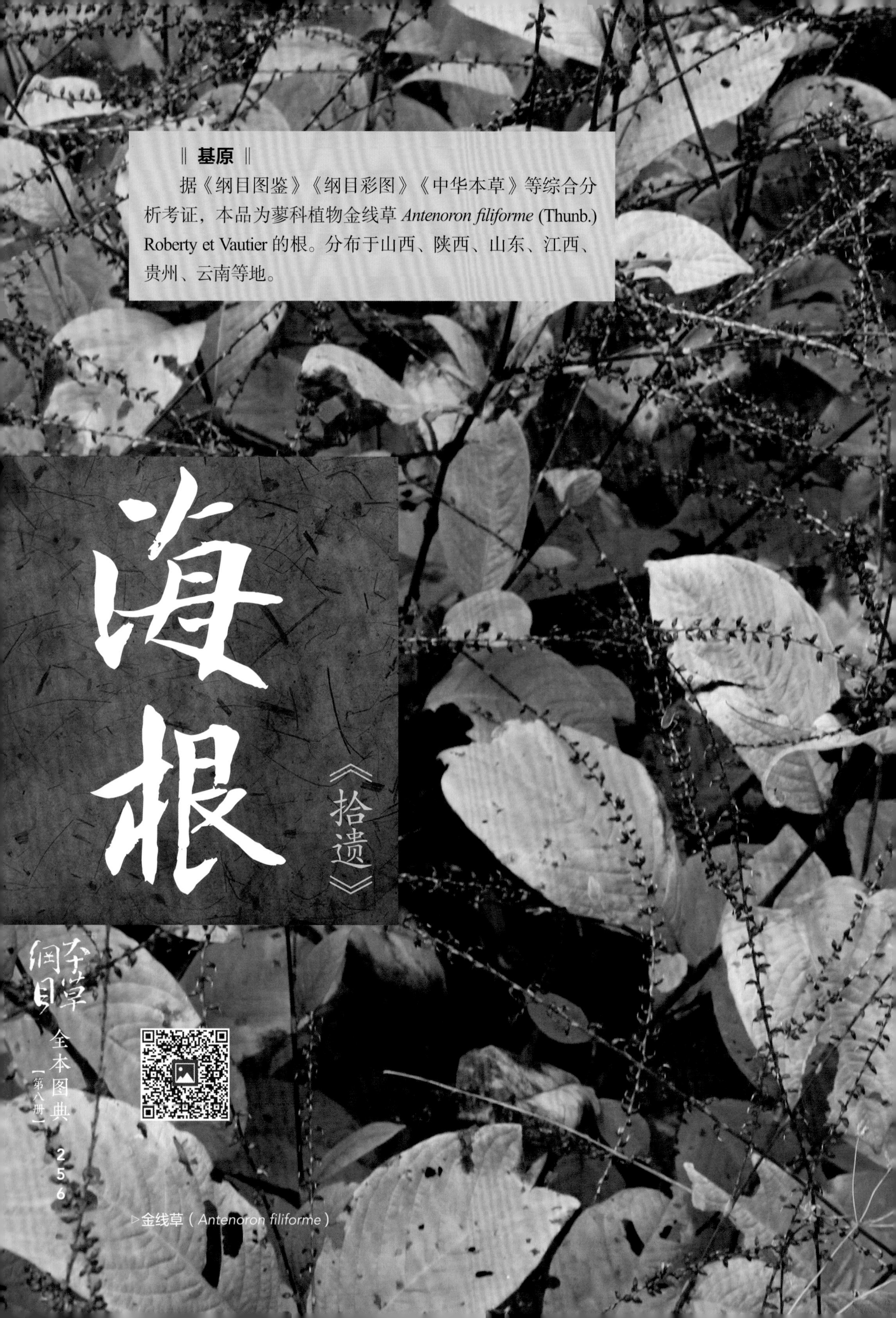

海根

《拾遗》

‖ **基原** ‖

据《纲目图鉴》《纲目彩图》《中华本草》等综合分析考证，本品为蓼科植物金线草 *Antenoron filiforme* (Thunb.) Roberty et Vautier 的根。分布于山西、陕西、山东、江西、贵州、云南等地。

▷金线草（*Antenoron filiforme*）

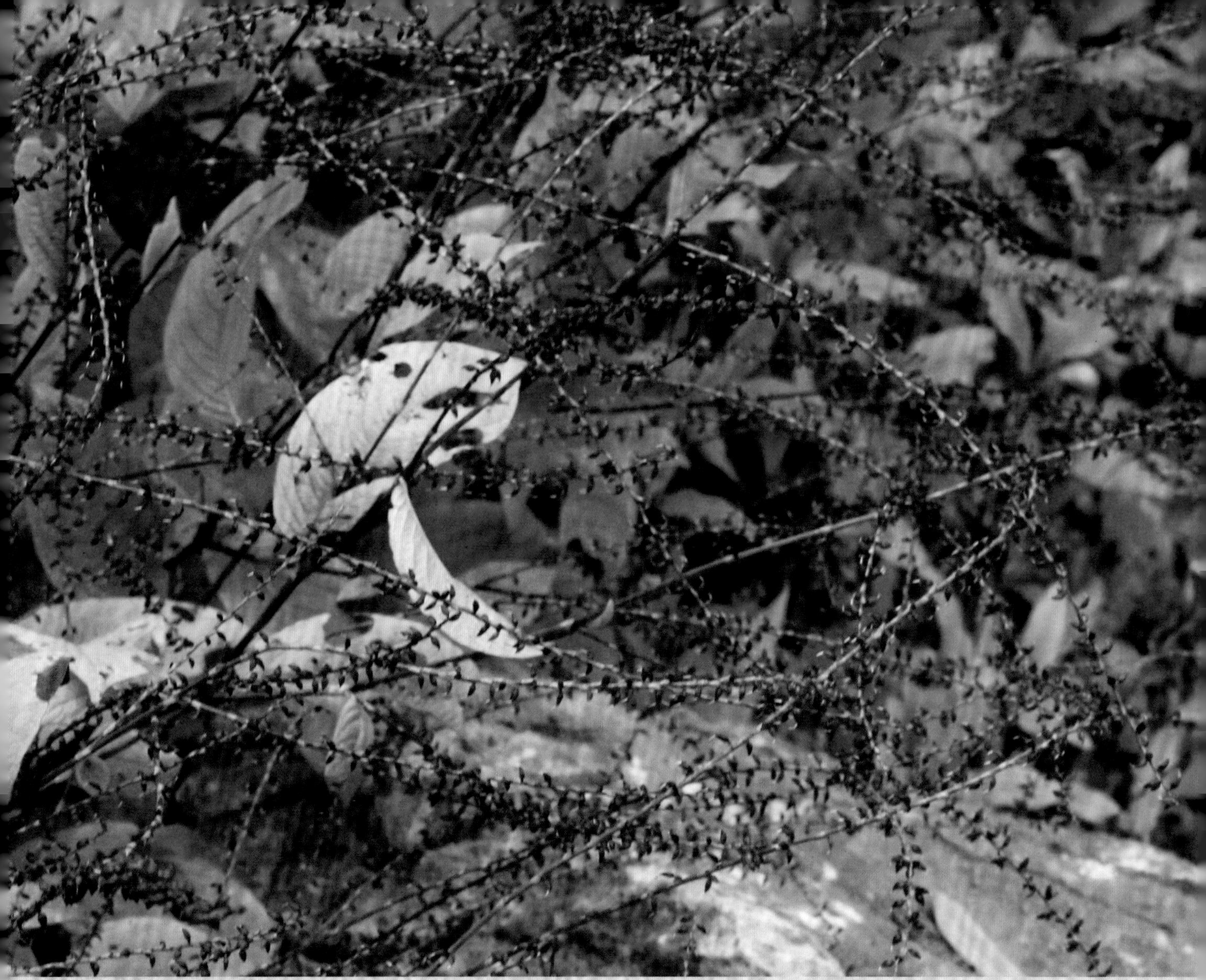

‖ **集解** ‖

[藏器曰] 生会稽海畔山谷，茎赤，叶似马蓼，根似菝葜而小，胡人蒸而用之也。

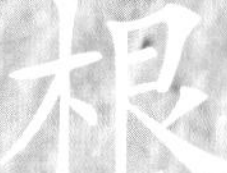

‖ **气味** ‖

苦，小温，无毒。

‖ **主治** ‖

霍乱中恶心腹痛，鬼气疰忤飞尸，喉痹蛊毒，痈疽恶肿，赤白游疹，蛇咬大毒。酒及水磨服，并傅之。藏器。

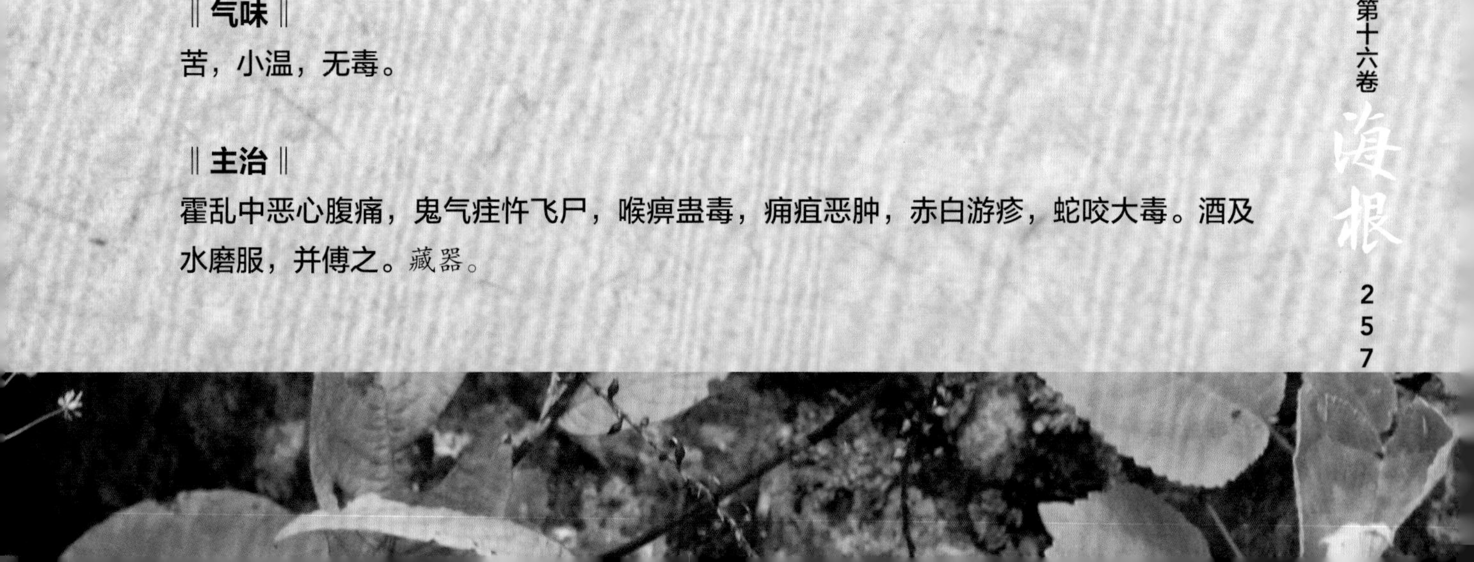

火炭母草

宋《图经》

‖ **基原** ‖

据《纲目彩图》《草药大典》《中华本草》《汇编》等综合分析考证，本品为蓼科植物火炭母草 *Polygonum chinense* L.。分布于江西、福建、广东、广西、四川、贵州等地。

火炭母草

南恩州

△火炭母草（*Polygonum chinense*）

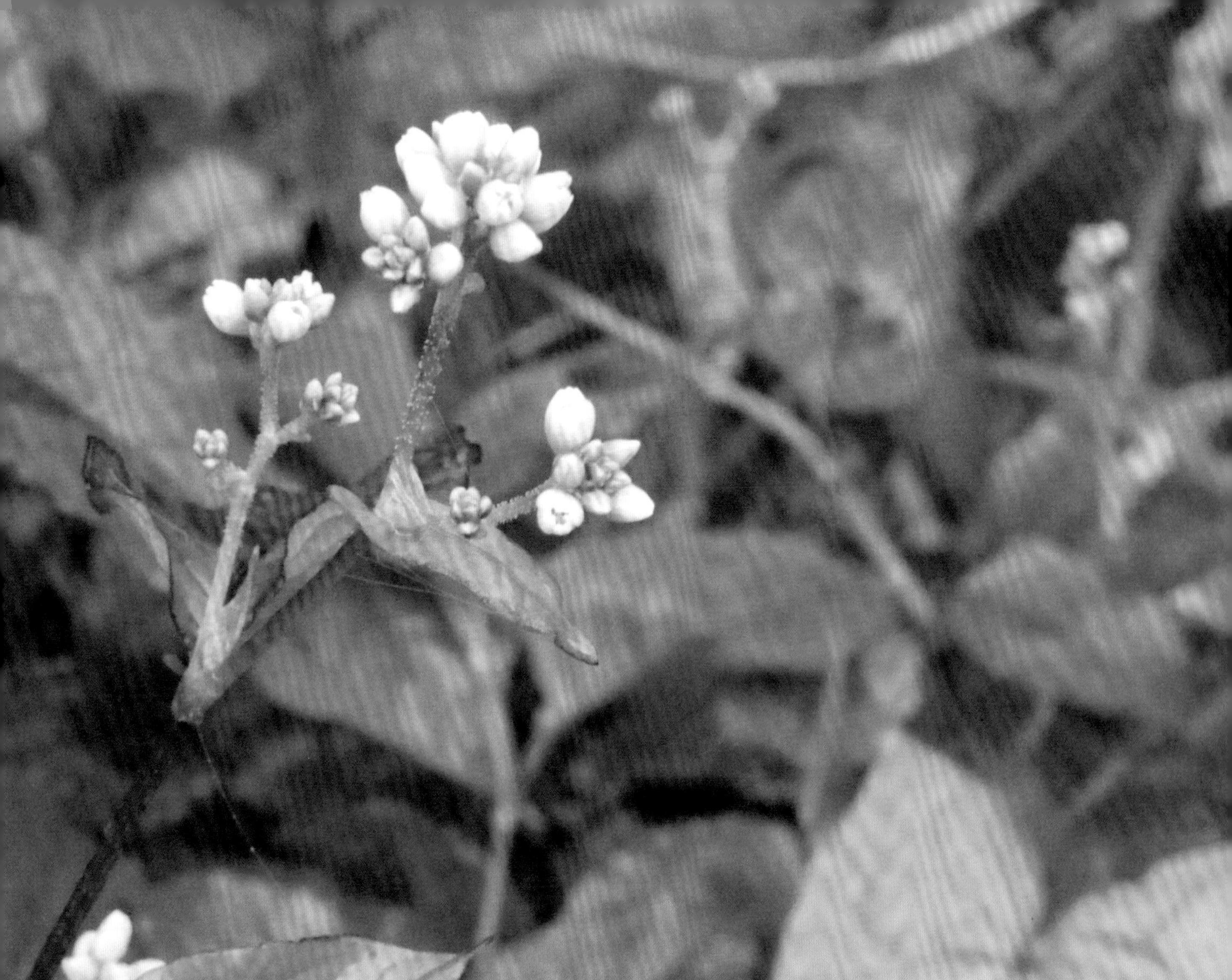

‖ **集解** ‖

[颂曰] 生恩州原野中。茎赤而柔，似细蓼。叶端尖，近梗形方。夏有白花。秋实如椒，青黑色，味甘可食。

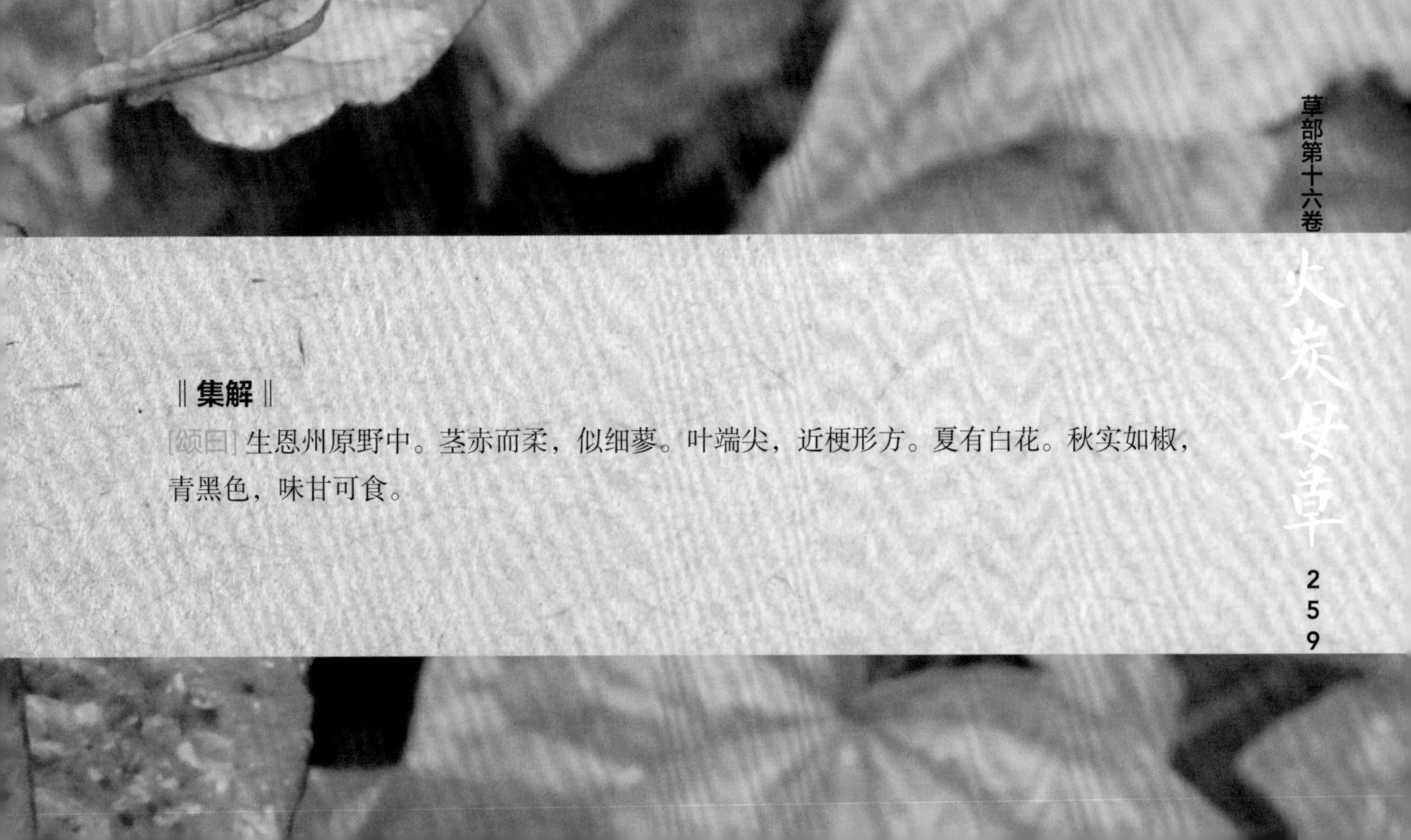

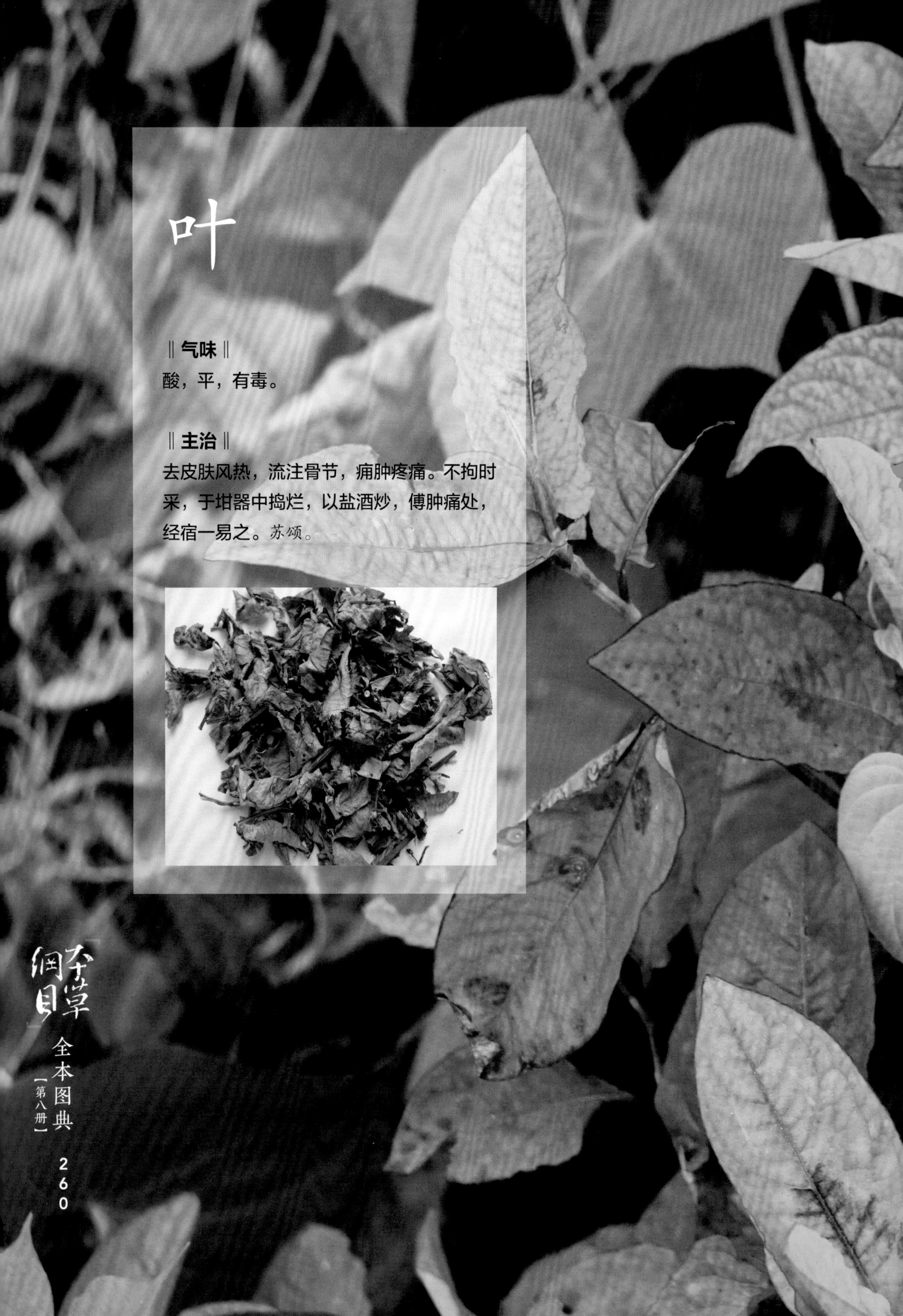

叶

‖ **气味** ‖

酸，平，有毒。

‖ **主治** ‖

去皮肤风热，流注骨节，痈肿疼痛。不拘时采，于坩器中捣烂，以盐酒炒，傅肿痛处，经宿一易之。苏颂。

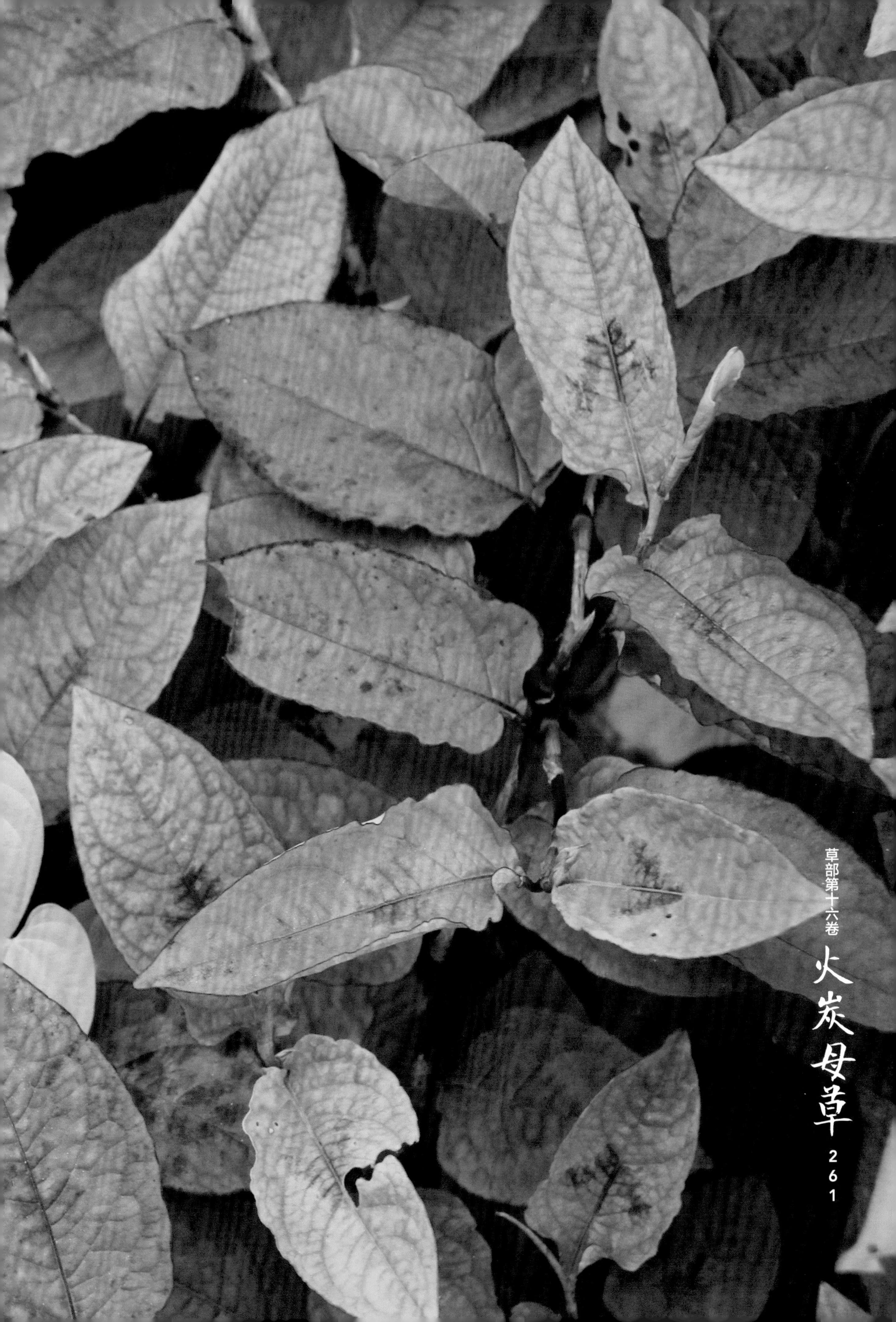
草部第十六卷
火炭母草
261

三白草

《唐本草》

‖ **基原** ‖

据《纲目图鉴》《药典图鉴》《汇编》《中华本草》《大辞典》等综合分析考证，本品为三白草科植物三白草 *Saururus chinensis*（Lour.）Baill。分布于河北、山西、陕西及长江流域以南各地区。《药典》收载三白草药材为三白草科植物三白草的干燥地上部分；全年均可采收，洗净，晒干。

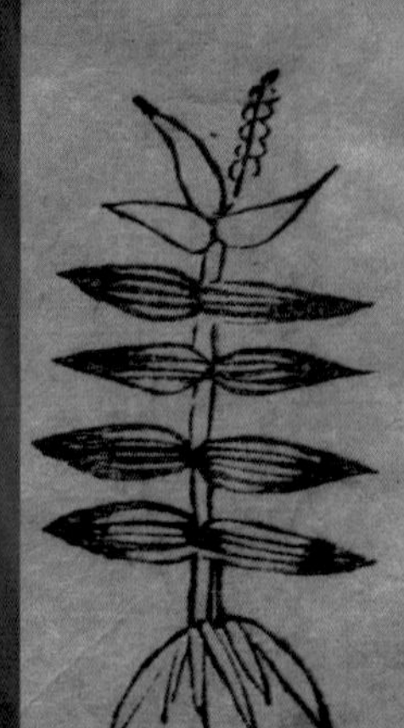

△三白草（*Saururus chinensis*）

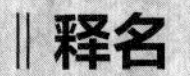

‖释名‖

[弘景曰] 叶上有三白点，俗因以名。又见下。

‖集解‖

[恭曰] 三白草生池泽畔，高尺许。叶似水荭，亦似蕺，又似菝葜。叶上有三黑点，非白也。古人秘之，隐黑为白尔。根如芹根，黄白色而粗大。[藏器曰] 此草初生无白，入夏叶端半白如粉。农人候之莳田，三叶白则草便秀，故谓之三白。若云三黑点，苏未识矣。其叶如薯蓣，亦不似水荭。[保升曰] 今出襄州，二月、八月采根用。[时珍曰] 三白草生田泽畔，三月生苗，高二三尺。茎如蓼，叶如章陆及青葙。四月其颠三叶面上，三次变作白色，余叶仍青不变。俗云：一叶白，食小麦；二叶白，食梅杏；三叶白，食黍子。五月开花成穗，如蓼花状，而色白微香。结细实。根长白虚软，有节须，状如泥菖蒲根。造化指南云：五月采花及根，可制雄黄。苏恭言似水荭，有三黑点者，乃马蓼，非三白也。藏器所说虽是，但叶亦不似薯蓣。

‖**气味**‖

甘、辛，寒，有小毒。

‖**主治**‖

水肿脚气，利大小便，消痰破癖，除积聚，消丁肿。唐本。捣绞汁服，令人吐逆，除疟及胸膈热痰，小儿痞满。藏器。根：疗脚气风毒胫肿，捣酒服，亦甚有验。又煎汤，洗癣疮。时珍。

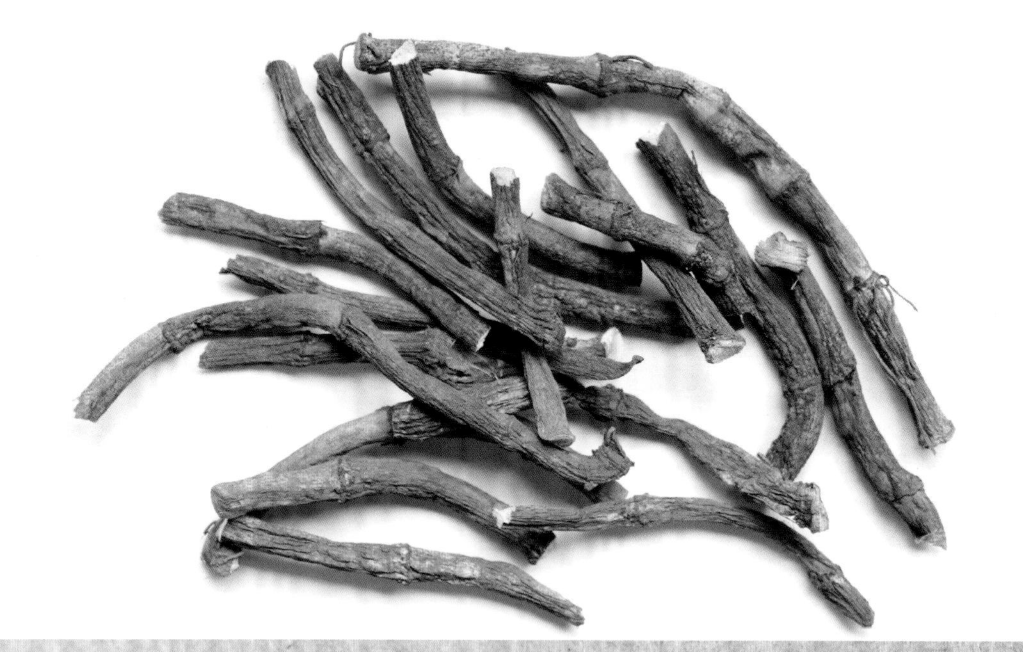

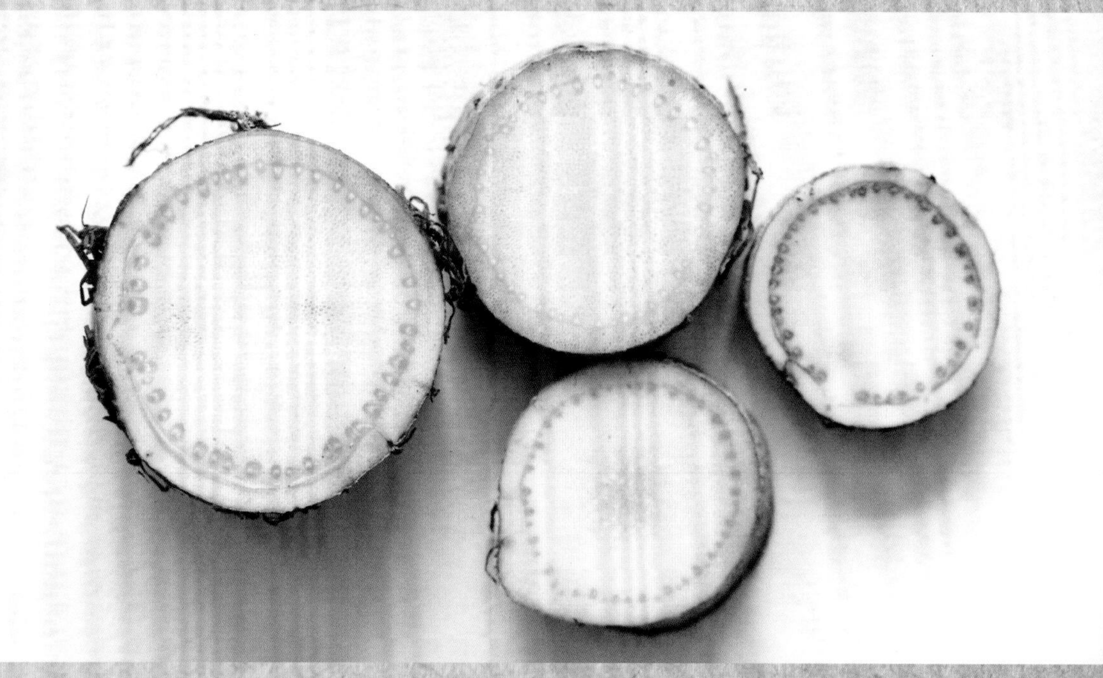

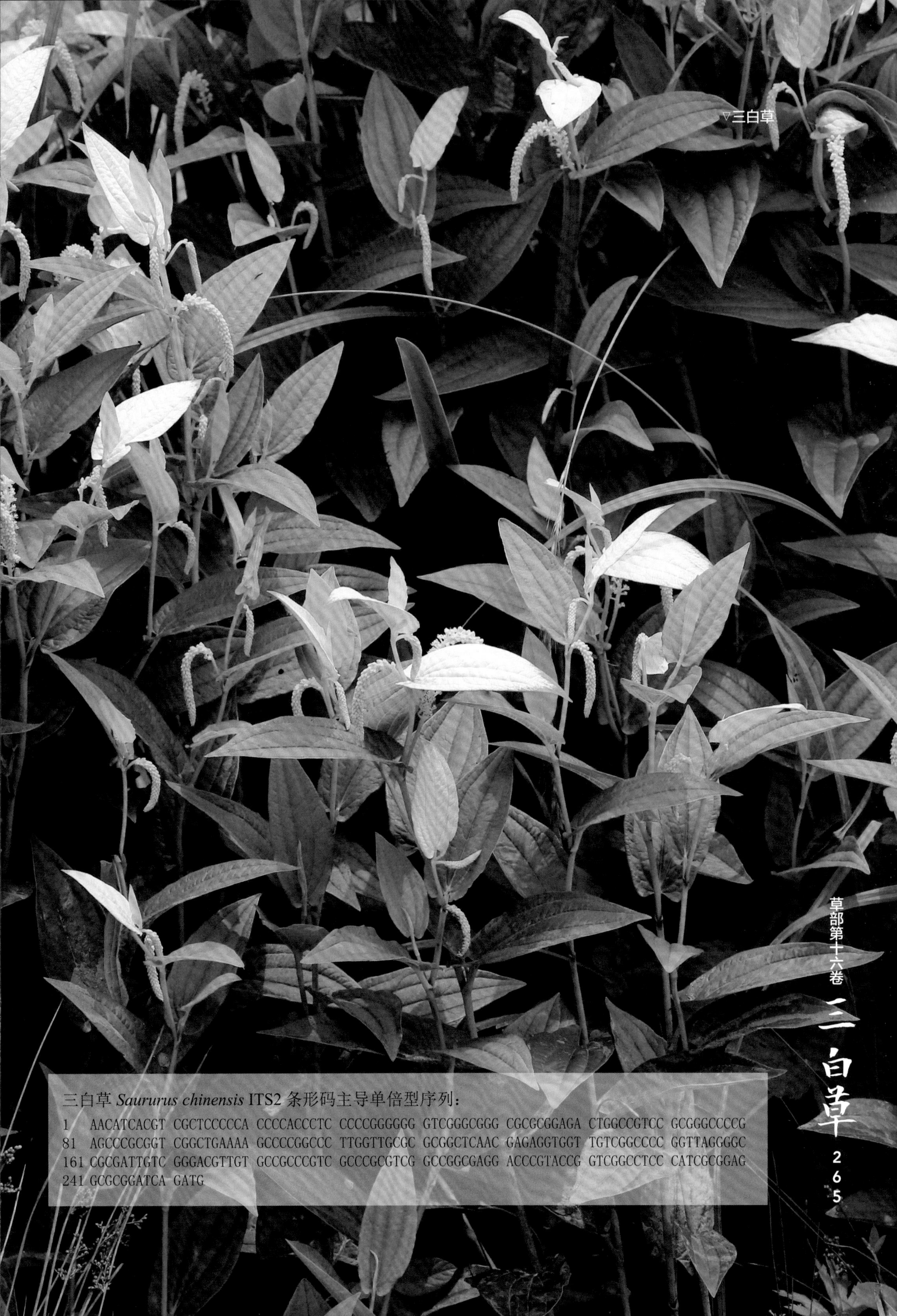

▽三白草

三白草 *Saururus chinensis* ITS2 条形码主导单倍型序列：

1 AACATCACGT CGCTCCCCCA CCCCACCCTC CCCCGGGGGG GTCGGGCGGG CGCGCGGAGA CTGGCCGTCC GCGGGCCCCG
81 AGCCCGCGGT CGGCTGAAAA GCCCCGGCCC TTGGTTGCGC GCGGCTCAAC GAGAGGTGGT TGTCGGCCCC GGTTAGGGGC
161 CGCGATTGTC GGGACGTTGT GCCGCCCGTC GCCCGCGTCG GCCGGCGAGG ACCCGTACCG GTCGGCCTCC CATCGCGGAG
241 GCGCGGATCA GATG

‖ **基原** ‖

据《纲目图鉴》《纲目彩图》《中华本草》等综合分析考证，本品为蓼科植物蚕茧草 *Polygonum japonicum* Meisn.。分布于江苏、安徽、浙江、福建、台湾、广东等地。

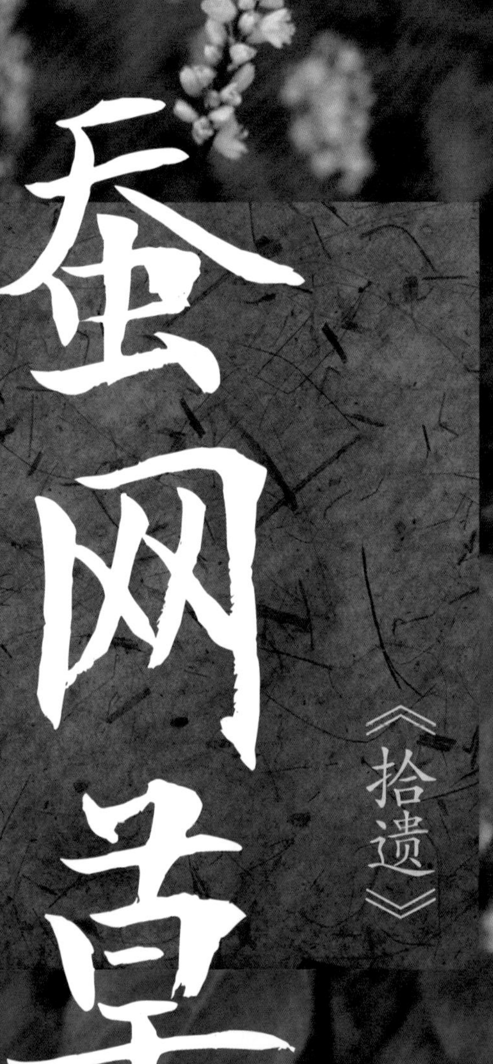

蚕网草

《拾遗》

‖ **集解** ‖

[藏器曰] 生湿地，如蓼大，茎赤花白。东土亦有之。

‖ **气味** ‖

辛，平，无毒。

‖ **主治** ‖

诸虫如蚕类咬人，恐毒入腹，煮服之。亦捣傅诸疮。藏器。

△蚕茧草（*Polygonum japonicum*）

蛇网草

《拾遗》

‖ 基原 ‖

《纲目图鉴》认为本品为蓼科植物虎杖 *Polygonum cuspidatum* Sieb.et Zucc.。分布参见本卷"虎杖"项下。

‖ 集解 ‖

[藏器曰] 生平地，叶似苦杖而小，节赤，高一二尺，种之辟蛇。又一种草，茎圆似苎，亦傅蛇毒。[慎微曰] 按百一方云：关东有草状如苎，茎方节赤，挼傅蛇毒，如摘却然，名蛇网草。又有鼠网草，即后莽草。

‖ 气味 ‖

缺。

‖ 主治 ‖

蛇虺毒虫等螫。取根叶捣傅咬处，当下黄水。藏器。

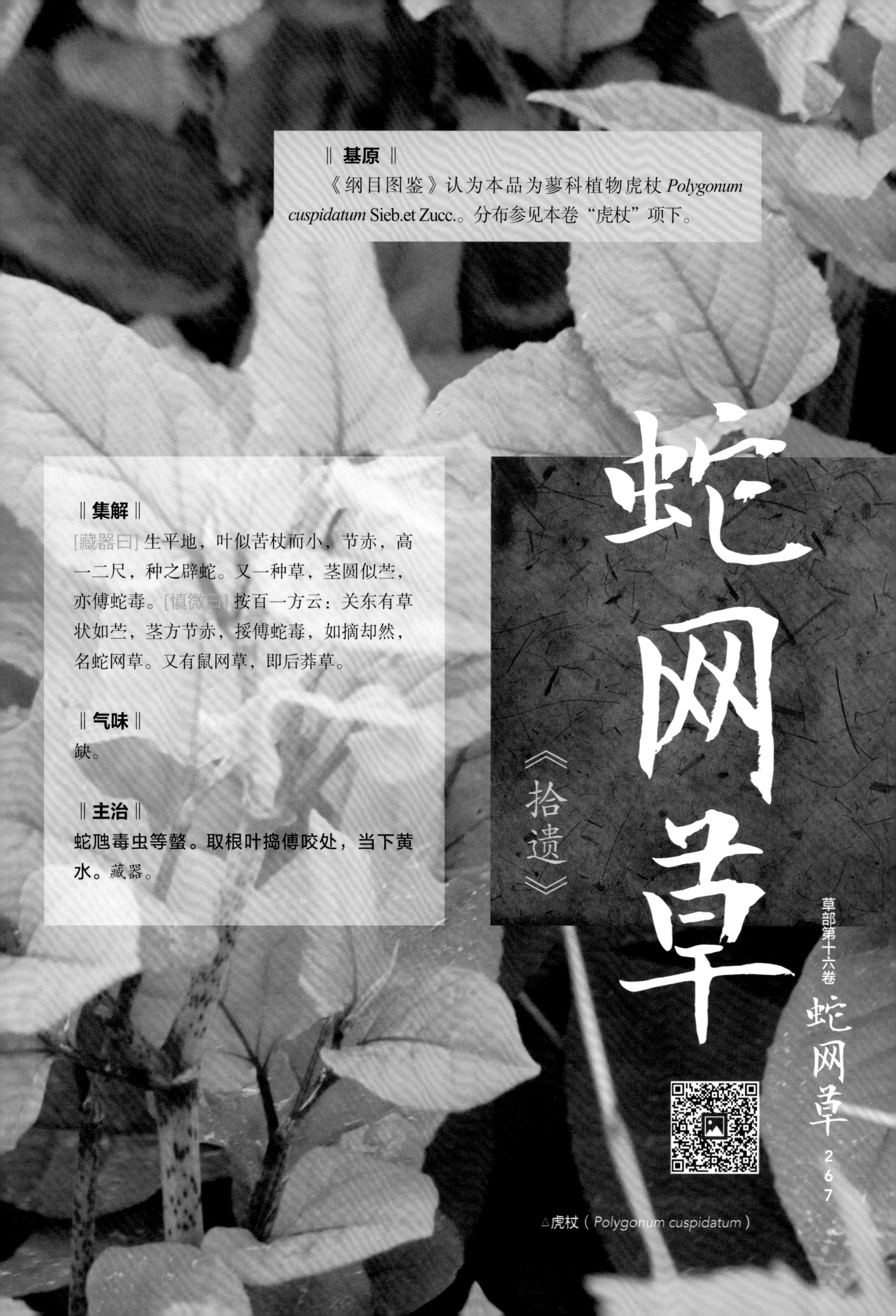

△虎杖（*Polygonum cuspidatum*）

‖ **基原** ‖

据《纲目彩图》《药典图鉴》《中药图鉴》《中草药大典》《大辞典》等综合分析考证，本品为蓼科植物虎杖 *Polygonum cuspidatum* Sieb.et Zucc.。分布于西北、华东、华中、华南及西南各地。《药典》收载虎杖药材为蓼科植物虎杖的干燥根茎和根；春、秋二季采挖，除去须根，洗净，趁鲜切短段或厚片，晒干。

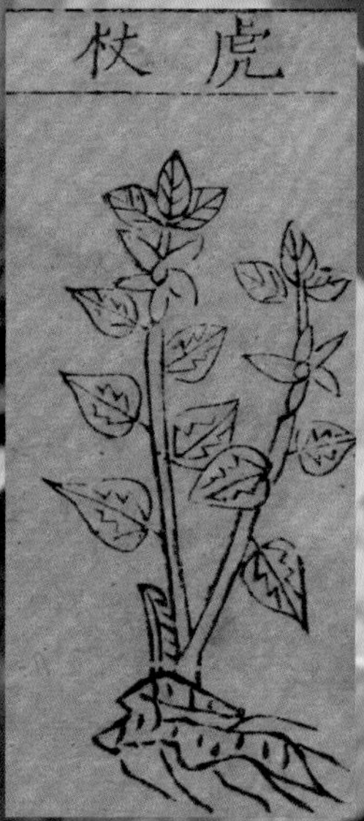

虎杖

虎杖

《别录》中品

▷虎杖（*Polygonum cuspidatum*）

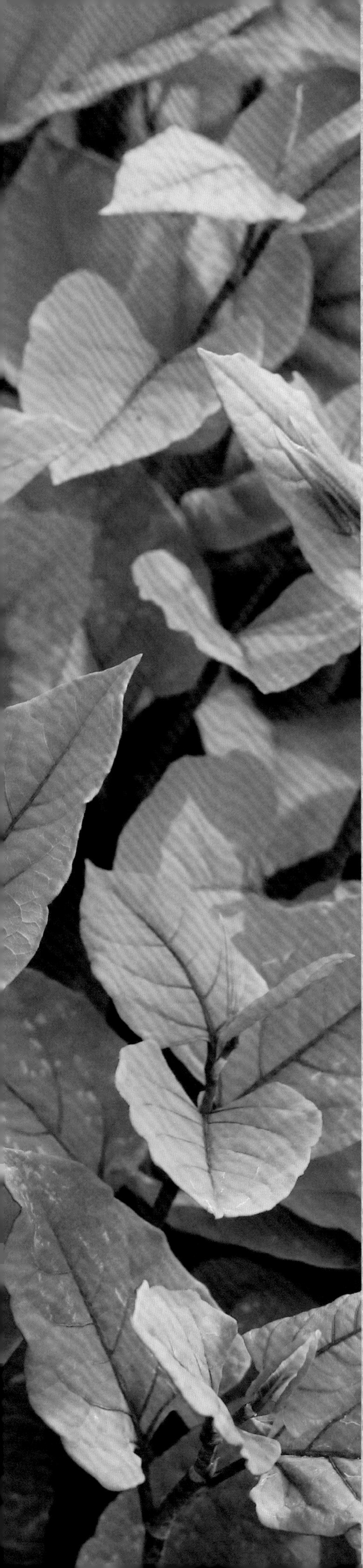

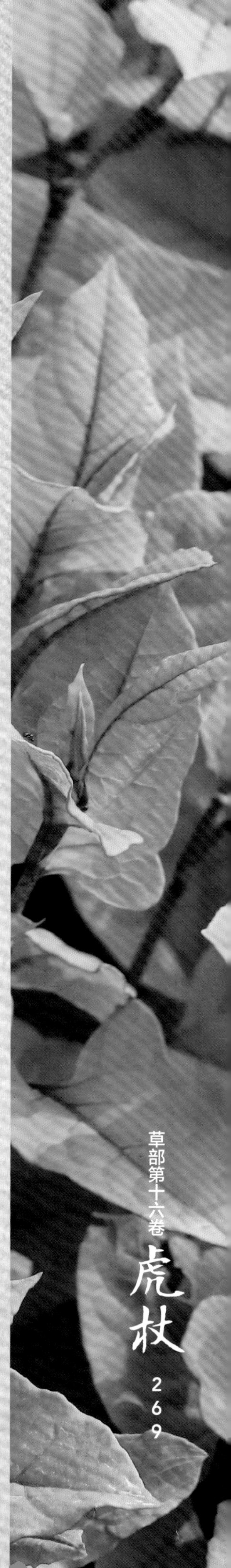

‖ **释名** ‖

苦杖拾遗**大虫杖**药性**斑杖**日华**酸杖**。[时珍曰] 杖言其茎，虎言其斑也。或云一名杜牛膝者，非也。一种斑杖似蒻头者，与此同名异物。

‖ **集解** ‖

[弘景曰] 田野甚多，状如大马蓼，茎斑而叶圆。[保升曰] 所在有之。生下湿地，作树高丈余，其茎赤根黄。二月、三月采根，日干。[颂曰] 今出汾州、越州、滁州，处处有之。三月生苗，茎如竹笋状，上有赤斑点，初生便分枝子。叶似小杏叶，七月开花，九月结实。南中出者，无花。根皮黑色，破开即黄，似柳根。亦有高丈余者。尔雅云：蒤，虎杖。郭璞注云：似荭草而粗大，有细刺，可以染赤。是也。[宗奭曰] 此草药也。蜀本言作木高丈余者，非矣。大率毕似寒菊，然花叶茎蕊差大为异。仍茎叶有淡黑斑。六七月旋旋开花，至九月中方已。花片四出，其色如桃花，差大而外微深。陕西山麓水次甚多。[敩曰]凡使勿误用天蓝及斑袖根，二味根形味皆相似也。[机曰] 诸注或云似荭、似杏、似寒菊，各不相侔，岂所产有不同耶。[时珍曰] 其茎似荭蓼，其叶圆似杏，其枝黄似柳，其花状似菊，色似桃花。合而观之，未尝不同也。

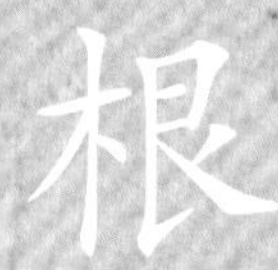

‖ **修治** ‖

[敩曰] 采得细剉，却用叶包一夜，晒干用。

‖ **气味** ‖

微温。[权曰] 甘，平，无毒。[宗奭曰] 味微苦。今天下暑月多煎根汁为饮。不得甘草，则不堪饮。本文不言味。药性论云：甘。是甘草之味，非虎杖味也。

‖ **主治** ‖

通利月水，破留血癥结。别录。**渍酒服，主暴瘕。**弘景。**风在骨节间，及血瘀，煮作酒服之。**藏器。**治大热烦躁，止渴利小便，压一切热毒。**甄权。**治产后血运，恶血不下，心腹胀满，排脓，主疮疖扑损瘀血，破风毒结气。**大明。**烧灰，贴诸恶疮。焙研炼蜜为丸，陈米饮服，治肠痔下血。**苏颂。**研末酒服，治产后瘀血血痛，及坠扑昏闷有效。**时珍。

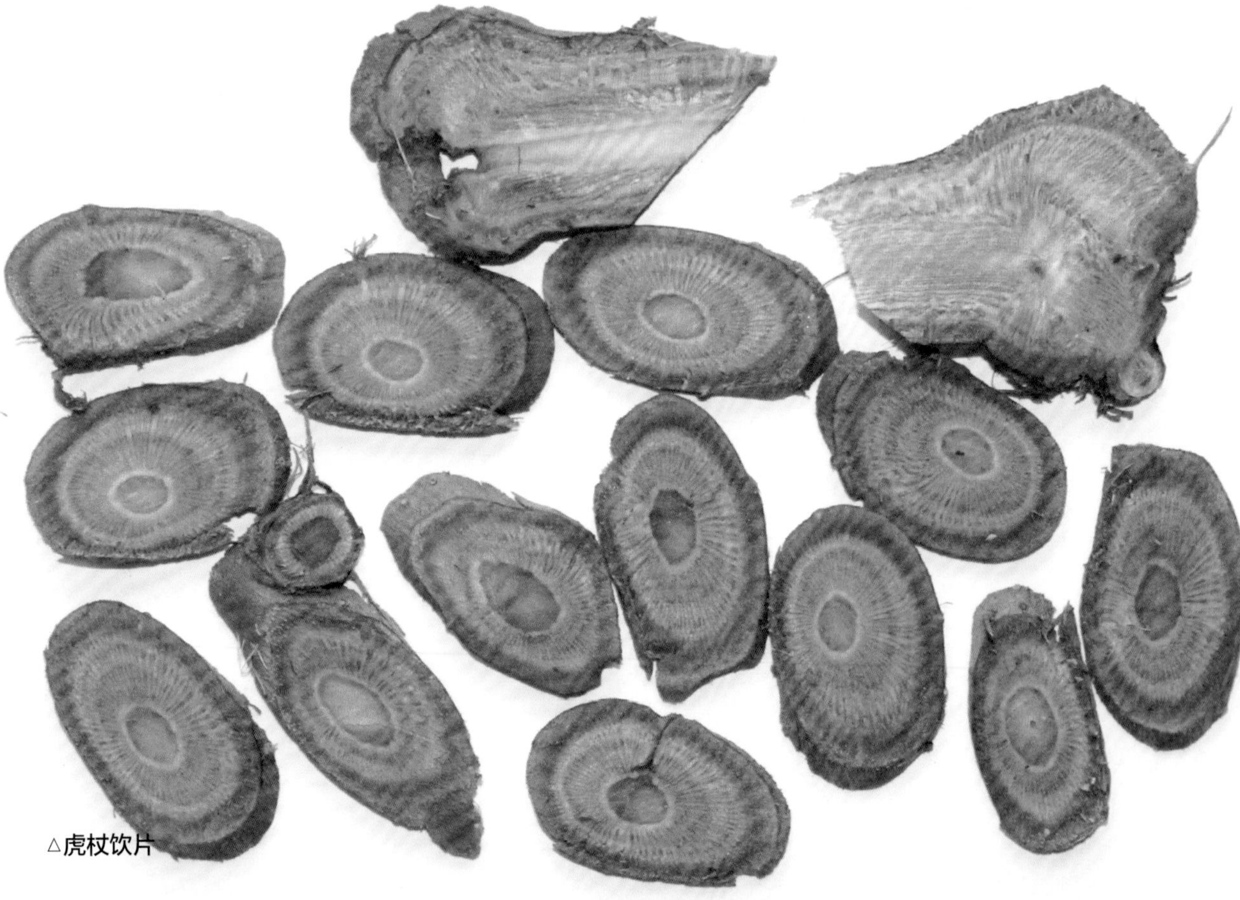

△虎杖饮片

‖ **发明** ‖

[权曰] 暑月以根和甘草同煎为饮，色如虎珀可爱，甚甘美。瓶置井中，令冷澈如冰，时人呼为冷饮子，啜之且尊于茗，极解暑毒。其汁染米作糜糕益美。捣末浸酒常服，破女子经脉不通。有孕人勿服。[时珍曰] 孙真人千金方：治女人月经不通，腹内积聚，虚胀雷鸣，四肢沉重，亦治丈夫积聚，有虎杖煎：取高地虎杖根，锉二斛，水二石五斗，煮取一斗半，去滓，入醇酒五升，煎如饧。每服一合，以知为度。又许学士本事方：治男妇诸般淋疾。用苦杖根洗净，剉一合，以水五合，煎一盏，去滓，入乳香、麝香少许服之。鄞县尉耿梦得，内人患沙石淋，已十三年。每漩痛楚不可忍，溺器中小便下沙石剥剥有声。百方不效，偶得此方服之，一夕而愈。乃予目击者。

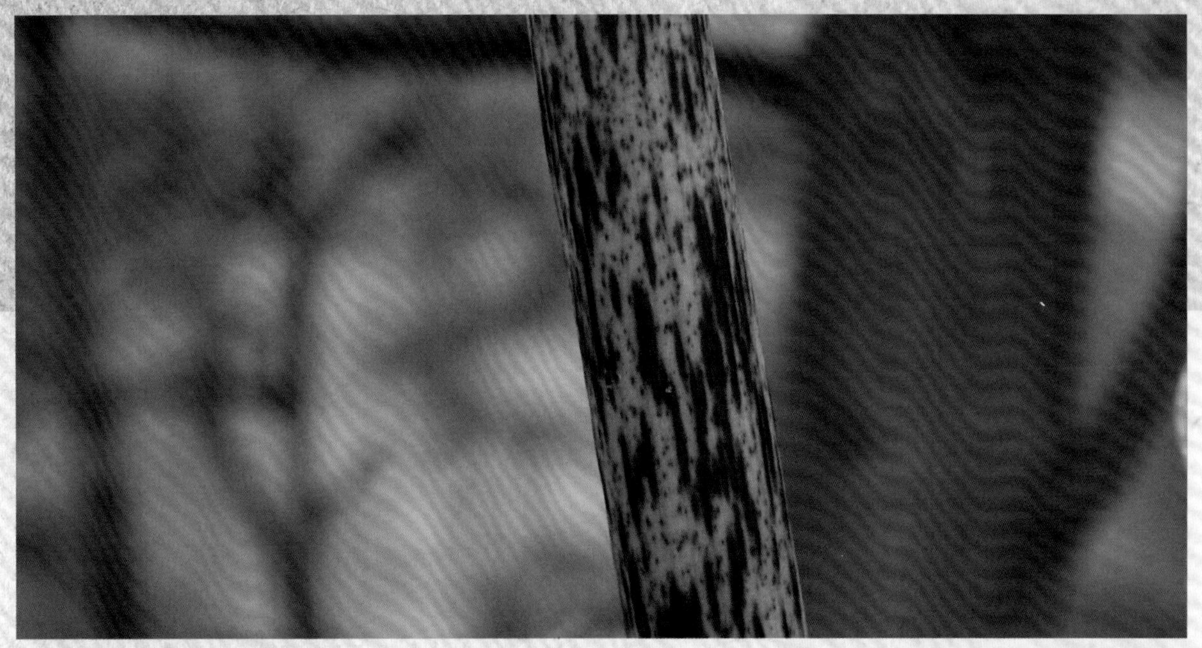

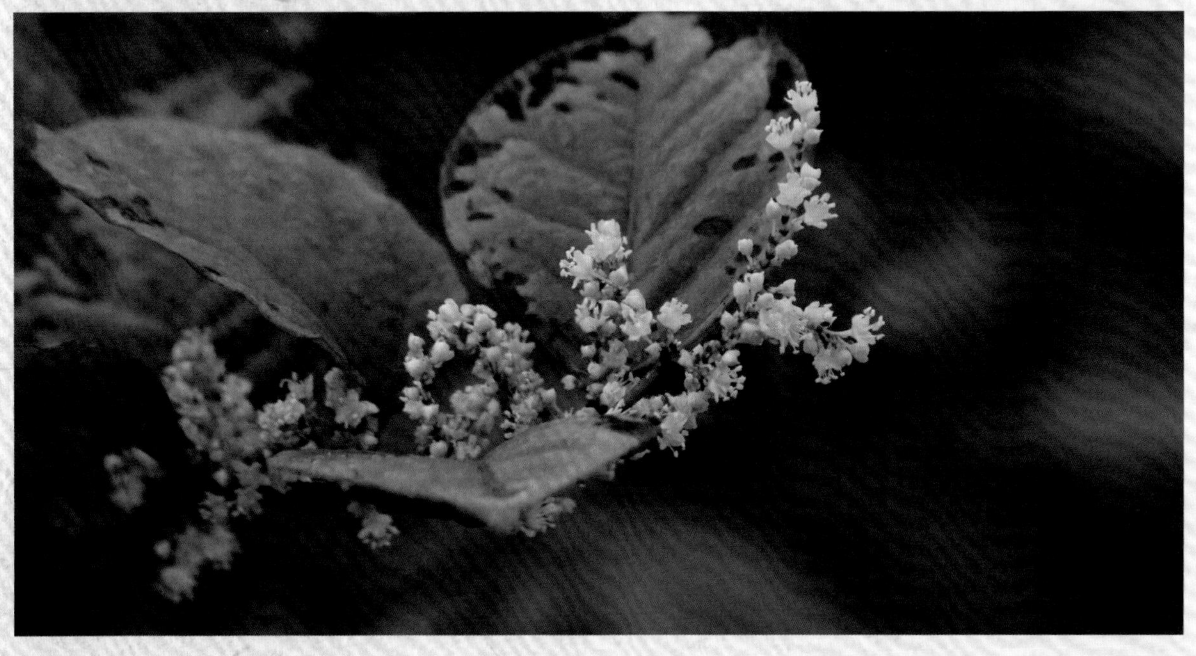

‖ **附方** ‖

旧三，新三。**小便五淋**苦杖为末，每服二钱，用饭饮下。集验方。**月水不利**虎杖三两，凌霄花、没药一两，为末，热酒每服一钱。又方：治月经不通，腹大如瓮，气短欲死。虎杖一斤，去头暴干，切。土瓜根汁、牛膝汁二斗。水一斛，浸虎杖一宿，煎取二斗，入二汁，同煎如饧。每酒服一合，日再夜一，宿血当下。圣惠方。**时疫流毒**攻手足，肿痛欲断。用虎杖根剉，煮汁渍之。肘后方。**腹中暴癥**硬如石，痛如刺。不治，百日内死。取虎杖根，勿令影临水上，可得石余，洗干捣末，稌米五升炊饭，纳入搅之，好酒五斗渍之，封候药消饭浮，可饮一升半，勿食鲑鱼及盐。但取一斗干者，薄酒浸饮，从少起，日三服，亦佳，癥当下也。此方治癥，大胜诸药也。外台秘要。**气奔怪病**人忽遍身皮底混混如波浪声，痒不可忍，抓之血出不能解，谓之气奔。以苦杖、人参、青盐、细辛各一两，作一服，水煎，细饮尽便愈。夏子益奇疾方。**消渴引饮**虎杖烧过、海浮石、乌贼鱼骨、丹砂等分，为末。渴时以麦门冬汤服二钱，日三次。忌酒色鱼面鲊酱生冷。卫生家宝方。

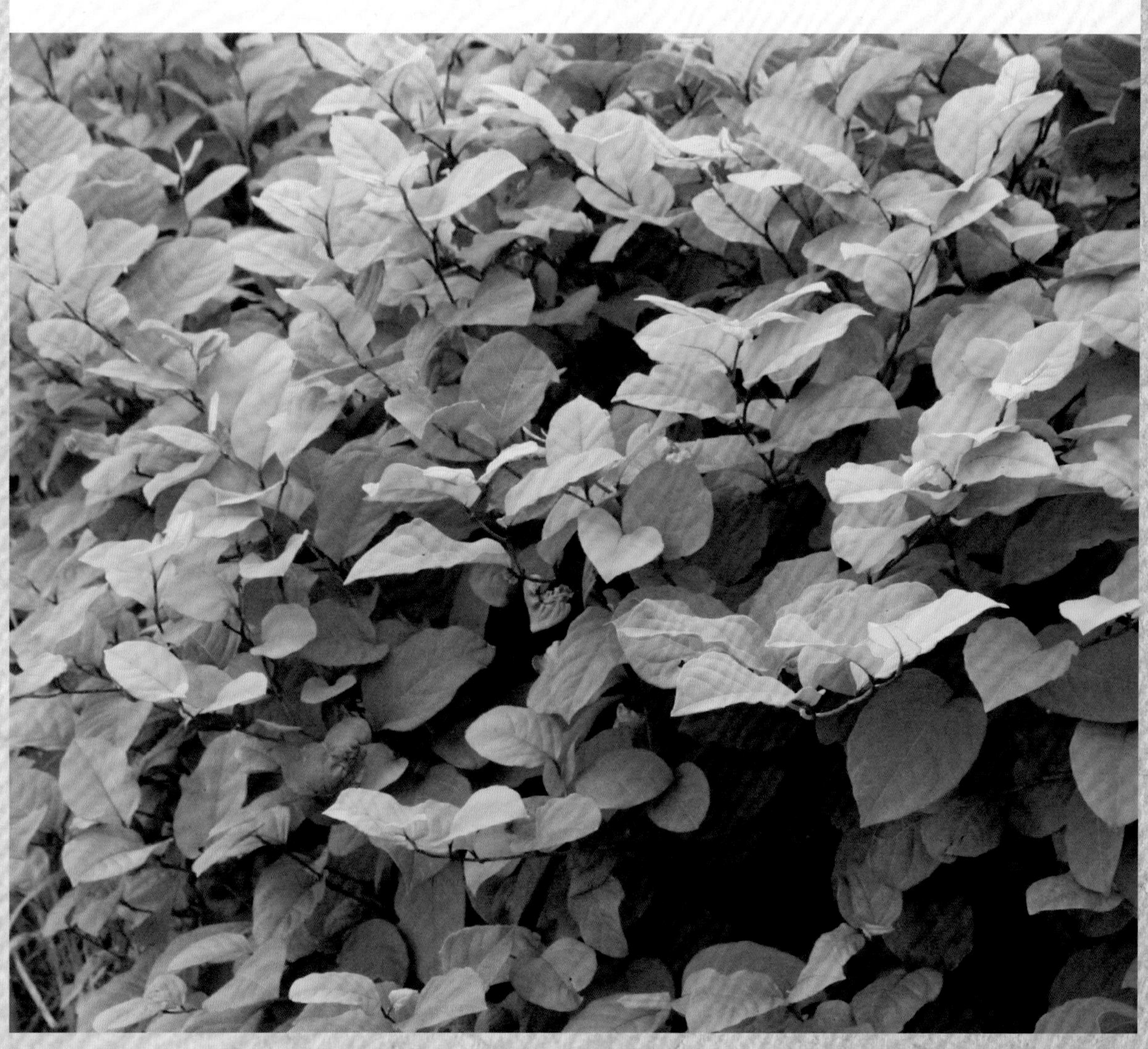

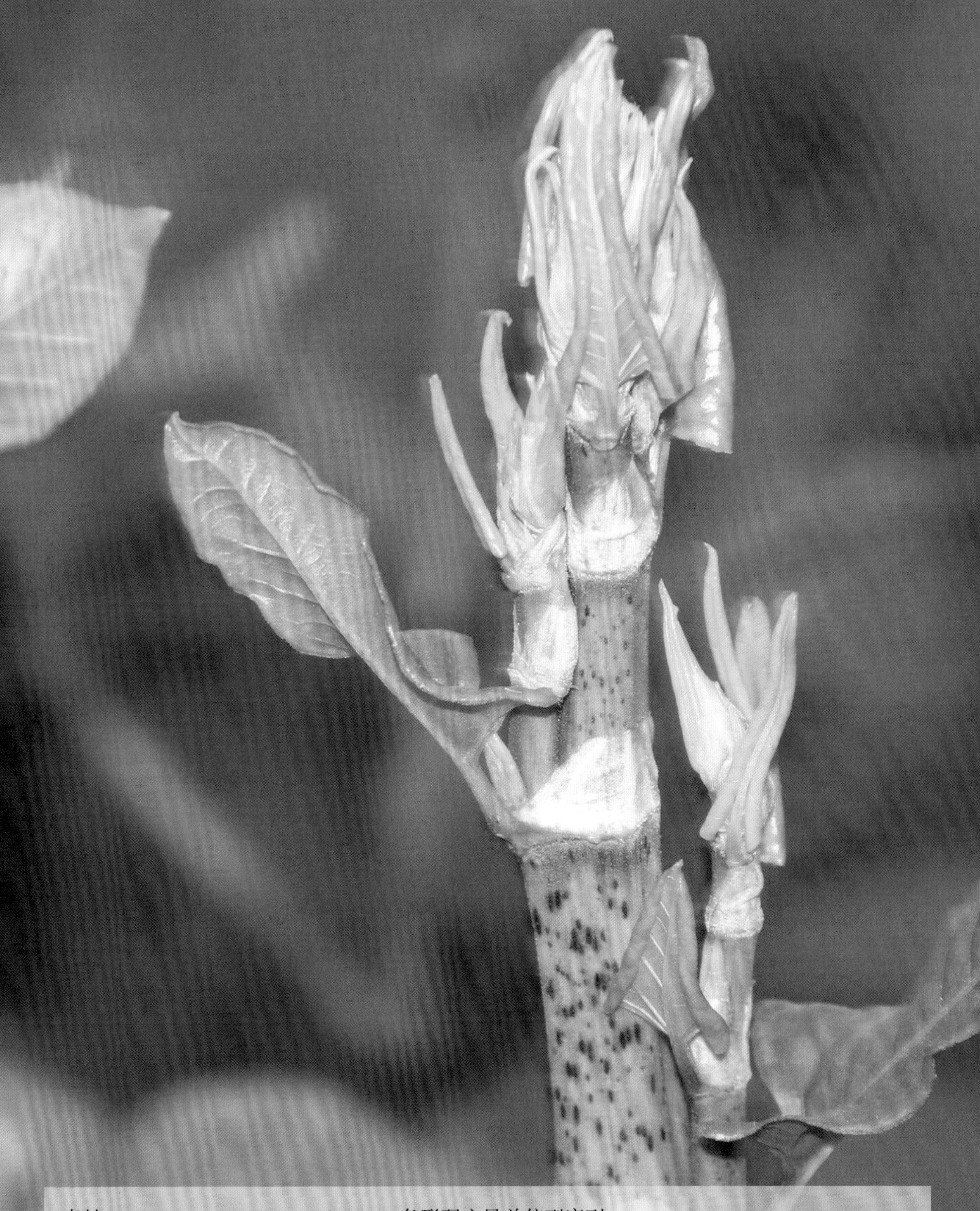

虎杖 *Polygonum cuspidatum psbA-trnH* 条形码主导单倍型序列：

```
1   ATAAGATTTG GGTCTTAGTG TAGTCGAGTT TTTGAAATTA AAGGAGCAAT AACCAATTTC TTGTTCTATC GAGCGGGTTG
81  GTATTGCTCC TTTAATTTTA ATTATTATTA GATTCTATTA TAATTCTATT ATATGGATCT ATTATATGGA TTATTATGAG
161 TCATAAGTTT TCCTTACCTT CCCCATTTAA AAAAAAGAAA AAGTTGTTTA AGCGATGATT GGATGTTGTA TTTTCTGTAT
241 GGCCCCATTC GCATTTTTTT CTACCCTATA TGGCCTCTTT GGTATTTTGG TTGGGGGGAC CTTTTTTTTA TTCATTTATA
321 TTCAATACAA TATTAAAAAA AAGAATCATT TTTTTTATTA AAGTAAAAAA ATGATAAAAT TGATAAGTGT AATTTGGACC
401 ATTTTCAAGT AAGGAACGAA ATAGGGGCGG ATG
```

‖ **基原** ‖

《纲目彩图》认为本品为马鞭草科植物莸 *Caryopteris divaricata* Maxim.，分布于山西、河南、陕西、甘肃等地。《纲目图鉴》认为还包括禾本科植物马唐 *Digitaria sanguinalis* (Linn.) Scop.，分布于我国南北各地。《中华本草》则认为本品为马鞭草科植物单花莸 *C. nepetaefolia* (Benth.) Maxim.，分布于江苏、安徽、浙江、福建等地；夏、秋季采收，切段晒干或鲜用。

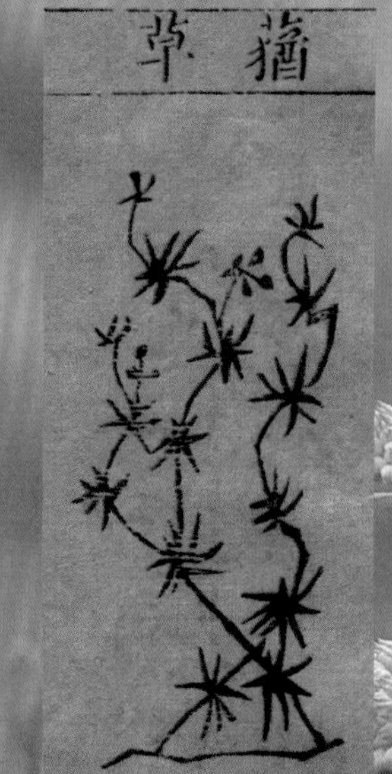

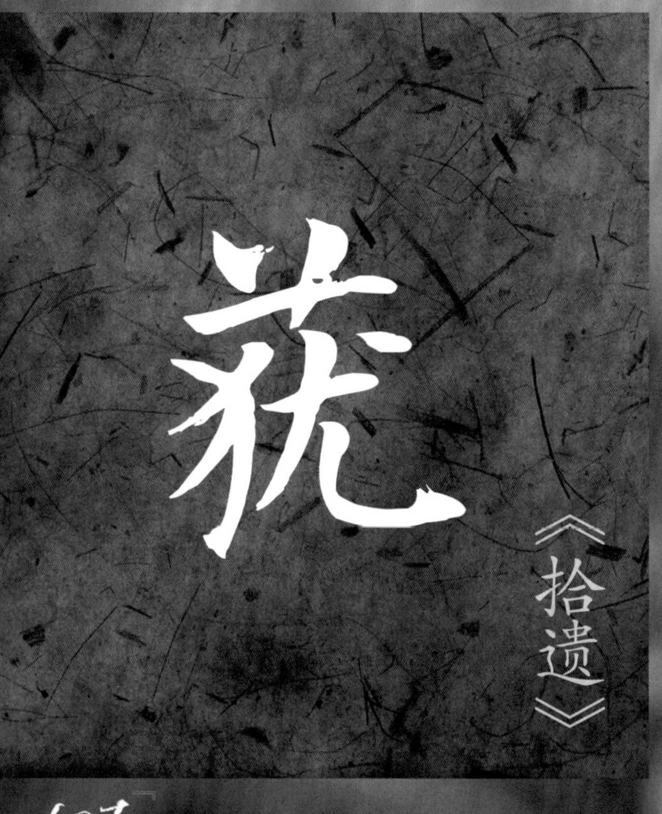

▷莸（*Caryopteris divaricata*）

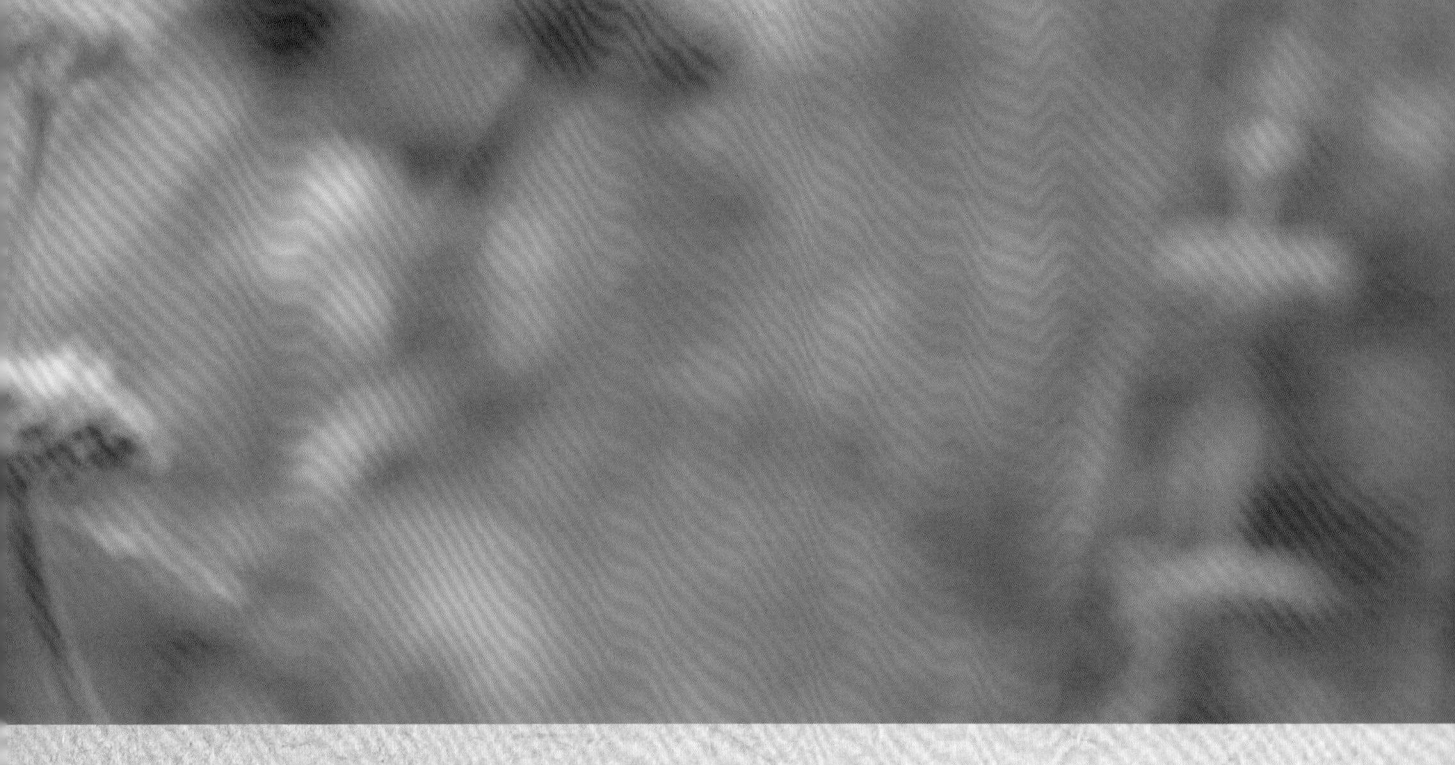

校正：并入有名未用别录马唐。

‖**释名**‖

马唐别录**马饭**别录**羊麻**别录**羊粟**别录**蔓于**尔雅**轩于。**[藏器曰] 马食之如糖如饭，故名马唐、马饭。[时珍曰] 羊亦食之，故曰羊麻、羊粟。其气痛臭，故谓之莸。莸者痛也，朽木臭也。此草茎颇似蕙而臭。故左传云，一熏一莸，十年尚犹有臭，是也。孙升谈圃以为香薷者，误矣。即别录马唐也，今并为一。

‖**集解**‖

[别录曰] 马唐生下湿地，茎有节生根，五月采。[藏器曰] 生南方废稻田中，节节有根，着土如结缕草，堪饲马。又曰：莸生水田中，状如结缕草而叶长，马食之。

‖ **气味** ‖

甘，寒，无毒。[藏器曰] 大寒。

‖ **主治** ‖

马唐：调中，明耳目。别录。煎取汁，明目润肺。又曰：莸：消水气湿痹，脚气顽痹虚肿，小腹急，小便赤涩，并合赤小豆煮食，勿与盐。绞汁服，止消渴。捣汁，傅毒肿。藏器。

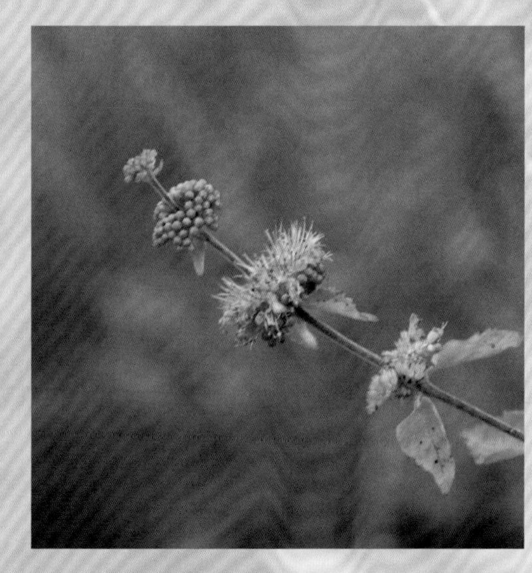

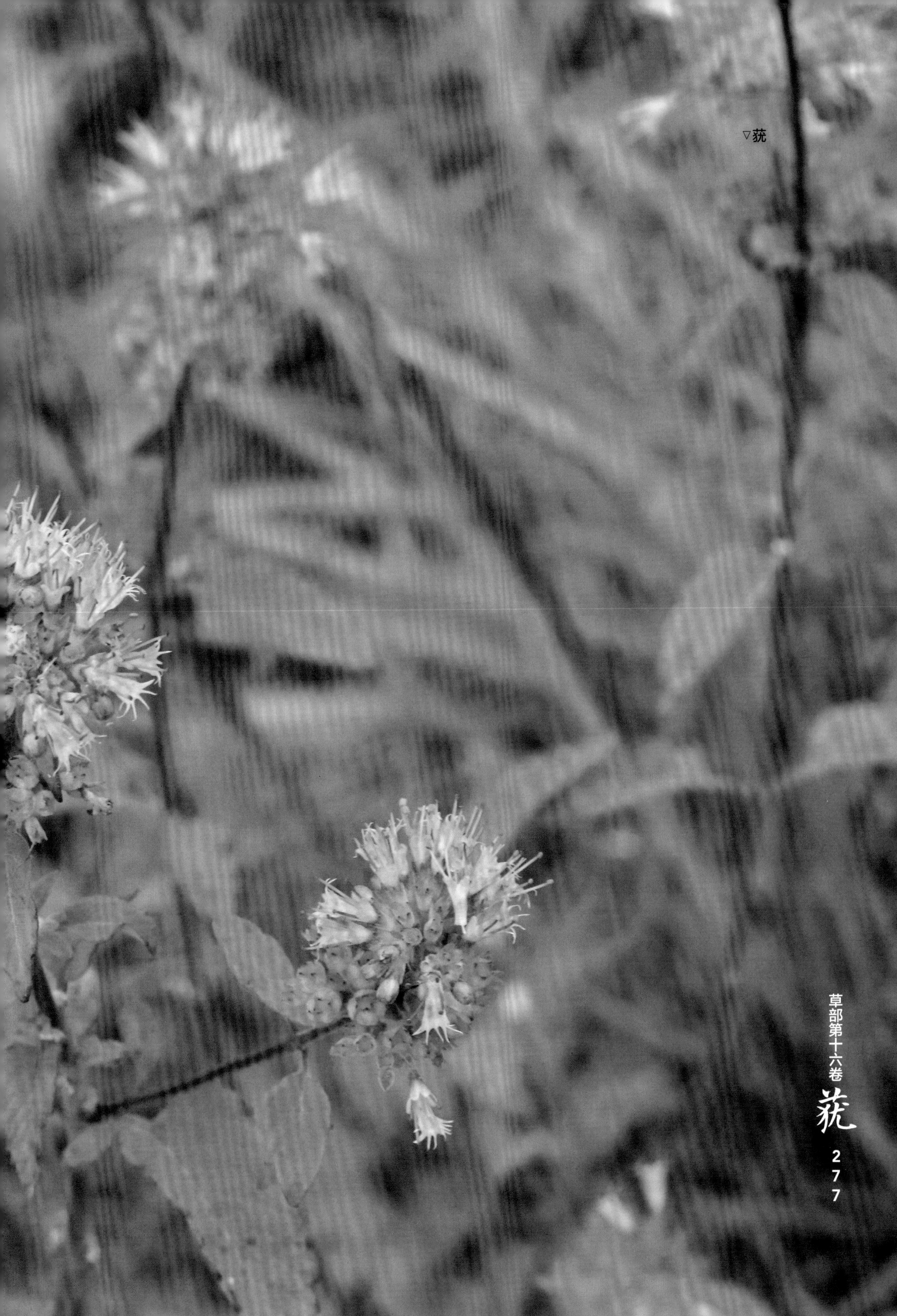
▽菥

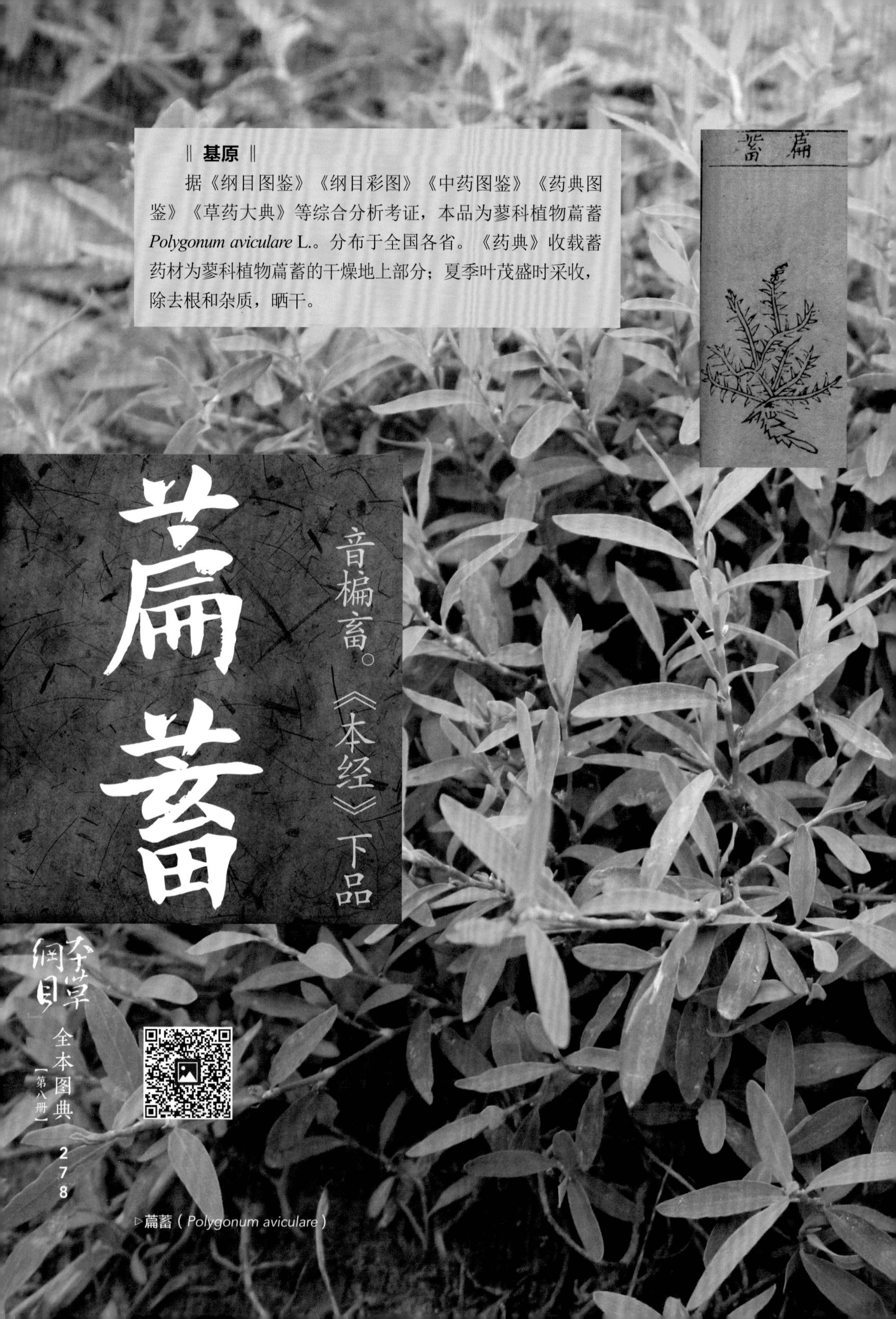

萹蓄

音楄畜。《本经》下品

‖ **基原** ‖

据《纲目图鉴》《纲目彩图》《中药图鉴》《药典图鉴》《草药大典》等综合分析考证，本品为蓼科植物萹蓄 *Polygonum aviculare* L.。分布于全国各省。《药典》收载萹蓄药材为蓼科植物萹蓄的干燥地上部分；夏季叶茂盛时采收，除去根和杂质，晒干。

萹蓄

▷萹蓄（*Polygonum aviculare*）

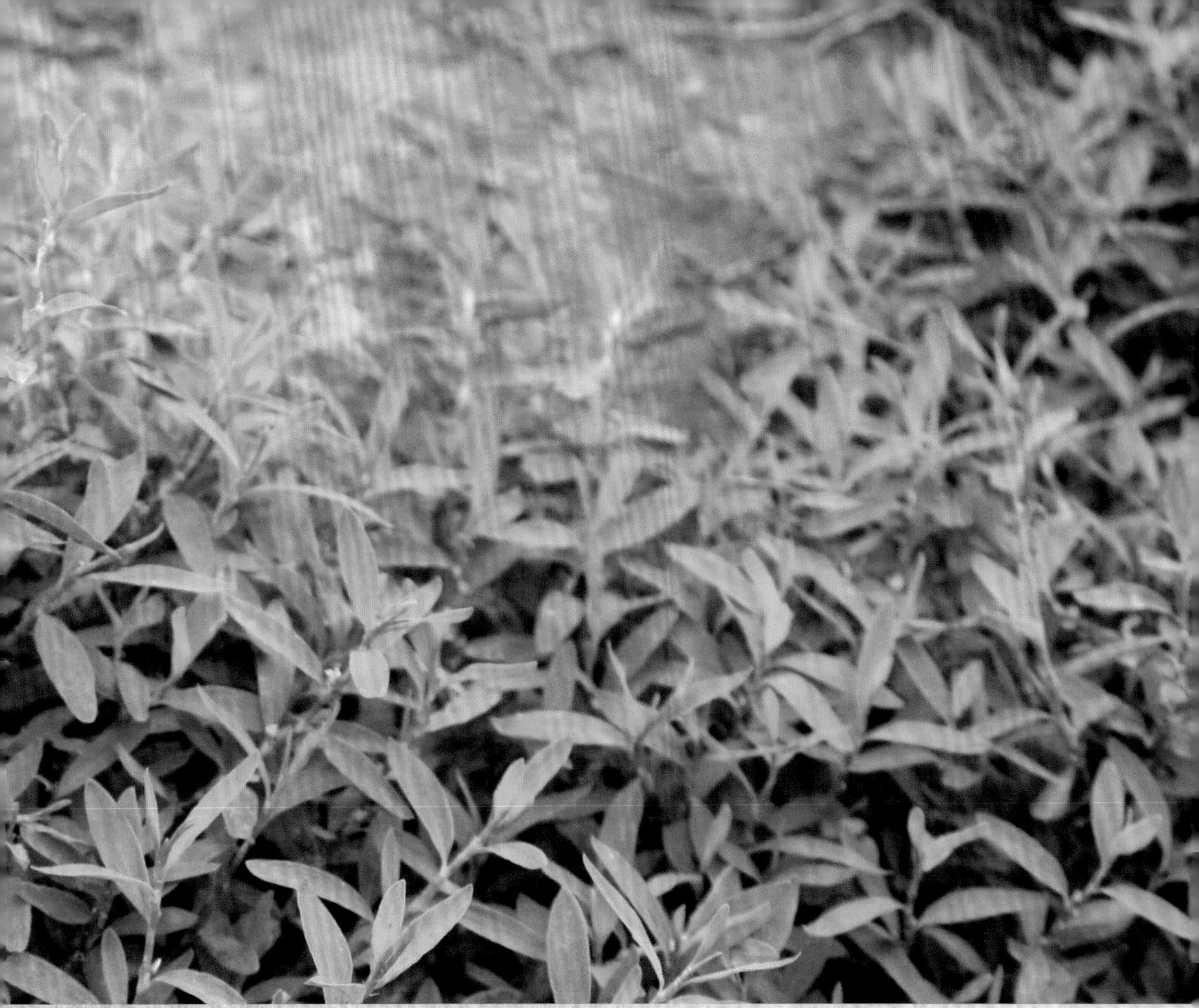

‖ **释名** ‖

扁竹弘景**扁辨**吴普**扁蔓**吴普**粉节草**纲目**道生草。**[时珍曰] 许慎说文作扁筑，与竹同音。节间有粉，多生道旁，故方士呼为粉节草、道生草。

‖ **集解** ‖

[别录曰] 萹蓄生东莱山谷，五月采，阴干。[弘景曰] 处处有之，布地而生，花节间白，叶细绿，人呼为扁竹。[颂曰] 春中布地生道旁，苗似瞿麦，叶细绿如竹，赤茎如钗股，节间花出甚细，微青黄色，根如蒿根，四五月采苗阴干。蜀图经云：二月、八月采苗，日干。郭璞注尔雅云，似小藜，赤茎节，好生道旁，可食杀虫是也。或云尔雅王刍即此也。[时珍曰] 其叶似落帚叶而不尖，弱茎引蔓，促节。三月开细红花，如蓼蓝花，结细子，炉火家烧灰炼霜用。一种水扁筑，名薄，音督，出说文。

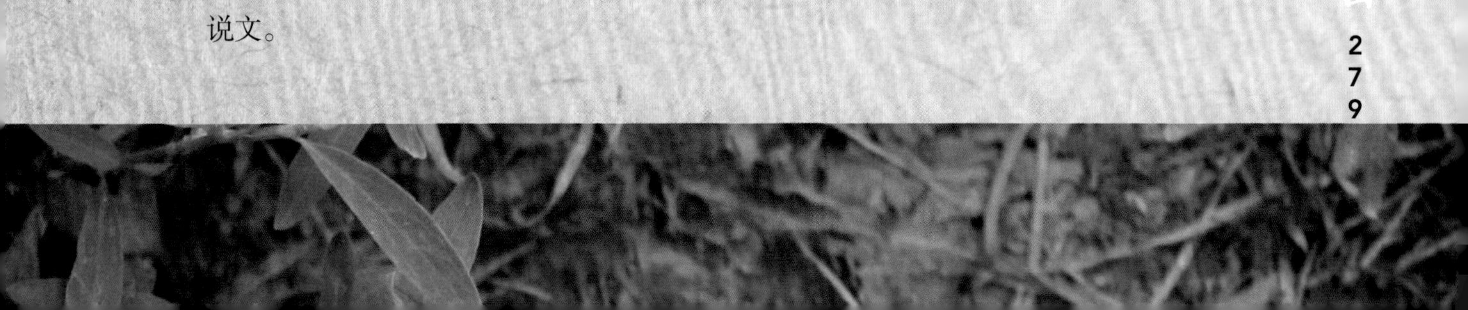

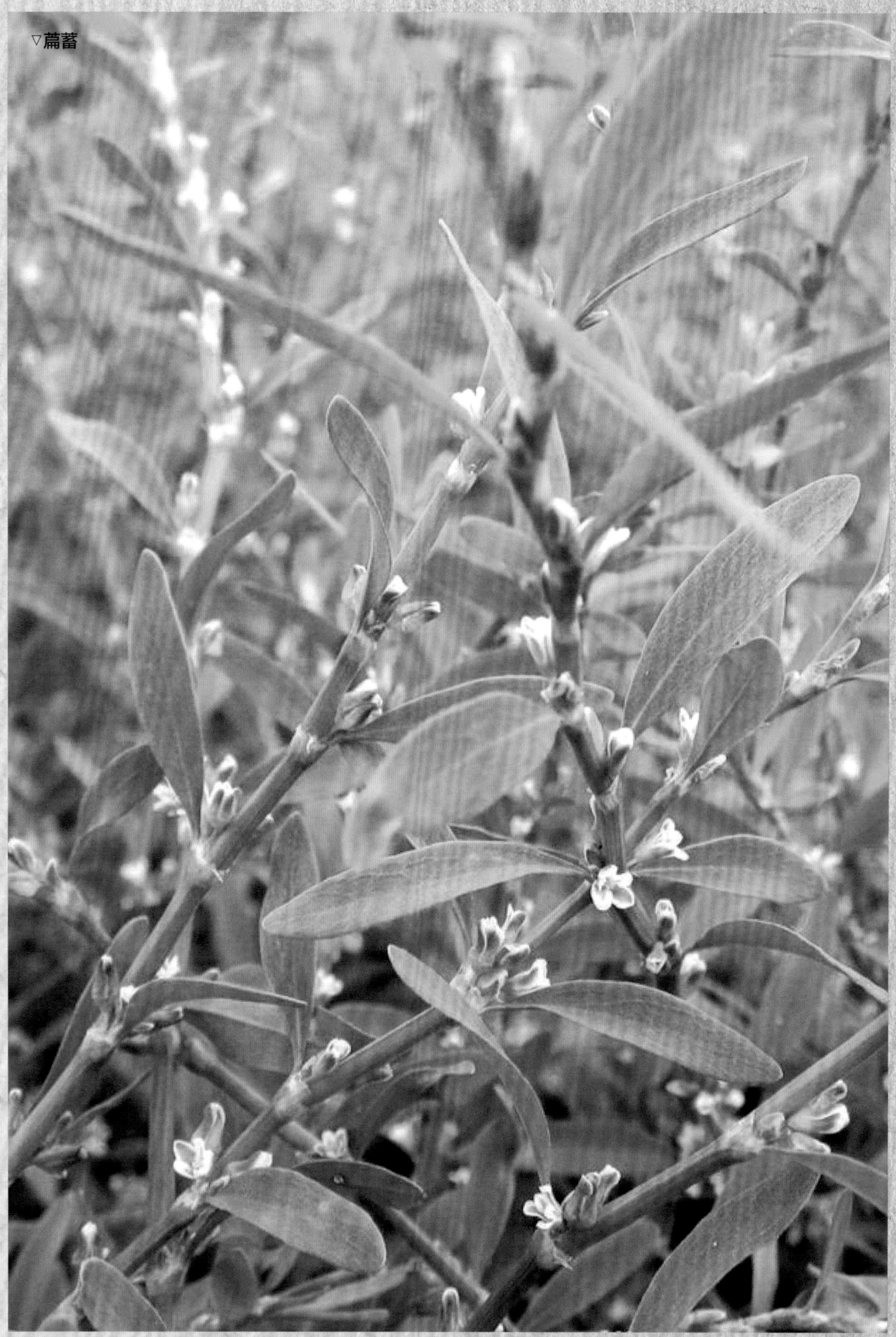
▽萹蓄

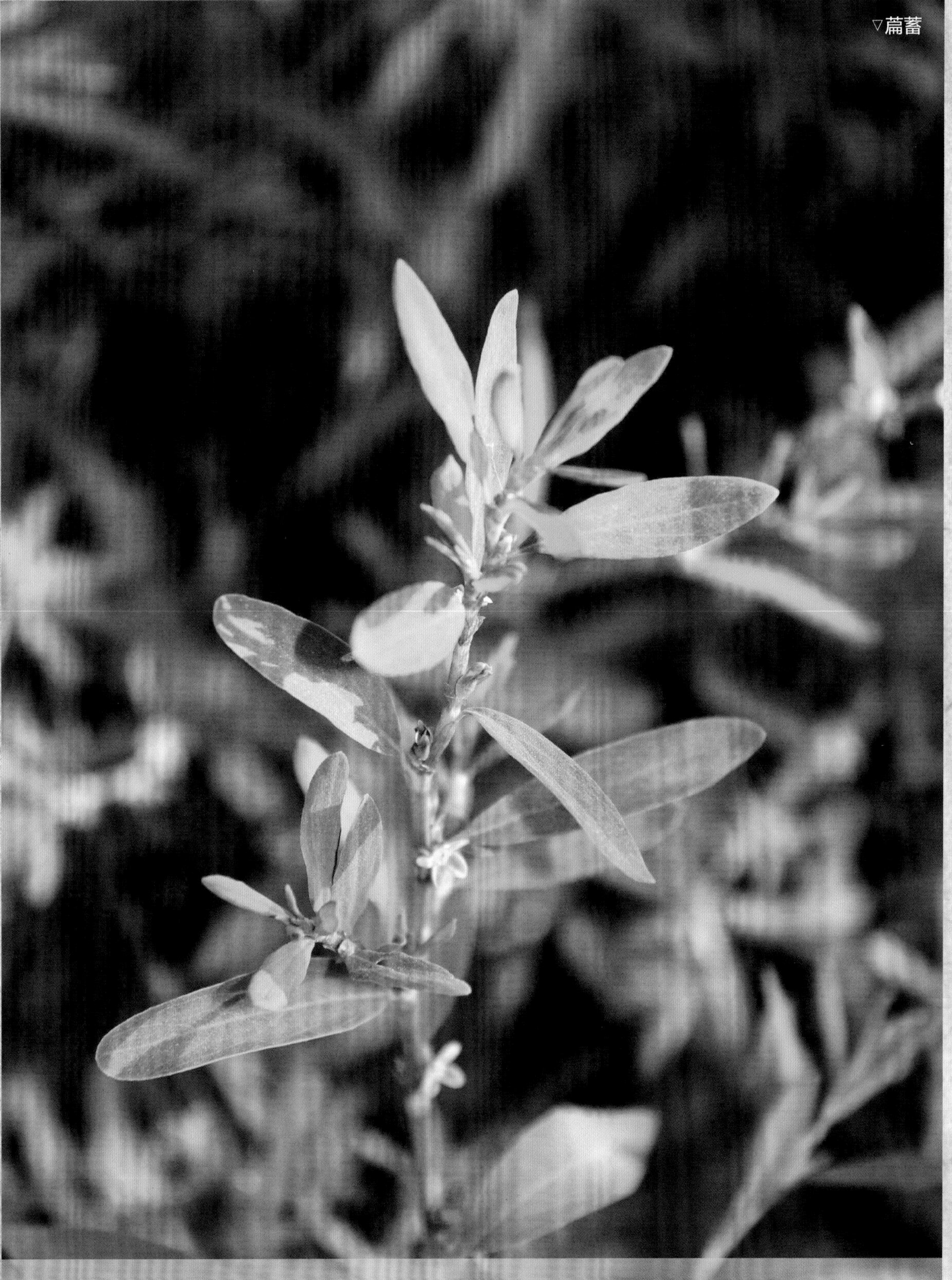

▽萹蓄

萹蓄 *Polygonum aviculare* ITS2 条形码主导单倍型序列：

1 CGCACCGCGT CGCCCCCTCC CCCTCCGGGG GGTACGGGGC GGAGACTGGC CCCCCGTGTG CCTCACGGCG CGCGGCCGGC
81 CCAAACGCAG ACCCCGCGGC CGCTGGACGG CGCGACGATC GGTGGAGTAG ACCCTACGCA TCCCGTCGCG CCCCGAGCGG
161 CCCTCGGAGG CCACGAACGA CCCTCGGTGA AACCACCGTT G

‖ **气味** ‖

苦，平，无毒。[权曰] 甘、涩。

‖ **主治** ‖

浸淫疥瘙疽痔，杀三虫。本经。**疗女子阴蚀。**别录。**煮汁饮小儿，疗蛔虫有验。**甄权。**治霍乱黄疸，利小便，小儿魃病。**时珍。

‖ **附方** ‖

旧六，新三。**热淋涩痛**扁竹煎汤频饮。生生编。**热黄疸疾**扁竹捣汁，顿服一升。多年者，日再服之。药性论。**霍乱吐利**扁竹入豉汁中，下五味，煮羹食。食医心镜。**丹石冲眼**服丹石人毒发，冲眼肿痛。扁竹根一握，洗，捣汁服之。食疗本草。**蛔咬心痛**食疗：治小儿蛔咬心痛，面青，口中沫出临死者。取扁竹十斤剉，以水一石，煎至一斗，去滓煎如饧。隔宿勿食，空心服一升，虫即下也。仍常煮汁作饭食。海上歌云：心头急痛不能当，我有仙人海上方。扁蓄醋煎通口咽，管教时刻便安康。**虫食下部**虫状如蜗牛，食下部作痒。取扁竹一把，水二升，煮熟。五岁儿，空腹服三五合。杨氏产乳。**痔发肿痛**扁竹捣汁，服一升。一二服未瘥，再服。亦取汁和面作馎饦煮食，日三次。药性论。**恶疮痂痒**作痛。扁竹捣封，痂落即瘥。肘后方。

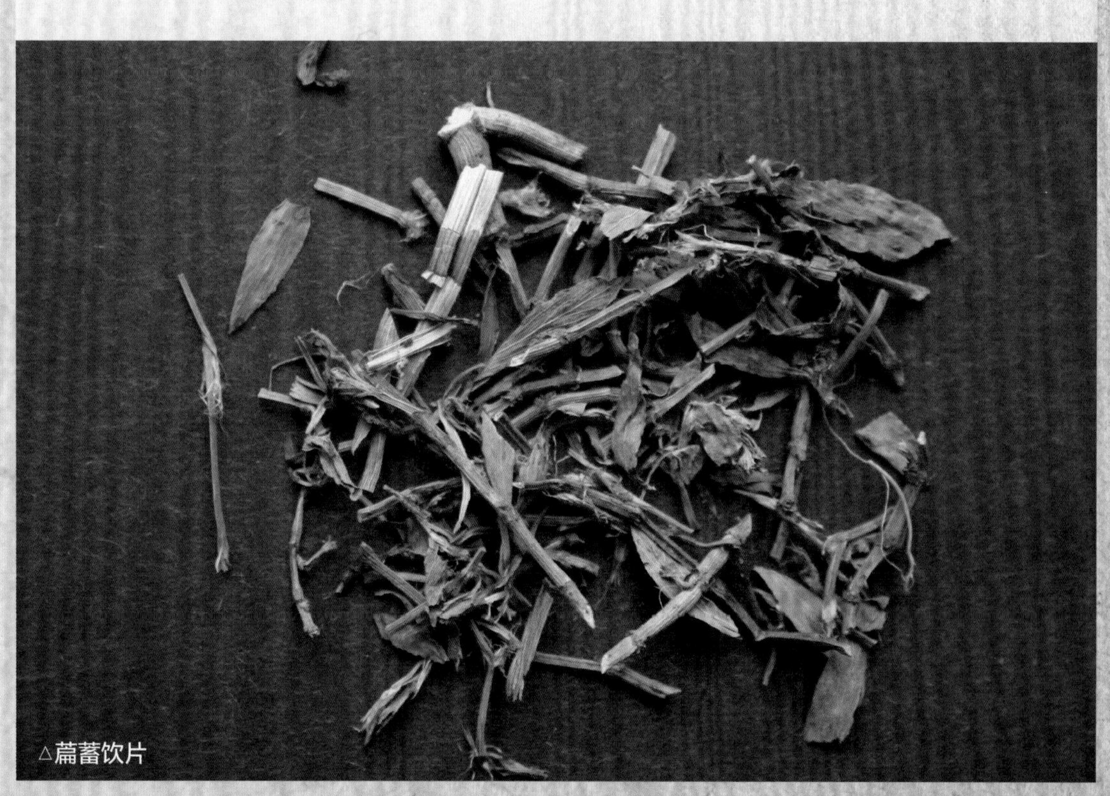

△萹蓄饮片

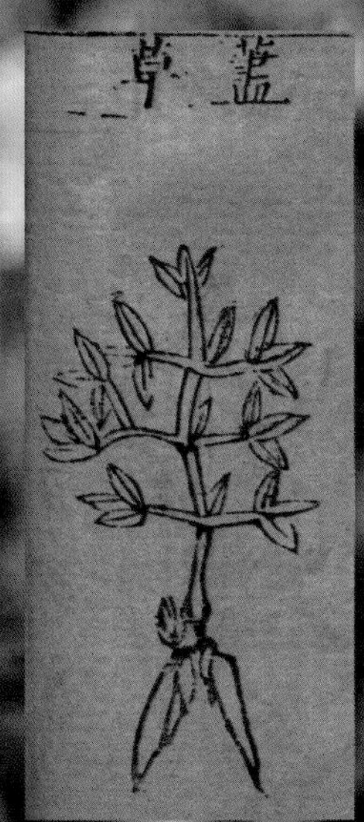

‖ **基原** ‖

据《纲目彩图》《纲目图鉴》《中华本草》《大辞典》等综合分析考证，本品为禾本科植物荩草 *Arthraxon hispidus* (Thunb.) Makino。分布于全国各地。

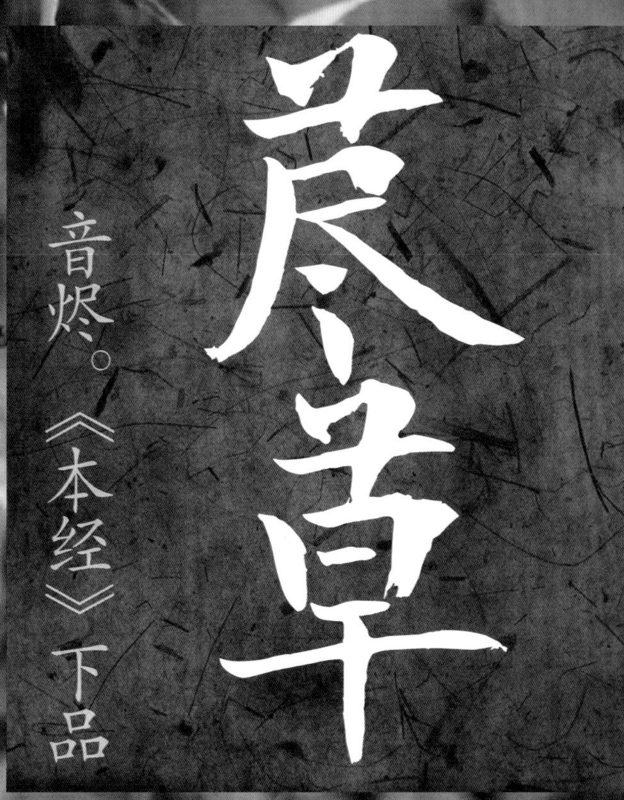

‖ **释名** ‖

黄草吴普**绿竹**唐本**绿蓐**唐本**苠草**纲目**盭草**音戾**王刍**尔雅**鵅脚莎**。[时珍曰] 此草绿色，可染黄，故曰黄、曰绿也。　、盭乃北人呼绿字音转也。古者贡草入染人，故谓之王刍，而进忠者谓之荩臣也。诗云：终朝采绿，不盈一掬。许慎说文云：　草可以染黄。汉书云：诸侯盭绶。晋灼注云：盭草出琅琊，似艾可染，因以名绶。皆谓此草也。[禹锡曰] 尔雅：绿，王刍。孙炎注云：即绿蓐草也。今呼为鵅脚莎。诗云，绿竹猗猗，是也。

‖ **集解** ‖

[别录曰] 荩草生青衣川谷，九月、十月采，可以染作金色。[普曰] 生太山山谷。[恭曰] 青衣县名，在益州西。今处处平泽溪涧侧皆有。叶似竹而细薄，茎亦圆小。荆襄人煮以染黄，色极鲜好。俗名绿蓐草。

‖ **气味** ‖

苦，平，无毒。[权曰] 神农、雷公：苦。[之才曰] 畏鼠负。

‖ **主治** ‖

久咳上气喘逆，久寒惊悸，痂疥白秃疡气，杀皮肤小虫。本经。**治身热邪气，小儿身热。**吴普。**洗一切恶疮，有效。**大明。

‖ **基原** ‖

据《纲目彩图》《药典图鉴》《草药大典》等综合分析考证，本品为蒺藜科植物蒺藜（刺蒺藜）*Tribulus terrestris* L.，分布于全国各地。《纲目图鉴》认为还包括豆科植物沙苑子（扁茎黄芪）*Astragalus complanatus* R. Br.，分布于东北及河北、陕西、甘肃、山西、内蒙古等地。另外，《中华本草》认为还包括蒺藜科植物大花蒺藜 *Tribulus cistoides* Linn. 的果实，分布于海南、云南等地。《药典》收载蒺藜药材为蒺藜科植物蒺藜的干燥成熟果实；秋季果实成熟时采割植株，晒干，打下果实，除去杂质。

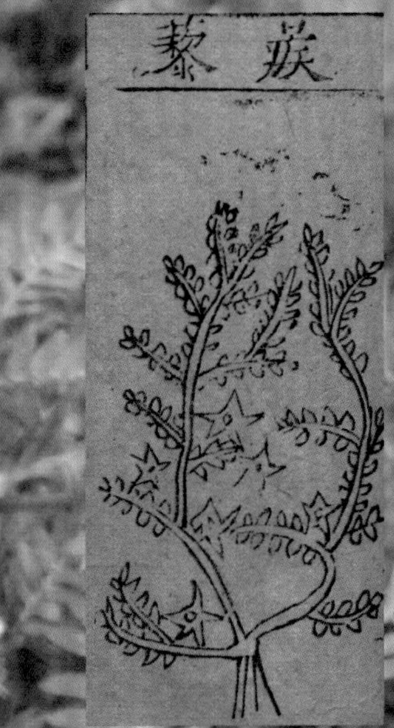

蒺藜

《本经》上品

▷蒺藜（刺蒺藜）（*Tribulus terrestris*）

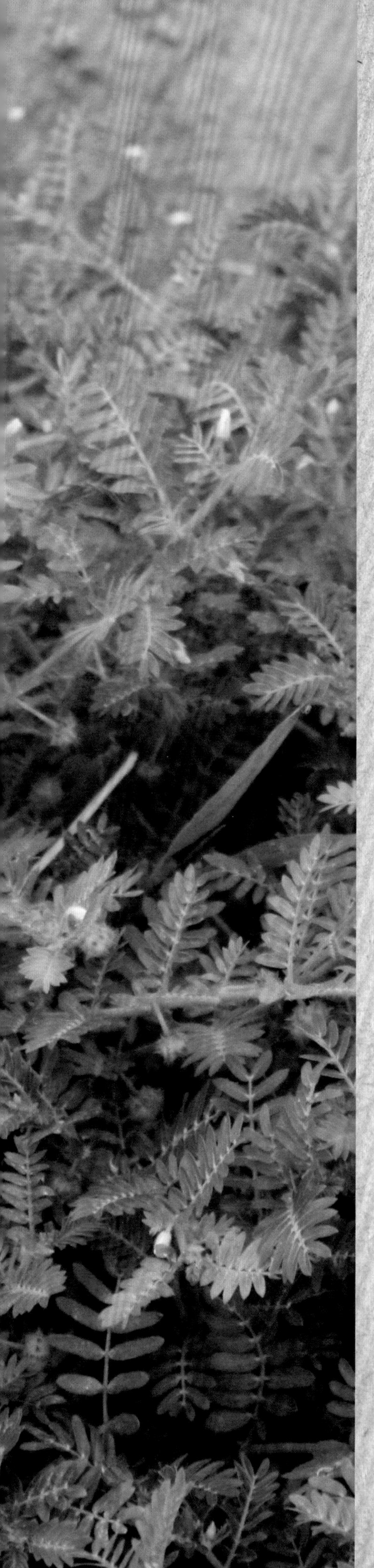

‖ **释名** ‖

茨尔雅**旁通**本经**屈人**本经**止行**本经**休羽**本经**升推。**[弘景曰]多生道上及墙上。叶布地，子有刺，状如菱而小。长安最饶，人行多着木履。今军家乃铸铁作之，以布敌路，名铁蒺藜。易云，据于蒺藜，言其凶伤。诗云，墙有茨，不可扫也，以刺梗秽。方用甚稀。[时珍曰]蒺，疾也；藜，利也；茨，刺也。其刺伤人，甚疾而利也。屈人、止行，皆因其伤人也。

‖ **集解** ‖

[别录曰]蒺藜子生冯翊平泽或道旁，七月、八月采实，暴干。[颂曰]冬月亦采之，黄白色。郭璞注尔雅云，布地蔓生，细叶，子有三角，刺人，是也。又一种白蒺藜，今生同州沙苑，牧马草地最多，而近道亦有之。绿叶细蔓，绵布沙上。七月开花黄紫色，如豌豆花而小，九月结实作荚，子便可采。其实味甘而微腥，褐绿色，与蚕种子相类而差大。又与马薸子酷相类，但马薸子微大，不堪入药，须细辨之。[宗奭曰]蒺藜有二等：一等杜蒺藜，即今之道旁布地而生者，开小黄花，结芒刺。一种白蒺藜，出同州沙苑牧马处。子如羊内肾，大如黍粒，补肾药，今人多用。风家惟用刺蒺藜也。[时珍曰]蒺藜叶如初生皂荚叶，整齐可爱。刺蒺藜状如赤根菜子及细菱，三角四刺，实有仁。其白蒺藜结荚长寸许，内子大如脂麻，状如羊肾而带绿色，今人谓之沙苑蒺藜。以此分别。

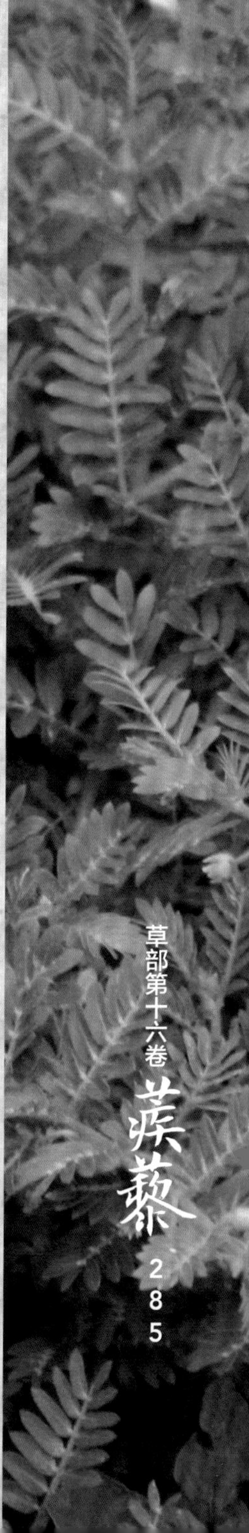

子

‖ **修治** ‖

[敩曰] 凡使拣净蒸之，从午至酉，日干，木臼舂令刺尽，用酒拌再蒸，从午至酉，日干用。[大明曰] 入药不计丸散，并炒去刺用。

‖ **气味** ‖

苦，温，无毒。[别录曰] 辛，微温。[权曰] 甘，有小毒。[志曰] 其性宣通，久服不冷而无壅热，当以性温为是。[之才曰] 乌头为之使。

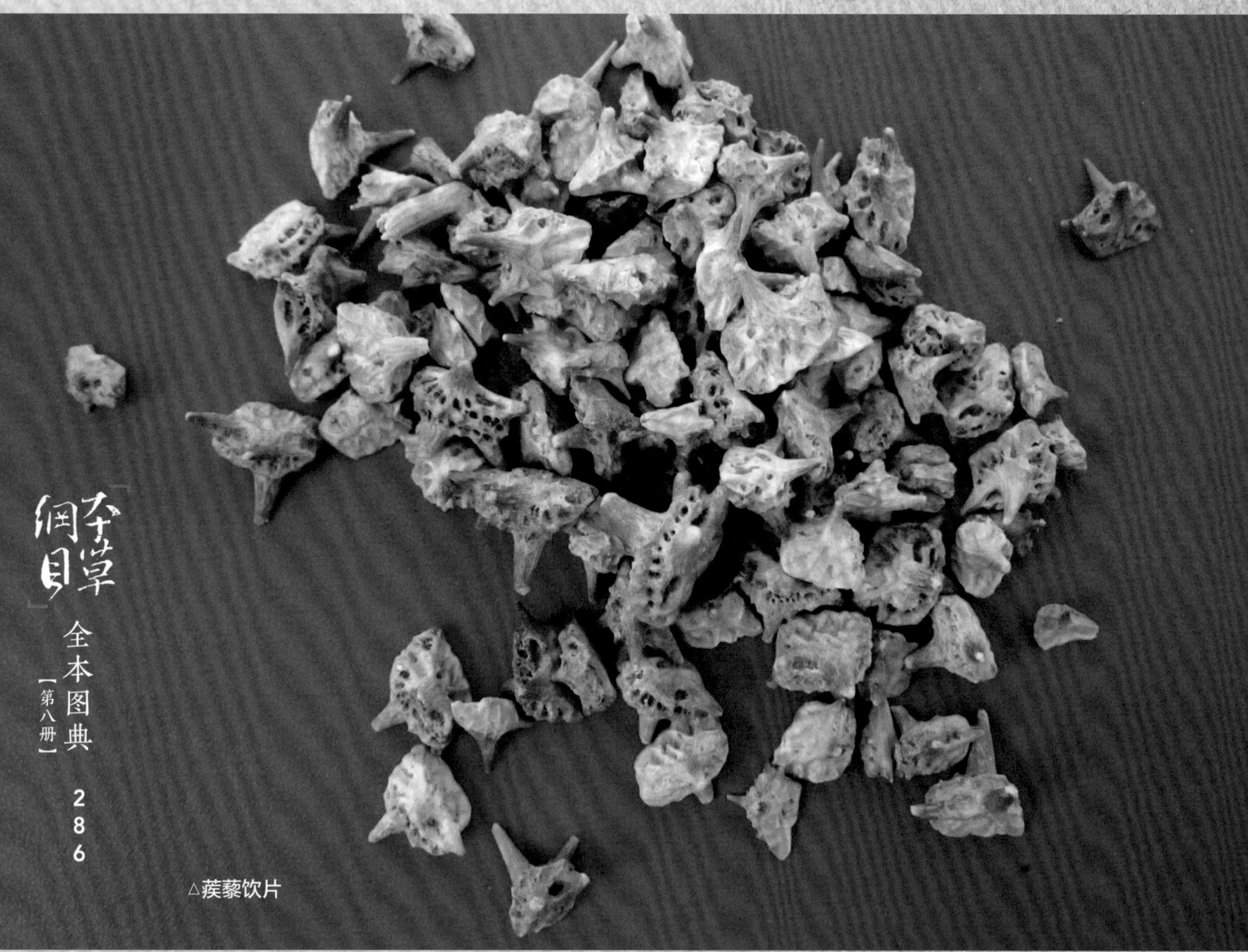

△蒺藜饮片

‖ **主治** ‖

恶血，破癥积聚，喉痹乳难。久服长肌肉，明目轻身。本经。身体风痒，头痛，咳逆伤肺肺痿，止烦下气。小儿头疮，痈肿阴㿉，可作摩粉。别录。治诸风疬疡，疗吐脓，去燥热。甄权。治奔豚肾气，肺气胸膈满，催生堕胎，益精，疗水藏冷，小便多，止遗沥泄精溺血肿痛。大明。痔漏阴汗，妇人发乳带下。苏颂。治风秘，及蛔虫心腹痛。时珍。

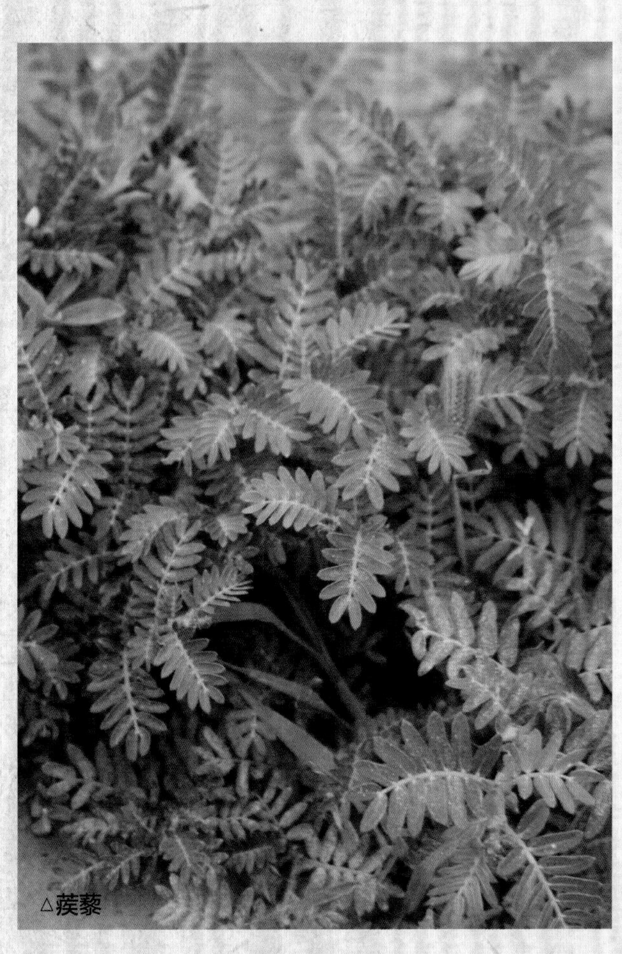

△蒺藜

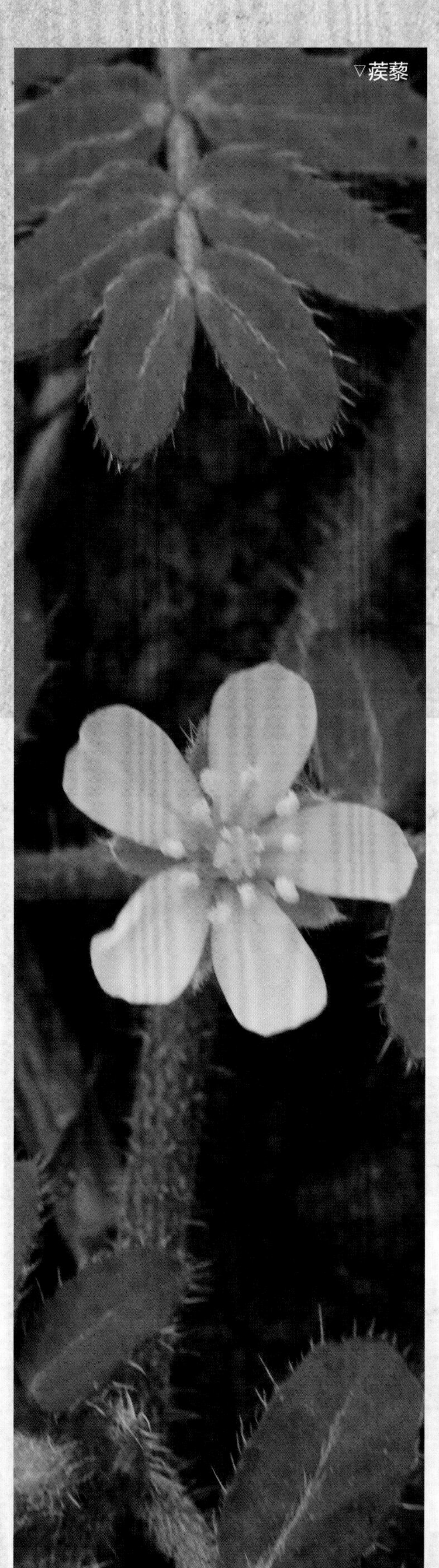

▽蒺藜

白蒺藜

‖ **气味** ‖

甘，温，无毒。

‖ **主治** ‖

补肾，治腰痛泄精，虚损劳乏。时珍。

‖ **发明** ‖

[颂曰] 古方皆用有刺者，治风明目最良。神仙方亦有单服蒺藜法，云不问黑白，但取坚实者，舂去刺用。[时珍曰] 古方补肾治风，皆用刺蒺藜。后世补肾多用沙苑蒺藜，或以熬膏和药，恐其功亦不甚相远也。刺蒺藜炒黄去刺，磨面作饼，或蒸食，可以救荒。

‖ **附方** ‖

旧九，新八。**服食法**蒺藜子一石，七八月熟时收取，日干，舂去刺，杵为末。每服二钱，新汲水调下，日三服，勿令中绝，断谷长生。服之一年以后，冬不寒，夏不热。二年，老者复少，发白复黑，齿落更生。服之三年，身轻长生。神仙秘旨。**腰脊引痛**蒺藜子捣末，蜜和丸胡豆大。酒服二丸，日三服。外台秘要。**通身浮肿**杜蒺藜日日煎汤洗之。圣惠方。**卒中五尸**蒺藜子捣末，蜜丸胡豆大。每服二丸，日三服。肘后方。**大便风秘**蒺藜子炒一两，猪牙皂荚去皮酥炙五钱，为末。每服一钱，盐茶汤下。普济方。**月经不通**杜蒺藜、当归等分，为末，米饮每服三钱。儒门事亲。**催生下衣**难产，胎在腹中，并包衣不下及胎死者。蒺藜子、贝母各四两，为末，米汤服三钱。少顷不

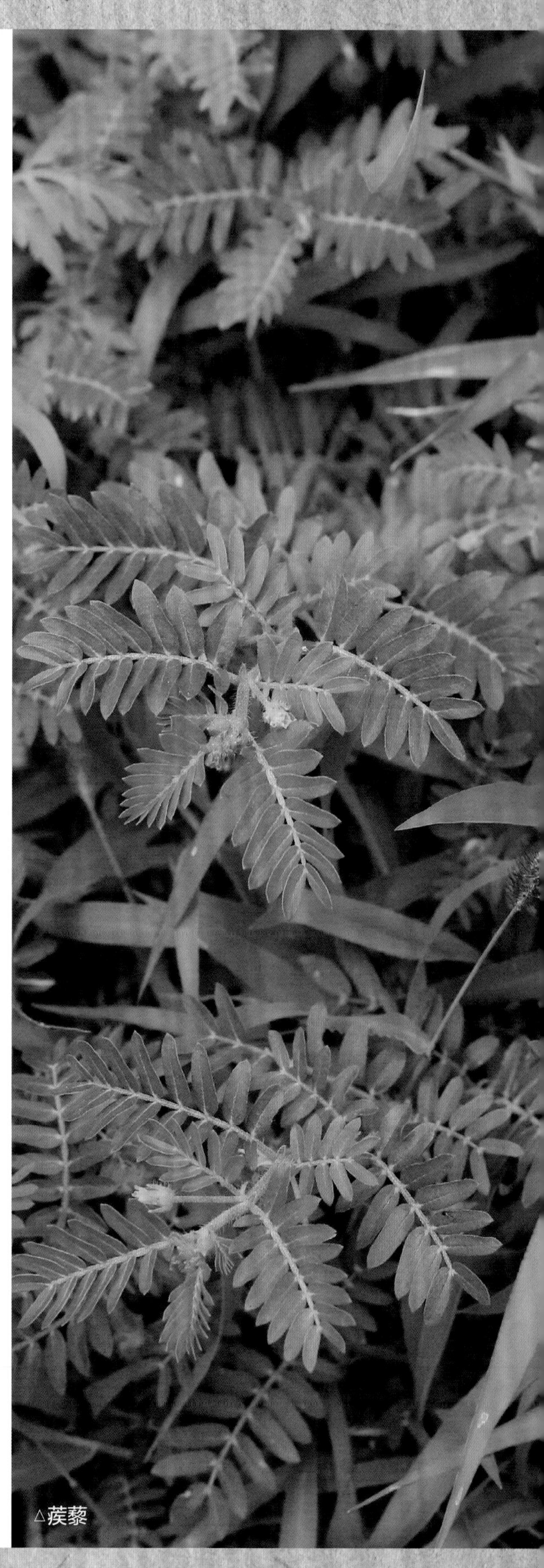

△蒺藜

下，再服。梅师方。**蛔虫心痛**吐清水。七月七日采蒺藜子阴干，烧作灰，先食服方寸匕，日三服。外台秘要。**万病积聚**七八月收蒺藜子，水煮熟，曝干，蜜丸梧子大。每酒服七丸，以知为度。其汁煎如饴，服之。**三十年失明**补肝散：用蒺藜子七月七日收，阴干捣散。食后水服方寸匕，日二。外台秘要。**牙齿动摇**疼痛及打动者。土蒺藜去角生研五钱，淡浆水半碗，蘸水入盐温漱，甚效。或以根烧灰，贴牙即牢固也。御药院方。**牙齿出血**不止，动摇。白蒺藜末，旦旦擦之。道藏经。**打动牙疼**蒺藜子或根为末，日日揩之。瑞竹堂方。**鼻塞出水**多年不闻香臭。蒺藜二握，当道车碾过，以水一大盏，煮取半盏。仰卧，先满口含饭，以汁一合灌鼻中。不过再灌，嚏出一两个息肉，似赤蛹虫，即愈。圣惠方。**面上瘢痕**蒺藜子、山栀子各一合，为末，醋和，夜涂旦洗。救急方。**白癜风疾**白蒺藜子六两，生捣为末。每汤服二钱，日二服。一月根绝，服至半月，白处见红点，神效。孙真人食忌。**一切丁肿**蒺藜子一升，熬捣，以醋和封头上，拔根。外台秘要。

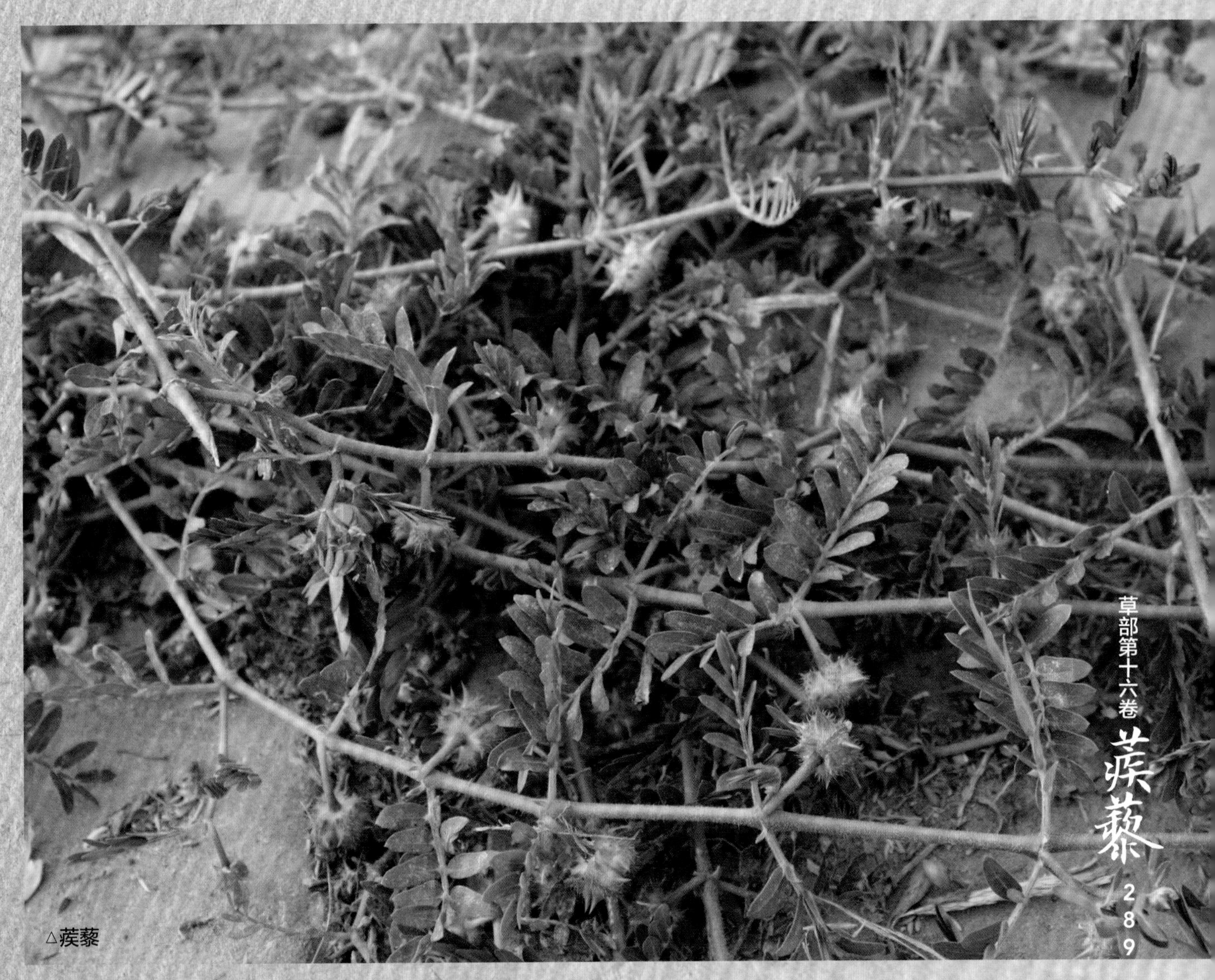

△蒺藜

花

‖ **主治** ‖

阴干为末，每温酒服二三钱，治白癜风。

宗奭。

蒺藜 *Tribulus terrestris* ITS2 条形码主导单倍型序列：

1 CGCATCGTCG CCCCAACCCC CCTCGTGCTT TGGCCGAGGG GCGGGCGGAA ATTGGTCTCC CGTTTGCCCA GCCAAGCGGT
81 TGGCCCAAAT TCGAGTACTC GGCACCGGCT CTCGCCGACC AACGGTGGTG TAACAACCTC TCGGAGGCAA GTCGCGGGCG
161 CCCTTGCAAT CCTGAGGCAC TCACGGACCC TGCGCACGGC AGTGCTCATG ACG

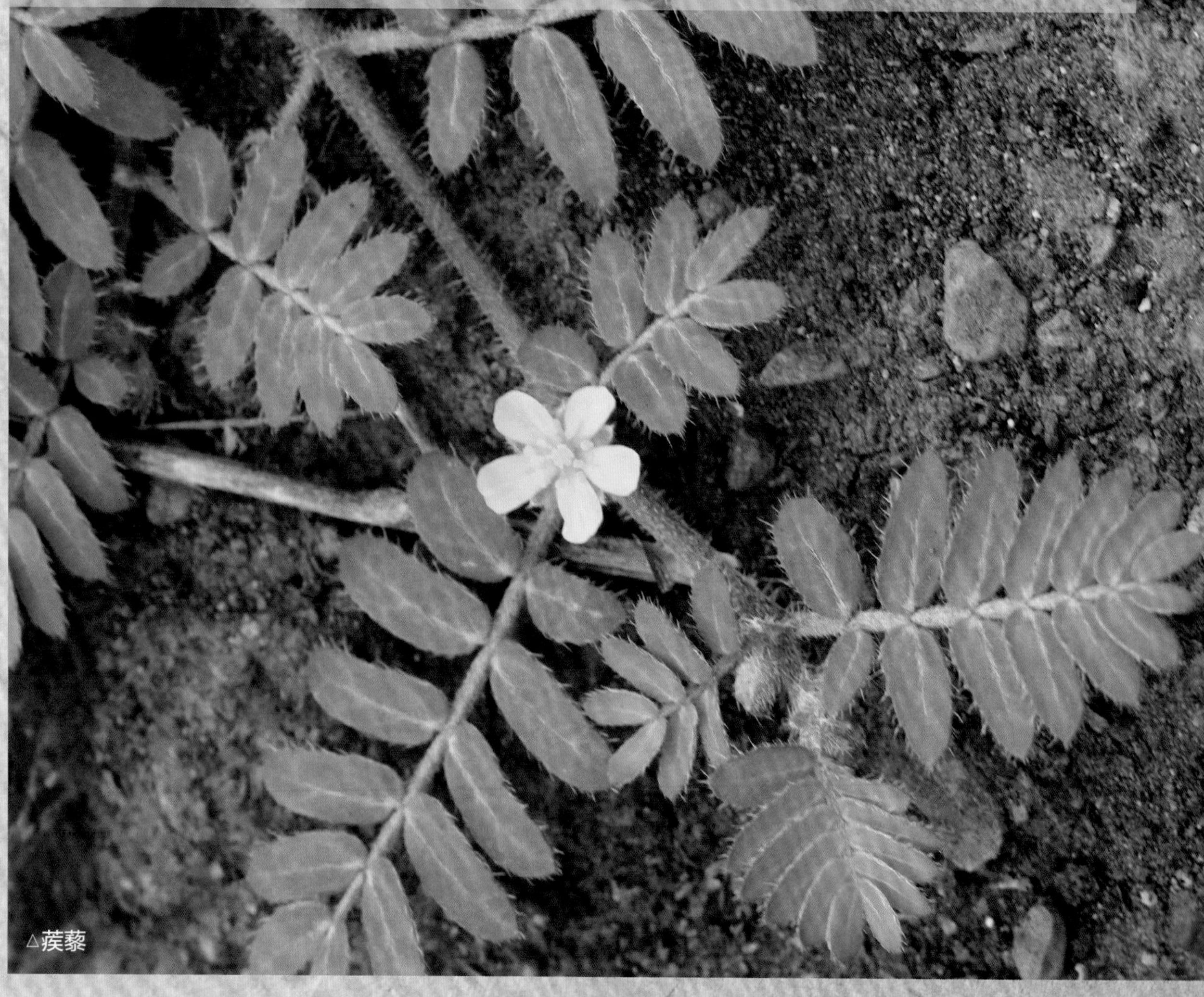

△蒺藜

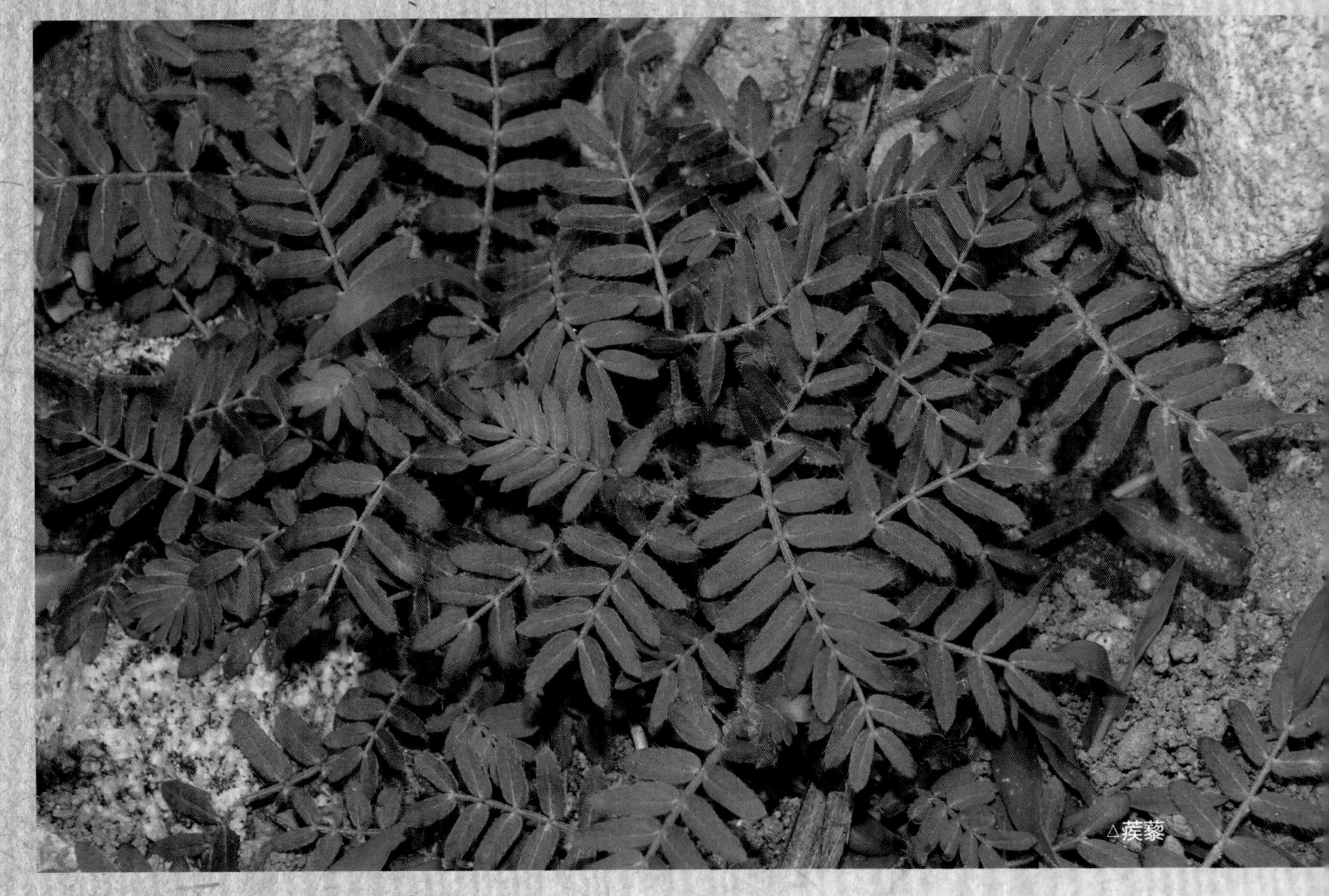
△蒺藜

苗

‖**主治**‖

煮汤，洗疥癣风疮作痒。时珍。

‖**附方**‖

旧二，新一。**鼻流清涕**蒺藜苗二握，黄连二两，水二升，煎一升，少少灌鼻中取嚏，不过再服。圣惠方。**诸疮肿毒**蒺藜蔓洗，三寸截之，取得一斗，以水五升，煮取二升，去滓，纳铜器中，又煮取一升，纳小器中，煮如饴状，以涂肿处。千金方。**蠼螋尿疮**绕身匝即死。以蒺藜叶捣傅之。无叶用子。备急方。

谷精草

宋《开宝》

‖ **基原** ‖

据《纲目彩图》《药典图鉴》《草药大典》《中华本草》等综合分析考证，本品为谷精草科植物谷精草 *Eriocaulon buergerianum* Koern.。分布于华东、华西、西南及陕西等地。还有学者 * 认为本品为谷精草科植物赛谷精草 *E. sieboldianum* Sieb. et Zucc. ex Steud. 的带梗花序。《药典》收载谷精草药材为谷精草科植物谷精草的干燥带花茎的头状花序。秋季采收，将花序连同花茎拔出，晒干。

* 缪珠雷等 . 谷精草的原植物考证 [J]. 上海中医药杂志，2004，38(5)：60.

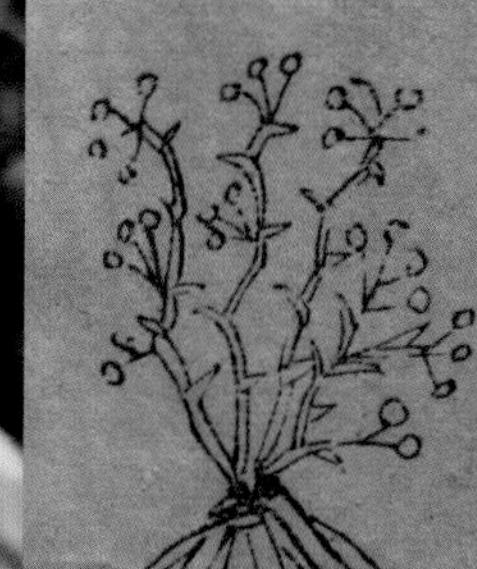

▷谷精草（*Eriocaulon buergerianum*）

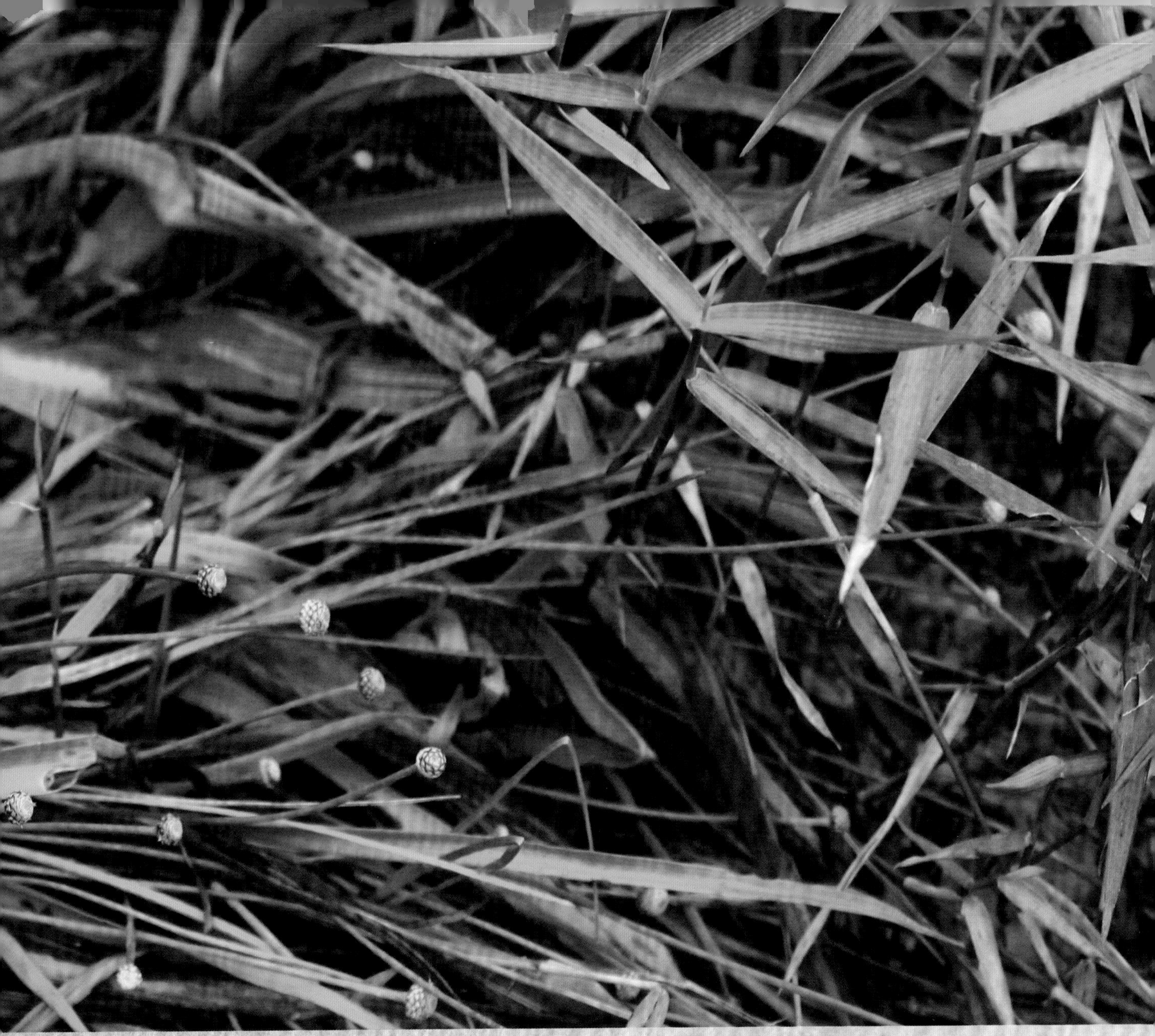

‖ **释名** ‖

戴星草开宝**文星草**纲目**流星草**。[时珍曰] 谷田余气所生，故曰谷精。[志曰] 白花似星，故有戴星诸名。

‖ **集解** ‖

[颂曰] 处处有之。春生于谷田中，叶茎俱青，根花并白色。二月、三月采花用，花白小圆似星。可喂马令肥，主虫颡毛焦病。又有一种，茎梗长有节，根微赤，出秦陇间。[时珍曰] 此草收谷后，荒田中生之，江湖南北多有。一科丛生，叶似嫩谷秧。抽细茎，高四五寸。茎头有小白花，点点如乱星。九月采花，阴干。云二三月采者，误也。

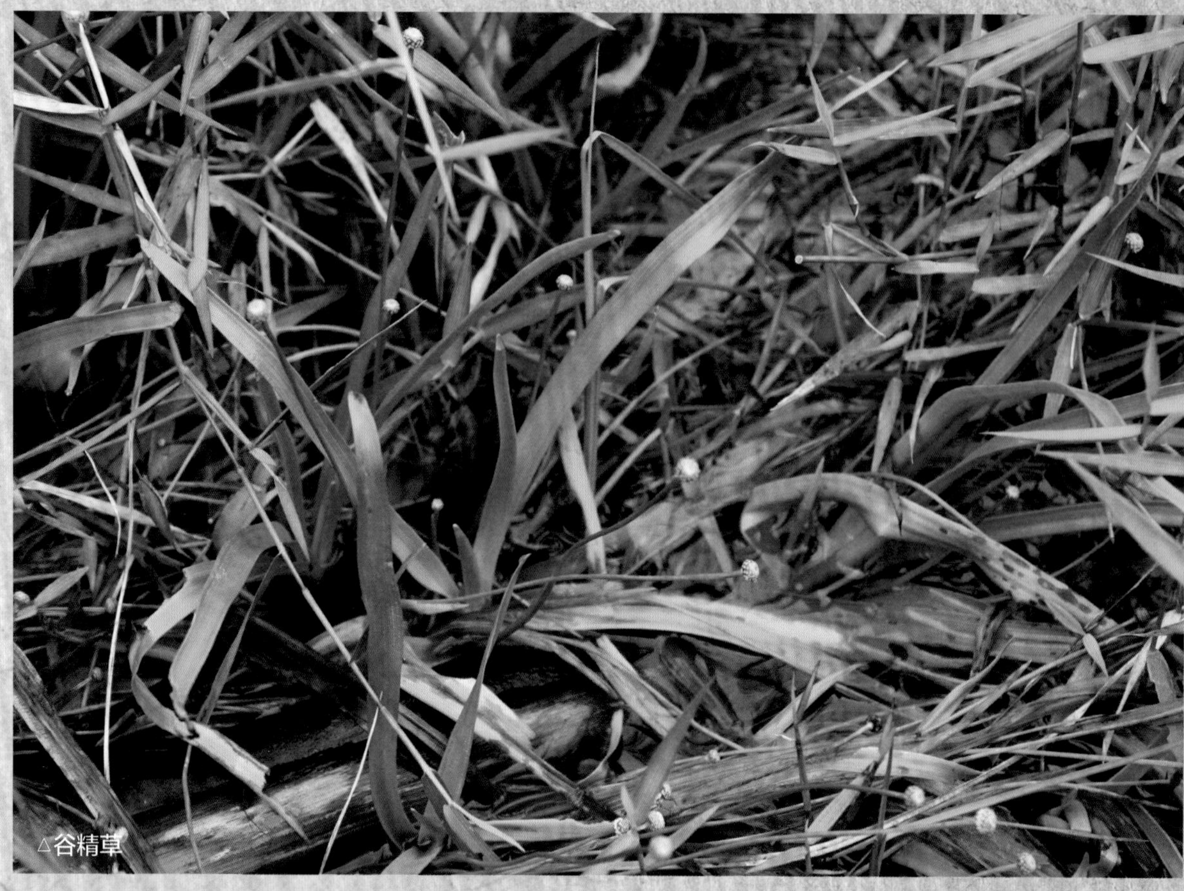
△谷精草

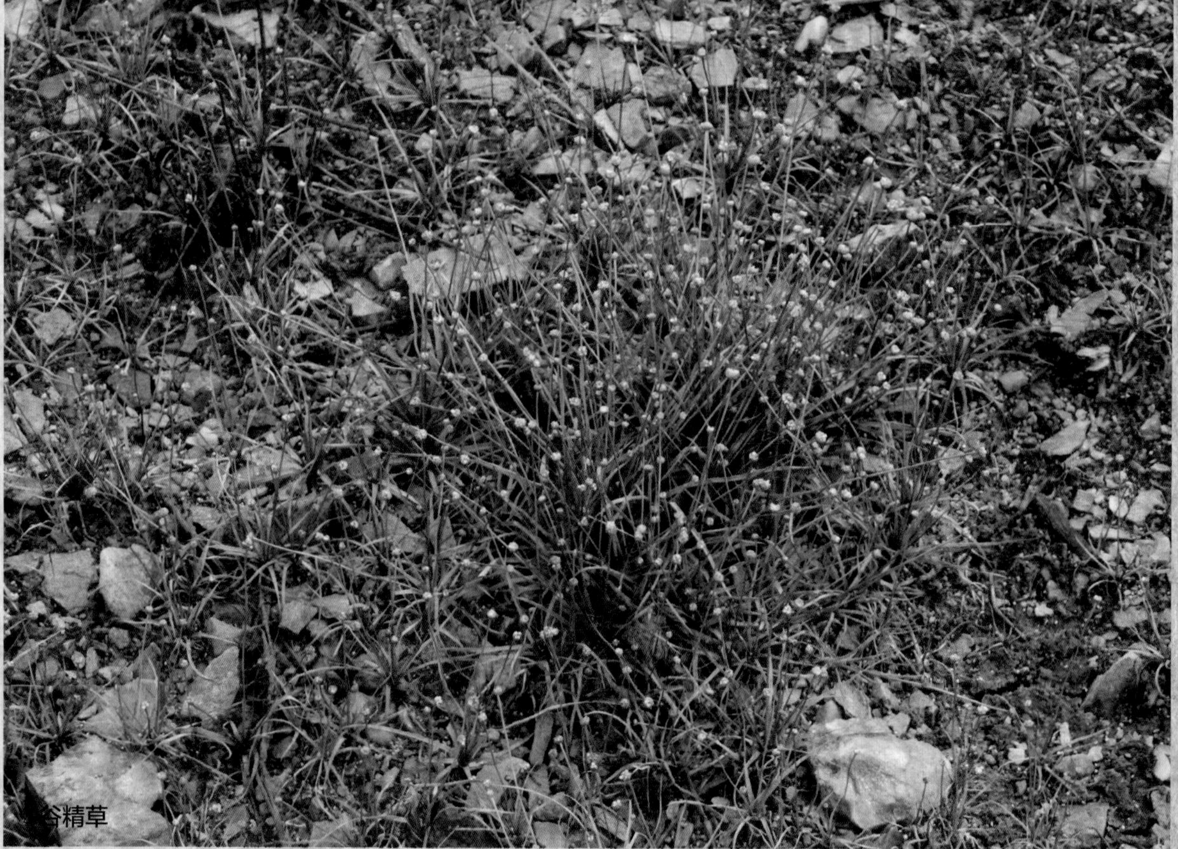
△谷精草

谷精草 *Eriocaulon buergerianum* ITS2 条形码主导单倍型序列：

1 TTCCGAGCTA CGCTCCTCCC CTCCTCCGTG CCCGGCTTGC TTGCCGTTCT CGCGGATCAG GGGAATGGAA GCGGATGTTG
81 GCCCCCCGAT CCGCACGCGC GGCTCGGTGG GCATAAGTGC GGCTTGCCGT GGAGCCGTGC ATGGGTCGCG GCGATTCGGT
161 GGTACATCCG TGATCCCCGT ACTGGCGCCT CCCGTGCCGT TCCACGGCAA CTCTCGAGCC CTCTCCGGCC GGCACGCCGT
241 GGCATATGCC GCGCGCGTCG CCCGGACAC

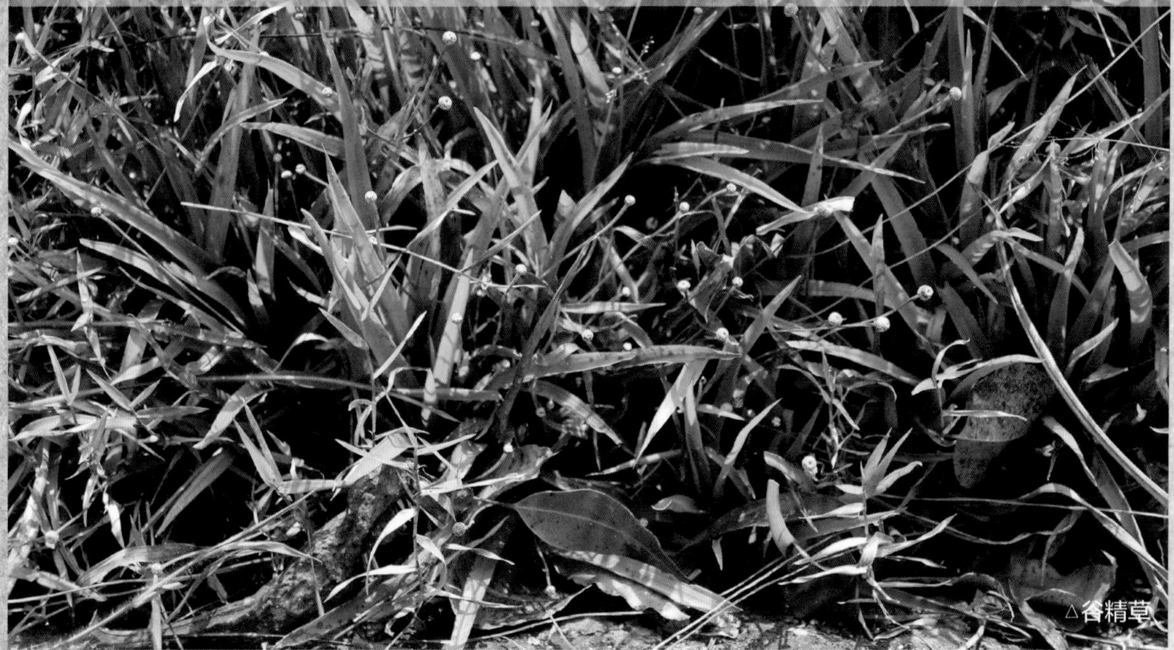

△谷精草

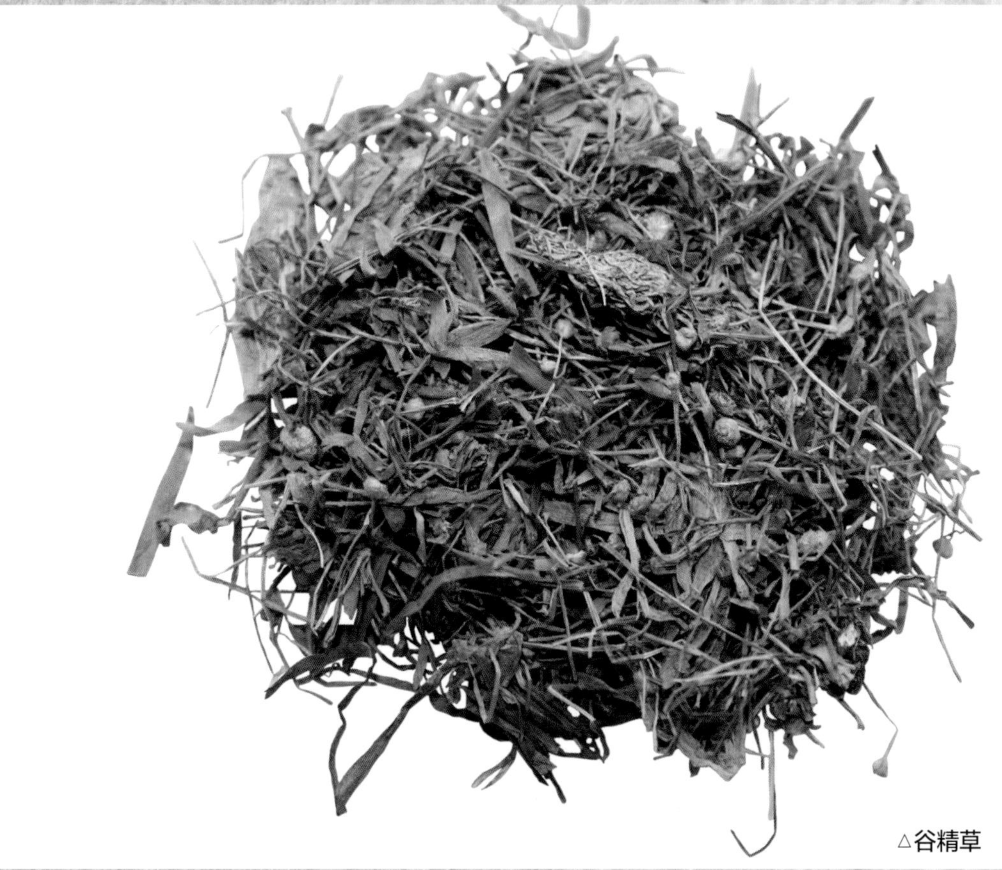

△谷精草

花

‖ **气味** ‖

辛，温，无毒。[藏器曰] 甘、平。[大明曰] 可结水银成砂子。

‖ **主治** ‖

喉痹，齿风痛，诸疮疥。开宝。**头风痛，目盲翳膜，痘后生翳，止血。**时珍。

‖ **发明** ‖

[时珍曰] 谷精体轻性浮，能上行阳明分野。凡治目中诸病，加而用之，甚良。明目退翳之功，似在菊花之上也。

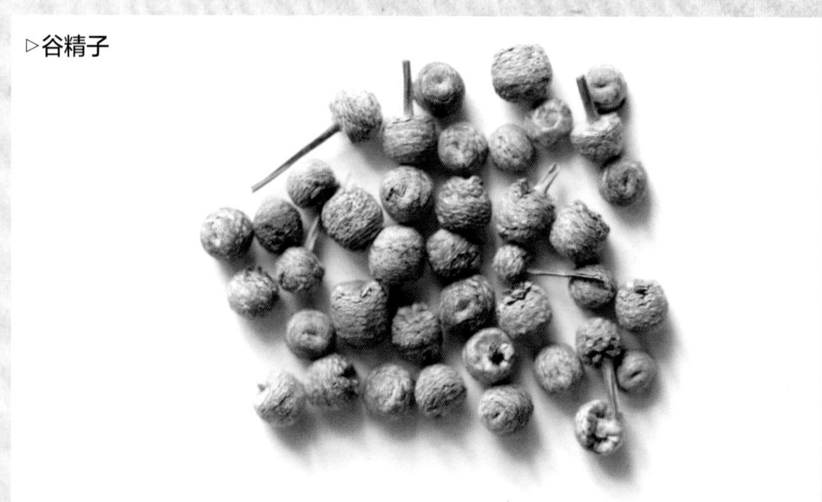

▷谷精子

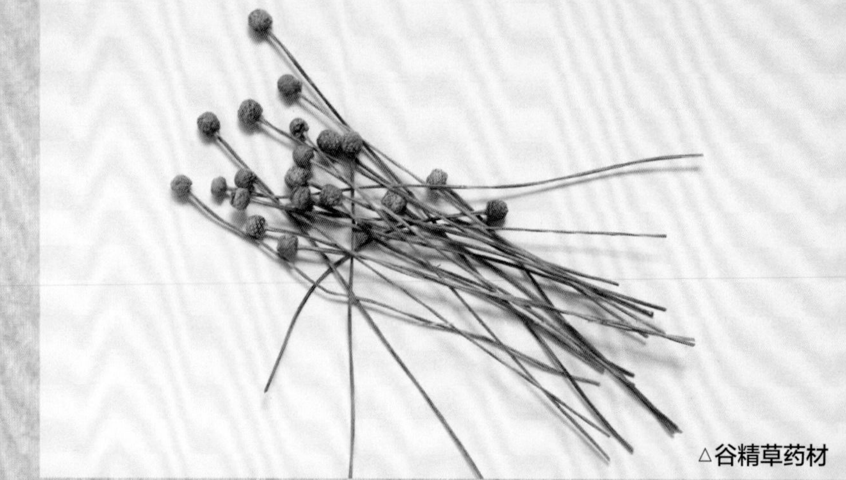

△谷精草药材

‖ **附方** ‖

旧一，新七。**脑痛眉痛**谷精草二钱，地龙三钱，乳香一钱，为末。每用半钱，烧烟筒中，随左右熏鼻。圣济录。**偏正头痛**集验方用谷精草一两为末，以白面糊调摊纸花上，贴痛处，干换。圣济方用谷精草末、铜绿各一钱，消石半分，随左右嗃鼻。**鼻衄不止**谷精草为末，熟面汤服二钱。圣惠方。**目中翳膜**谷精草、防风等分，为末，米饮服之，甚验。明目方。**痘后目翳**隐涩泪出，久而不退。用谷精草为末，以柿或猪肝片蘸食。一方：加蛤粉等分，同入猪肝内煮熟，日食之。又方：见夜明沙。邵真人济急方。**小儿雀盲**至晚忽不见物。用羯羊肝一具，不用水洗，竹刀剖开，入谷精草一撮，瓦罐煮熟，日食之，屡效。忌铁器。如不肯食，炙熟，捣作丸绿豆大。每服三十丸，茶下。卫生家宝方。**小儿中暑**吐泄烦渴。谷精草烧存性，用器覆之，放冷为末。每冷米饮服半钱。保幼大全。

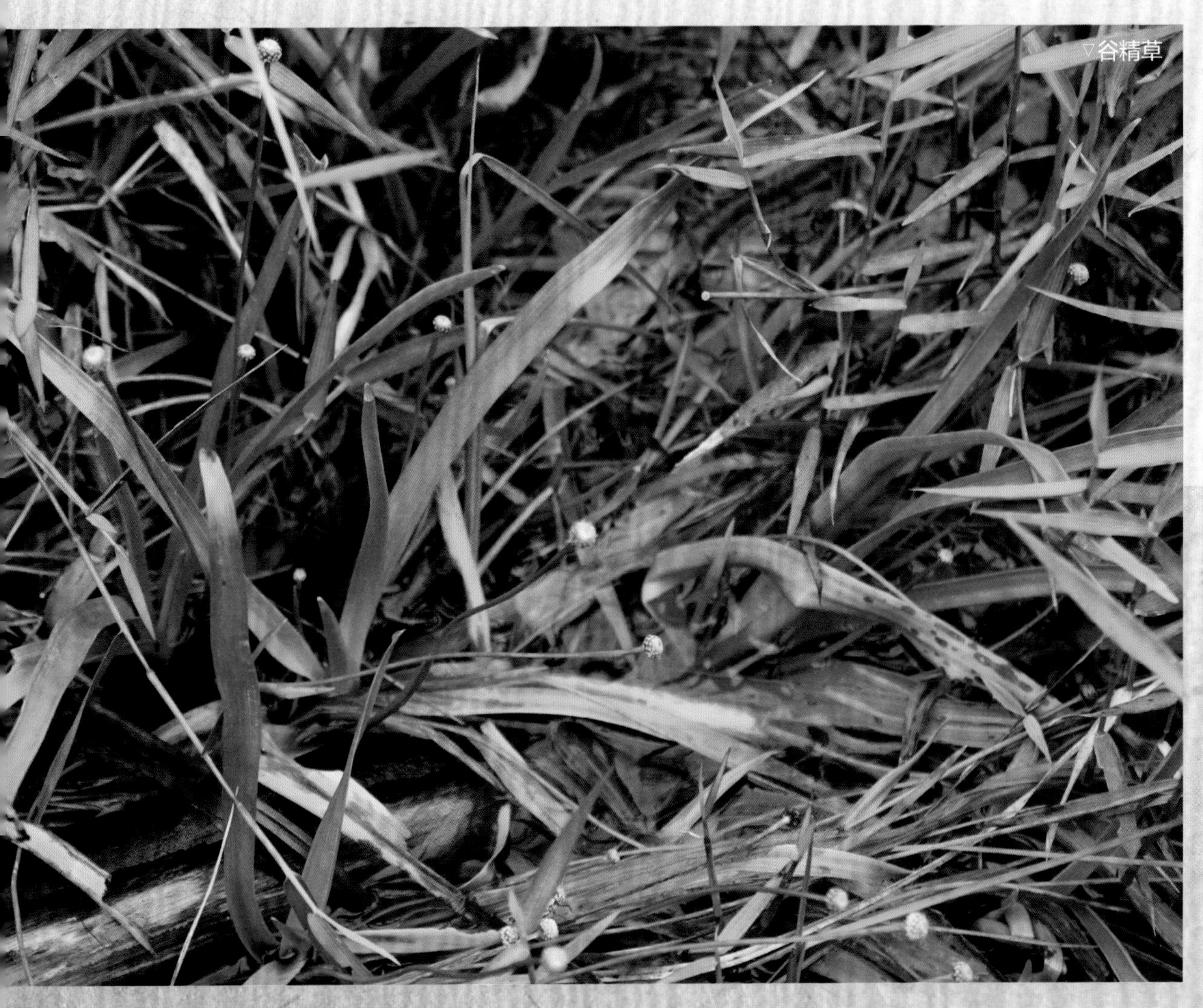

▽谷精草

‖ **基原** ‖

据《纲目图鉴》《药典图鉴》《中华本草》《中药图鉴》等综合分析考证，本品为海金沙科植物海金沙 *Lygodium japonicum* (Thunb.) Sw.。分布于华东、中南、西南及陕西、河南等地。《药典》收载海金沙药材为海金沙科植物海金沙的干燥成熟孢子；秋季孢子未脱落时采割藤叶，晒干，搓揉或打下孢子，除去藤叶。《药典》四部收载金沙藤药材为海金沙科植物海金沙、小叶海金沙 *L. microphyllum* (Cav.) R. Br. 或曲轴海金沙 *L. fiexuosum* (L.) Sw. 的干燥地上部分，收载海金沙藤药材为海金沙的干燥地上部分。

海金沙

宋《嘉祐》

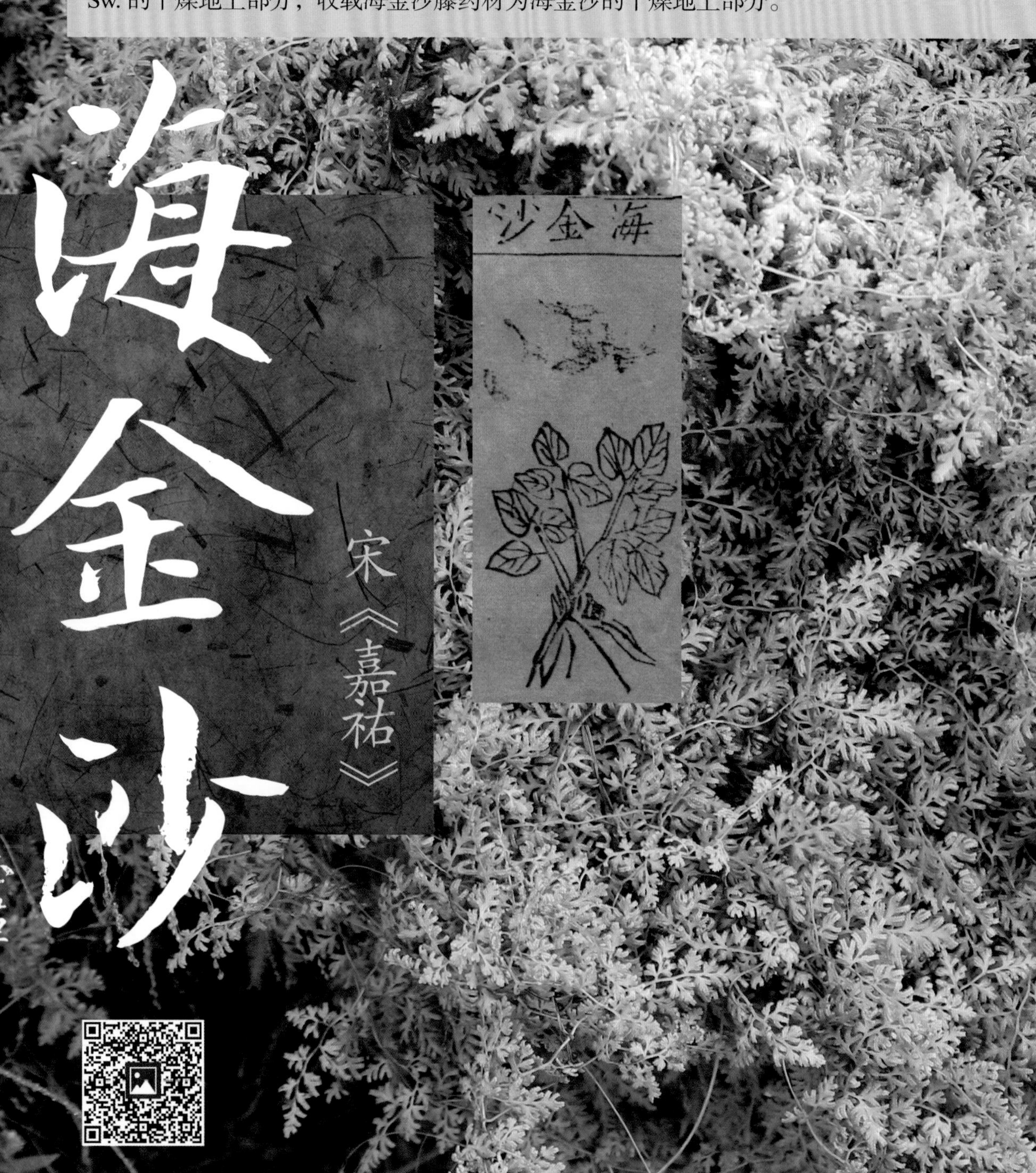

▷海金沙（*Lygodium japonicum*）

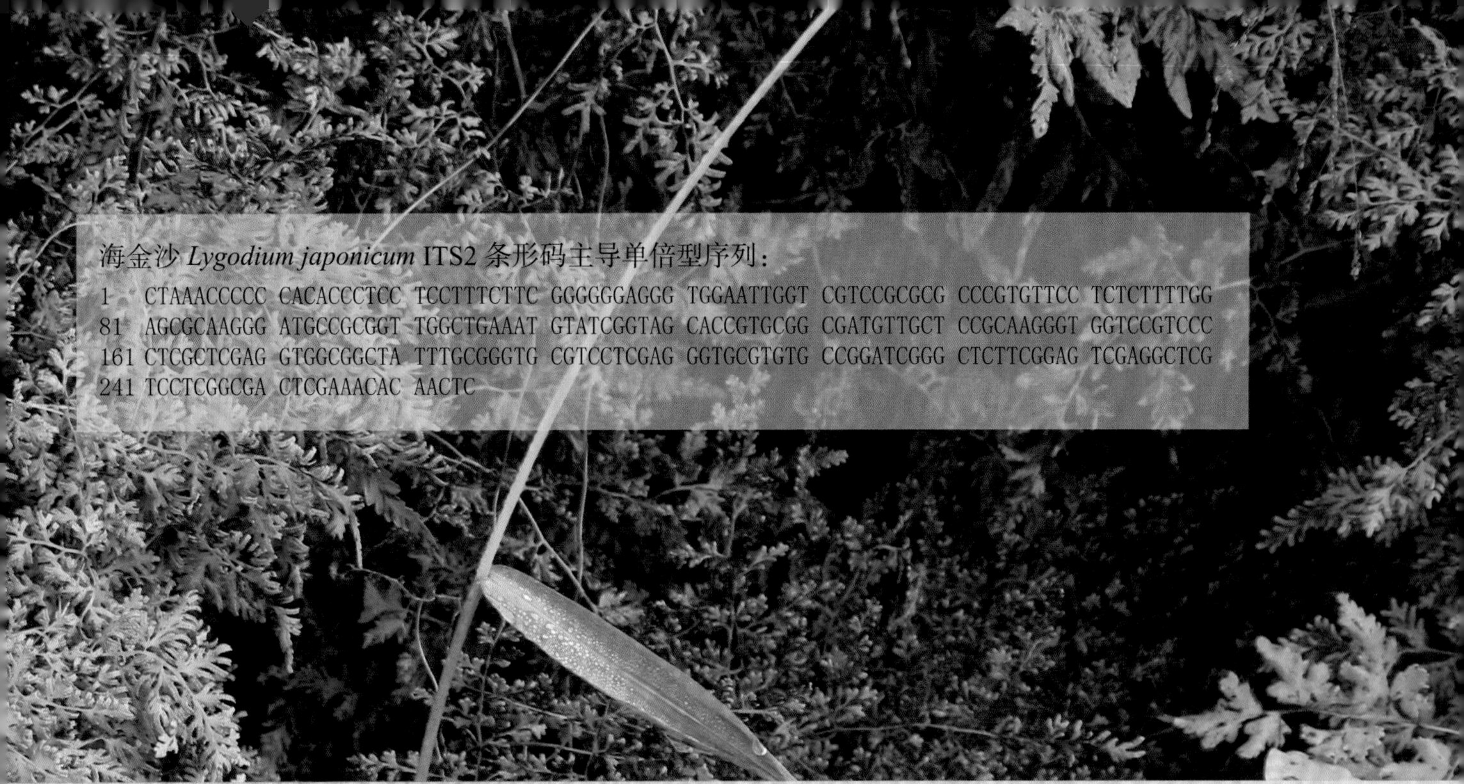

海金沙 *Lygodium japonicum* ITS2 条形码主导单倍型序列：

```
1   CTAAACCCCC CACACCCTCC TCCTTTCTTC GGGGGGAGGG TGGAATTGGT CGTCCGCGCG CCCGTGTTCC TCTCTTTTGG
81  AGCGCAAGGG ATGCCGCGGT TGGCTGAAAT GTATCGGTAG CACCGTGCGG CGATGTTGCT CCGCAAGGGT GGTCCGTCCC
161 CTCGCTCGAG GTGGCGGCTA TTTGCGGGTG CGTCCTCGAG GGTGCGTGTG CCGGATCGGG CTCTTCGGAG TCGAGGCTCG
241 TCCTCGGCGA CTCGAAACAC AACTC
```

‖ **释名** ‖

竹园荽。[时珍曰] 其色黄如细沙也。谓之海者，神异之也。俗名竹园荽，象叶形也。

‖ **集解** ‖

[禹锡曰] 出黔中郡，湖南亦有。生作小株，高一二尺。七月收其全科，于日中暴之，小干，以纸衬承，以杖击之，有细沙落纸上，且暴且击，以尽为度。[时珍曰] 江浙、湖湘、川陕皆有之，生山林下。茎细如线，引于竹木上，高尺许。其叶细如园荽叶而甚薄，背面皆青，上多皱文。皱处有沙子，状如蒲黄粉，黄赤色。不开花，细根坚强。其沙及草皆可入药。方士采其草取汁，煮砂、缩贺。

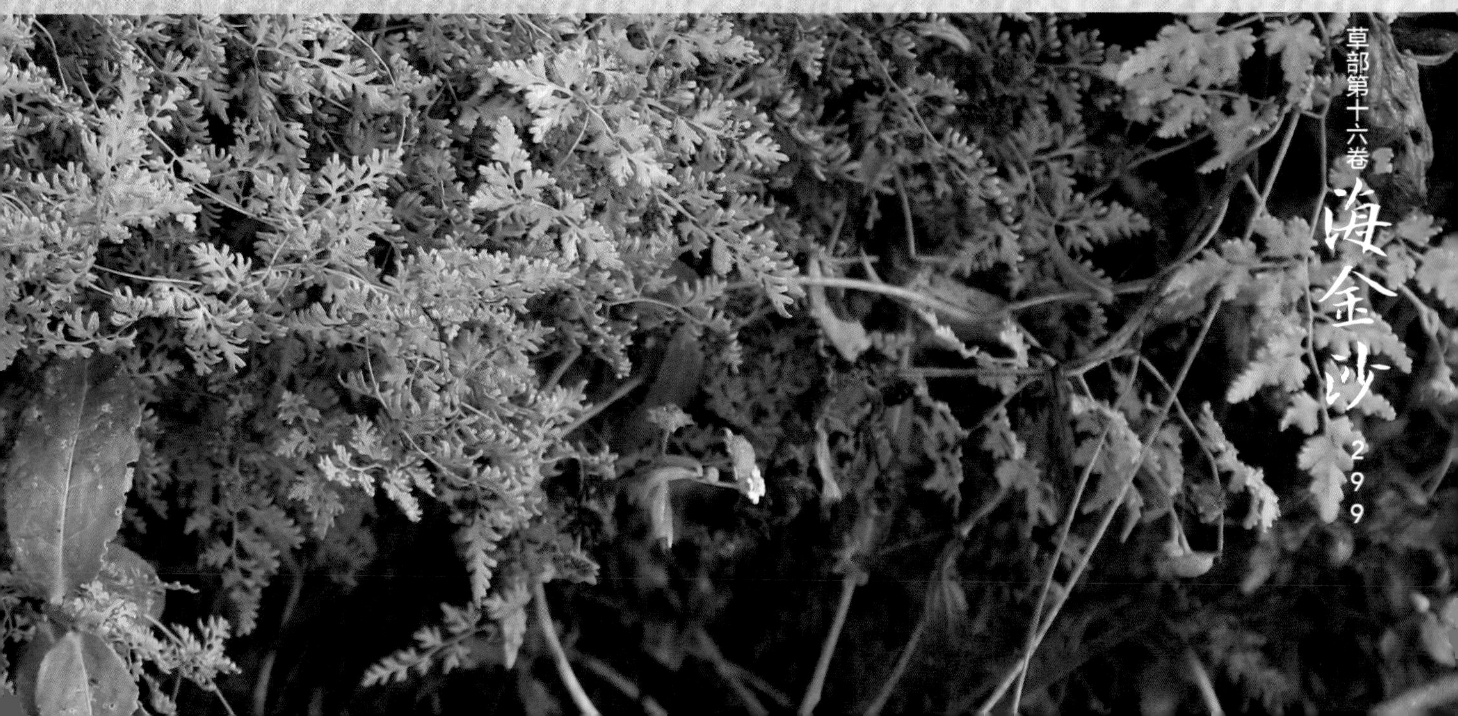

‖ **气味** ‖

甘，寒，无毒。

‖ **主治** ‖

通利小肠。得栀子、马牙消、蓬沙，疗伤寒热狂。或丸或散。嘉祐。**治湿热肿满，小便热淋、膏淋、血淋、石淋茎痛，解热毒气。**时珍。

‖ **发明** ‖

[时珍曰] 海金沙，小肠、膀胱血分药也。热在二经血分者宜之。

‖ **附方** ‖

旧一，新五。**热淋急痛**海金沙草阴干为末，煎生甘草汤，调服二钱，此陈总领方也。一加滑石。夷坚志。**小便不通**脐下满闷。海金沙一两，腊南茶半两，捣碎，每服三钱，生姜甘草煎汤下，日二服。亦可末服。图经本草。**膏淋如油**海金沙、滑石各一两，甘草梢二钱半，为末。每服二钱，麦门冬煎汤服，日二次。仁存方。**血淋痛涩**但利水道，则清浊自分。海金沙末，新汲水或砂糖水服一钱。普济方。**脾湿肿满**腹胀如鼓，喘不得卧。海金沙散：用海金沙三钱，白术四两，甘草半两，黑牵牛头末一两半，为末。每服一钱，煎倒流水调下，得利为妙。东垣兰室秘藏。**痘疮变黑**归肾。用竹园荽草煎酒，傅其身，即发起。直指方。

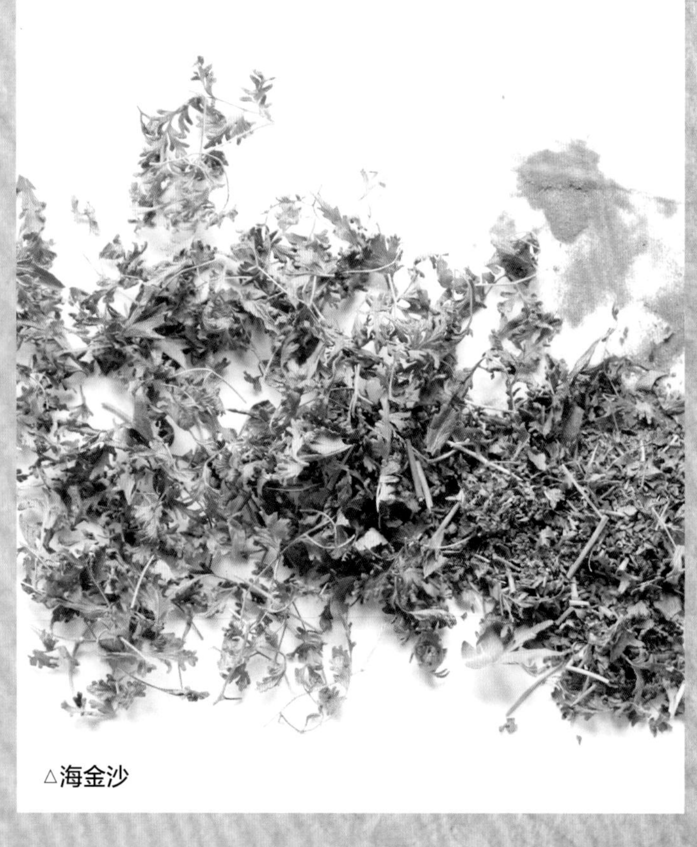

△海金沙

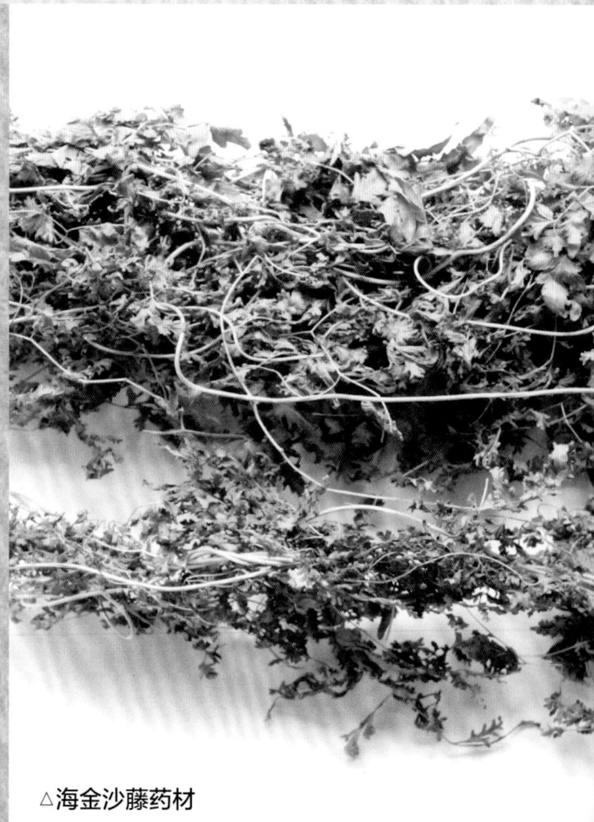

△海金沙藤药材

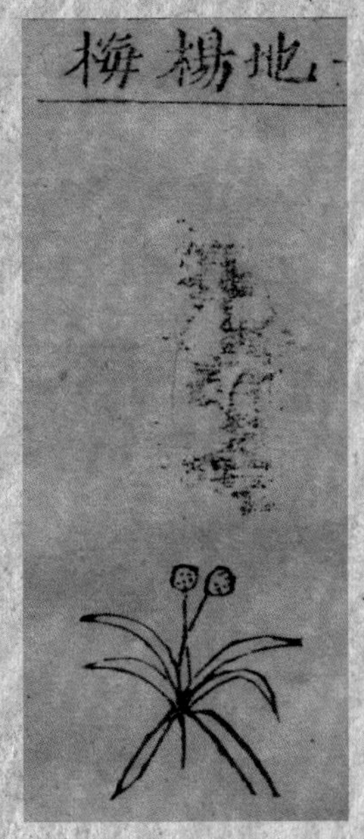

‖ **基原** ‖

据《纲目彩图》《纲目图鉴》等综合分析考证，本品为灯心草科植物地杨梅 *Luzula campestris* (Linn.) DC.。分布于东北及河北、河南等地。《中华本草》《大辞典》认为还包括同属植物多花地杨梅 *L. multiflora* (Retz.) Lej.，分布于南北各地。

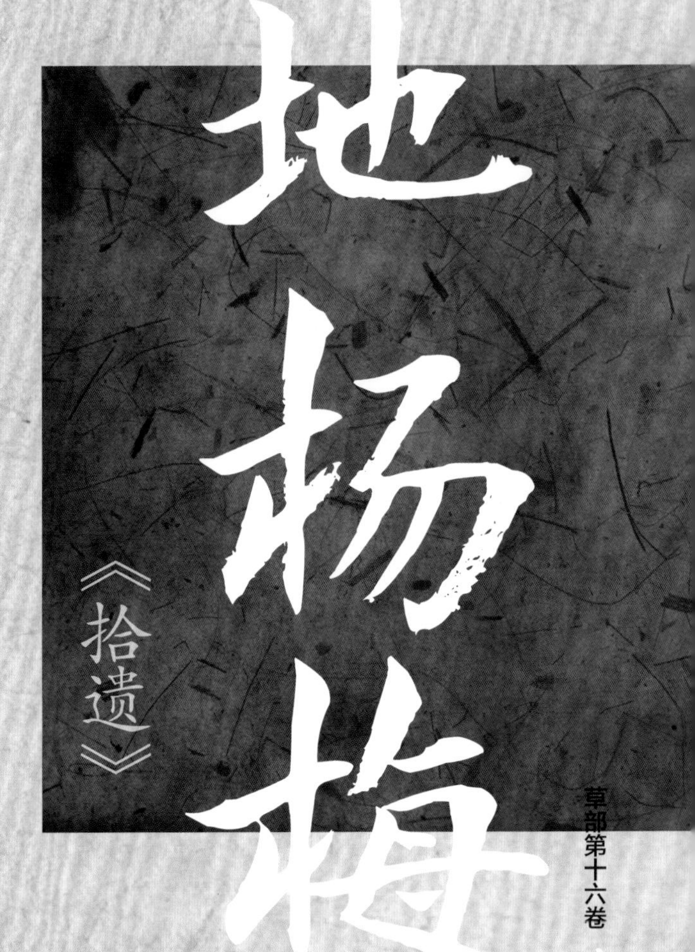

‖ **集解** ‖

[藏器曰] 生江东湿地，苗如莎草，四五月有子，似杨梅也。

‖ **气味** ‖

辛，平，无毒。

‖ **主治** ‖

赤白痢，取茎、子煎汤服。藏器。

水杨梅

《纲目》

‖ **基原** ‖

据《纲目图鉴》认为本品为蔷薇科植物日本水杨梅 *Geum japonicum* Thunb.，分布于江苏、浙江、安徽、湖北、湖南、四川、贵州等地。《中华本草》《大辞典》《汇编》则认为本品为茜草科植物细叶水团花 *A. rubella* Hance 的地上部分，分布于华东、华中及广东、云南、台湾、福建等地。

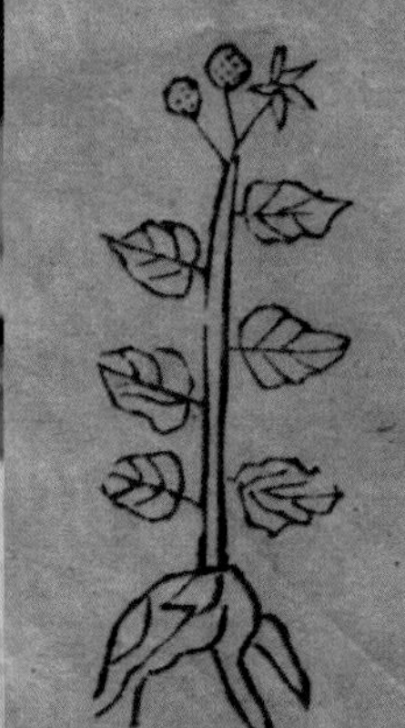

▷日本水杨梅（*Geum japonicum*）

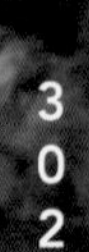

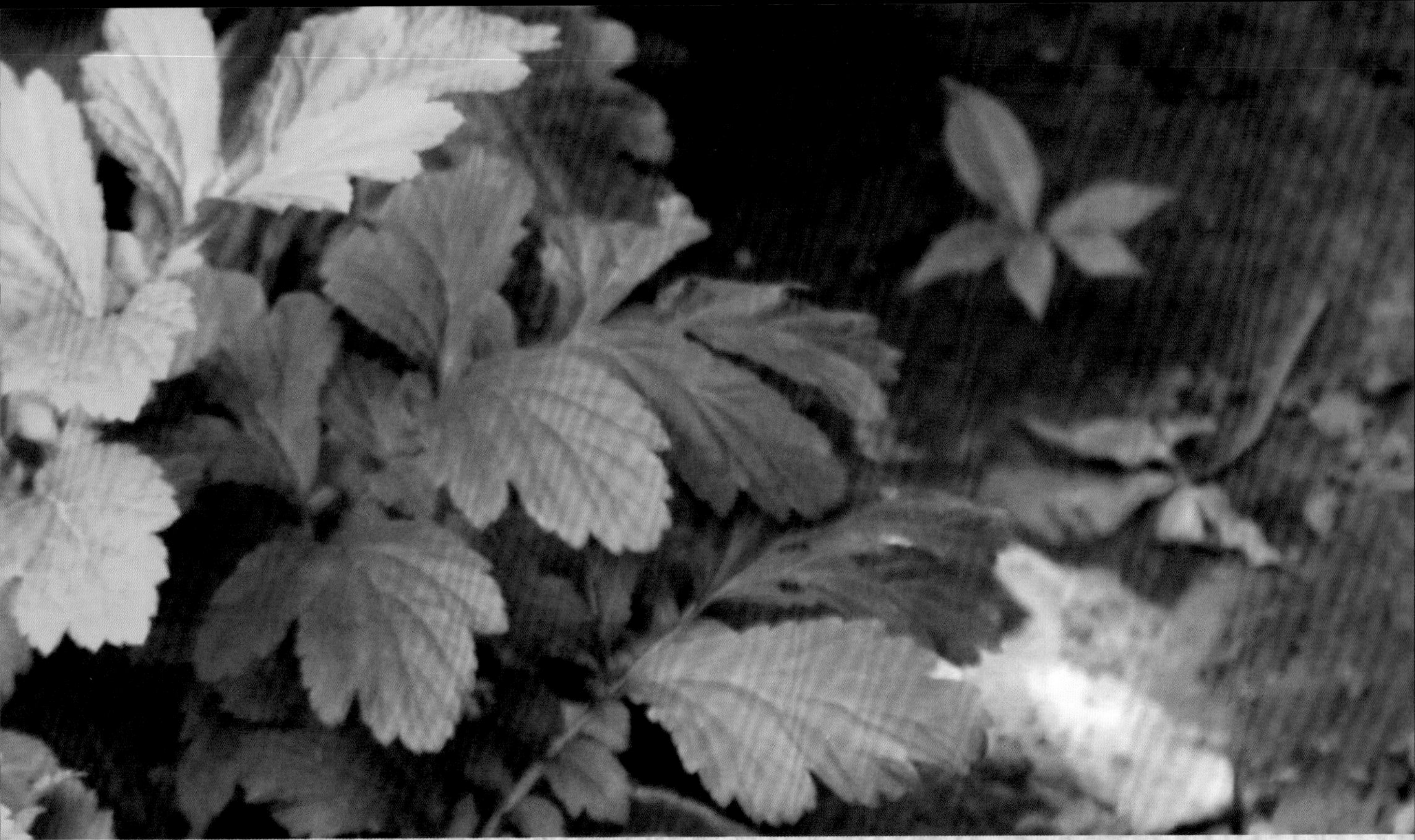

‖ **释名** ‖

地椒。

‖ **集解** ‖

[时珍曰] 生水边，条叶甚多，生子如杨梅状。庚辛玉册云：地椒一名水杨梅，多生近道阴湿处，荒田野中亦有之。丛生，苗叶似菊。茎端开黄花，实类椒而不赤。实可结伏三黄、白矾，制丹砂、粉霜。

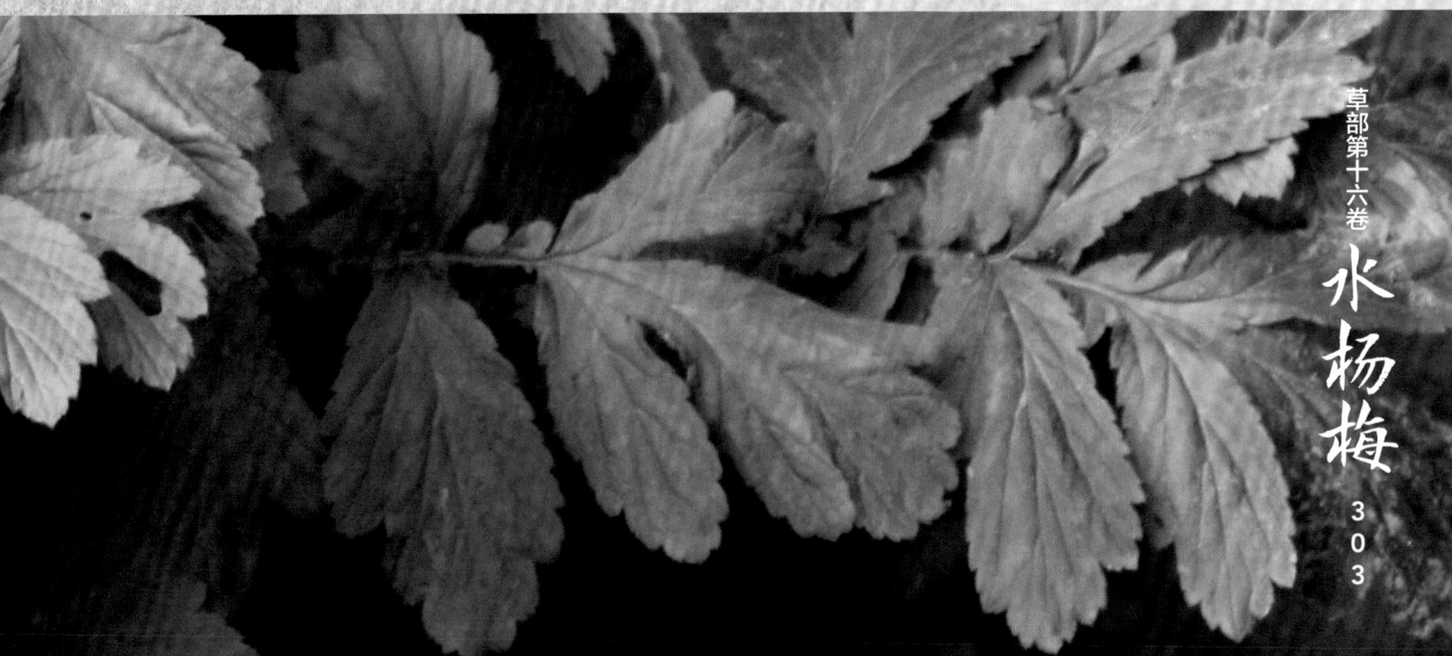

水杨梅

‖ **气味** ‖

辛，温，无毒。

‖ **主治** ‖

疔疮肿毒。时珍。

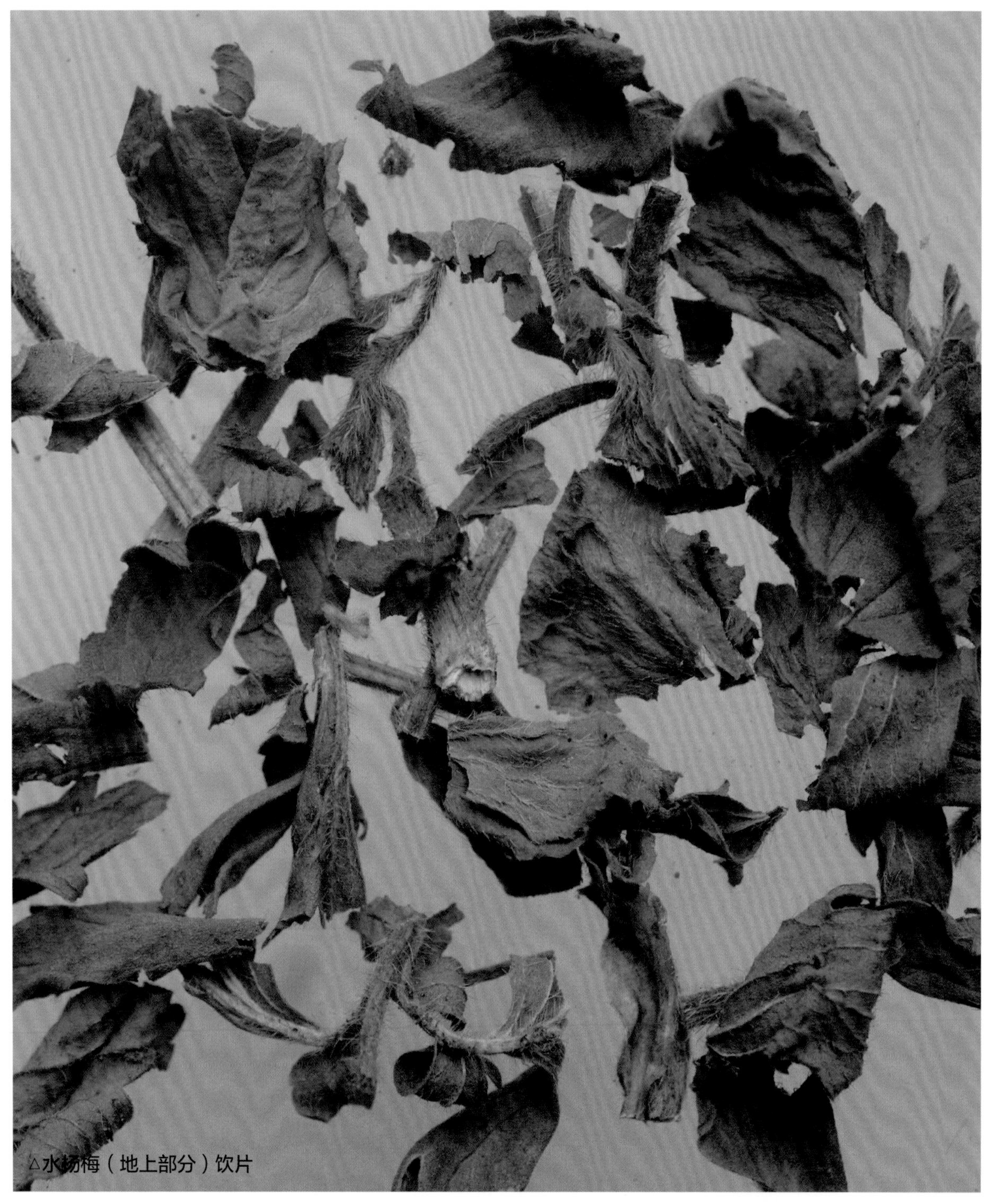

△水杨梅（地上部分）饮片

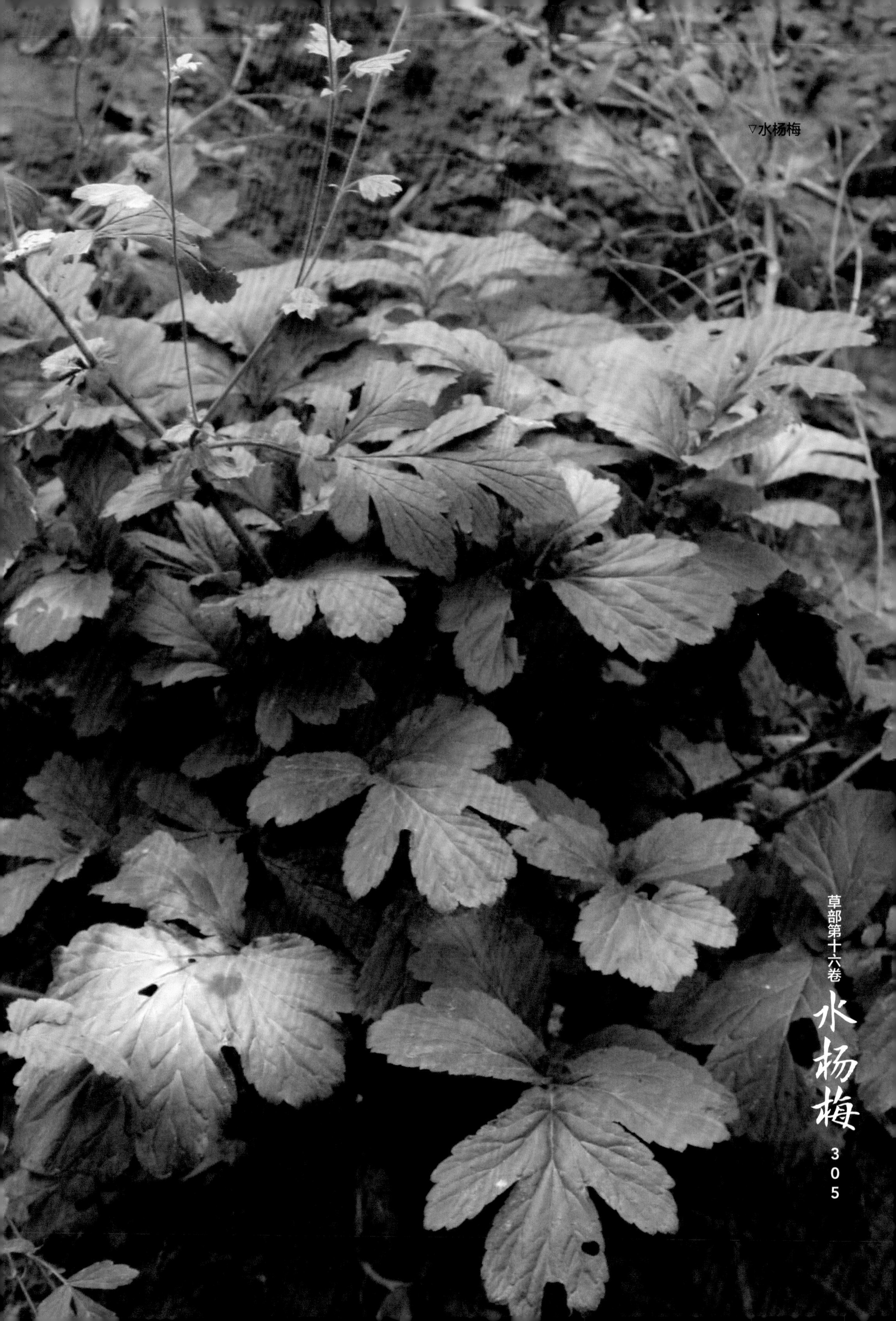
▽水杨梅

地蜈蚣草

《纲目》

‖ **基原** ‖

据《纲目彩图》《纲目图鉴》等综合分析考证，本品为茜草科植物黄毛耳草 *Hedyotis chrysotricha* (Palib.) Merr.。分布于我国长江以南及南部各省。《药典》四部收载黄毛耳草药材为茜草科植物黄毛耳草的干燥全草。

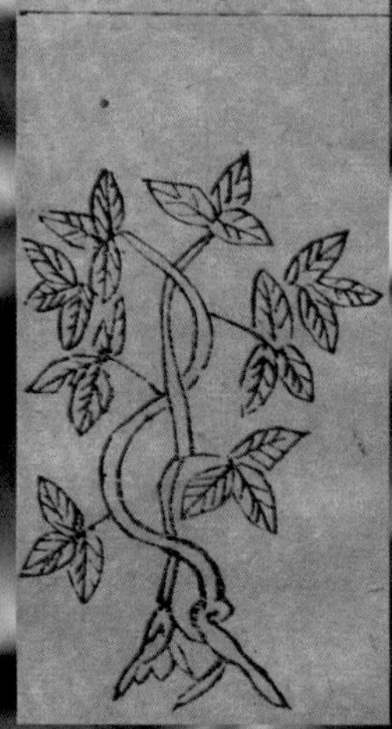

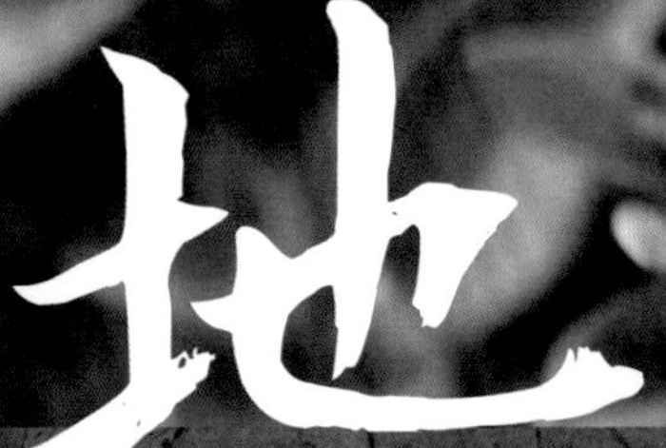

△黄毛耳草（*Hedyotis chrysotricha*）

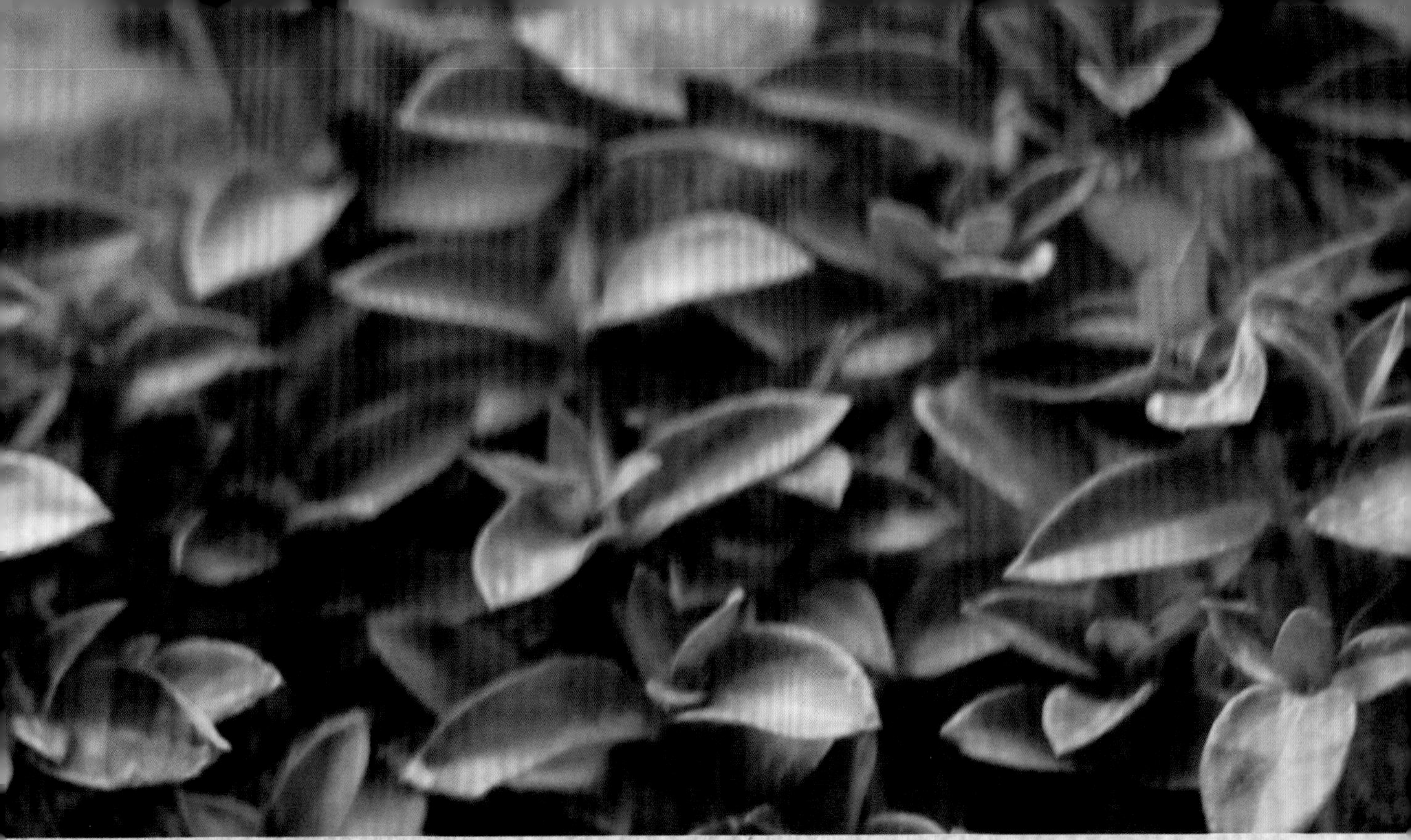

‖ **集解** ‖

[时珍曰] 生村落塍野间。左蔓延右，右蔓延左。其叶密而对生，如蜈蚣形，其穗亦长，俗呼过路蜈蚣。其延上树者，呼飞天蜈蚣。根、苗皆可用。

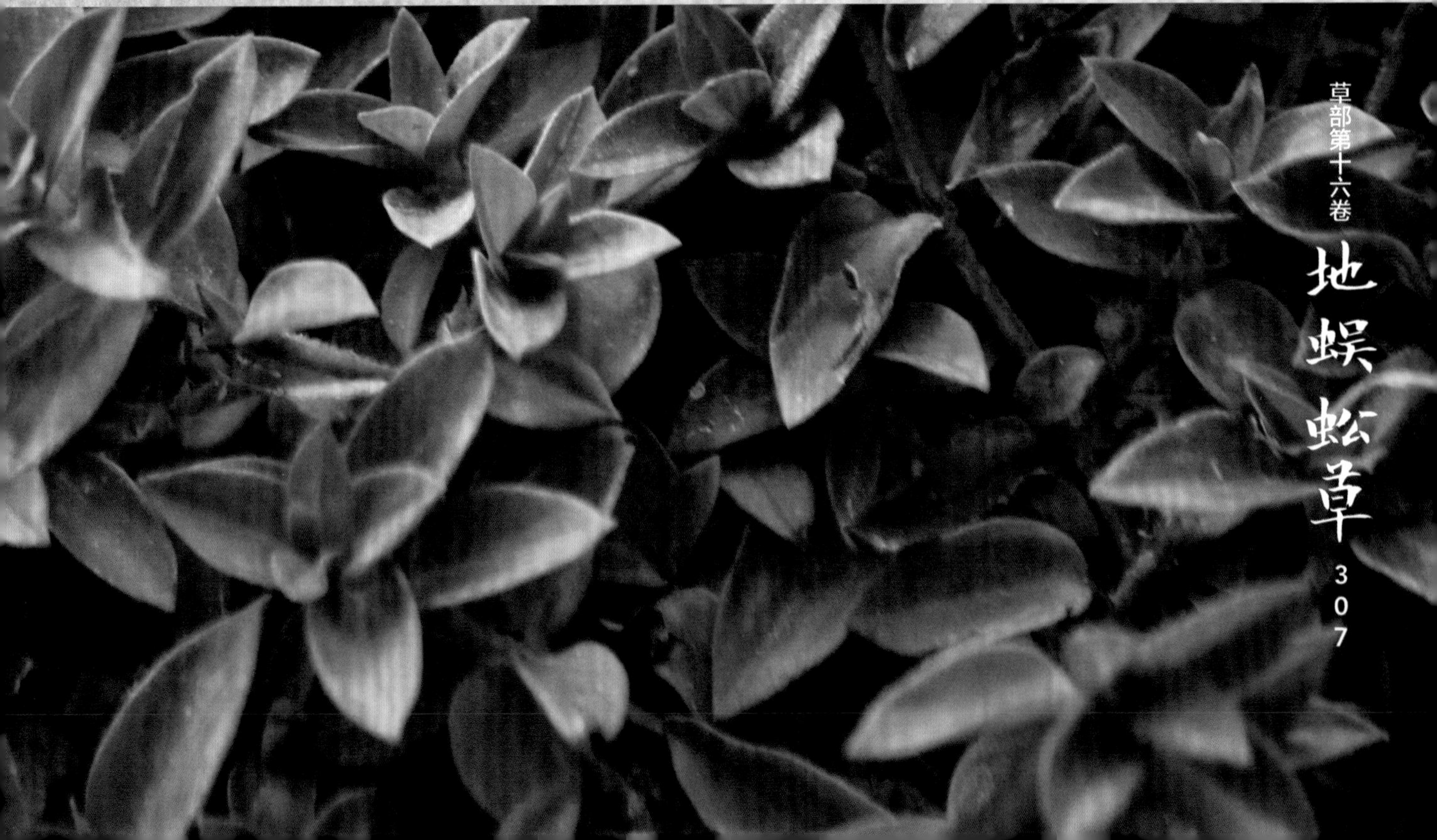

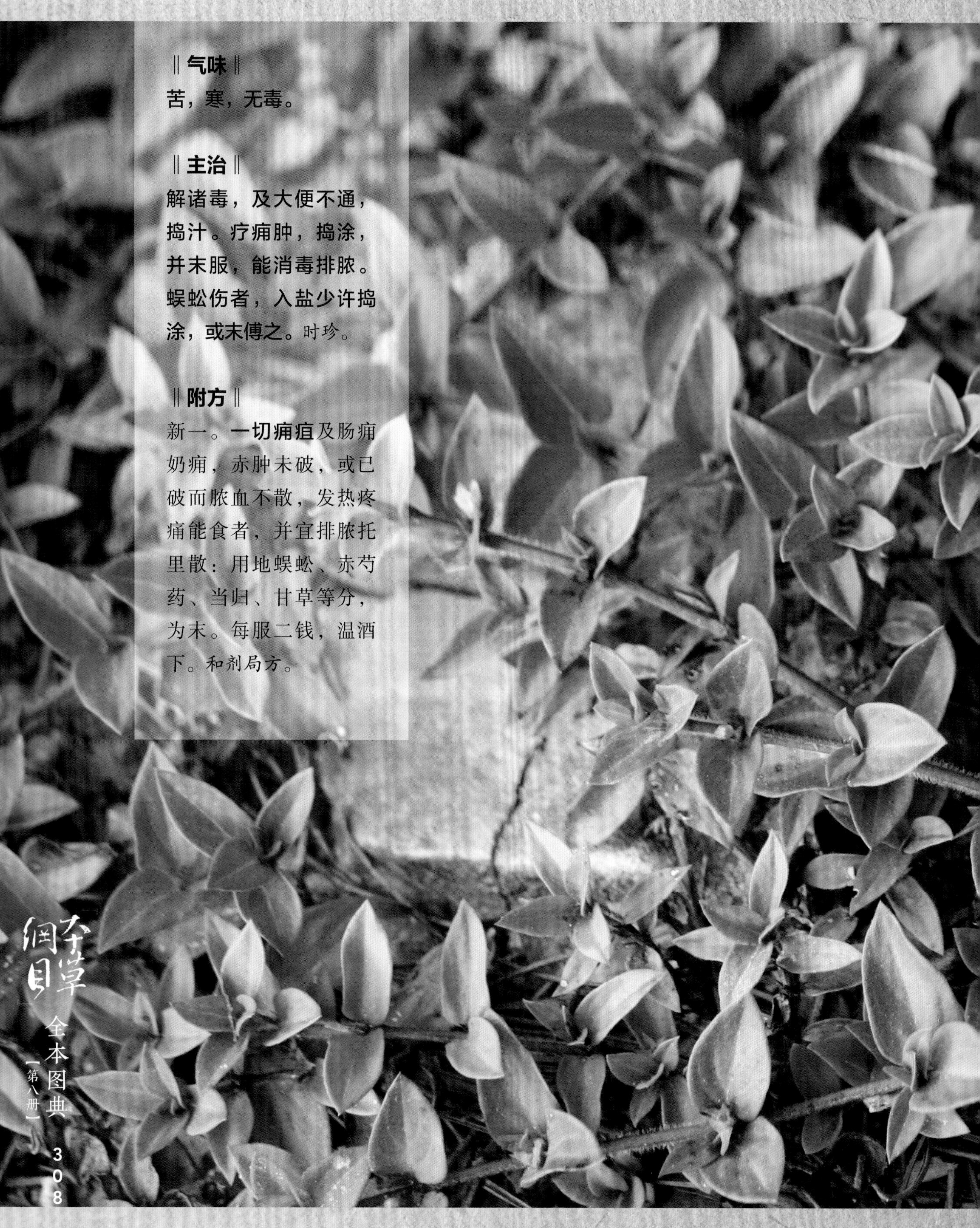

‖ **气味** ‖

苦，寒，无毒。

‖ **主治** ‖

解诸毒，及大便不通，捣汁。疗痈肿，捣涂，并末服，能消毒排脓。蜈蚣伤者，入盐少许捣涂，或末傅之。时珍。

‖ **附方** ‖

新一。**一切痈疽**及肠痈奶痈，赤肿未破，或已破而脓血不散，发热疼痛能食者，并宜排脓托里散：用地蜈蚣、赤芍药、当归、甘草等分，为末。每服二钱，温酒下。和剂局方。

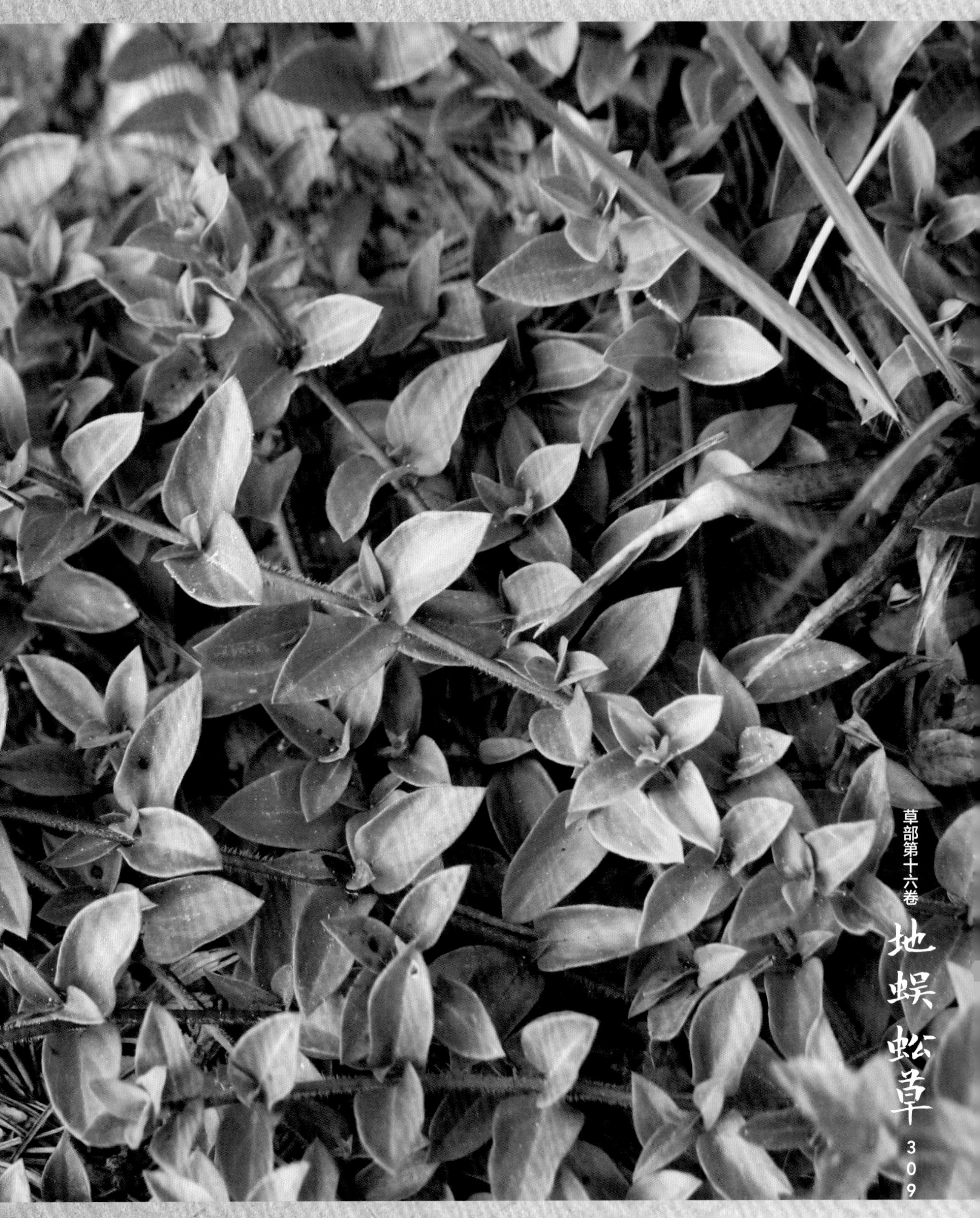

地蜈蚣草

‖ **基原** ‖

据《纲目彩图》《纲目图鉴》《药典图鉴》《中华本草》等综合分析考证，本品为桔梗科植物半边莲 *Lobelia chinensis* Lour.。分布于长江流域各省及南部各省。《药典》收载半边莲药材为桔梗科植物半边莲的干燥全草；夏季采收，除去泥沙，洗净，晒干。

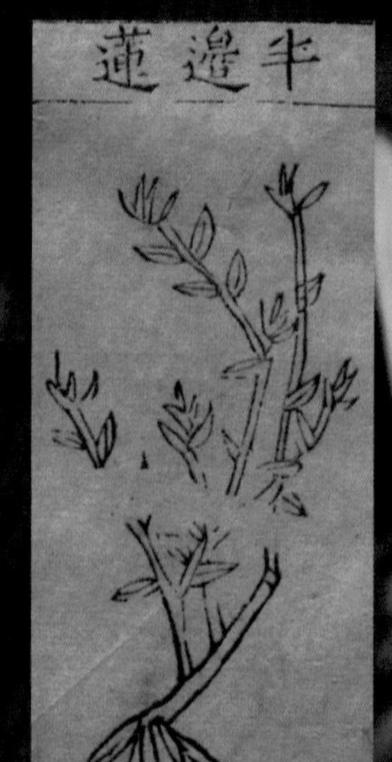

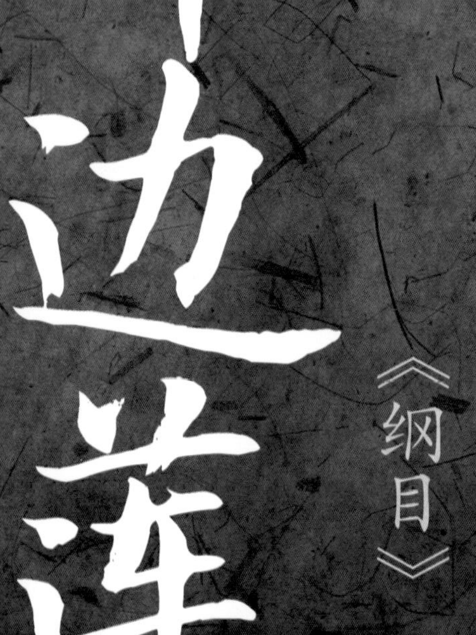

半边莲

《纲目》

△半边莲（*Lobelia chinensis*）

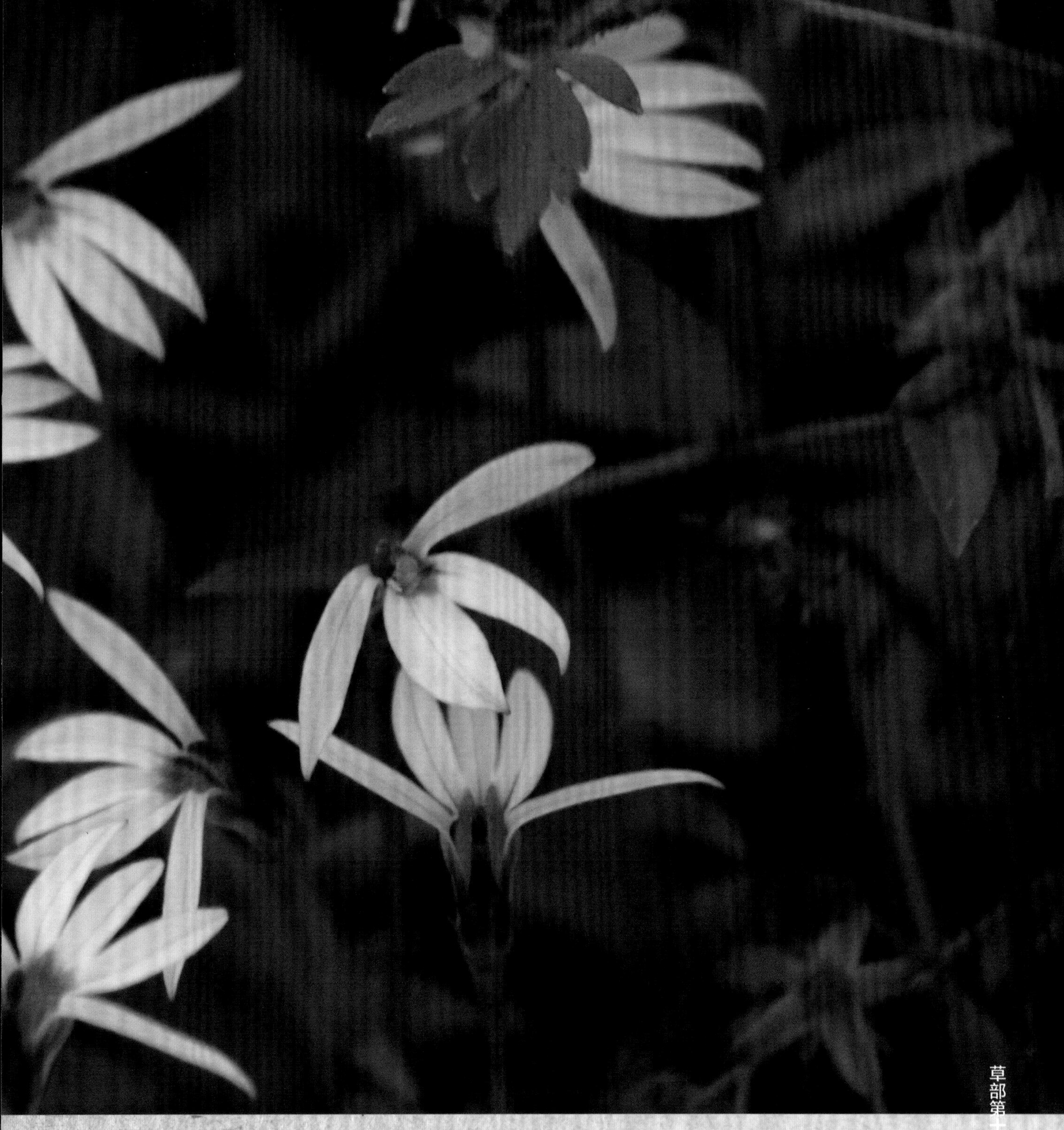

半边莲

‖ 集解 ‖

[时珍曰] 半边莲，小草也。生阴湿塍堑边。就地细梗引蔓，节节而生细叶。秋开小花，淡红紫色，止有半边，如莲花状，故名。又呼急解索。

‖ **气味** ‖

辛，平，无毒。

‖ **主治** ‖

蛇虺伤，捣汁饮，以滓围涂之。又治寒齁气喘，及疟疾寒热，同雄黄各二钱，捣泥，碗内覆之，待色青，以饭丸梧子大。每服九丸，空心盐汤下。时珍。寿域方。

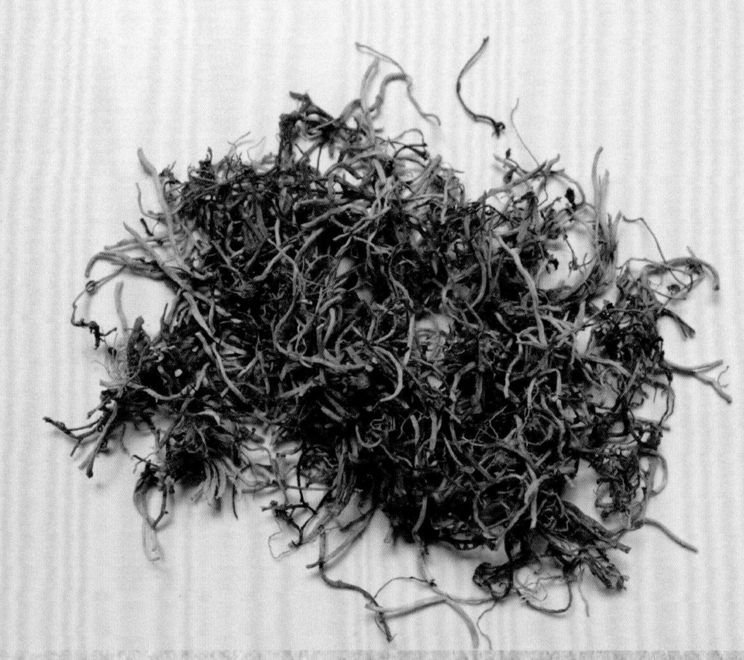

△半边莲饮片

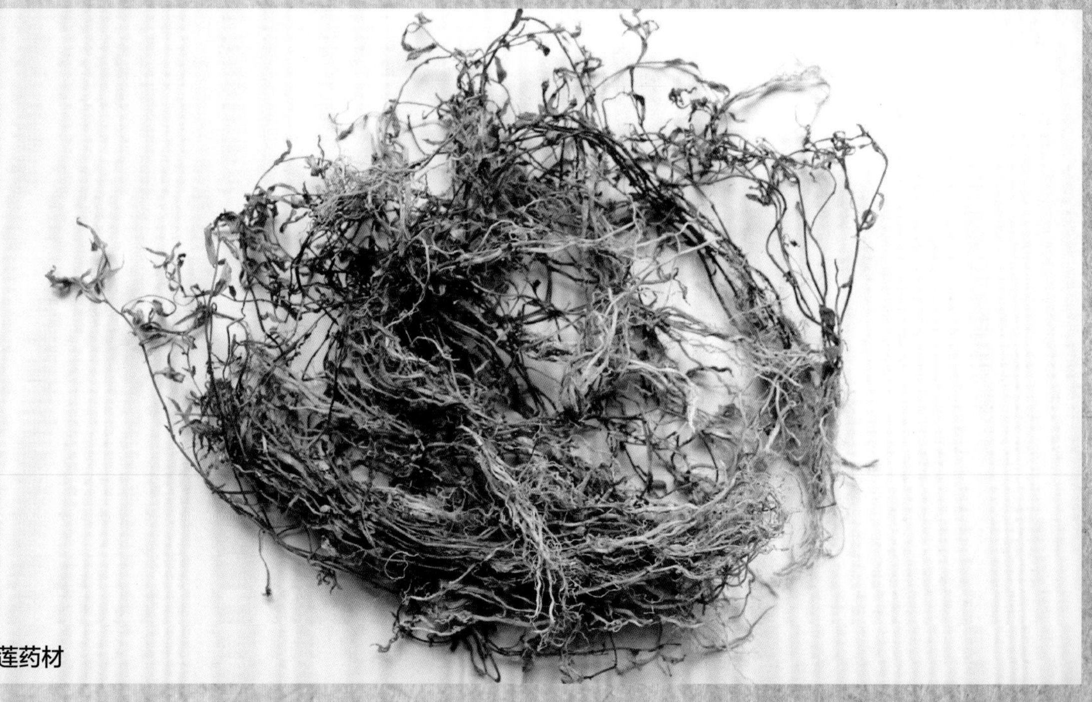

△半边莲药材

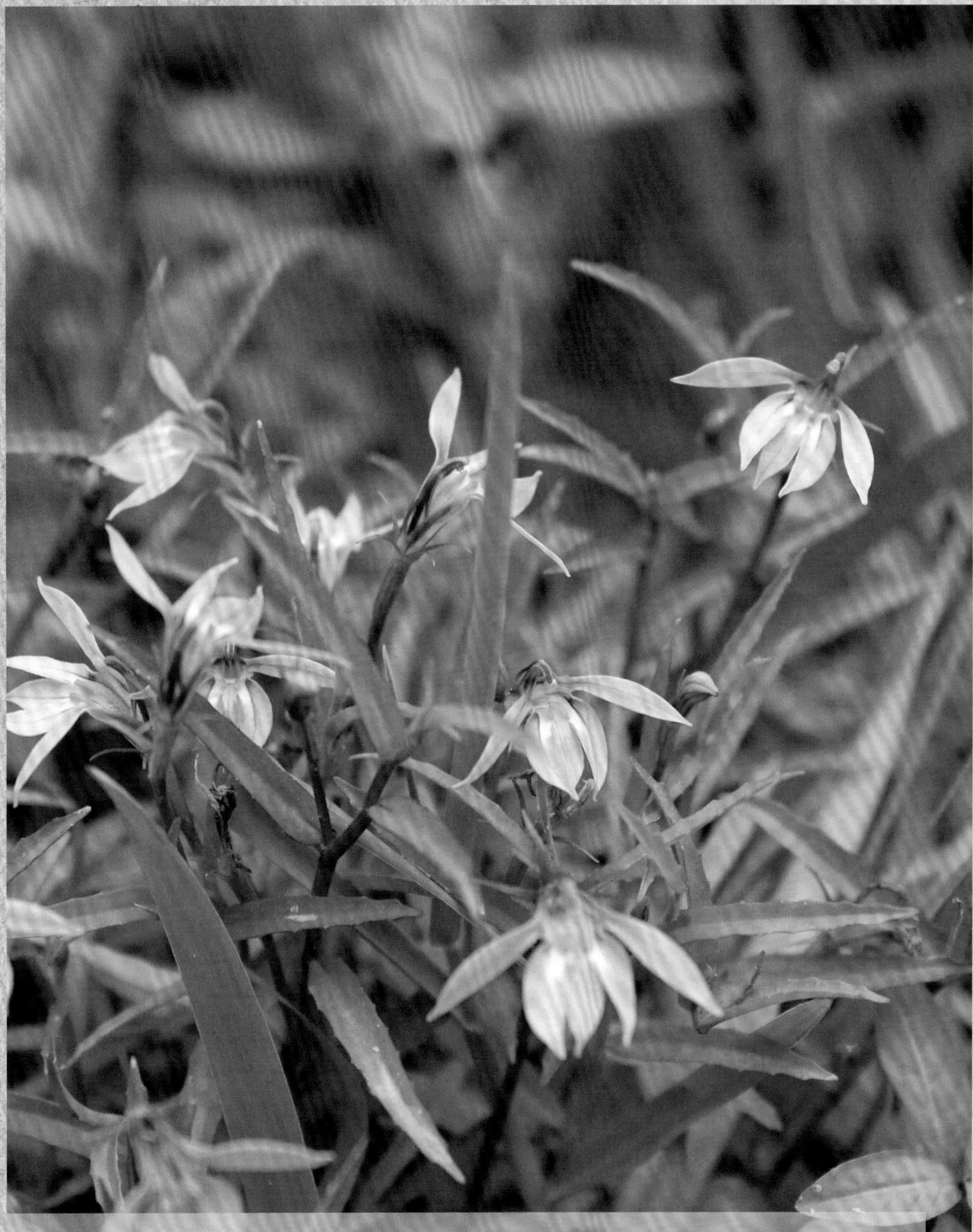

半边莲 *Lobelia chinensis* ITS2 条形码主导单倍型序列：

1 CGCATCGCGT CGCTCCCCCC GAGCATACAT ATATATATGT GCACGGGGGA AGCGGATACT GGCCTCCCGT GCCCCTCGCG
81 GACGCGGCTG GCTCAAAACG GAGTCCCCGA CGGAGGACGC ACGACAAGTG GTGGTGGTTT TACAAAAGCA CTCGCGTCGT
161 GTCGTGCGCG CGTCCTGCGC CGGTGCCGGC TCGCGTGACC CTCTTGCGCC TCCCTCGCTC CCGCGACGGA CGGTGCTTCG
241 ACCG

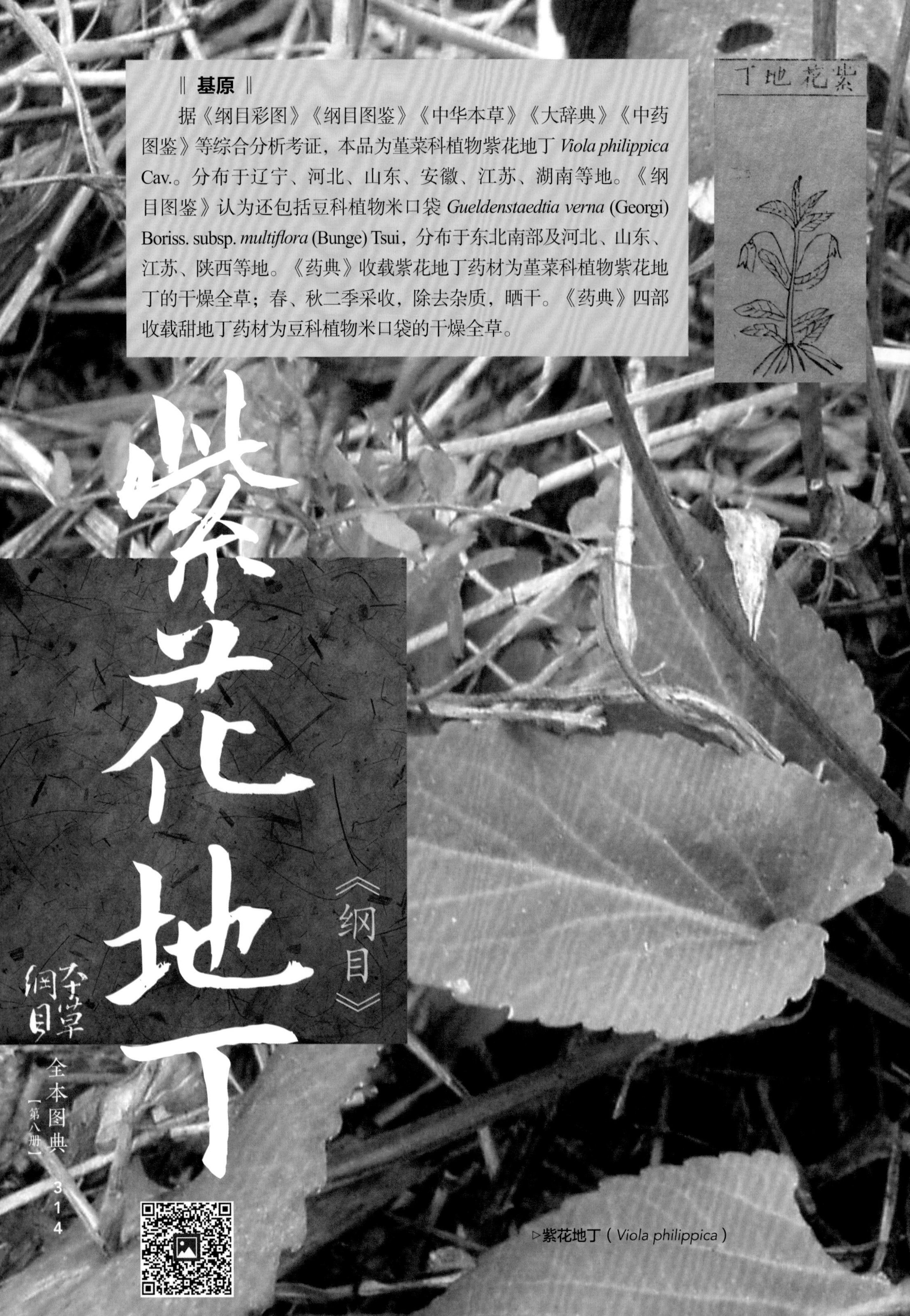

‖ **基原** ‖

据《纲目彩图》《纲目图鉴》《中华本草》《大辞典》《中药图鉴》等综合分析考证，本品为堇菜科植物紫花地丁 *Viola philippica* Cav.。分布于辽宁、河北、山东、安徽、江苏、湖南等地。《纲目图鉴》认为还包括豆科植物米口袋 *Gueldenstaedtia verna* (Georgi) Boriss. subsp. *multiflora* (Bunge) Tsui，分布于东北南部及河北、山东、江苏、陕西等地。《药典》收载紫花地丁药材为堇菜科植物紫花地丁的干燥全草；春、秋二季采收，除去杂质，晒干。《药典》四部收载甜地丁药材为豆科植物米口袋的干燥全草。

紫花地丁

《纲目》

▷紫花地丁（*Viola philippica*）

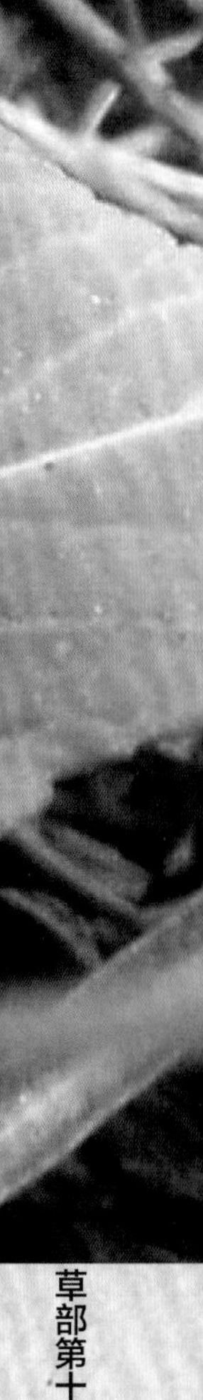

紫花地丁

‖**释名**‖

箭头草纲目**独行虎**纲目**羊角子**秘韫**米布袋**。

‖**集解**‖

[时珍曰] 处处有之。其叶似柳而微细，夏开紫花结角。平地生者起茎，沟壑边生者起蔓。普济方云：乡村篱落生者，夏秋开小白花，如铃儿倒垂，叶微似木香花之叶。此与紫花者相戾，恐别一种也。

‖ **气味** ‖

苦、辛，寒，无毒。

‖ **主治** ‖

一切痈疽发背，疔肿瘰疬，无名肿毒恶疮。时珍。

‖ **附方** ‖

新八。**黄疸内热**地丁末，酒服三钱。乾坤秘韫。**稻芒粘咽**不得出者。箭头草嚼咽下。同上方。**痈疽恶疮**紫花地丁，连根，同苍耳叶等分，捣烂，酒一钟，搅汁服。杨诚经验方。**痈疽发背**无名诸肿，贴之如神。紫花地丁草，三伏时收，以白面和成，盐醋浸一夜贴之。昔有一尼发背，梦得此方，数日而痊。孙天仁集效方。**一切恶疮**紫花地丁根，日干，以罐盛，烧烟对疮熏之，出黄水，取尽愈。卫生易简方。**瘰疬丁疮**发背诸肿。紫花地丁根去粗皮、同白蒺藜为末，油和涂神效。乾坤秘韫。**丁疮肿毒**千金方用紫花地丁草捣汁服，虽极者亦效。杨氏方用紫花地丁草、葱头、生蜜共捣贴之。若瘤疮，加新黑牛屎。**喉痹肿痛**箭头草叶，入酱少许，研膏，点入取吐。普济方。

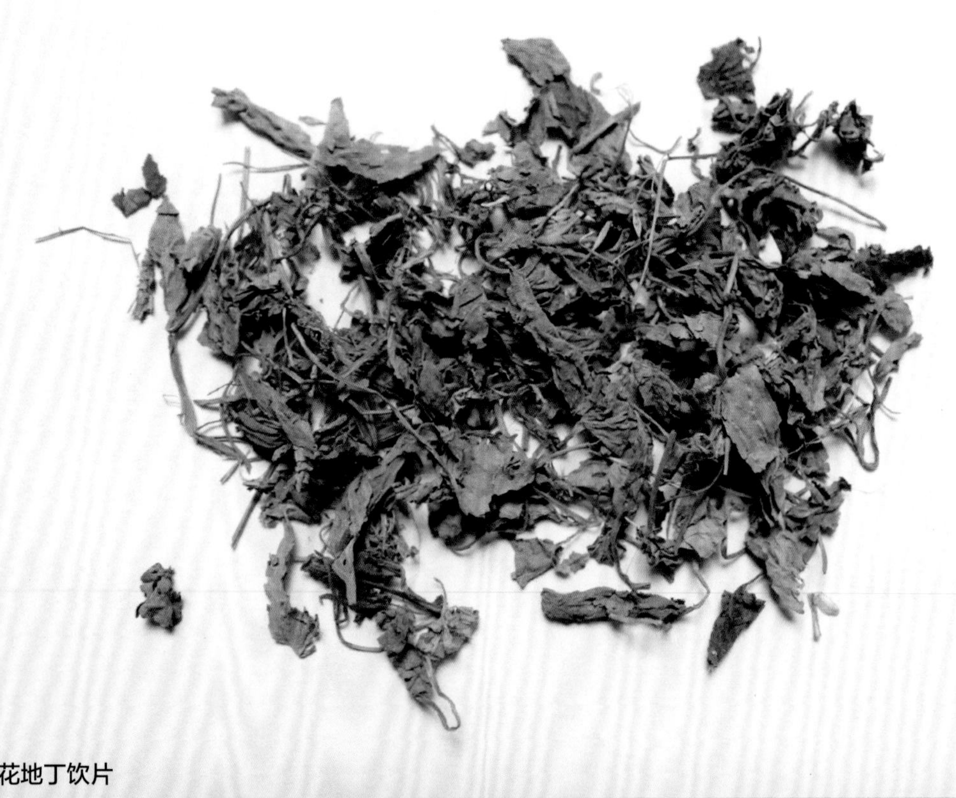

△紫花地丁饮片

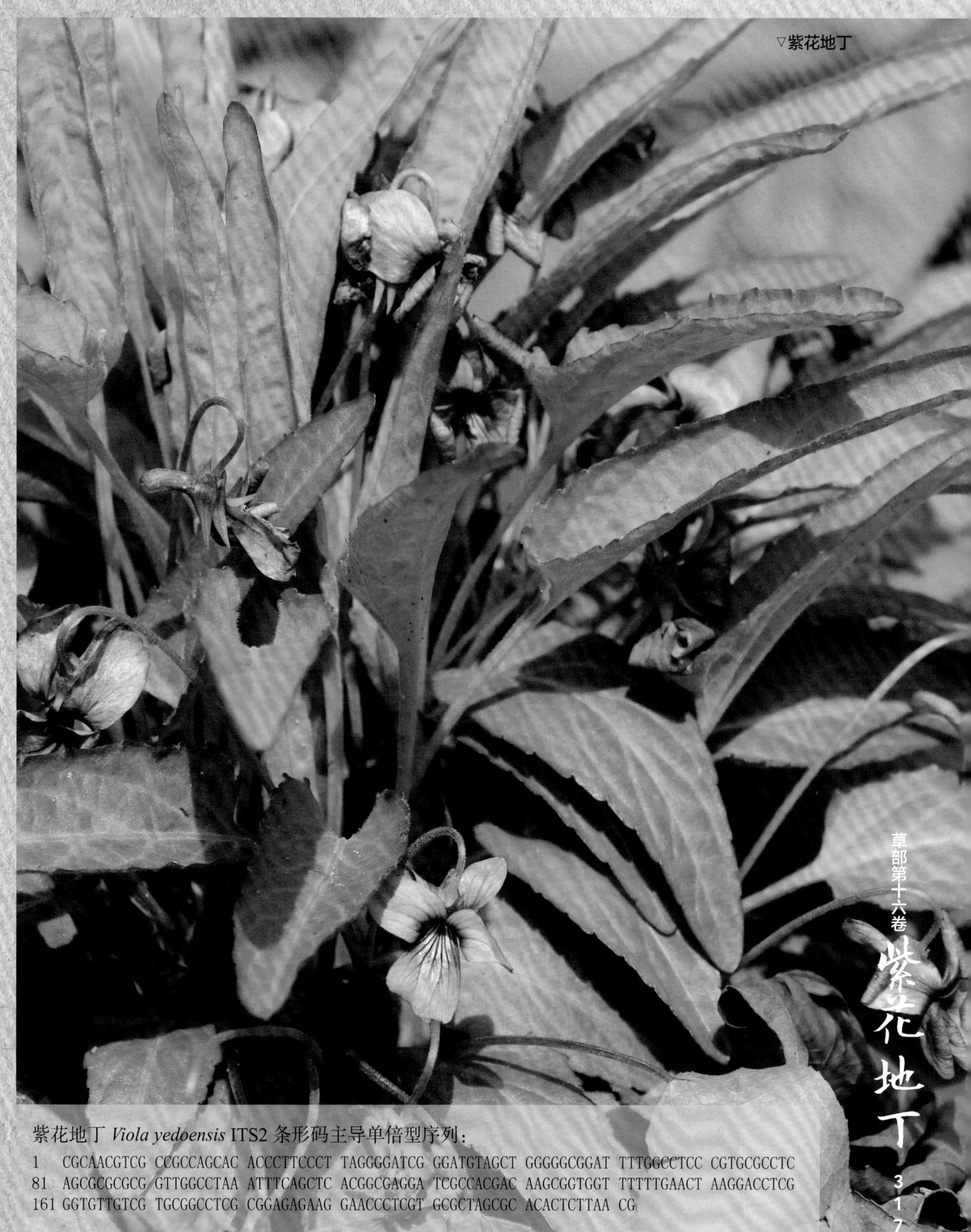

紫花地丁 *Viola yedoensis* ITS2 条形码主导单倍型序列：

1 CGCAACGTCG CCGCCAGCAC ACCCTTCCCT TAGGGGATCG GGATGTAGCT GGGGGCGGAT TTTGGCCTCC CGTGCGCCTC
81 AGCGCGCGCG GTTGGCCTAA ATTTCAGCTC ACGGCGAGGA TCGCCACGAC AAGCGGTGGT TTTTTGAACT AAGGACCTCG
161 GGTGTTGTCG TGCGGCCTCG CGGAGAGAAG GAACCCTCGT GCGCTAGCGC ACACTCTTAA CG

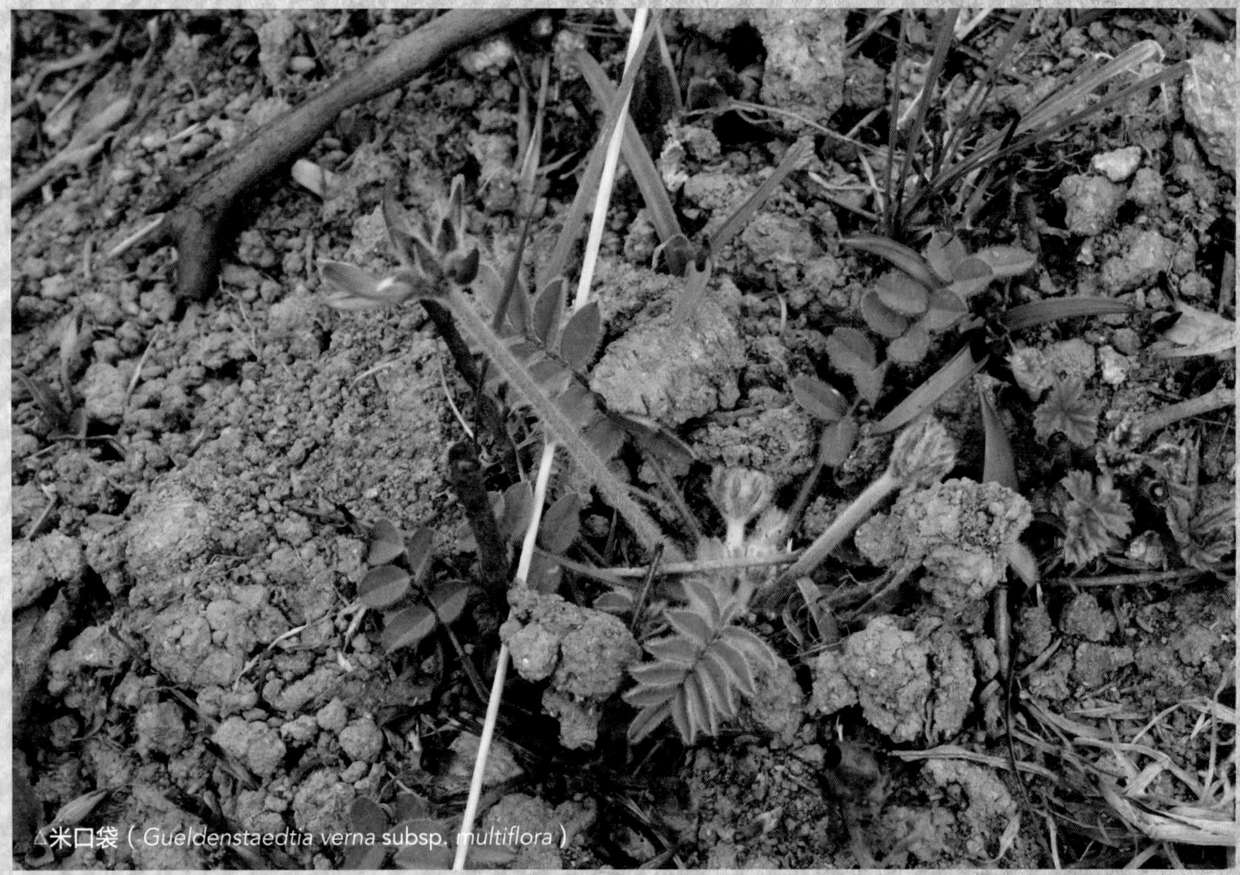

△米口袋（*Gueldenstaedtia verna* subsp. *multiflora*）

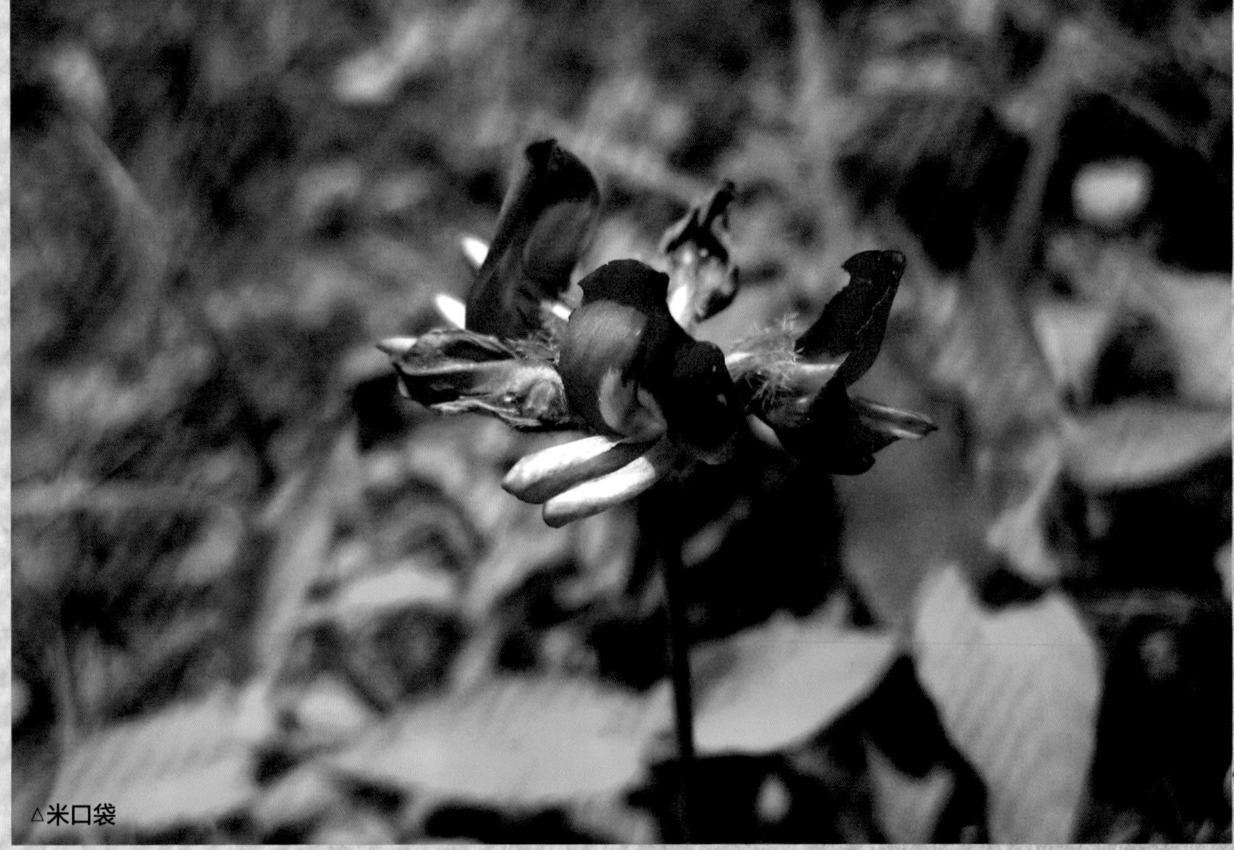

△米口袋

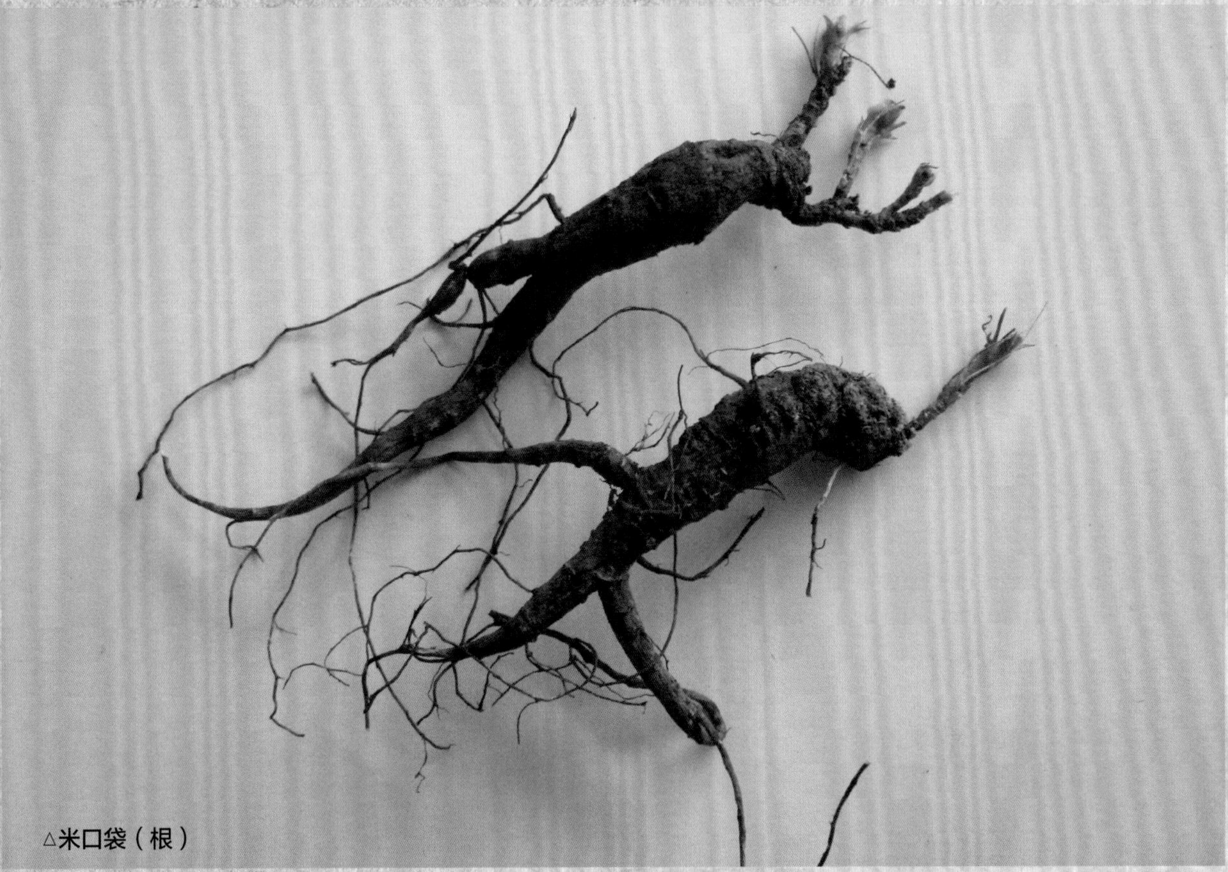

△米口袋（根）

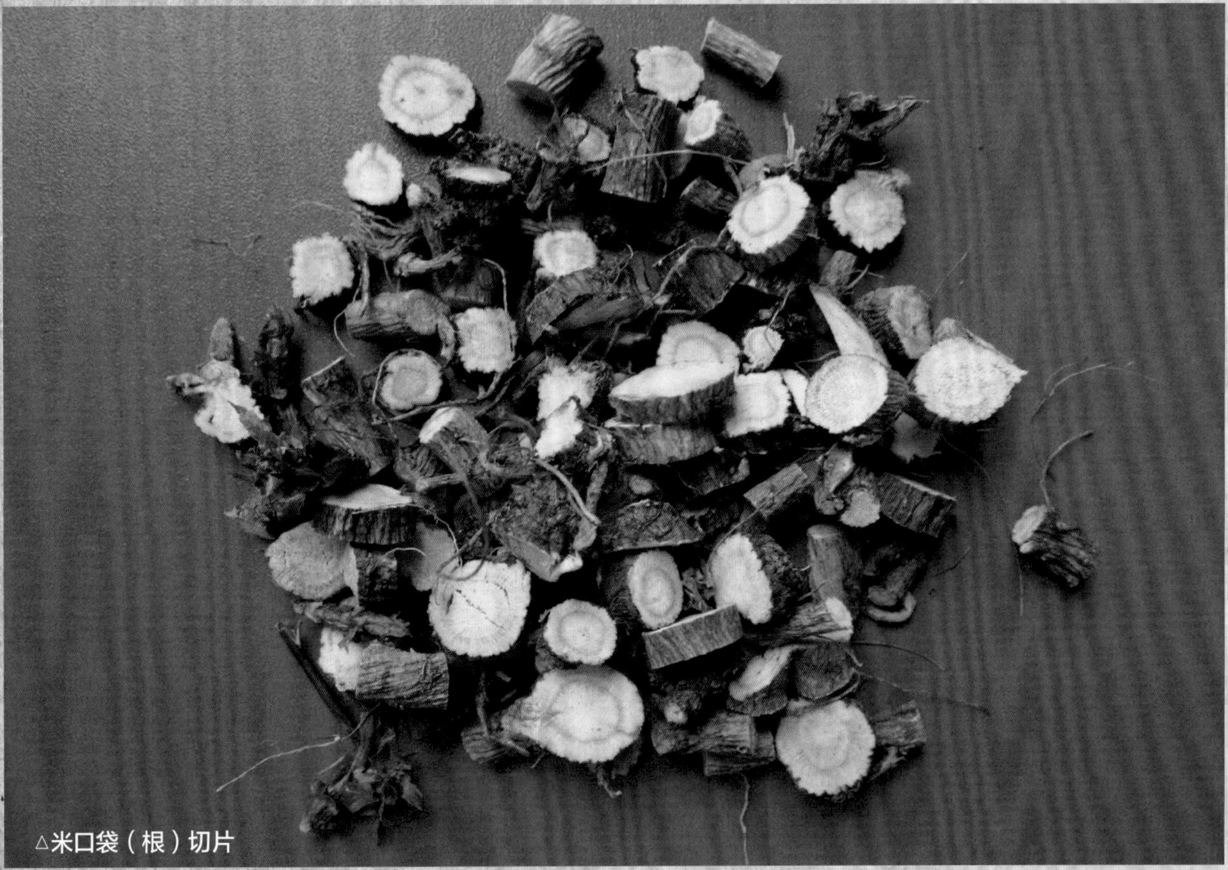

△米口袋（根）切片

鬼针草

《拾遗》

‖ **基原** ‖

据《纲目彩图》《纲目图鉴》《大辞典》《植物志》等综合分析考证，本品为菊科植物鬼针草 *Bidens bipinnata* L.，分布于全国各地。《纲目图鉴》认为还包括同属植物三叶鬼针草 *B. pilosa* L. 的全草，分布于华北、华东、中南、西南等地；夏、秋季间采收地上部分，晒干。

▷鬼针草（*Bidens bipinnata*）

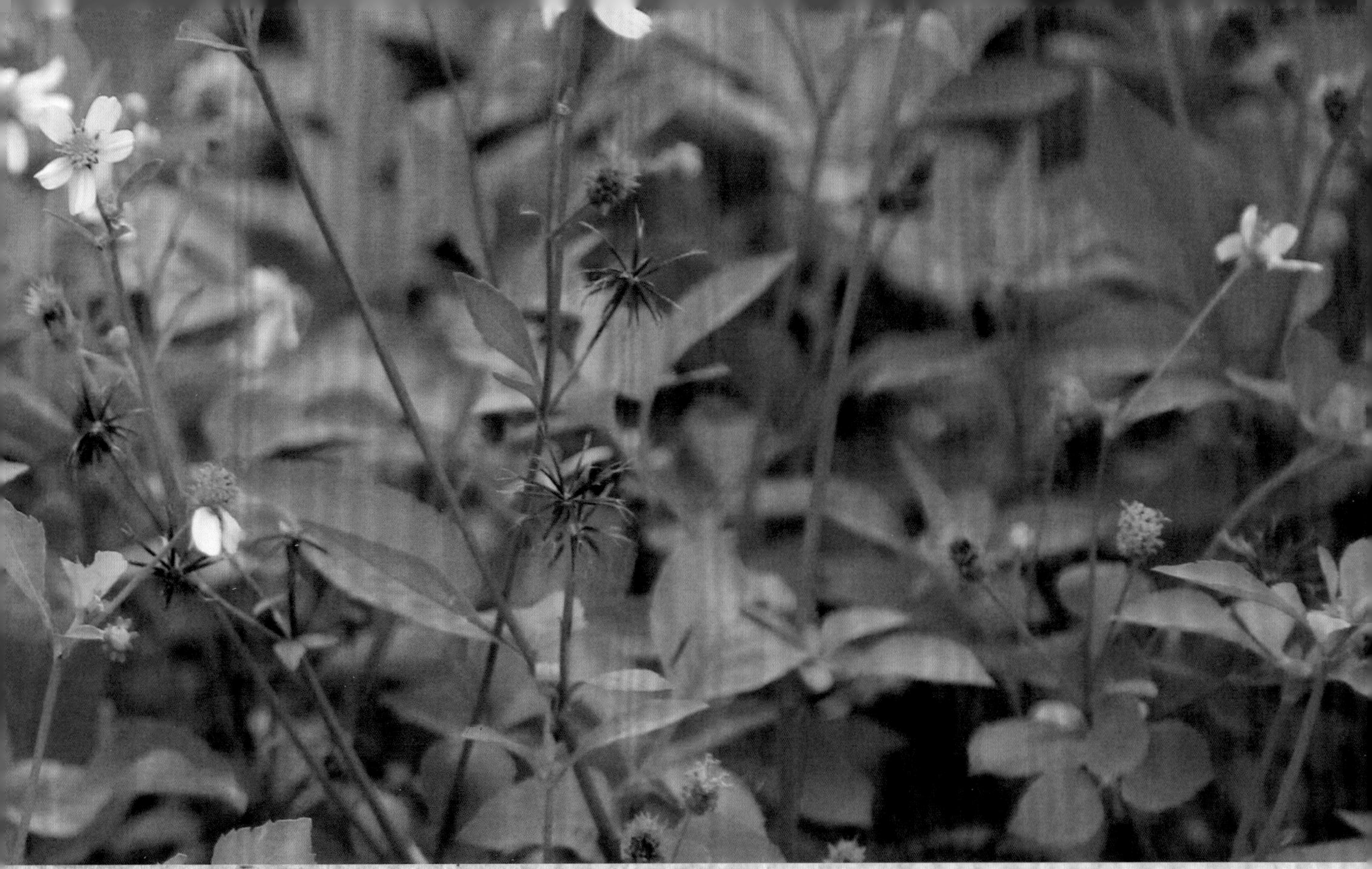

‖ **集解** ‖

[藏器曰] 生池畔，方茎，叶有桠，子作钗脚，着人衣如针。北人谓之鬼针，南人谓之鬼钗。

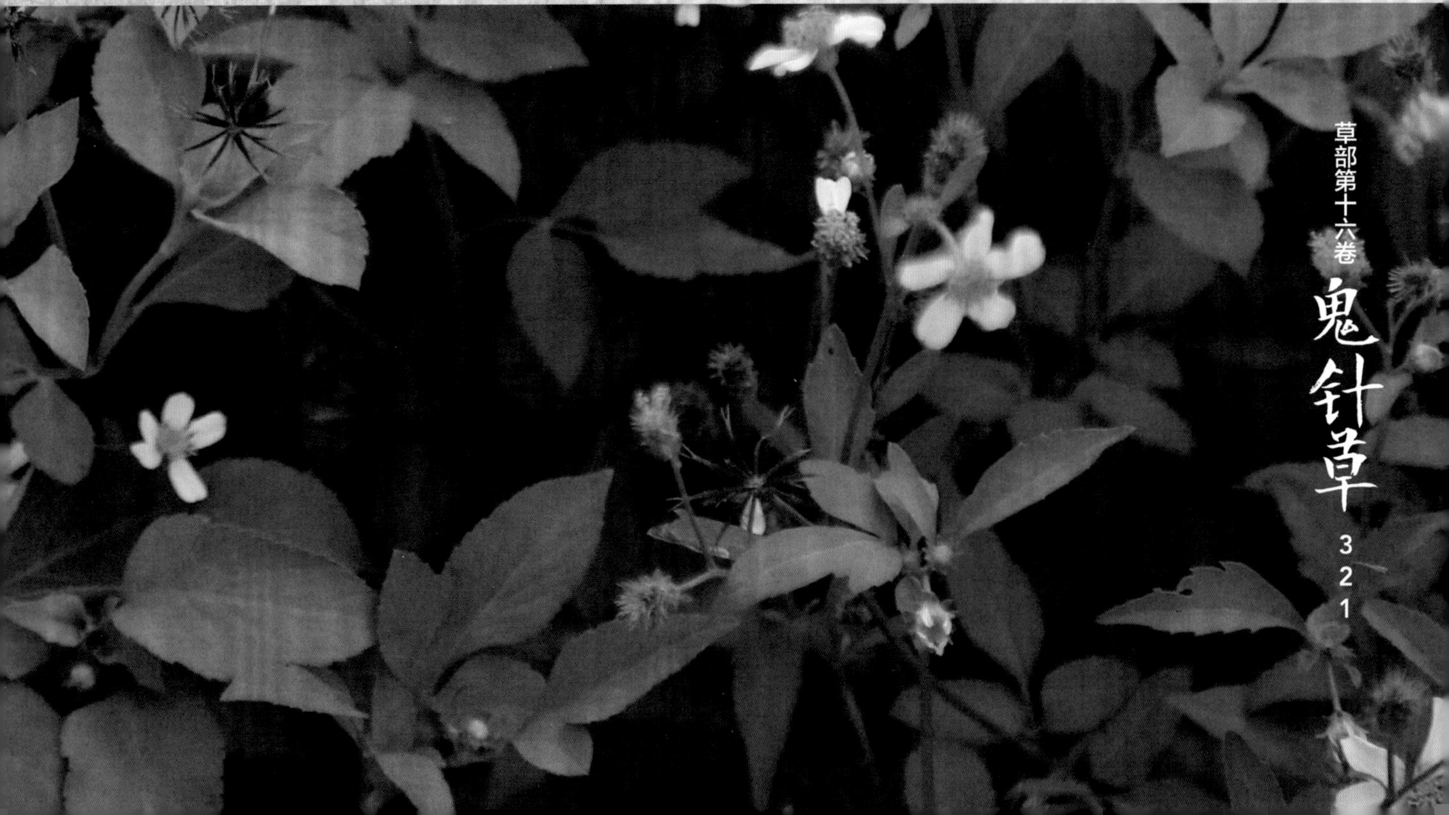

‖ **气味** ‖

苦，平，无毒。

‖ **主治** ‖

蜘蛛、蛇咬，杵汁服，并傅。藏器。**涂蝎虿伤。**时珍。

‖ **附方** ‖

新一。**割甲伤肉**不愈。鬼针草苗、鼠粘子根捣汁，和腊猪脂涂。千金。

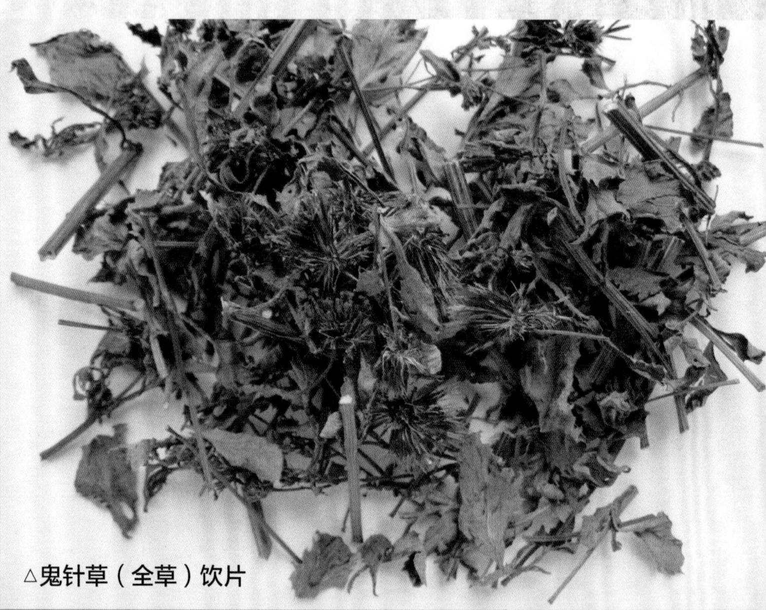

△鬼针草（全草）饮片

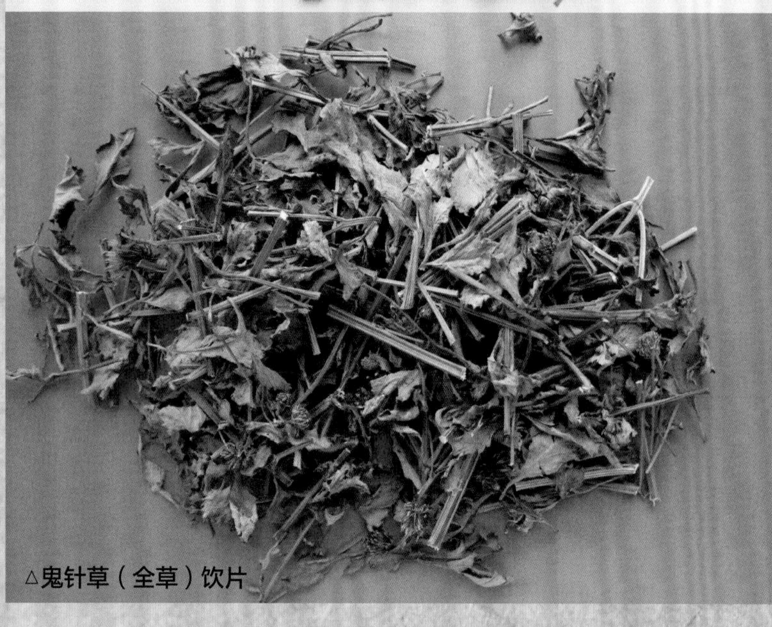

△鬼针草（全草）饮片

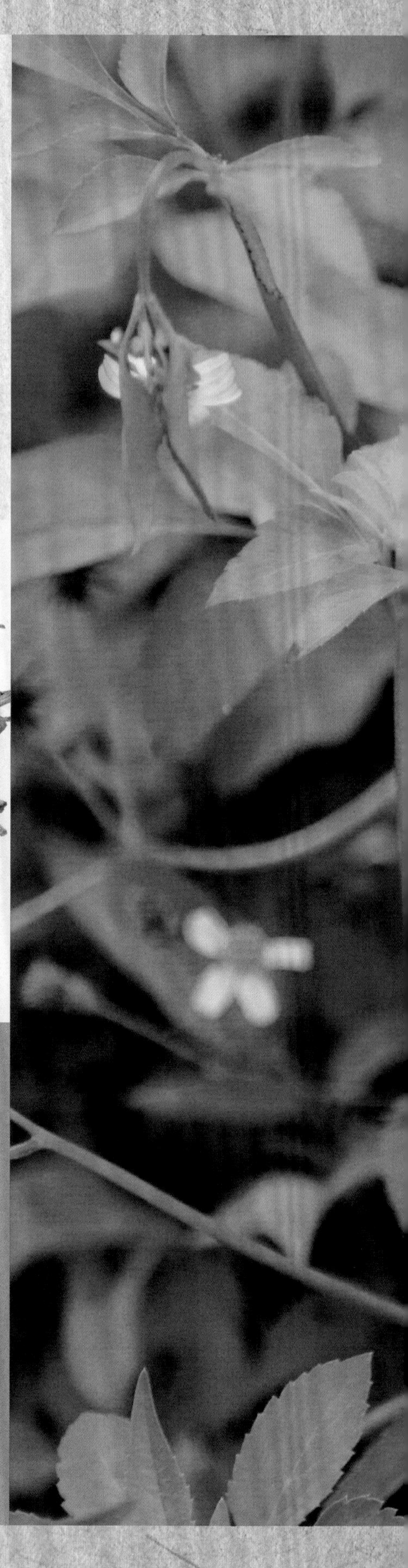

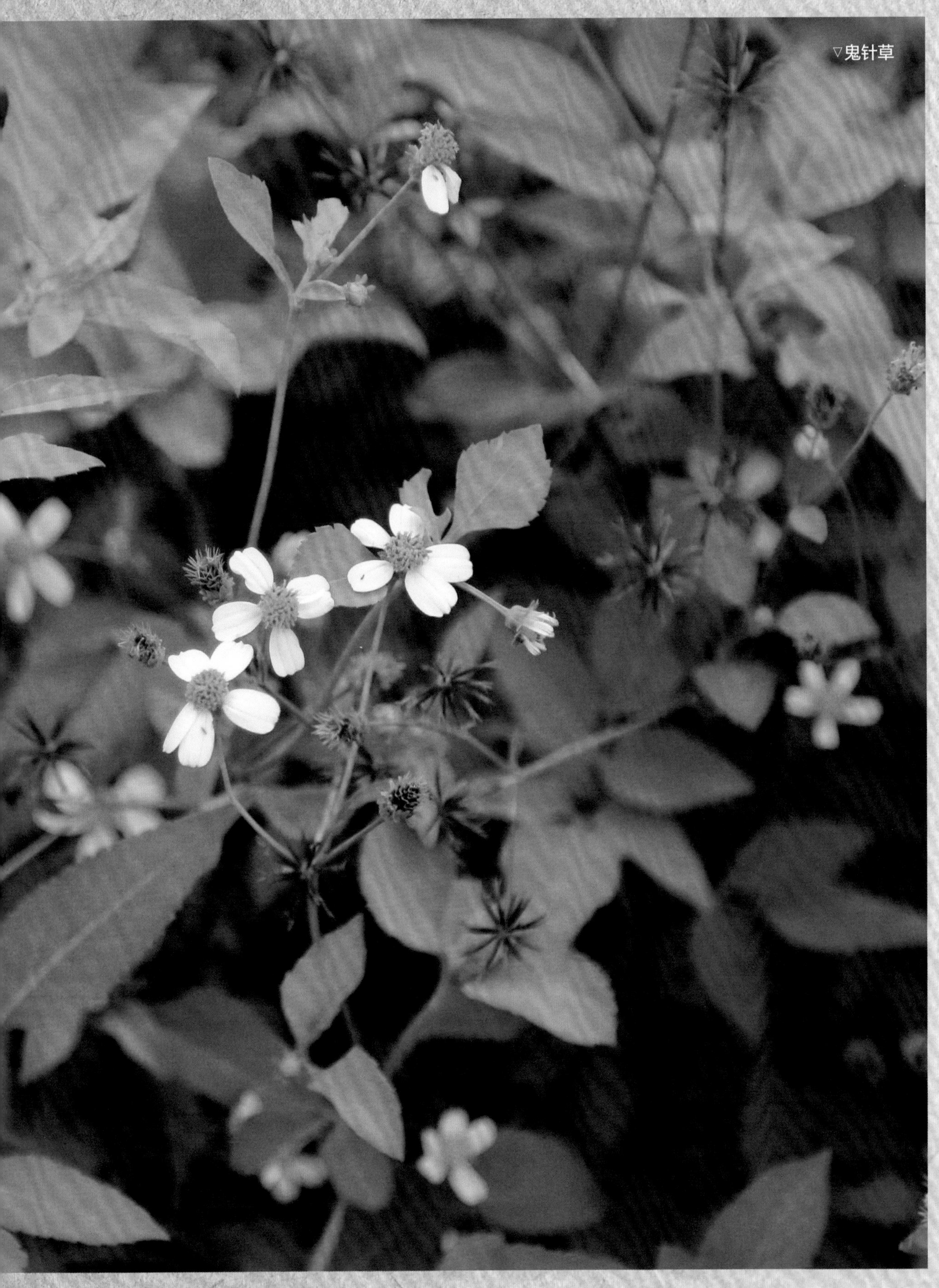
▽鬼针草

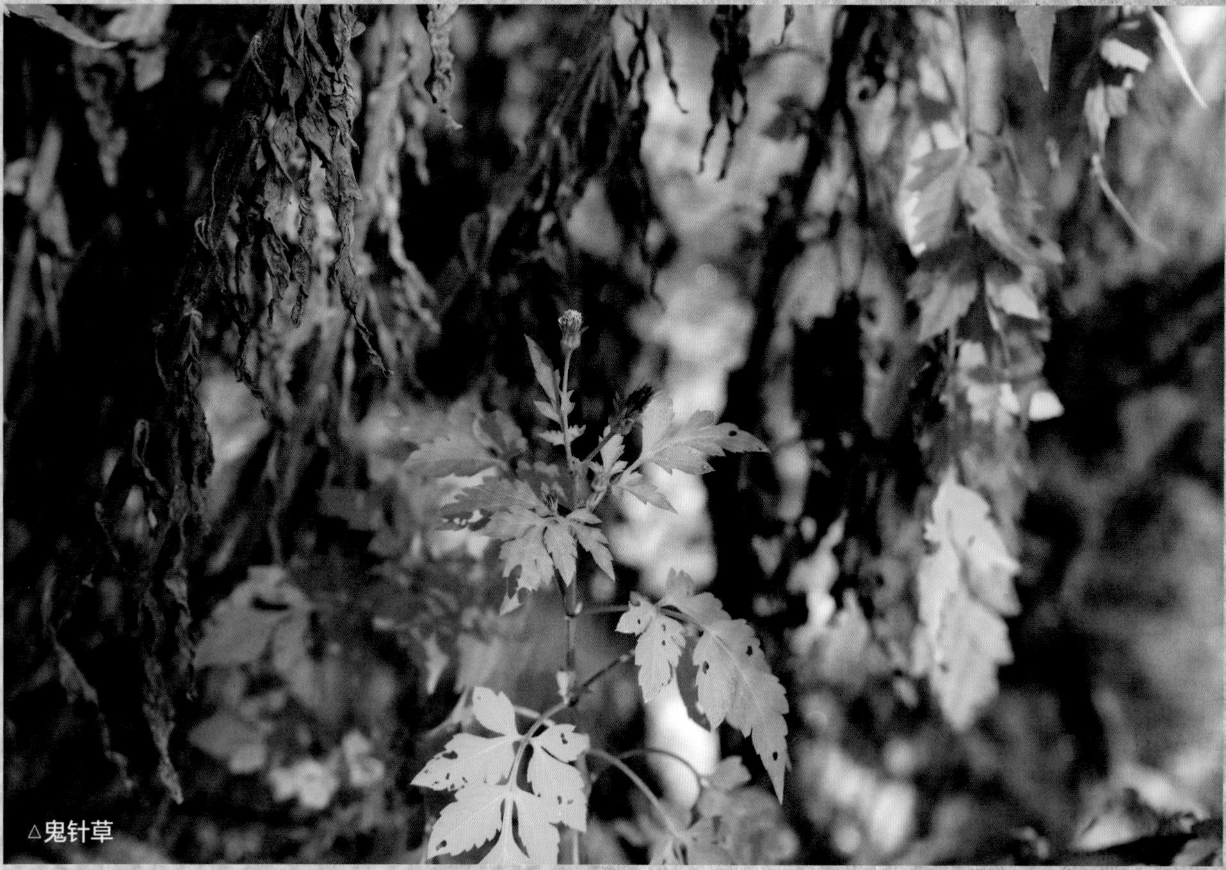

△鬼针草

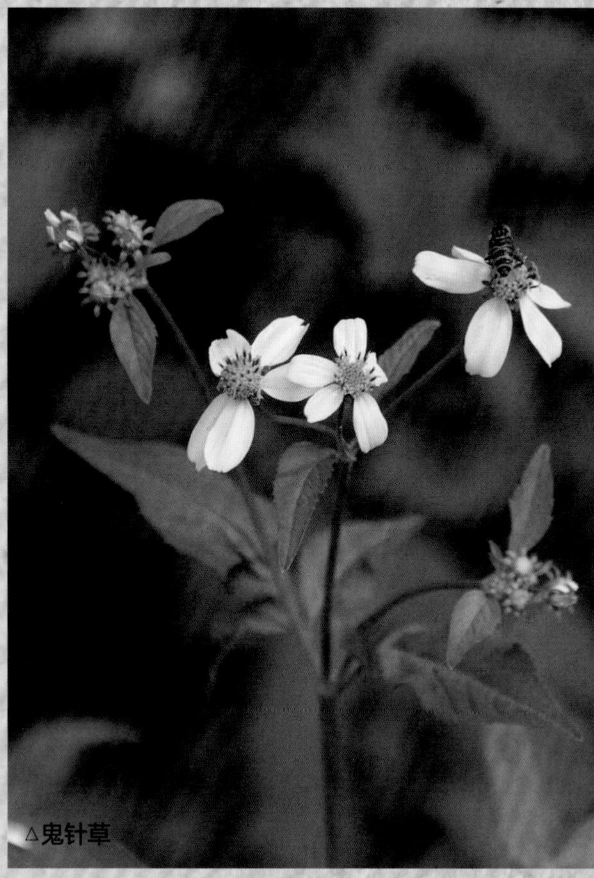
△鬼针草

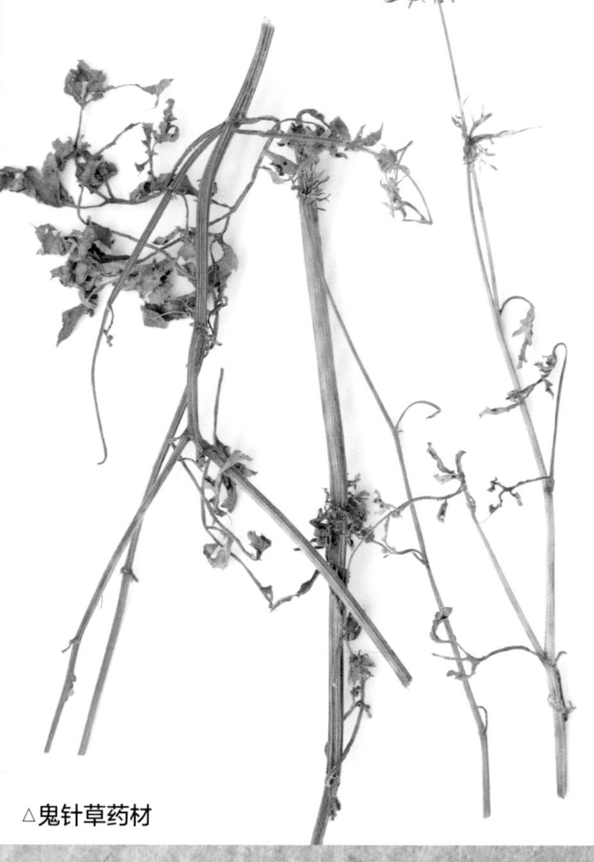
△鬼针草药材

‖ **基原** ‖

《纲目图鉴》认为本品为忍冬科植物腋花莛子藨 *Triosteum sinuatum* Maxim.。分布于辽宁等地。

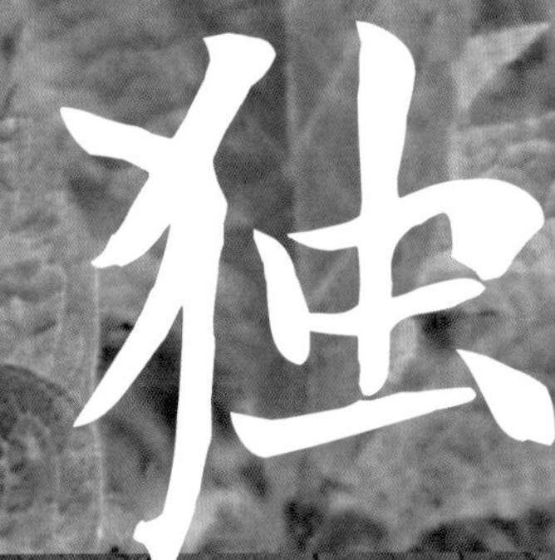

独用将军

《唐本草》

‖ **集解** ‖

[恭曰] 生林野中，节节穿叶心生苗，其叶似楠，不时采根、叶用。

‖ **气味** ‖

辛，无毒。

‖ **主治** ‖

毒肿乳痈，解毒，破恶血。恭。

‖ **附方** ‖

新一。**下痢噤口**独将军草根，有珠如豆者，取珠捣汁三匙，以白酒半杯和服。简便方。

‖ **附录** ‖

留军待[恭曰] 生剑州山谷，叶似楠而细长。采无时。味辛，温，无毒。主肢节风痛，折伤瘀血，五缓挛痛。

‖ **基原** ‖

部分学者*经统计发现以“见肿消”为正名或别名的中药多达12科24种植物，并认为“见肿消”应认为菊科植物菊叶三七 *Gynura segetum* (Lour). Merr.。《中华本草》收载土三七药材为菊叶三七的根或全草；分布于河北、陕西、江苏、安徽、浙江等地，全国大部分地区有栽培。

*曹海山等．中药“见肿消”的本草考证 [J]. 云南中医学院学报，2009，32(02)：18.

见肿消

宋《图经》

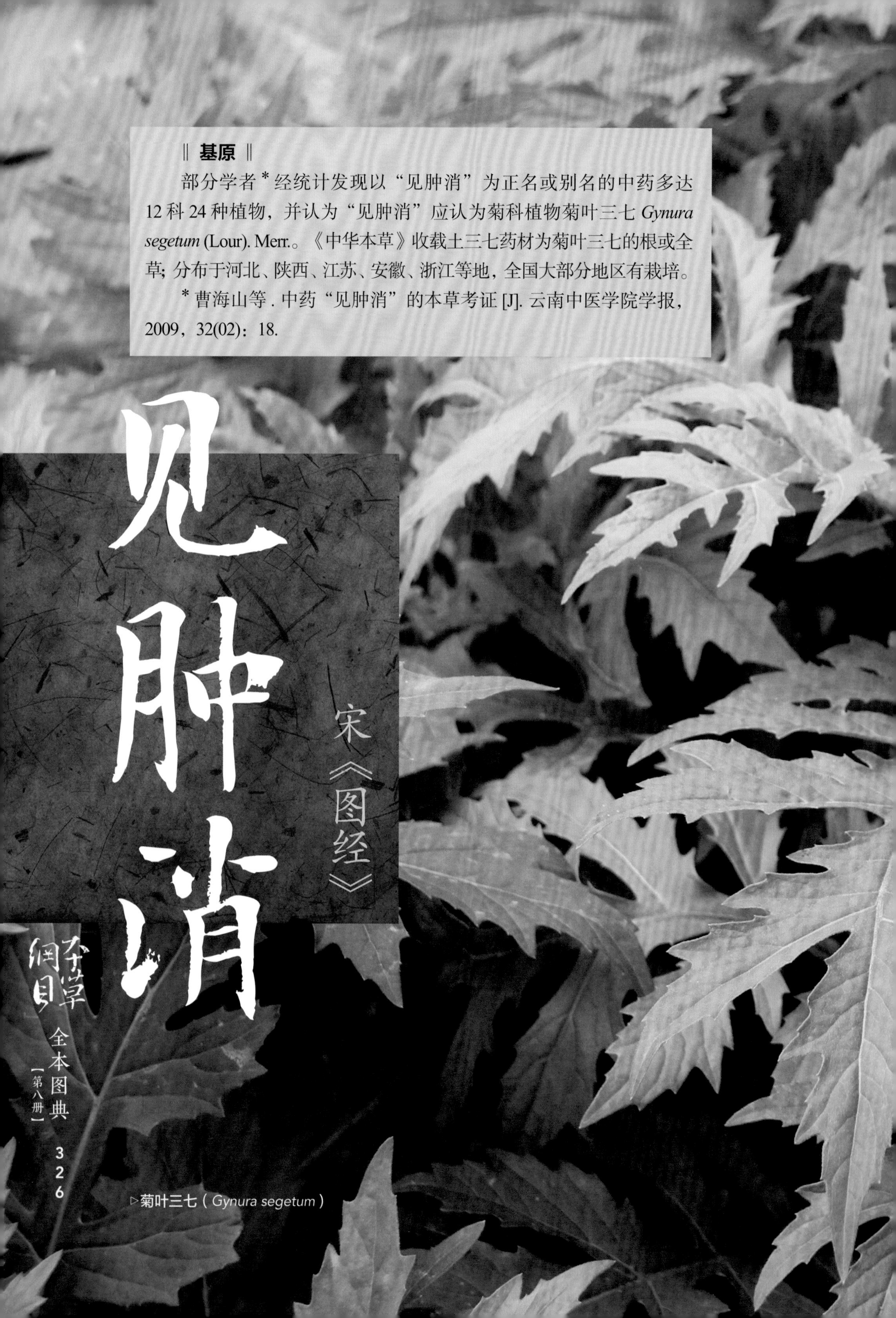

▷菊叶三七（*Gynura segetum*）

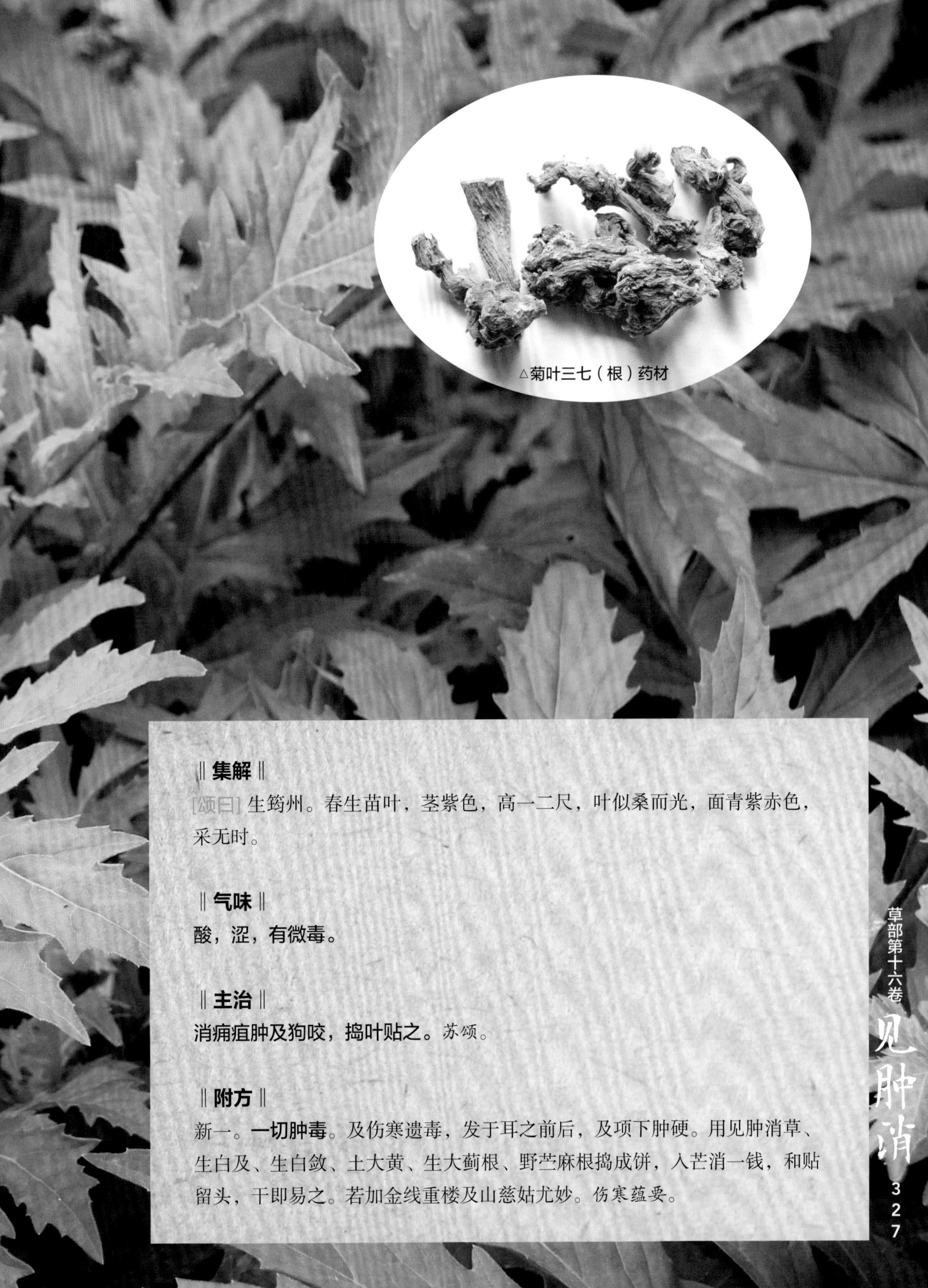

△菊叶三七（根）药材

‖ **集解** ‖

[颂曰] 生筠州。春生苗叶，茎紫色，高一二尺，叶似桑而光，面青紫赤色，采无时。

‖ **气味** ‖

酸，涩，有微毒。

‖ **主治** ‖

消痈疽肿及狗咬，捣叶贴之。苏颂。

‖ **附方** ‖

新一。**一切肿毒**。及伤寒遗毒，发于耳之前后，及项下肿硬。用见肿消草、生白及、生白敛、土大黄、生大蓟根、野苎麻根捣成饼，入芒消一钱，和贴留头，干即易之。若加金线重楼及山慈姑尤妙。伤寒蕴要。

‖ **基原** ‖

有学者 * 认为本品为蓼科植物虎杖 *Polygonum cuspidatum* Sieb. et Zucc.，参见本卷“虎杖”项下。另有部分学者 ** 认为本品为菊科的单叶佩兰 *Eupatorium japonicum* Thunb.；除新疆、西藏外，广布全国各地。《植物志》收载攀倒甑为败酱科植物攀倒甑（即白花败酱）*Patrinia villosa* (Thunb.) Juss.，参见本卷“败酱”项下。

* 孙健 .《本草图经》中攀倒甑考辨 [J]. 时珍国医国药，1999(09)：728.

** 叶国荣等 . 攀倒甑的本草考证 [J]. 中药材，2002(03)：200.

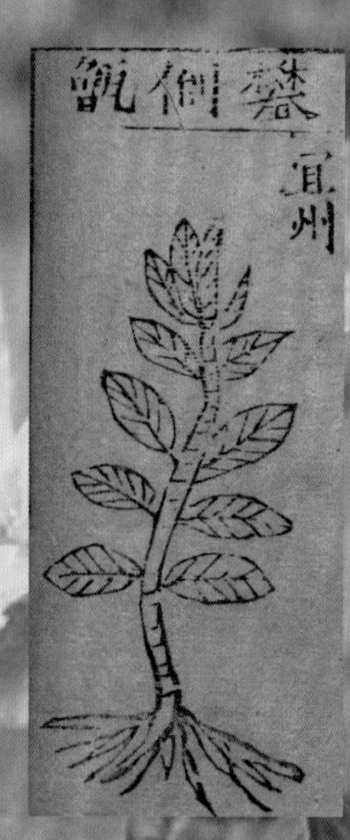

攀倒甑《图经》

‖ **集解** ‖

[颂曰] 生宜州郊野，茎叶如薄荷。一名斑杖，一名接骨。[时珍曰] 斑杖名同虎杖，接骨名同蒴藋，不知是一类否。

‖ **气味** ‖

苦，寒，无毒。

‖ **主治** ‖

解利风热，烦渴狂躁，捣汁服，甚效。苏颂。

△攀倒甑（白花败酱）（*Patrinia villosa*）

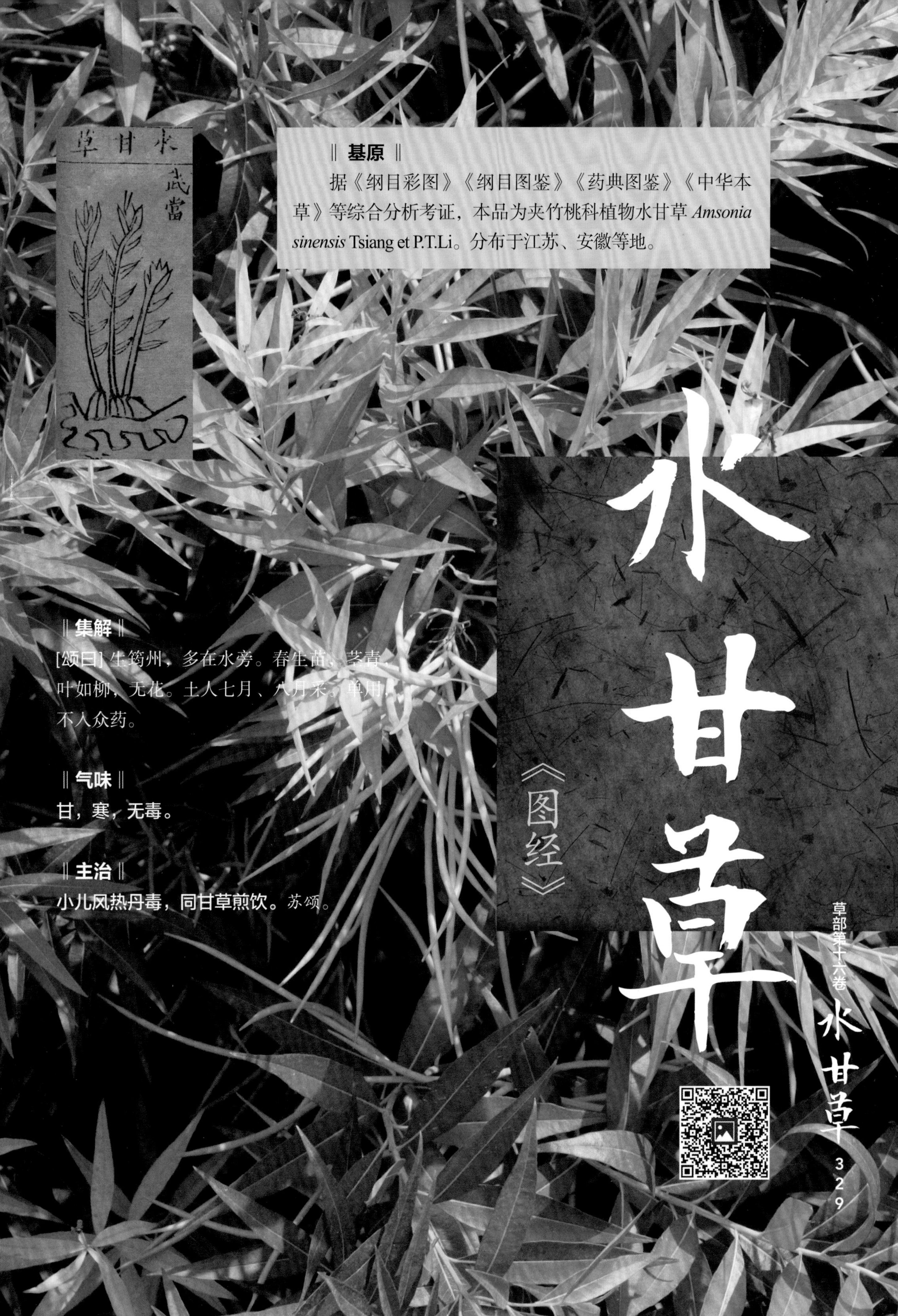

水甘草

《图经》

‖ 基原 ‖

据《纲目彩图》《纲目图鉴》《药典图鉴》《中华本草》等综合分析考证，本品为夹竹桃科植物水甘草 *Amsonia sinensis* Tsiang et P.T.Li。分布于江苏、安徽等地。

‖ 集解 ‖

[颂曰] 生筠州，多在水旁。春生苗，茎青，叶如柳，无花。土人七月、八月采。单用，不入众药。

‖ 气味 ‖

甘，寒，无毒。

‖ 主治 ‖

小儿风热丹毒，同甘草煎饮。苏颂。